消化内镜护理

专科培训阶梯教程

主 编 马久红 刘 军 邱晓珏

上海科学技术出版社

内 容 提 要

消化内镜技术的迅猛发展,对消化内镜护理提出了新挑战、新要求。消化内镜专科护士的规范化培训一直是内镜护理人不断探索的领域。本书依托国内外文献、指南和编者多年的工作经验与心得撰写而成,分为初级篇、中级篇与高级篇三部分,共计32章,包括消化内镜中心的精细化管理、消化内镜技术的护理配合、内镜感染控制与护理科研等内容,是一本规范化的消化内镜专科护士培训教材,内镜专科护士可以按照自己所处的阶段选择内容学习。

本书图文并茂,关键操作技术视频可通过扫描二维码观看,方便读者直观了解操作手法,加深对内容的理解。本书有助于新手快速入门,也适用于已入门的内镜护士进一步提高;既可作为各级医疗机构消化内镜专科护士培训的教材,也可作为内镜专科护士自学的参考用书。

图书在版编目(CIP)数据

消化内镜护理专科培训阶梯教程 / 马久红,刘军,
邱晓珏主编. -- 上海 : 上海科学技术出版社, 2024.6
 ISBN 978-7-5478-6499-9

Ⅰ. ①消… Ⅱ. ①马… ②刘… ③邱… Ⅲ. ①消化系
统疾病-内窥镜检-护理-教材 Ⅳ. ①R473.57

中国国家版本馆CIP数据核字(2024)第023224号

消化内镜护理专科培训阶梯教程
主编 马久红 刘 军 邱晓珏

上海世纪出版(集团)有限公司
上海科学技术出版社 出版、发行
(上海市闵行区号景路 159 弄 A 座 9F-10F)
邮政编码 201101 www.sstp.cn
上海展强印刷有限公司印刷
开本 787×1092 1/16 印张 23.75
字数: 510 千字
2024 年 6 月第 1 版 2024 年 6 月第 1 次印刷
ISBN 978-7-5478-6499-9/R·2938
定价: 168.00 元

编 者 名 单

- **主 编**

  马久红(南昌大学第一附属医院)

  刘 军(武汉大学人民医院)

  邱晓珏(中国人民解放军总医院第一医学中心)

- **主 审**

  王 萍(复旦大学附属中山医院)

  方 英(浙江大学医学院第一附属医院)

- **副主编**

  黄 茜(南昌大学第一附属医院)

  张燕霞(南昌大学第一附属医院)

  王 青(武汉大学人民医院)

  曹 艳(陆军特色医学中心重庆大坪医院)

- **编 委**(按姓氏汉语拼音排序)

  程亚平(华中科技大学同济医学院附属协和医院)

  顾 青(浙江大学医学院附属第一医院)

  郭巧珍(华中科技大学同济医学院附属同济医院)

  郭仙斌(福建省立医院)

  胡银清(深圳市第二人民医院)

  李 雯(南京鼓楼医院)

  李秀梅(厦门大学附属第一医院)

  刘 翠(海军军医大学第一附属医院)

  刘丽萍(山西省人民医院)

  娄兴旖(云南省第一人民医院)

  楼奇峰(杭州市第一人民医院)

  卢朝霞(中南大学湘雅医院)

  师瑞月(深圳市人民医院)

宋　燕（上海交通大学医学院附属仁济医院）

王　昕（中国人民解放军总医院第七医学中心）

王　琇（吉林大学白求恩第一医院）

王彩霞（中国医科大学附属盛京医院）

韦　键（首都医科大学附属北京友谊医院）

夏瑰丽（南方医科大学深圳医院）

徐　滔（北京协和医院）

张琼英（四川大学华西医院）

■ 编　者（按姓氏汉语拼音排序）

毕正琴（南昌大学第一附属医院）

蔡　挺（南昌大学第一附属医院）

龚　琳（南昌大学第一附属医院）

何怀纯（南昌大学第一附属医院）

胡宗益（广州医科大学附属第三医院）

黄　茜（南昌大学第一附属医院）

李琼霞（襄阳市第一人民医院）

李贤煌（南昌大学第一附属医院）

乐梅先（中南大学湘雅二医院）

刘林林（南昌大学第一附属医院）

龙春云（贵州医科大学第二附属医院）

马久红（南昌大学第一附属医院）

闵　琴（南昌大学第一附属医院）

彭春艳（南昌大学第一附属医院）

谭君悦（湖北科技学院）

田　信（江西中医药高等专科学校）

万小雪（南昌大学第一附属医院）

王　青（武汉大学人民医院）

王细兰（武汉大学人民医院）

吴云星（武汉大学人民医院）

阳桂红（南昌大学第一附属医院）

杨　婷（中国人民解放军总医院第一医学中心）

张　勋（南昌大学第一附属医院）

张　云（南昌大学第一附属医院）

张燕霞（南昌大学第一附属医院）

周梦娇（湖北理工学院）

朱益洁（武汉大学第一临床学院）

前　言

　　近年来，我国消化内镜诊疗技术的发展突飞猛进，完成了从技术引进到引领的蜕变，不仅给内镜医师带来了新的机遇，也对内镜护理队伍的整体素质提出了多元化的要求。消化内镜专科护士作为内镜医师的第一助手，在消化内镜诊疗中扮演着重要的角色，对医疗质量与患者安全具有重大影响。为更好地配合内镜医师完成诊疗工作，保障患者安全，加强消化内镜专科护士的规范化培养成为亟待解决的临床问题。

　　消化内镜护士出现于 19 世纪末，到 20 世纪初，梅奥诊所正式出现消化内镜执业护士。发达国家在历经多年发展后，消化内镜专科护士培训体系已然成熟。而我国消化内镜护理起步晚，2012 年时我国共有消化内镜护士 14 532 名，整体队伍偏年轻化，专业基础水平参差不齐，发展相对滞后。目前国内在消化内镜专科护士培训方面尚无明确标准，致使各地培训内容与考核方式不尽相同，无法统一衡量。消化内镜专科护士的规范化培训一直是内镜护理人不断探索的领域，自 2014 年中华医学会消化内镜学会分会护理协作组成立以来，内镜护理人一直在积极探索消化内镜护理专科培训方案，取得了一定的效果。

　　为加强消化内镜护理人员队伍的阶梯化建设，促进消化内镜护理专科事业的发展，我们组织国内富有内镜护理实践与培训经验的护理专家，在经历了 2 年的文稿反复修改与润色以及视频拍摄和制作后，最终编写了此书，以期能够为广大内镜护理从业人员提供一部标准化、系统化、可操作性强的教程。该书遵循"理论与实践相结合、科学与经验相融汇、文字与图像相呼应"的原则编写，共分为初级、中级、高级三大板块，共 32 章，1000 余幅高清图片及内镜护理操作视频，内容详实，图文并茂。从内镜基本技术的护理配合到中高难度治疗技术的护理配合，再到高精尖的超微创治疗手术的配合，本书都进行了递进式、系统地详细解读，可帮助内镜护理从业人员循序渐进地学习。本书既可作为消化内镜专科护士的培训教材，也可作为其自学的参考书。

　　本书的编写广泛参考国内外文献与指南，同时结合编者多年工作经验与心得。本书初稿完成后又进行了多轮审读，以确保内容的准确性与科学性，但由于编者自身学识、能力有限,本书一定还存在诸多不足,敬请广大读者批评指正。

本书的出版,得到了中华医学会消化内镜学分会护理协作组及全国多个内镜中心的专家和老师们的鼎力支持,在此致以诚挚的谢意。

风正潮平,自当扬帆破浪;任重道远,更须奋鞭策马。展望未来,消化内镜护理专科化发展与梯队建设必将成为业界主流趋势。相信在全国同道的共同努力下,我国的消化内镜专科护士会如雨后春笋般茁壮成长。

马久红 刘 军 邱晓珏

2023 年 9 月

目　录

·第二篇　中级篇·

·第三篇　高级篇·

消化内镜护理专科培训阶梯教程

第一篇　初级篇

第一章　消化内镜的发展史

　　内镜的高速发展带来了更多的便利,有利于全面检查及减轻患者的痛苦,同时也提升了各种消化道疾病的诊断率和治愈率。2个世纪以来,消化内镜经历了早期硬式内镜—半可屈式内镜—纤维内镜—电子内镜—胶囊内镜的发展过程。

一、消化道内镜发展史

(一)硬式内镜(1805—1932年)

　　1805年,来自德国法兰克福的 Phillip Bozzini制造了一种以蜡烛为光源和镜片组成的器具(图1-1-1),利用镜面反射烛光提供光源,以用于观察动物的尿道、膀胱和阴道。该装置虽未用于人体,但其开启了硬式内镜发展的时代,Bozzini也因此被誉为内镜的发明人。

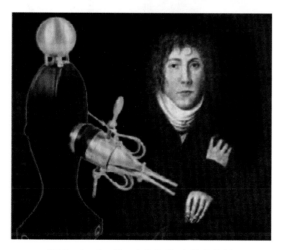

图1-1-1　Bozzini和他研制的内镜

　　1868年德国医生 Adolph Kussmaul将一根硬质金属管穿过可弯曲的填塞物,进而成功进行了胃镜检查。但该装置也存在一定的缺陷,即白然光源太弱、硬质镜身带来的检查痛苦和消化道穿孔危险(图1-1-2)。

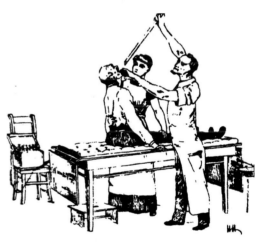

图1-1-2　Kussmaul正在进行内镜检查

　　1879年柏林泌尿外科医生 Nitze研制出了第一个含有光学系统的内镜,其前端含有一个棱镜,当时该内镜主要用于泌尿系统疾病诊断,即被用作膀胱镜。几年后,第一个适用于临床的胃镜被成功研制,它是一种硬式胃镜,由3根管子呈同心圆状设置,中心管为光学结构,第二层管腔内装上铂丝圈制的灯泡和水冷结构,外层壁上刻有刻度反应进镜深度。

(二)半可屈式内镜(1932—1957年)

　　1932年,德国人 Schindler和器械制作师 Wolf共同研制了一种半可屈式内镜,它具有硬质近端和软质远端部分,末端为橡胶小球,远端还有白炽灯提供照明。经过不断加工完善,该装置取得了专利,即 Wolf-Schindler内镜,该内镜在世界范围内得到广泛的应用和安全性验证(图1-1-3)。

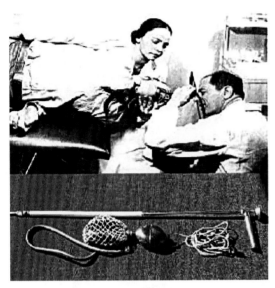

图1-1-3 Schindler正在使用Wolf-Schindler内镜

(三)纤维内镜(1957年至今)

1954年,基于之前的"光导纤维技术",英国的Hopkings和Kapany的玻璃纤维作品展示了纤维的精密排列,有效解决了纤维束的图像传递,这项研究也为纤维光学应用于内镜奠定了基础。1957年,Hirschowitz带领他的研究团队研制出了世界上第一台光导纤维内镜,主要用于检查胃和十二指肠。这种胃镜的镜身柔软,虽然加大了内镜医师的操作难度,但可增加检查视野,同时也极大减轻了患者的痛苦。20世纪60年代初,日本Olympus公司在光导纤维胃镜基础上,加装了活检装置及照相机,还增加了相关装置,以提升视野光亮度和拓宽视野角度。随着附属装置的不断改进,纤维内镜不但可用于诊断,且可用于手术治疗。在我国,最早的纤维内镜出现在1966年(图1-1-4)。

(四)电子内镜(1983年至今)

1983年,美国Welch Allyn公司首创了电子内镜。他们应用微型图像传感器(charge coupled device, CCD)代替了内镜的光导纤维成像术进行图像传导。电子内镜主要由内镜(endoscopy)、电视信息系统(video information system center)和电视监视器(television monitor)三个主要部分组成。CCD将光能转化为电能,再经由电缆导出至视频处理器,经由视

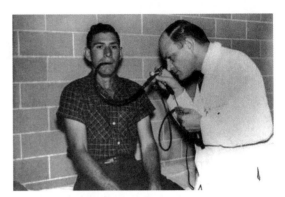

图1-1-4 Hirschowitz正在为患者进行内镜检查

频处理器处理后,画面又重新在电视监视器上显示。电子内镜具有图像清晰、色泽逼真、分辨率高的特点,并且它极易将图像数字化,方便储存(图1-1-5)。电子内镜的问世开创了新的历史篇章,是消化内镜发展史上的又一里程碑,其在临床、教学和科研中均发挥了巨大的作用。

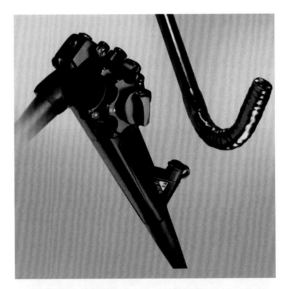

图1-1-5 电子内镜

(五)胶囊内镜(2001年至今)

1981年,一名以色列的导弹工程师与一位胃肠病医生Gabi Iddan交流沟通了目前光学纤维内镜在小肠检查方面的局限性后,产生了研制无线内镜的最初设想。2000年,Iddan在《自然》杂志上发表了一种新型检查设备的相关研究:一个装在胶囊中的,由互补金属氧化硅

（complementary metal oxide silicon，CMOS）摄像机构成，该设备可吞服（图 1-1-6）。患者在吞服胶囊后可自由活动，而摄像机则能连续地进行数据收集：它在通过胃肠道时，进行拍照并将图像传到体外。2000—2002 年，胃肠病学家们对胶囊内镜进行了临床试验，证明了胶囊内镜的有效性和安全性。而以色列 Given 公司研制出的新型胶囊内镜——M2A 胶囊内镜也在 2002 年进入我国。胶囊内镜由微型照相机、数字处理系统和无线收发系统等结构组成，胶囊内镜能通过画着的消化系统，记录消化道的内部影像。在获取了相关高质量彩色图像数据后，相关数据将会通过无线电波传输至体外的接受系统，内镜医师通过数据记录仪可实时观察消化道内部情况。胶囊内镜的优点在于无痛、无创、安全和便捷，尤其是对小肠的检查具有独特优势。但因其不能取活检和治疗，使用时存在一定的局限性，有时会与双气囊小肠镜配合使用。

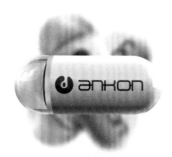

图 1-1-6 胶囊内镜

二、消化道内镜的发展趋势

（一）内镜诊断精确化

内镜诊断的精确化实现于无盲区检查和精细化检查两个方面。无盲区检查，如胶囊内镜、双气囊小肠镜等，可降低消化道疾病漏诊率；而精细化检查，如内镜窄带成像技术及共聚焦激光纤维内镜等，则能促进消化道疾病早期诊断率的提高。

由于内镜长度的限制，小肠疾病的发现与诊断一直是内镜检查中的难题。而近年来出现

的胶囊内镜及双气囊小肠镜等新兴技术，进一步解决了"内镜插入深度不够、无法进行消化道全面检查"的难题。2001 年第一台胶囊内镜应用于临床，为内镜检查开辟了新的思路，突破了内镜检查盲区——小肠，填补了小肠疾病诊断的空白。目前，胶囊内镜在多个国家和地区应用，我国的一项基于 2 400 名患者的多中心回顾性研究表明，胶囊内镜的总诊断率为 86.6%。胶囊内镜具有无创、无盲区、舒适、安全等特点，在小肠疾病的诊断方面做出了突出贡献，逐渐被越来越多的人群所接受和认可。未来，消化内镜技术将更加注重无盲区的理念，通过技术创新攻克内镜诊断中的盲区难题。

电子染色内镜促进了内镜检查精细化。内镜窄带成像术（NBI）是一种利用增强蓝光强度来增加黏膜上皮和上皮下血管模式的对比度以方便内镜医师进行精查的新兴的内镜检查技术（图 1-1-7），其联合放大内镜后，能够清晰显示目标病灶的血管腺管结构特征，有利于早期癌症的发现，进而提高病灶检出率。最近几年，不少研究报道了人工智能在 NBI 内镜下的有效性，人工智能在精细化医疗方面具有广阔前景。

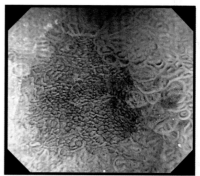

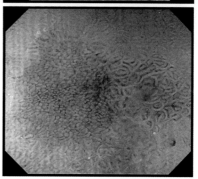

图 1-1-7 内镜窄带成像技术

共聚焦激光显微内镜是在内镜头端整合一个共聚焦显微内镜微探头,可在电子内镜检查过程中,进行共聚焦显微镜检查。与其他光学技术相比,共聚焦纤维内镜能进行即时组织学诊断(图1-1-8),可进行深层黏膜结构观察,能在活体中对细胞及亚细胞结构进行观察,能在很大程度上提高内镜诊断的精度,无需活检即可进行组织学诊断。

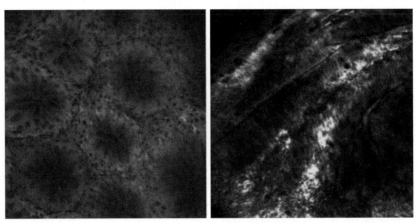

图1-1-8 共聚焦激光显微镜成像

(二) 内镜诊断智能化

2017年3月,"人工智能"首次被写入我国政府工作报告,并作为新兴产业提上国家议程。人工智能在消化内镜领域的发展也愈发迅猛。国内的腾讯觅影、安翰科技、内镜精灵等的人工智能产品如雨后春笋般争相问世,不少临床实验正在开展。发展至今日,人工智能在病灶识别、盲区监测、质量控制等领域均有巨大的发展。未来,在消化内镜领域,人工智能还将大展身手,为消化内镜发展注入新的活力。

(三) 内镜治疗微创化

微创治疗是近年来在医学领域发展起来的新兴治疗手段,自然腔道内镜手术(NOTES)也在近年得到了较大的发展。随着消化内镜治疗技术的不断发展,在传统NOTES基础上内镜黏膜下剥离术(ESD)、超声内镜(EUS)等新的理念被提出来,经自然腔道的内镜下治疗手段得到了更多的发展(图1-1-9)。

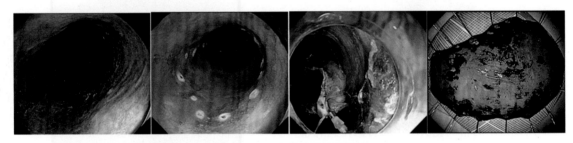

图1-1-9 内镜黏膜下剥离术

三、相关内镜介绍

(一) 放大聚焦内镜

放大聚焦内镜分别有电子上消化道内镜和电子结肠内镜,高清放大内镜可通过最高520倍的光学放大,以便在细胞水平上进行在体观察,通过放大变焦杆操作,该种内镜可实现常规观察、放大观察、超放大观察等一系列检查。该种内镜在保持高插入性的同时,也保证了高清画质和大视野角度,放大操作更加容易,同时也实现了细径化(图1-1-10)。

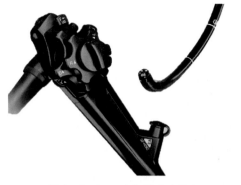

图1-1-10 放大聚焦内镜

(二)激光成像内镜

该种内镜采用两种不同波长的激光光源,分别为白光光源和蓝光光源。通过变换两种激光的发光强度比例,内镜医师可在多种模式中切换使用。通过不同模式的切换,内镜医师可以对不同病灶进行针对性的详细观察。不同模式可将黏膜的微小色差凸显出来,以便内镜医师进行准确诊断。该类内镜在判断幽门螺杆菌感染状态、早期癌症病灶发现等方面,均有巨大作用(图1-1-11)。

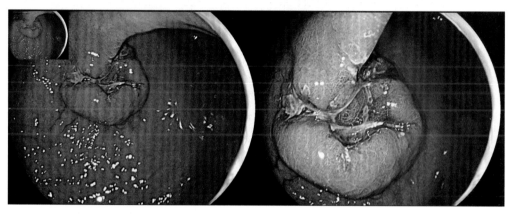

图1-1-11 不同模式下内镜图像示例[左侧为联动成像(LCI)模式,右侧为蓝光成像(BLI)模式]

(三)胶囊内镜

胶囊内镜分为小肠胶囊内镜和结肠胶囊内镜,胶囊内镜能实现实时监控的功能,实时发现病灶,且装备易于携带,方便拆卸,能提高患者的舒适度。在吞服胶囊内镜后,每隔固定时间,系统就会出现用药提醒,提醒患者使用相应药物。配套的数据记录仪则自动进行实时数据分析,自动识别,根据小肠运动状态调整工作频率等。胶囊内镜具有安全可靠、高像素、大视角、工作时间长等特点。

(四)磁控胶囊内镜

磁控胶囊内镜的特点在于其拥有磁场精确控制、光电成像等特点,可实现对胶囊内镜的主动控制及精确定位,拓展了胶囊内镜对胃部的全方位检查,拥有安全、方便、精确、时长短等的优点。第二代磁控胶囊内镜,在极大方便了小肠疾病检出的基础上,也带来了胃部疾病筛查

的技术革命和产品创新,扩大了消化道检查人群范围,在提高消化道疾病尤其是早期癌症的检出率,以及降低消化道恶性肿瘤发病率方面具有重大现实意义(图1-1-12)。

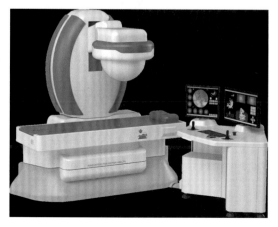

图1-1-12 磁控胶囊内镜示例

（五）新型治疗型双气囊小肠镜

在原有双气囊小肠镜的基础上，新型治疗型双气囊小肠镜改进了近焦观察功能和气囊送气通道。改良后的大钳子管道内径，更方便内镜医师更好地处理术中出血等情况，更加方便导管的插入或撤出。并且，镜下图像的画质也有所改善，高质量图像有利于精确诊断（图 1-1-13）。

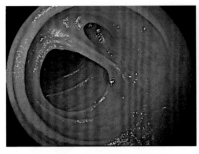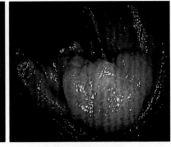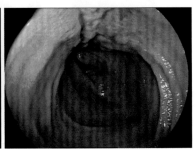

图 1-1-13 典型小肠病灶示例

（朱益洁 谭君悦 刘军）

参考文献

[1] Charles S. History of the instruments and techniques of gastrointestinal endoscopy [M]. Cham: Springer International Publishing, 2017.

[2] Powers CJ. A brief history of endoscopy [J]. Semin Perioperat Nurs, 1993, 2(3): 129-132.

[3] Marlow J. History of laparoscopy, optics, fiberoptics, and instrumentation [J]. Clin Obstet Gynecol, 1976, 19(2): 261-275.

[4] 金斯伯格，林三仁. 临床胃肠内镜学[M]. 北京：北京大学医学出版社，2008.

[5] 吕平，吕坤章，刘芳，等. 内窥镜发展史[J]. 中华医史杂志，2002, 32(1): 10-14.

[6] Hopkins HH, Kapany NS. A flexible fibrescope, using static scanning [J]. Nature, 1954, 173(4392): 39-41.

[7] 刘运祥，黄留业. 实用消化内镜治疗学[M]. 2版. 北京：人民卫生出版社，2008.

[8] Iddan G, Meron G, Glukhovsky A, et al. Wireless capsule endoscopy [J]. Nature, 2000, 405(6785): 417.

[9] Iddan GJ, Swain CP. History and development of capsule endoscopy [J]. Gastrointest Endosc Clin, 2004, 14(1): 1-9.

[10] Scapa E, Jacob H, Lewkowicz S, et al. Initial experience of wireless-capsule endoscopy for evaluating occult gastrointestinal bleeding and suspected small bowel pathology [J]. AJG, 2002, 97(11): 2776-2779.

[11] Caunedo A, Rodríguez-Téllez M, García-Montes JM, et al. Usefulness of capsule endoscopy in patients with suspected small bowel disease [J]. Revista española de enfermedades digestivas, 2004, 96(1): 10-21.

[12] De Palma GD, Rega M, Puzziello A, et al. Capsule endoscopy is safe and effective after small-bowel resection [J]. GIE, 2004, 60(1): 135-138.

[13] Yu M. M2A capsule endoscopy. A breakthrough diagnostic tool for small intestine imaging [J]. Gastroenterol Nurs, 2002, 25(1): 24-27.

[14] Yamamoto H, Sekine Y, Sato Y, et al. Total enteroscopy with a nonsurgical steerable double-balloon method [J]. GIE, 2001, 53(2): 216-220.

[15] Liao Z, Gao R, Li F, et al. Fields of applications, diagnostic yields and findings of OMOM capsule endoscopy in 2400 Chinese patients [J]. World J Gastroenterol, 2010, 16(21): 2669-2676.

[16] Kuznetsov K, Lambert R, Rey JF. Narrow-band imaging: potential and limitations [J]. Endoscopy, 2006, 38(1): 76-81.

[17] 刘俊. 内镜窄带成像术在消化道疾病诊断中的作用[J]. 临床消化病杂志，2007, 19(2): 76-78.

[18] Kudo SE, Misawa M, Mori Y, et al. Artificial intelligence-assisted system improves endoscopic identification of colorectal neoplasms [J]. Clin Gastroenterol Hepatol, 2020, 18(8): 1874-1881.e1872.

[19] Pannala R, Krishnan K, Melson J, et al. Artificial intelligence in gastrointestinal endoscopy [J]. VideoGIE, 2020, 5

(12):598 - 613.

［20］ Ueyama H, Kato Y, Akazawa Y, et al. Application of artificial intelligence using a convolutional neural network for diagnosis of early gastric cancer based on magnifying endoscopy with narrow-band imaging ［J］. JGH, 2021, 36(2): 482 - 489.

［21］ Inoue H, Igari T, Nishikage T, et al. A novel method of virtual histopathology using laser-scanning confocal microscopy in-vitro with untreated fresh specimens from the gastrointestinal mucosa ［J］. Endoscopy, 2000, 32(6): 439 - 443.

［22］ Mori Y, Kudo SE, Mohmed HEN, et al. Artificial intelligence and upper gastrointestinal endoscopy: current status and future perspective ［J］. Dig Endosc, 2019, 31(4):378 - 388.

［23］ Chahal D, Byrne MF. A primer on artificial intelligence and its application to endoscopy ［J］. GIE, 2020, 92(4):813 - 820. e814.

［24］ Nishizawa T, Yahagi N. Endoscopic mucosal resection and endoscopic submucosal dissection: technique and new directions ［J］. Curr Opin Gastroenterol, 2017, 33(5):315 - 319.

［25］ Aadam AA, Abe S. Endoscopic submucosal dissection for superficial esophageal cancer ［J］. Dis Esophagus, 2018, 31(7).

第二章　消化内镜简介

随着消化内镜诊疗技术的快速发展,消化内镜的设计和制造技术也不断发展和更新。特别是电子内镜系统的广泛运用,针对各种不同用途的内镜也随着设计制造工艺的发展不断完善。临床上常用的消化内镜包括胃镜、结肠镜、染色放大内镜、小肠镜、超声内镜、十二指肠镜和胶囊内镜等,除胶囊内镜外,每种内镜的基本结构大同小异,作用和特点各有不同。

第一节　消化内镜的基本结构

电子内镜由内镜、图像处理中心、光源和电视监视器组成。电子内镜的工作原理是冷光源对所检查或手术部位照明后物镜将其成像在耦合器(CCD)光敏感面上,CCD将光信号转为电信号,传输至视频处理器,经处理后还原显示在监视器上。内镜的基本结构包括先端部、弯曲部、插入部、操作部、导光软管及导光插头部五个部分(图1-2-1)。

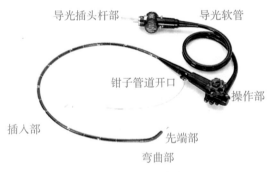

图 1-2-1　内镜的基本结构

一、内镜先端部

先端部为内镜的最前端(图1-2-2),体积很小但结构非常精密,撞击与漏水等都会对它们造成严重的伤害,因此务必要小心使用和保管内镜。先端部包括观察窗(物镜＋CCD)、送气/送水喷嘴、照明窗(导光束)、钳子管道开口、副送水管道出口和抬钳器装置等。

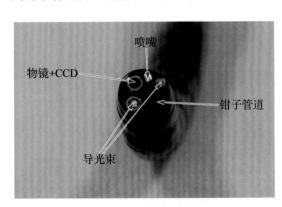

图 1-2-2　内镜的先端部

1. 观察窗　由物镜和CCD组成,物镜由玻璃盖覆盖,起密封保护作用。一般物镜设在内镜前端,镜面与前视方向一致,称直视镜(图1-2-3),大部分消化内镜为直视镜。物镜设置在内镜的前端侧面,与内镜轴向垂直,称侧视镜(图1-2-4),十二指肠镜为侧视镜,主要用于观察十二指肠乳头及胰胆管造影等检查和治疗。物镜设在内镜前端,其视向与内镜轴向成30°或45°夹角,称斜视镜(图1-2-5),扇形扫描超声内镜为斜视镜。

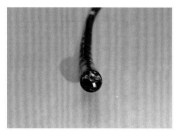
图 1-2-3 直视镜的先端部

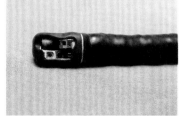
图 1-2-4 侧视镜的先端部

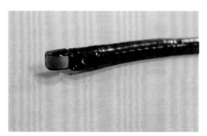
图 1-2-5 斜视镜的先端部

2. 送气/送水喷嘴 是送气/送水的出口，送气使消化道膨胀便于观察，喷嘴开口方向正对观察窗，送水可清洗观察窗，使内镜视野变清晰。喷嘴的开口十分细小，若内镜使用后没有立即清洗，喷嘴很容易堵塞；撞击易导致喷嘴变形，同样会造成堵塞。

3. 照明窗 前端由玻璃密封，是照明光源的射出处。大部分内镜有两个照明窗，部分内镜有三个照明窗。

4. 钳子管道开口 钳子管道既是附件送入的管道，也是吸引管道和送液管道（用注射器通过钳子管道开口阀注入）。一般内镜有一个钳子管道开口，双腔道内镜有两个开口。

5. 副送水管道出口（限带副送水功能的内镜） 冲洗消化道时冲洗水由这个出口出水。

6. 抬钳器装置（限带抬钳器功能的内镜） 在钳道开口处设置抬举器，用来控制器械伸出的角度，便于活检和内镜治疗。

二、内镜弯曲部

弯曲部为内镜前端可以弯曲的部分，由蛇骨关节组成（图 1-2-6）。通过旋转操作部的角度控制旋钮，拉动相应的角度钮钢丝，控制弯曲部向上、下、左、右四个方向转动。弯曲部使内镜插入消化道更方便，减少或基本消灭了观察盲区。一般胃镜的弯曲角度向上最大为 210°，向下 90°，向左和向右各为 100°（图 1-2-7）；肠镜的弯曲角度较大，通常向上和向下各为 180°，向左和向右各为 160°。

三、内镜插入部

插入部连接操作部及弯曲部，不同用途的

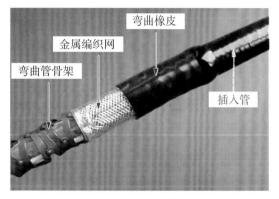
图 1-2-6 弯曲部的解剖图

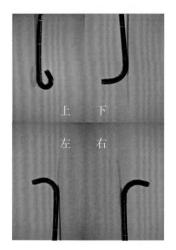
图 1-2-7 胃镜的弯曲角度

内镜，插入部长短及粗细不同。插入部表面有刻度标记，每一刻度为 5 cm，便于医师了解插入深度。插入管内有导光束、CCD、送气/送水管、钳子管道、抬钳器管道及牵引钢丝等（图 1-2-8）。外有网管及螺旋弹簧管构成的软管，最外层为聚氨酯材料组成的外套管。内镜内部的结构是非常密集的，若内镜过分弯曲或挤压，便会增加内镜受损的机会。

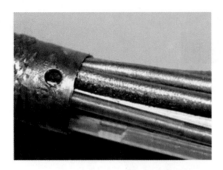

图 1-2-8　插入部的内容物

四、内镜操作部

操作部(图 1-2-9)是内镜的主要组成部分。它由角度控制旋钮、角度卡锁、吸引孔、送气/送水孔、钳子管道开口、抬钳器控制杆、管道洗涤安装座、遥控按钮、软硬度调节环、变焦旋钮和色码等组成。

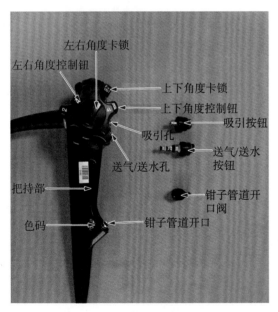

图 1-2-9　内镜的操作部

1. 角度控制旋钮　分向上(▲U)、向下(▼D)角度控制旋钮(大旋钮)和向左(◀L)和向右(R▶)角度控制旋钮(小旋钮),旋转相应的角度钮可以使内镜弯曲部向相应的方向转动。

2. 角度卡锁　同样分上下角度卡锁和左

右角度卡锁,向"F▶"方向调转时,松开角度;向相反方向调转时,可在任意所需位置锁定弯曲部,通常内镜治疗时使用。

3. 吸引孔和吸引按钮　内镜使用时将吸引按钮安装至吸引活塞,向下按压吸引按钮可进行吸引,用于除去患者消化道内的液体、碎屑和气体。

4. 送气/送水活塞和送气/送水按钮　内镜使用时将送气/送水按钮安装至送气/送水活塞,手指堵住按钮上的小孔为送气,按下按钮为送水以冲洗镜头。

5. 钳子管道开口和钳子管道开口阀　内镜使用时将钳子管道开口阀安装至钳子管道开口,并保持密闭状态,活检和治疗时附件由钳子管道送入消化道。

6. 抬钳器控制杆和管道洗涤安装座(限带抬钳器功能的内镜)　下压抬钳器控制杆拉紧抬钳器钢丝使抬钳器上抬,改变附件出来的方向,便于内镜治疗。管道洗涤安装座与专用清洗管连接,用于清洗抬钳器管道。

7. 遥控按钮　位于操作部上方,一般有 4个,按钮功能可以根据医生使用习惯在图像处理装置上选择,一般设置分别为图像冻结按钮、图像放大按钮、电子染色按钮、测光模式按钮等(图 1-2-10)。

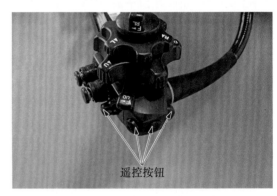

图 1-2-10　内镜的遥控按钮

8. 软硬度调节环(限带软硬度调节功能的内镜)　带软硬度调节功能的结肠镜通过旋拧该调节环可调节插入部软硬度。调节环的"●"标记与把持部底部的"0"标记对齐时,插入部最软，“3”标记对应最硬状态，根据需要调节合适的软硬度状态，最硬状态比最软状态硬约 2 倍。带软硬度调节功能的结肠镜比其他结肠镜多一根钢丝，通过旋转旋钮使滑动螺丝移动，拉紧或放松钢丝，从而改变内镜的软硬度。内镜不使用时，一定要将软硬度设为最软状态，否则会损坏内镜。

9. 变焦旋钮（限带变焦功能的内镜）　向“T”方向旋转，放大显示图像（近距离观察）。向“W”方向旋转，缩小显示图像（广角观察）。

10. 色码（限 Olympus 内镜）　用于快速确定诊疗附件的兼容性，具有相同色码的内镜和附件是兼容的。另外，色码颜色不同代表内镜钳子管道直径数字不同，蓝色＝2 mm/2.2 mm，黄色＝2.8 mm/3.2 mm，橙色＝3.7 mm/4.2 mm。

五、导光软管及导光插头部

导光软管及导光插头部是内镜和光源装置的耦合连接部分，导光软管内有光束、送气/送水管、吸引管、各种钢丝等，外层包有塑料套管。导光束由导光纤维制成，导光纤维是非常细小的，但非常有弹性，所以内镜能在弯曲的状态下导光导像，但若内镜过度弯曲，就会增加光纤受损的机会。导光插头部（图 1－2－11）包括光导接头、电气接头、送气管、送气/送水接头、吸引接头、副送水口和防水盖等。

防水盖
电气
接头
光导
吸引接头
副送水口
送气管
电气接点
送气接头
送水接头

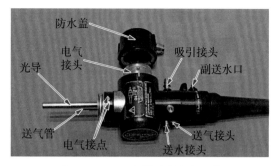

图 1－2－11　内镜的导光插头部

1. 光导接头　连接光源输出插口，由光源向内镜传输光线。

2. 电气接头　通过电子内镜电缆连接图像处理装置，将内镜信息传输到图像处理装置。

3. 送气管　连接气泵，由气泵向内镜传送气体。

4. 送气/送水接头　通过连接水封瓶，向内镜先端部送气/送水。

5. 吸引接头　连接吸引泵的吸引管。

6. 副送水口（限带副送水功能的内镜）　此处连接副送水管，送水时打开副送水帽，由注射器或水泵软管向管道注射水，冲洗消化道。副送水口不用时，务必盖好副送水帽。

7. 防水盖（限带防水盖的内镜）　内镜使用时将防水盖取下，清洗消毒时一定要盖上防水盖。防水盖上有通气口，测漏时与测漏器接口盖连接。

第二节　消化内镜的命名规则

本章以 Olympus、Fujifilm、Pentax 及深圳开立生物医疗科技股份有限公司（以下简称“开立医疗”）内镜为例，分别介绍临床上常见型号消化内镜的命名规则及其特点和用途。

一、Olympus 消化内镜

Olympus 消化内镜型号基本构成（图 1－2－12）：胃镜由 3～4 组英文字母及数字表示，结肠镜由 4～5 组英文字母及数字表示。

GIF - H 290 / GIF - Q 260 J
(1) (2) (3) (1) (2) (3) (4)
CF- H 290 L/I / CF-HQ 290 Z L/I
(1) (2) (3) (4) (1) (2) (3) (4) (5)

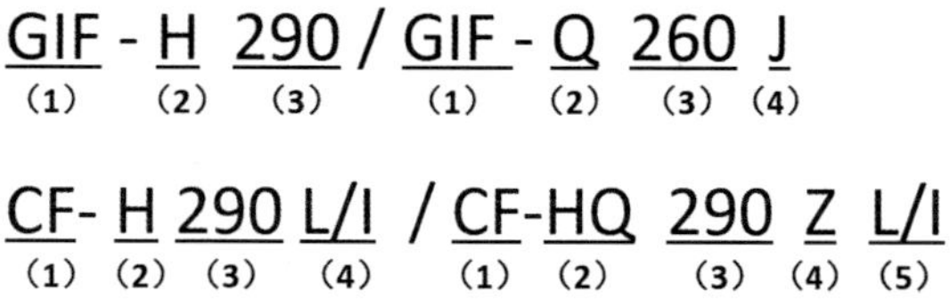

图 1－2－12　Olympus 消化内镜型号基本构成

图 1－2－12 中第一组（1）英文字母表示内镜种类：GIF，胃镜；CF/PCF，结肠镜；JF/TJF，十二指肠镜；SIF，小肠镜；GF，超声内镜；CHF，胆道镜。第二组（2）英文字母表示内镜特征：XQ，标准型胃镜；Q，高画质；H，高清晰度；HQ，高清晰度、高画质；P，细径、柔软型；X，超级型

（大和小）；K，斜视型胃镜；N，幼儿型胃镜；T，治疗型；U，超声镜；F，荧光观察型。第三组（3）数字表示内镜系统：两位数字为 OES 纤维内镜及 V70 普及型电子内镜，三位数字的 1XX 及 2XX 分别表示 100 系列及 200 系列电子内镜。第四组（4）英文字母表示内镜结构：N，经鼻插入柔软型胃镜；A，可变软硬型肠镜；M，双弯曲型内镜；F，纤维电子复合型内镜；J，带副送水管内镜；Z，光学变焦内镜。第五组（5）英文字母表示肠镜的有效长度：I，1 330 mm；L，1 680 mm。

二、Fujifilm 消化内镜

Fujifilm 消化内镜型号基本构成（图 1-2-13）：由 5 组英文字母及数字表示。

$$E \quad G\text{-} \quad 600 \quad W \quad R$$
$$(1) \quad (2) \quad (3) \quad (4) \quad (5)$$
$$E \quad C\text{-} \quad 601 \quad W \quad M$$
$$(1) \quad (2) \quad (3) \quad (4) \quad (5)$$

图 1-2-13　Fujifilm 消化内镜型号基本构成

图 1-2-13 中第一组（1）英文字母表示内镜光学类别：E，电子内镜；F，纤维内镜。第二组（2）英文字母表示内镜种类：C，结肠镜；D，十二指肠镜；G，胃镜；N，小肠镜；O，胆道镜。第三组（3）数字表示内镜系统：数字即代表内镜系列，如 600 代表 600 系列内镜。第四组（4）英文字母表示内镜特征：N，经鼻插入型；H，高清晰度；W，广视角；C，治疗型；D，双钳道；Z，变焦型；P，小儿型；T，手术治疗型；G，斜视型；F，前视型；X，内镜逆行胰胆管造影（ERCP）用；UR/NT，超声镜。第五组（5）英文字母表示内镜长度：R，常规型，1 100 mm；M，正常长型，1 330 mm；I，中长型，1 520 mm；L，特长型，1 690 mm。

三、Pentax 消化内镜

Pentax 消化内镜型号基本构成（图 1-2-14）：由 5 组英文字母及数字表示。

$$E \quad G\text{-} \quad 29 \quad 70 \quad K$$
$$(1) \quad (2) \quad (3) \quad (4) \quad (5)$$
$$E \quad C\text{-} \quad 38 \quad 90 \quad MK$$
$$(1) \quad (2) \quad (3) \quad (4) \quad (5)$$

图 1-2-14　Pentax 消化内镜型号基本构成

图 1-2-14 中第一组（1）英文字母表示内镜光学类别：E，电子内镜；F，纤维内镜。第二组（2）英文字母表示内镜种类：G，胃镜；C，结肠镜；D，十二指肠镜；N，小肠镜。第三组（3）两位数字除以 3 表示此内镜插入部外径。第四组（4）两位数字表示内镜所属系列、型号。第五组（5）英文字母表示内镜特征：K，K 系列标清镜；i，i 系列高清镜；T，反转肠镜；N，新型镜；M，1 300 mm 肠镜；F，1 500 mm 肠镜；L，1 700 mm 肠镜。

四、开立医疗消化内镜

开立医疗目前临床上使用的消化内镜比较单一，有胃镜、结肠镜和超声内镜，型号基本构成（图 1-2-15）也比较简单：由 2～3 组英文字母及数字表示。

$$EG\text{-} \quad 500$$
$$(1) \quad (2)$$
$$EC\text{-} \quad 550 \quad L$$
$$(1) \quad (2) \quad (3)$$

图 1-2-15　开立医疗消化内镜型号基本构成

图 1-2-15 中第一组（1）英文字母表示内镜种类：EG，胃镜；EC，结肠镜。第二组（2）数字表示内镜系统：数字即代表内镜系列，如 500 代表 500 系列内镜。第三组（3）英文字母表示内镜特征：L，大腔道内镜。

第三节　胃　镜

临床上胃镜主要用于上消化道疾病的诊断和治疗,消化内镜诊疗技术在不断发展,电子胃镜的新品种、新型号也在不断问世。下面介绍一些临床上常见胃镜的特点和用途,便于在日常操作中更好地选择和使用。

一、常规胃镜

常规使用的胃镜,目前临床上胃镜均为直视镜,钳子管道内径为2.8 mm/3.2 mm,且越来越多的胃镜带副送水功能。胃镜的视野角度为140°,景深3～100 mm,最小可视距离为距先端部3 mm。

1. Olympus 常规胃镜

(1) GIF-H290(图1-2-16):高清晰内镜,插入部直径超细(8.9 mm),先端硬质部较短,插入部弯曲半径更小,更便于接近并观察食管及胃角。一触式防水接头(图1-2-17),连接主机时无需内镜电缆,清洗时无需防水帽,可减少漏水故障的发生。

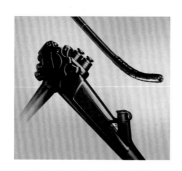

图1-2-16　GIF-H290

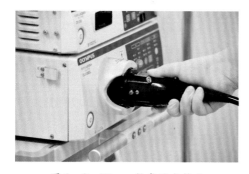

图1-2-17　一触式防水接头

(2) GIF-HQ290:一触式防水接头,带副送水功能(图1-2-18),可随时冲洗黏液和血液,在内镜诊疗时保持视野清晰。双焦距功能,仅需按下一个按钮,可轻松实现常规焦距模式和近焦模式之间的切换,常规景深7～100 mm,近焦为3～7 mm。

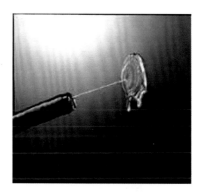

图1-2-18　副送水功能

(3) GIF-H260:高清晰内镜。

(4) GIF-Q260J(图1-2-19):副送水功能,拥有3.2 mm的大钳子管道,插入附件时能进行有效吸引,既可以用于常规诊断,也可以用于治疗。

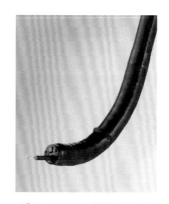

图1-2-19　GIF-Q260J

各型号规格具体见表1-2-1。

2. Fujifilm 常规胃镜

(1) EG-250WR5:高清晰图像,景深6～100 mm。

表 1-2-1 Olympus 常规胃镜规格一览表

内镜型号	先端部直径（mm）	插入部直径（mm）	钳子管道内径（mm）	有效长度（mm）	全长（mm）	弯曲角度（°）	附件方向
GIF-H290	8.9	8.9	2.8	1 030	1 350	上 210,下 90 左/右 100	
GIF-HQ290	10.2	9.9	2.8	1 030	1 350	上 210,下 90 左/右 100	
GIF-H260	9.8	9.5	2.8	1 030	1 350	上 210,下 90 左/右 100	
GIF-Q260J	9.9	9.9	3.2	1 030	1 350	上 210,下 90 左/右 100	

（2）EG-530WR（图 1-2-20）：标准型内镜，景深 4～100 mm。

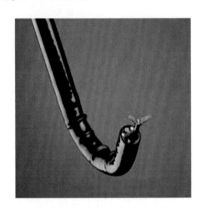

图 1-2-20　EG-530WR

（3）EG-530CT（图 1-2-21）：拥有 3.8 mm 大钳子管道的同时保证 10.8 mm 的纤细外径，带副送水功能。

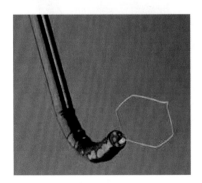

图 1-2-21　EG-530CT

（4）EG-580RD：前射水功能，景深 4～100 mm,可近焦观察，向下最大角度为 120°。

（5）EG-600WR：内镜插入部外径纤细,带副送水功能,景深 2～100 mm。

（6）EG-601WR：优化送气/送水按钮和吸引按钮的构造（图 1-2-22）,使操作按钮更加流畅。带副送水功能,景深 2～100 mm。

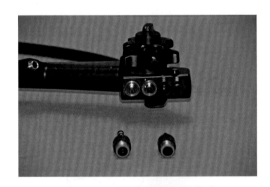

图 1-2-22　优化按钮的构造

（7）EG-760R：高清晰画质,无线插拔（图 1-2-23）,连接主机时无需内镜电缆,清洗时

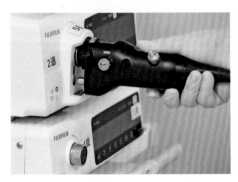

图 1-2-23　无线插拔

无需防水帽,可直接浸泡消毒,带副送水功能,观察距离为 2～100 mm。

各型号规格具体见表 1-2-2。

表 1-2-2　Fujifilm 常规胃镜规格一览表

内镜型号	先端部直径（mm）	插入部直径（mm）	钳子管道内径（mm）	有效长度（mm）	全长（mm）	弯曲角度（°）	附件方向
EG-250WR5	9.4	9.3	2.8	1100	1400	上 210,下 90 左/右 100	
EG-530WR	9.4	9.3	2.8	1100	1400	上 210,下 90 左/右 100	
EG-530CT	10.8	10.8	3.8	1100	1400	上 210,下 90 左/右 100	
EG-580RD	9.8	9.8	3.2	1100	1400	上 210,下 120 左/右 100	
EG-600WR	9.2	9.3	2.8	1100	1400	上 210,下 90 左/右 100	
EG-601WR	9.2	9.3	2.8	1100	1400	上 210,下 90 左/右 100	
EG-760R	9.2	9.3	2.8	1100	1400	上 210,下 90 左/右 100	

3. Pentax 常规胃镜

（1）EG27-i10:景深 2～100 mm,弯曲角度:上 210°,下 120°,左右各 120°,插入管抗腐蚀能力强,前端具备多级柔韧度。导光缆、电子接口一体化设计(图 1-2-24)。

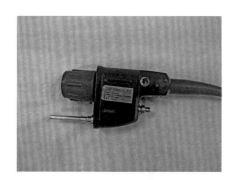

图 1-2-24　导光缆、电子接口一体化设计

（2）EG29-i10:景深 2～100 mm,带副送水功能。

（3）EG29-i10N(图 1-2-25):景深 3～100 mm,带副送水功能。

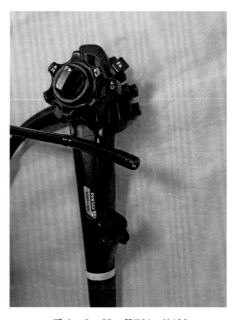

图 1-2-25　EG29-i10N

（4）EG-2990i:景深 4～100 mm,带副送水功能,独特推杆变焦设计,能兼容医院的现有高

清主机。

（5）EG-2990K：景深4~100 mm，带副送

水功能。

各型号规格具体见表1-2-3。

表1-2-3 Pentax常规胃镜规格一览表

内镜型号	先端部直径（mm）	插入部直径（mm）	钳子管道内径（mm）	有效长度（mm）	全长（mm）	弯曲角度（°）	附件方向
EG27-i10	9.2	9.0	2.8	1050	1366	上210，下120 左/右120	
EG29-i10	9.9	9.8	3.2	1050	1366	上210，下120 左/右120	
EG29-i10N	9.9	9.8	3.2	1050	1366	上210，下120 左/右120	
EG-2990i	10.8	9.8	2.8	1050	1373	上210，下120 左/右120	
EG-2990K	10.2	9.8	2.8	1050	1373	上210，下120 左/右120	

4. 开立医疗常规胃镜

（1）EG-500：手柄轻量化设计，带副送水功能（图1-2-26）。

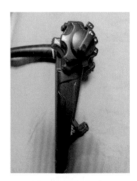

图1-2-27 EG-550

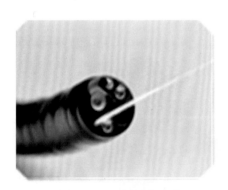

图1-2-26 副送水功能

（2）EG-500L：手柄轻量化设计，带副送水功能，拥有3.2 mm的大钳子管道。

（3）EG-550（图1-2-27）：一键式插拔（图1-2-28），带副送水功能。

（4）EG-550L：一键式插拔，带副送水功能，拥有3.2 mm的大钳子管道。

各型号规格具体见表1-2-4。

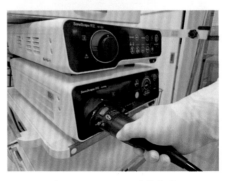

图1-2-28 一键式插拔

表 1-2-4 开立医疗常规胃镜规格一览表

内镜型号	先端部直径（mm）	插入部直径（mm）	钳子管道内径（mm）	有效长度（mm）	全长（mm）	弯曲角度（°）	附件方向
EG-500	9.3	9.3	2.8	1050	1350	上 210，下 90 左/右 100	
EG-500L	9.8	9.8	3.2	1050	1350	上 210，下 90 左/右 100	
EG-550	9.3	9.3	2.8	1050	1350	上 210，下 90 左/右 100	
EG-550L	9.8	9.8	3.2	1050	1350	上 210，下 90 左/右 100	

二、超细胃镜

超细胃镜常用于消化道狭窄及年幼患者，镜身纤细柔软，插入部直径一般为 5～6 mm（图 1-2-29），既可经口插入，也可经鼻插入。钳子管道内径为 2.0～2.4 mm，视野角度为 120°，其余结构与标准胃镜相似。

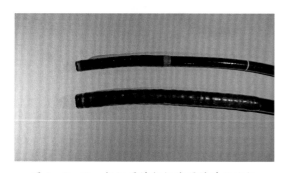

图 1-2-29 超细胃镜与标准胃镜外径比较

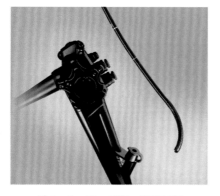

图 1-2-30 GIF-XP290N

1. GIF-XP290N（Olympus，图 1-2-30）高质量图像，钳子管道扩大至 2.15 mm，增强吸引能力。视野角度为 140°，扩大了可视度，一触式防水接头。

2. GIF-XP260N（Olympus） 插入部纤细，满足经口插入和经鼻插入的双重需要。

3. EG-580NW2（Fujifilm，图 1-2-31）高分辨率图像，与经口内镜相同图像质量，拥有 2.4 mm 的大钳子管道可提高病变诊断率。

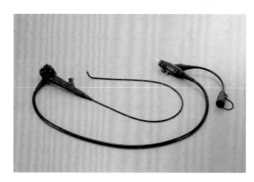

图 1-2-31 EG-580NW2

4. EG-1690K（Pentax） 内镜末端锥形，插入过程中可减轻患者不适。

各型号规格具体见表 1-2-5。

三、双管道内镜

设计了两个治疗管道，可同时使用两种治疗附件（图 1-2-32），其中一个管道开口处设计有抬钳器，提高了上消化道的治疗能力，也增强了吸引能力。

表 1-2-5 超细胃镜规格一览表

内镜型号	先端部直径（mm）	插入部直径（mm）	钳子管道内径（mm）	有效长度（mm）	全长（mm）	弯曲角度（°）	附件方向
GIF-XP290N（Olympus）	5.4	5.8	2.2	1100	1420	上 210，下 90 左/右 100	
GIF-XP260N（Olympus）	5.0	5.5	2.0	1100	1420	上 210，下 90 左/右 100	
EG-580NW2（Fujifilm）	5.8	5.9	2.4	1100	1400	上 210，下 90 左/右 100	
EG-1690K（Pentax）	6.15	5.4	2.0	1100	1423	上 210，下 120 左/右 120	

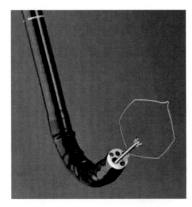

图 1-2-32 双钳子管道

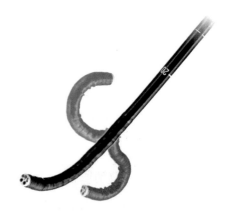

图 1-2-33 多弯曲功能

1. GIF-2T240（Olympus） 两个钳子管道内径：3.7mm 和 2.8mm。

2. GIF-2TQ260M（Olympus） 多弯曲功能（图 1-2-33），有利于观察和治疗胃内各部位病变。第一弯曲部弯曲角度：上 210°，下 180°，左/右 100°；第二弯曲部弯曲角度：上 70°，下 70°。同时兼具副送水功能和大钳道功能。

3. EG-530D（Fujifilm） 两个钳子管道内径：3.8mm 和 2.8mm，并保持直径 11.5mm 的纤细外径，带副送水功能。

各型号规格具体见表 1-2-6。

表 1-2-6 双管道镜规格一览表

内镜型号	先端部直径（mm）	插入部直径（mm）	钳子管道内径（mm）	有效长度（mm）	全长（mm）	弯曲角度（°）	附件方向
GIF-2T240（Olympus）	11.8	11.8	3.7/2.8	1030	1330	上 210，下 90 左/右 100	
GIF-2TQ260M（Olympus）	11.7	11.7	3.2/3.2	1030	1395	上 210，下 180 左/右 100	
EG-530D（Fujifilm）	11.5	11.5	3.8/2.8	1090	1400	上 210，下 90 左/右 100	

第四节　结　肠　镜

结肠镜最初是用来检查大肠及末端回肠疾病的一种方式,近年来不断发展,不仅在诊断的准确性上大大提高,在治疗方面也有快速进展。由于结肠特殊的生理结构,结肠镜的插入手法及结肠镜的操作性能要求较高。目前临床上结肠镜均为直视镜,视野角度多为140°,插入部外径均为 10～14mm,钳子管道内镜为 2.8～3.8 mm,多数结肠镜带副送水功能。一般结肠镜插入长度为 1 300 mm,部分型号结肠镜同时有插入长度为1500～1700 mm。结肠镜诊治发展至今,操作技术已经非常成熟,1 300 mm 的结肠镜使用较多。

一、Olympus 结肠镜

1. CF - H290I　高清图像,视野角度为170°(图 1-2-34),扩大了可视度,带副送水功能及可变硬度功能(图 1-2-35),一触式防水接头。

2. CF - HQ290I　高清图像,双焦距功能,视野角度常规模式为170°、近焦模式为160°,景深常规模式为 9～100 mm、近焦模式为 4～9 mm。拥有 ScopeGuide 技术,在插入过程中可以提供内镜位置和形态实时的三维视图。带副送水功能及可变硬度功能,拥有 3.7 mm 的大

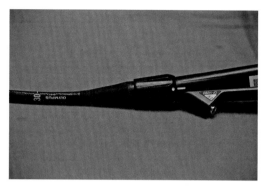

图 1-2-35　可变硬度功能

钳子管道,一触式防水接头。

3. PCF - H290DI　视野角度为170°,外径纤细,拥有 ScopeGuide 技术,带副送水功能和可变硬度功能,一触式防水接头。

4. CF - H260AI　高分辨率图像,景深5～100 mm,最小可视距离为距先端部 4 mm,带可变硬度功能。

5. PCF - Q260JI　最小可视距离为距先端部 4 mm,上下角度钮弯曲角度各为 190°(图 1-2-36)。拥有 10.5 mm 的纤细外径及 3.2 mm 的钳子管道,带副送水功能,适合 ESD 手术。

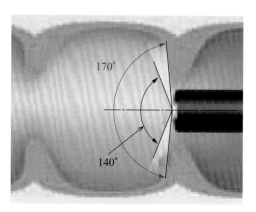

图 1-2-34　视野角扩至170°

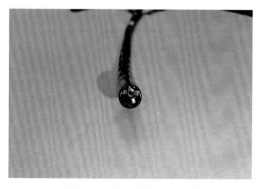

图 1-2-36　PCF - Q260JI

各型号规格具体见表 1-2-7。

表 1-2-7　Olympus 结肠镜规格一览表

内镜型号	先端部直径（mm）	插入部直径（mm）	钳子管道内径（mm）	有效长度（mm）	全长（mm）	弯曲角度（°）	附件方向
CF-H290I	12.2	12	3.2	1330	1655	上/下 180 左/右 160	
CF-HQ290I	13.2	12.8	3.7	1330	1655	上/下 180 左/右 160	
PCF-H290DI	11.7	11.8	3.2	1330	1655	上/下 180 左/右 160	
CF-H260AI	13.2	12.9	3.7	1330	1655	上/下 180 左/右 160	
PCF-Q260JI	10.5	10.5	3.2	1330	1655	上/下 190 左/右 160	

二、Fujifilm 结肠镜

1. EC-250WM5　景深 5～100 mm，拥有 3.8 mm 的大钳子管道，带副送水功能。

2. EC-530WM　内镜手柄重量轻，插入部灵活，操作更加轻松。景深 3～100 mm，拥有 3.8 mm 的大钳子管道，带副送水功能。

3. EC-580RD/M　景深 3～100 mm，带副送水功能，向上最大角度为 210°，向下、向左和向右各为 160°，使内镜治疗更方便。

4. EC-600WM　景深 2～100 mm，拥有 3.8 mm 的大钳子管道，带副送水功能（图 1-2-37）。

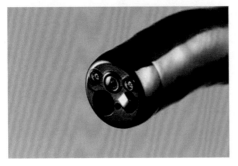

图 1-2-37　EC-600WM

5. EC-601WM　优化送气/送水按钮和吸引按钮的构造，景深 2～100 mm，拥有 3.8 mm 的大钳子管道，带副送水功能。

6. EC-760R-V/M　高清晰画质，视野范围为 170°，观察距离 2～100 mm。无线插拔，拥有 3.8 mm 的大钳子管道，带副送水功能和可变硬度功能（图 1-2-38）。

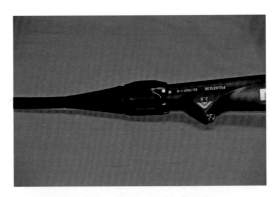

图 1-2-38　可变硬度功能

各型号规格具体见表 1-2-8。

三、Pentax　结肠镜

1. EC34-i10M　景深 2～100 mm，拥有 3.8 mm 的大钳子管道，带副送水功能。

2. EC38-i10M　支持多级数码变焦放大 2 倍，景深 4～100 mm，拥有 3.8 mm 的大钳子管道，插入部分段渐硬式设计，提高操作性能及患者的舒适度，带副送水管道（图 1-2-39）。

表 1 - 2 - 8　Fujifilm 结肠镜规格一览表

内镜型号	先端部直径（mm）	插入部直径（mm）	钳子管道内径（mm）	有效长度（mm）	全长（mm）	弯曲角度（°）	附件方向
EC - 250WM5	12.8	12.8	3.8	1 330	1 630	上/下 180 左/右 160	
EC - 530WM	12.8	12.8	3.8	1 330	1 630	上/下 180 左/右 160	
EC - 580RD/M	9.8	10.5	3.2	1 330	1 630	上 210，下 160 左/右 160	
EC - 600WM	12	12	3.8	1 330	1 630	上/下 180 左/右 160	
EC - 601WM	12	12	3.8	1 330	1 630	上/下 180 左/右 160	
EC - 760R - V/M	12	12	3.8	1 330	1 650	上/下 180 左/右 160	

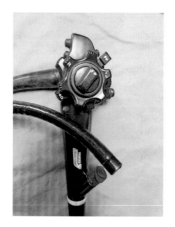

图 1 - 2 - 39　EC38 - i10M

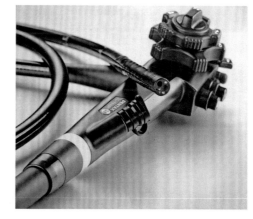

图 1 - 2 - 40　EC - 3890Mi

3. EC - 3890Mi　景深 4～100 mm，带副送水功能，独特推杆变焦设计（图 1 - 2 - 40）。

4. EC - 3890MK　景深 3～100 mm，插入部分段渐硬式设计，拥有 4.2 mm 的大钳子管道，带副送水功能。

5. EC - 3490TMi　景深 3～100 mm，带副送水功能。

各型号规格具体见表 1 - 2 - 9。

表 1 - 2 - 9　Pentax 结肠镜规格一览表

内镜型号	先端部直径（mm）	插入部直径（mm）	钳子管道内径（mm）	有效长度（mm）	全长（mm）	弯曲角度（°）	附件方向
EC34 - i10M	11.5	11.6	3.8	1 300	1 616	上/下 180 左/右 160	
EC38 - i10M	13.2	13.2	3.8	1 300	1 616	上/下 180 左/右 160	

（续表）

内镜型号	先端部直径（mm）	插入部直径（mm）	钳子管道内径（mm）	有效长度（mm）	全长（mm）	弯曲角度（°）	附件方向
EC-3890Mi	13.2	13.2	3.8	1 300	1 623	上/下 180 左/右 160	
EC-3890MK	13.2	13.2	4.2	1 300	1 623	上/下 180 左/右 160	
EC-3490TMi	10.5	11.6	3.2	1 300	1 623	上 210，下 180 左/右 160	

四、开立医疗结肠镜

1. EC-500　手柄轻量化设计，副送水功能，拥有 3.8 mm 的大钳子管道（图 1-2-41）。

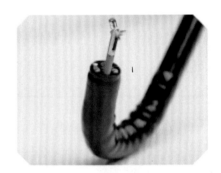

图 1-2-42　4.2 mm 大钳子管道道

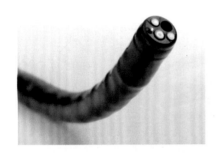

图 1-2-41　EC-500

2. EC-500L　手柄轻量化设计，副送水功能，拥有 4.2 mm 的大钳子管道（图 1-2-42）。

3. EC-550　一键式插拔，副送水功能，插入管逐级变硬设计（图 1-2-43），拥有 3.8 mm 的大钳子管道。

4. EC-550L　一键式插拔，副送水功能，拥有 4.2 mm 的大钳子管道。

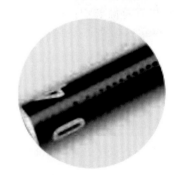

图 1-2-43　插入管逐级变硬

各型号规格具体见表 1-2-10。

表 1-2-10　开立医疗结肠镜规格一览表

内镜型号	先端部直径（mm）	插入部直径（mm）	钳子管道内径（mm）	有效长度（mm）	全长（mm）	弯曲角度（°）	附件方向
EC-500	12	12.5	3.8	1 350	1 650	上/下 180 左/右 160	
EC-500L	12.9	12.9	4.2	1 350	1 650	上/下 180 左/右 160	

（续表）

内镜型号	先端部直径（mm）	插入部直径（mm）	钳子管道内径（mm）	有效长度（mm）	全长（mm）	弯曲角度（°）	附件方向
EC-550	12	12.5	3.8	1 350	1 650	上/下 180 左/右 160	
EC-550L	12.9	12.9	4.2	1 350	1 650	上/下 180 左/右 160	

第五节 放大内镜

放大内镜是在普通内镜镜头的基础上增加一组可变焦放大的镜片组,通过变焦来对局部进行光学变焦放大,可使黏膜组织光学放大1.5～150倍。通过放大内镜观察消化道黏膜表面腺管开口、微血管及毛细血管等微细结构的改变,有利于判断黏膜病变的病理学性质,明确病变浸润范围及提高活检准确性,在消化道疾病尤其是早期肿瘤诊断方面有独特优势。放大内镜还可与色素染色、电子染色、高分辨率等技术结合,提高诊断效率。由于机械及光学性能的改进,放大内镜附有变焦镜头及变焦旋钮。需配备黑色先端帽,一方面控制放大内镜镜头与黏膜的距离,另一方面聚集光线。

放大内镜具备高清画质,带变焦旋钮(图1-2-44),视野角度和景深有广角(常规)和长焦(放大)两种模式。一般有三个照明窗(图1-2-45),能更好地观察消化道病变,带副送水功能,便于冲洗胃肠道黏液,其他结构同普通胃肠镜。

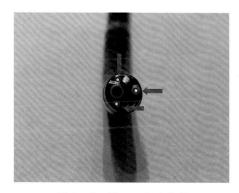

图1-2-45 三个照明窗

一、Olympus 放大内镜

1. GIF-H290Z 光学变焦放大内镜,9.9 mm先端部外径纤细同普通胃镜(图1-2-46),一触式防水接头。视野角度常规观察140°,放大观察95°,常规景深7～100 mm,放大1.5～3 mm。

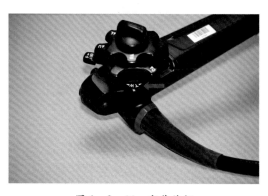

图1-2-44 变焦旋钮

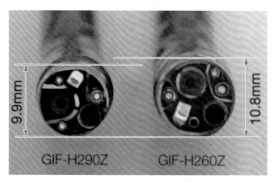

图1-2-46 GIF-H290Z和GIF-H260Z先端部比较

2. GIF-H260Z 高质量图像,视野角度常规观察140°,放大观察75°,常规景深7~100 mm,放大1.5~3 mm,最小可视距离为4 mm。

3. PCF-H290ZI 一触式防水接头,可变硬度功能,11.7 mm的纤细外径,视野角度常规观察170°,放大观察85°,常规景深7~100 mm,放大1~2 mm。

4. CF-HQ290ZI 一触式防水接头,可变硬度功能,3.7 mm的大钳子管道,视野角度常规观察170°,放大观察90°,常规景深7~100 mm,放大2~3 mm。

5. PCF-Q260AZI 可变硬度功能,视野角度常规观察140°,放大观察60°,常规景深7~100 mm,放大2~3.5 mm。

各型号规格具体见表1-2-11。

表1-2-11 Olympus放大内镜规格一览表

内镜型号	先端部直径（mm）	插入部直径（mm）	钳子管道内径（mm）	有效长度（mm）	全长（mm）	弯曲角度（°）	附件方向
GIF-H290Z	9.9	9.6	2.8	1 030	1 350	上210,下90 左/右100	
GIF-H260Z	10.8	10.5	2.8	1 030	1 350	上210,下90 左/右100	
PCF-H290ZI	11.7	11.8	3.2	1 330	1 655	上/下180 左/右160	
CF-HQ290ZI	13.2	12.8	3.7	1 330	1 655	上/下180 左/右160	
PCF-Q260AZI	11.7	11.8	3.2	1 330	1 655	上/下180 左/右160	

二、Fujifilm 放大内镜

1. EG-600ZW 多段变焦功能,视野角度常规观察140°,放大观察56°,常规景深3~100 mm,放大1.5~2.5 mm(图1-2-47)。

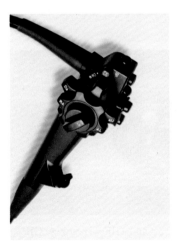

图1-2-47 EG-600ZW

2. EG-760Z 多段变焦功能,通过按压两个按钮可以实现(图1-2-48)。无线连接,视野角度常规观察140°,放大观察56°,常规景深3~100 mm,放大1.5~2.5 mm。

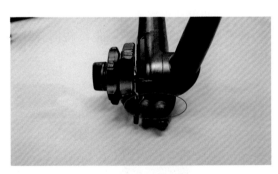

图1-2-48 多段变焦按钮

3. EC-600ZW/M 多段变焦功能,3.8 mm的大钳子管道,视野角度常规观察140°,放大观察56°,常规景深3~100 mm,放大1.5~2.5 mm。

4. EC-760ZP-V/M 无线连接,多段变

焦功能,可变硬度功能,视野角度常规观察140°,放大观察56°,常规景深3～100 mm,放大1.5～2.5 mm。

各型号规格具体见表1-2-12。

表1-2-12 Fujifilm放大内镜规格一览表

内镜型号	先端部直径（mm）	插入部直径（mm）	钳子管道内径（mm）	有效长度（mm）	全长（mm）	弯曲角度（°）	附件方向
EG-600ZW	9.9	9.8	2.8	1 100	1 400	上210,下90 左/右100	
EG-760Z	9.9	9.8	2.8	1 100	1 400	上210,下90 左/右100	
EC-600ZW/M	12.8	12.8	3.8	1 330	1 630	上/下180 左/右160	
EC-760ZP-V/M	11.7	11.8	3.2	1 330	1 650	上/下180 左/右160	

三、Pentax放大内镜

1. EG-2990Zi 视野角度为140°,常规景深5～100 mm,放大2～3 mm(图1-2-49)。

2. EC-3890MZi 视野角度常规观察140°,放大观察49°,景深4～100 mm,光学放大倍数可达270倍以上,内镜自带变焦推杆(图1-2-50)。

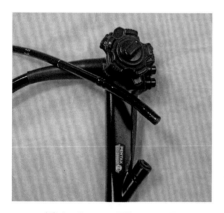

图1-2-49 EG-2990Zi

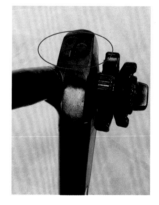

图1-2-50 变焦推杆

各型号规格具体见表1-2-13。

表1-2-13 Pentax放大内镜规格一览表

内镜型号	先端部直径（mm）	插入部直径（mm）	钳子管道内径（mm）	有效长度（mm）	全长（mm）	弯曲角度（°）	附件方向
EG-2990Zi	10.6	9.8	2.8	1 050	1 366	上210,下120 左/右120	
EC-3890MZi	13.0	13.2	3.8	1 300	1 616	上/下180 左/右160	

第六节 小 肠 镜

与上下消化道内镜检查相比,小肠镜检查仍然有一定难度,目前临床应用的小肠镜主要是气囊辅助小肠镜,包括双气囊小肠镜和单气囊小肠镜。其对于小肠疾病的诊断与随访已经比较普及,对某些小肠疾病的治疗也正逐渐开展,诊治兼具将是小肠镜的应用常规。小肠镜为直视镜,有效长度一般为2 000 mm,插入部外径较纤细为9～10 mm,配备了相应带气囊的外套管,双气囊小肠镜配备了相应的气囊,其他结构同普通胃肠镜。

一、双气囊小肠镜(Fujifilm)

双气囊小肠镜应用两个球囊,一个固定在小肠镜前端,另一个固定在外套管远端,通过注气泵使气囊膨胀将外套管固定于小肠壁,小肠镜可以通过外套管进一步向前推进而不在肠腔内打弯(图1-2-51)。

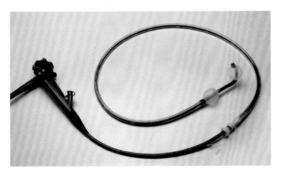

图1-2-51 双气囊小肠镜

EN-580T:视野角度为140°,景深2～100 mm,近焦观察功能和3.2 mm的大钳子管道,有利于精准观察和有效治疗。

外套管(图1-2-52)TS-13140:插入管外径为13.2 mm,插入管内径为10.8 mm,全长1 450 mm。

先端部气囊BS-2:外径为35 mm。

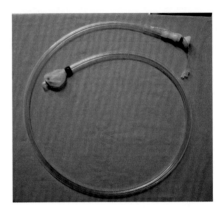

图1-2-52 外套管

二、单气囊小肠镜(Olympus)

应用安装在一次性内镜外套导管先端部的气囊,通过操作气囊及控制内镜的先端角度,配合医生操作技巧,将内镜顺利插入深部小肠(图1-2-53)。

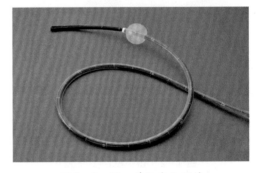

图1-2-53 单气囊小肠镜

1. SIF Q260 高画质图像,优化的先端部和弯曲部设计使插入更流畅。一次性内镜外套导管,操作简便。

ST-SB1一次性内镜外套导管有亲水润滑涂层,插入管外径为13.2 mm,插入管内径为11 mm,有效长度为1 320 mm,全长1 400 mm。

2. SIF-H290S 外径纤细,同时具备3.2 mm的大钳子管道(图1-2-54和图1-2-55)

及 1 520 mm 内镜长度,兼容更多内镜诊疗附件。内镜弯曲半径更小,在狭窄腔道内的操作性提高。它可以用于消化道胃肠再造术后患者的 ERCP 诊疗。

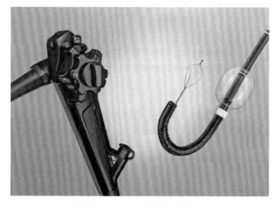

图 1-2-54　SIF-H290S

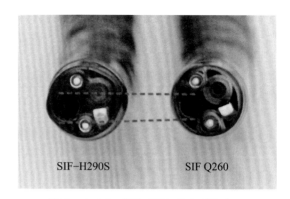

图 1-2-55　SIF-H290S 和 SIF Q260
钳子管道内径比较

ST-SB1S 一次性内镜外套导管插入管外径为 13.2 mm,插入管内径为 11 mm,有效长度为 880 mm,全长 960 mm。

各型号规格具体见表 1-2-14。

表 1-2-14　小肠镜规格一览表

内镜型号	先端部直径(mm)	插入部直径(mm)	钳子管道内径(mm)	有效长度(mm)	全长(mm)	弯曲角度(°)	附件方向
EN-580T (Fujifilm)	9.4	9.3	3.2	2 000	2 300	上/下 180 左/右 160	
SIF Q260 (Olympus)	9.2	9.2	2.8	2 000	2 345	上/下 180 左/右 160	
SIF-H290S (Olympus)	9.2	9.2	3.2	1 520	1 830	上/下 180 左/右 160	

第七节　超声内镜

超声内镜(EUS)是将内镜和超声相结合的消化道检查技术,将微型高频超声探头安置在内镜顶端,当内镜插入体腔后,在内镜下直接观察消化道黏膜病变的同时,可利用内镜下的超声进行实时扫描,可以获得胃肠道的层次结构的组织学特征及周围邻近脏器的超声图像,从而进一步提高内镜和超声的诊断水平。

超声内镜的操作部与普通胃肠镜基本相同,送气/送水按钮和吸引按钮结构与功能有变化,分别增加了水囊送水和吸引功能(图 1-2-56)。送气/送水按钮和吸引按钮均有两档功能,一档

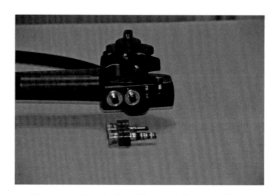

图 1-2-56　超声内镜送气/送水、吸引按钮

为常规送气/送水和吸引,另一档为水囊送水和吸引。先端部除了常规结构外,还有超声换能器、水囊安装槽、水囊送水口等(图1-2-57)。超声内镜多为斜视镜,照明窗等在内镜的前端的斜面。

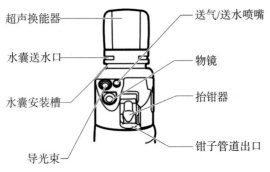

图1-2-57 超声内镜先端部

一、微型超声探头

微型超声探头从钳子管道插入胃肠道对病变进行探查,主要用于胃肠道小病变的诊断,也可经导丝引导插入胆道探查(图1-2-58)。探头由外鞘和换能器芯组成,直径为1.7~3.4 mm,全长2 000 mm,工作频率为12~30 MHz,动力由专用外驱动器马达(图1-2-59)提供。探头扫查方式多为环扫式,扫描范围360°,穿透深度为2~3 cm。

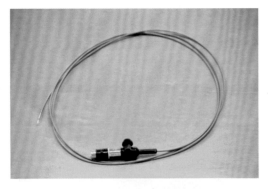

图1-2-58 超声微型探头

1. Olympus超声微型探头 Olympus超声微型探头型号齐全,既有常规探头、带导丝探头(图1-2-60)、带水囊探头(图1-2-61),还有三维探头。带导丝探头可以沿导丝插入,操

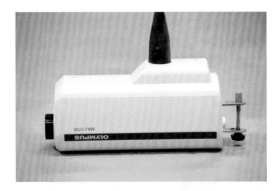

图1-2-59 超声驱动器马达

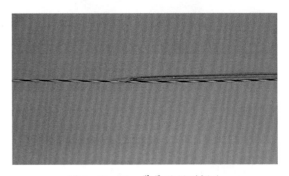

图1-2-60 带导丝微型探头

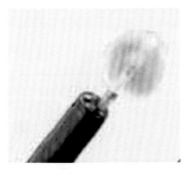

图1-2-61 带水囊微型探头

作相对简单,也不容易损坏探头,需经大孔道内镜方可插入,如UM-G20-29R型探头需3.2 mm的钳子管道。带水囊探头克服了无水囊探头的缺点,能显著提高消化道难以储水部位的显示率。三维探头成像的方式为主切面的双平面重建(DRP),三维腔内超声探头为电子相控阵探头,采用扇扫和线阵相结合的扫描方式,可经消化管扫描显示管壁结构及其周围组织。

各型号规格具体见表1-2-15。

表 1 - 2 - 15　Olympus 超声微型探头规格一览表

型号	特点	超声频率 （MHz）	插入管外径 （mm）	兼容内镜 （mm）	有效长度 （mm）	全长 （mm）
UM - 2R	常规	12	2.4	2.8	2 050	2 140
UM - 3R	常规	20	2.4	2.8	2 050	2 140
UM - DP12 - 25R	DRP	12	2.5	2.8	2 050	2 210
UM - DP20 - 25R	DRP	20	2.5	2.8	2 050	2 210
UM - BS20 - 26R	带水囊	20	2.5	2.8	2 050	2 140
UM - G20 - 29R	带导丝	20	2.2	3.2	2 050	2 140
UM - DG20 - 31R	DRP/带导丝	20	2.2	3.7	2 050	2 210
UM - S30 - 25R	常规	30	2.4	2.8	2 050	2 140

2. Fujifilm 超声微型探头　Fujifilm 超声微型探头均为常规探头，每个型号的探头超声频率和长度不同（表 1 - 2 - 16）。

表 1 - 2 - 16　Fujifilm 超声微型探头规格一览表

型号	特点	超声频率 （MHz）	插入管外径 （mm）	兼容内镜 （mm）	有效长度 （mm）
P2620 - M	常规	20	2.6	2.8	2 120
P2615 - M	常规	15	2.6	2.8	2 120
P2612 - M	常规	12	2.6	2.8	2 120
P2620 - L	常规	20	2.6	2.8	2 620
P2615 - L	常规	15	2.6	2.8	2 620
P2612 - L	常规	12	2.6	2.8	2 620

二、环形超声内镜

环形超声内镜（radial echoendoscope）是指超声扫描平面与内镜长轴垂直的超声内镜。可对消化道管壁及周围邻近器官或结构进行 360° 的环形扫描。

1. GF - UE260 - AL5（Olympus）　为斜视镜，视野方向为 55°，前方斜视，视野角度为 100°，有 5 MHz、6 MHz、7.5 MHz、10 MHz 和 12 MHz 五种频率供选择，扫描范围为 360°，接触方法有水囊法（图 1 - 2 - 62）和无菌脱气水浸泡法。

2. EG - 580UR（Fujifilm）　直视镜，视野

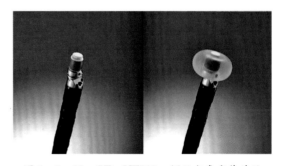

图 1 - 2 - 62　GF - UE260 - AL5 水囊安装前后

角度为 140°，向上 190°大弯曲角度（图 1 - 2 - 63），可更易观察胃角及回看贲门。有 5 MHz、7.5 MHz、10 MHz 和 12 MHz 四种频率供选择。

扫描范围为360°,接触方法有水囊法和无菌脱气水浸泡法。

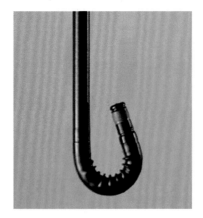

图1-2-63 EG-580UR向上190°弯曲

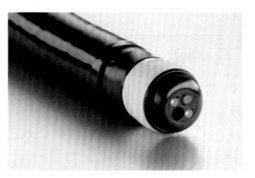

图1-2-64 EG-3670URK

3. EG-3670URK(Pentax) 直视镜,视野角度为140°,扫描频率为5～10 MHz,扫描范围为360°,接触方法有水囊法和直接接触法(图1-2-64)。

4. EG-UR5(开立医疗) 直视镜,视野角度为140°,扫描频率为4.5～12.5 MHz,扫描范围为360°,接触方法有水囊法和直接接触法(图1-2-65)。

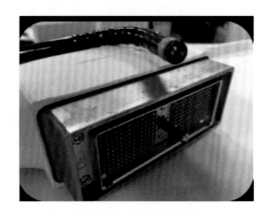

图1-2-65 EG-UR5

各型号规格具体见表1-2-17。

表1-2-17 环形超声内镜规格一览表

内镜型号	先端部直径(mm)	插入部直径(mm)	钳子管道内径(mm)	有效长度(mm)	全长(mm)	弯曲角度(°)	扫描方式
GF-UE260-AL5(Olympus)	13.8	11.8	2.2	1 250	1 555	上130,下90 左/右90	环形扫描
EG-580UR (Fujifilm)	11.4	11.5	2.8	1 250	1 550	上190,下190 左/右160	环形扫描
EG-3670URK (Pentax)	12.6	12.1	2.4	1 250	1 560	上130,下60 左/右60	环形扫描
EG-UR5 (开立医疗)	11.3	12.7	2.2	1 250	1 555	上180,下90 左/右100	环形扫描

三、线阵超声内镜

线阵超声内镜(linear echoendoscope)是指超声扫描平面与内镜长轴平行的超声内镜。可对消化道管壁及周围邻近器官或结构进行纵向扫描。

1. GF-UCT260(Olympus) 为斜视镜,视野方向为55°,前方斜视,视野角度为100°(图1-2-66),有5 MHz、6 MHz、7.5 MHz、10 MHz和12 MHz五种频率供选择。扫描范围为

180°,接触方法有水囊法和直接接触法,钳子管道内径为3.7 mm,便于超声穿刺和治疗。可拆卸的超声电缆(图1-2-67)使超声内镜易于操作、保养和存放。

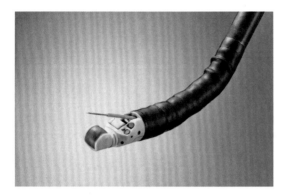

图1-2-66　GF-UCT-260

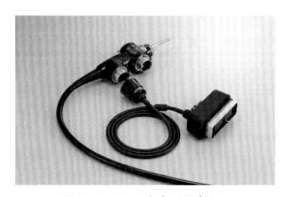

图1-2-67　可拆卸的超声电缆

2. EG-580UT(Fujifilm)　为斜视镜,视野方向为40°,前方斜视,视野角度为140°,有5 MHz、7.5 MHz、10 MHz和12 MHz四种频率供选择。向上弯曲可达150°,能对胃底、纵隔、胰腺沟突等难以达到的部位进行扫描和穿刺(图1-2-68),钳子管道内径为3.8 mm,便于超声穿刺和治疗。扫描范围为180°,接触方法有水囊法和无菌脱气水浸泡法。

3. EG-3270UK(Pentax)　为斜视镜,视野方向为50°,前方斜视,视野角度为120°,扫描频率为5~10 MHz,扫描角度为120°,先端部头小(图1-2-69和图1-2-70),在通过咽部及幽门部时更顺畅,特别适合消化道狭窄及儿童患者。接触方法有水囊法和直接接触法。

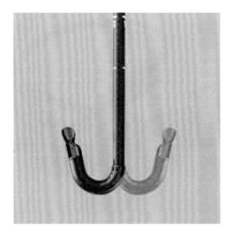

图1-2-68　EG-580UT向上150°弯曲

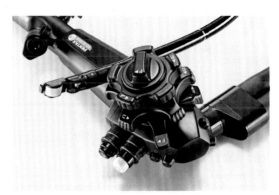

图1-2-69　EG-3270UK

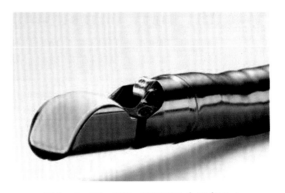

图1-2-70　EG-3270UR先端部头小

4. EG-3870UTK(Pentax)　为斜视镜,视野方向为45°,前方斜视,视野角度为120°,扫描频率为5~10 MHz,扫描角度为120°,接触方法有水囊法和直接接触法(图1-2-71)。钳子管道内径为3.8 mm,便于超声穿刺和治疗。

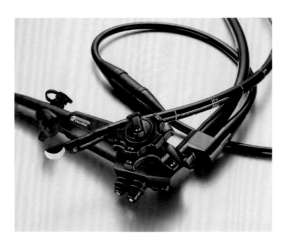

图 1 - 2 - 71 EG - 3870UTK

方法有水囊法和直接接触法(图 1 - 2 - 72)。钳子管道内径为 3.8 mm,便于超声穿刺和治疗。

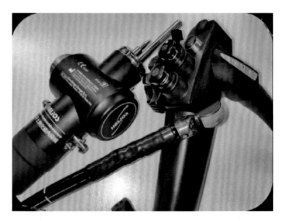

图 1 - 2 - 72 EG - UC5

5. EG - UC5(开立医疗) 为斜视镜,视野方向为 47.5°,前方斜视,视野角度为 120°,扫描频率为 4.5~12.5 MHz,扫描角度≥120°,接触

各型号规格具体见表 1 - 2 - 18。

表 1 - 2 - 18 线阵超声内镜规格一览表

内镜型号	先端部直径 (mm)	插入部直径 (mm)	钳子管道内径 (mm)	有效长度 (mm)	全长 (mm)	弯曲角度 (°)	扫描 方式
GF - UCT260 (Olympus)	14.6	12.6	3.7	1 250	1 555	上 130,下 90 左/右 90	扇形扫描
EG - 580UT (Fujifilm)	13.9	12.4	3.8	1 250	1 550	上 150,下 150 左/右 120	扇形扫描
EG - 3270UK (Pentax)	11.5	10.8	2.8	1 250	1 560	上/下 130 左/右 120	扇形扫描
EG - 3870UTK (Pentax)	14.35	12.8	3.8	1 250	1 560	上/下 130 左/右 120	扇形扫描
EG - UC5 (开立医疗)	14.3	12.8	3.8	1 250	1 560	上/下 130 左/右 120	扇形扫描

第八节 十二指肠镜

十二指肠镜主要用于胰胆管疾病的诊治及观察十二指肠乳头,由于胰胆管开口位于十二指肠降段壁侧方,直视镜无法正面观察及乳头内插管,因此将十二指肠镜设计成侧视镜。与胃肠镜不同的是,十二指肠镜对操作性能要求非常高,如具备抬钳器功能,钳子管道内径通道更大,便于各种手术器械的插入及操作,可以进行十二指肠乳头括约肌切开、胰胆管支架置入、结石取出、胰胆管引流等镜下治疗。

十二指肠镜为侧视镜,先端部设计与普通胃肠镜不同,观察窗、照明窗、喷嘴等在内镜前端的侧面(图 1 - 2 - 73),配有抬钳器装置及内镜先端帽,部分内镜先端帽为可卸式。

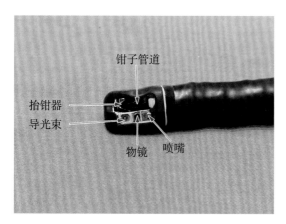

图 1-2-73 十二指肠先端部

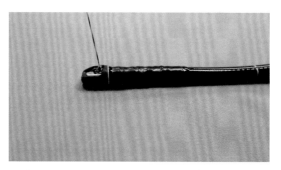

图 1-2-75 抬钳器 V 形槽

1. JF-260V（Olympus） 可卸式先端帽（图 1-2-74），便于清洗。抬钳器带 V 形槽可固定导丝（图 1-2-75），与其配套的 V 形 ERCP 诊疗附件可组成操作便捷的快速交换系统。

2. TJF-260V（Olympus） 可卸式先端帽，拥有 4.15mm 的大钳子管道（图 1-2-76），便于内镜附件进出。

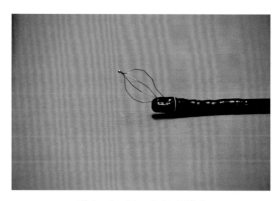

图 1-2-76 大钳子管道

3. ED-530XT（Fujifilm） 先端帽和抬钳器一体化设计，方便内镜清洗消毒，拥有 4.2mm 的大钳子管道。

4. ED-3490TK（Pentax） 先端帽和抬钳器一体化设计，拥有 4.2mm 的大钳子管道。

5. ED34-i10T（Pentax） 先端帽和抬钳器一体化设计，拥有 4.2mm 的大钳子管道，前端具备多级柔韧度。

各型号规格具体见表 1-2-19。

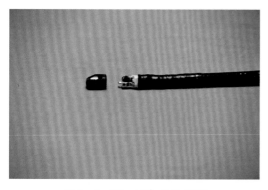

图 1-2-74 可卸式先端帽

表 1-2-19 十二指肠镜规格一览表

内镜型号	先端部直径（mm）	插入部直径（mm）	钳子管道内径（mm）	有效长度（mm）	全长（mm）	弯曲角度（°）	附件方向
JF-260V（Olympus）	12.6	11.3	3.7	1240	1550	上 120，下 90 左 90，右 110	
TJF-260V（Olympus）	13.5	11.3	4.2	1240	1550	上 120，下 90 左 90，右 110	
ED-530XT（Fujifilm）	13.1	11.5	4.2	1250	1550	上 130，下 90 左 90，右 130	

（续表）

内镜型号	先端部直径（mm）	插入部直径（mm）	钳子管道内径（mm）	有效长度（mm）	全长（mm）	弯曲角度（°）	附件方向
ED-3490TK（Pentax）	13.2	11.6	4.2	1250	1573	上120,下90左105,右90	
ED-34-i10T（Pentax）	13	11.6	4.2	1250	1566	上120,下90左105,右90	

第九节 胶囊内镜

胶囊内镜是一种外形似胶囊,用于无创无痛检查人体消化道(特别是小肠)的无线检测系统。胶囊是一次性使用的,患者吞服后,胶囊借助胃肠道的蠕动在整个消化道内平滑运行,连续拍摄图像,将图像以数字信号传至患者体外携带的图像记录仪存储记录。数小时后,医生把胶囊拍摄的图像下载于影像工作站并进行分析,对患者消化道系统疾病进行诊断。胶囊在24小时内自动排出体外,患者可保持正常活动和生活。

胶囊内镜系统包括图像诊断系统工作站、数据记录仪器和内镜胶囊。胶囊内镜包含一台微型彩色照相机、光源、电池、影像捕捉系统及发射器等。数据记录仪器包括携带盒(图1-2-77)、记录仪(图1-2-78)、充电电池和传感器(图1-2-79和图1-2-80),随着技术的发展,部分厂家的充电电池内置于记录仪中。胶囊未使用前放置包装盒内(图1-2-81),把胶囊从包装盒内取出后即被激活并开始工作。目前临床上使用的胶囊内镜具备定位系统,可实时监控胶囊运行部位(图1-2-82)。胶囊内镜分小肠胶囊内镜、结肠胶囊内镜和磁控胶囊胃镜。

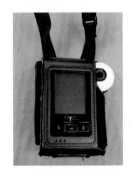

图1-2-77 携带盒

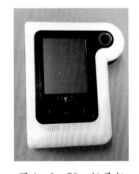

图1-2-78 记录仪

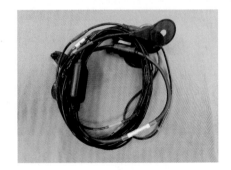

图1-2-79 传感器

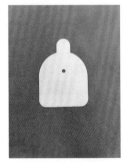

图1-2-80 传感器电极

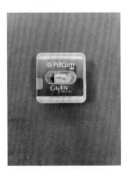

图1-2-81 胶囊内镜在包装盒内

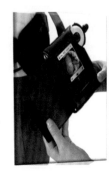

图1-2-82 定位系统实时监控

一、小肠胶囊内镜

小肠胶囊内镜主要用于小肠疾病的诊断。

PillCam™ SB3(图1-2-83)胶囊内镜大小约为11.4 mm×26.2 mm,重量为3 g,有效能见距离为30 mm,双摄像头,视野角度为156°,像素为320×320,运行时间≥8 h。智能变频技术,胶囊内镜慢速时2帧/秒,当胶囊内镜开始运行时图像捕获速度自动调整为6帧/秒。

镜为运动状态时拍摄频率自动调整为35帧/秒。

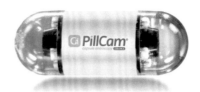

图1-2-84　PillCam™ COLON2胶囊内镜

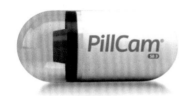

图1-2-83　PillCam™ SB3胶囊内镜

二、结肠胶囊内镜

结肠胶囊内镜主要用于结肠疾病的筛查。

PillCam™ COLON2(图1-2-84)胶囊内镜大小约为11.6 mm×31.5 mm,重量为2.9 g,有效能见距离为30 mm,双摄像头,视野角度为172°,运行时间≥10 h。智能变频技术,胶囊内镜为相对静止状态时拍摄频率为4帧/秒,当胶囊内

三、磁控胶囊内镜

磁控胶囊内镜主要应用在上消化道的检查中,通过体外磁场的控制系统,将胶囊内镜精准移动到胃三维空腔内任何部位(图1-2-85),从而提高胃腔检查的完整度和病变观察的精确度。它主要由胶囊内镜、内镜导航系统、便携记录器和胶囊定位器四部分组成。胶囊内镜(图1-2-86)里面含有内置摄像头、磁铁、无线信号收发装置等;内镜导航系统(图1-2-87)由操作控制台、平移旋转台及系统软件组成,可以通过外部磁力控制胶囊在体内进行翻转、倾斜等运动,从而对目标进行全角度的观察;便携记录器(图1-2-88)主要用来记录、储存图像等数据;胶囊定位器(图1-2-89)可实时监控胶囊的大致位置。

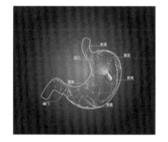

图1-2-85　胶囊内镜对胃检查

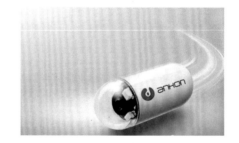

图1-2-86　磁控胶囊内镜

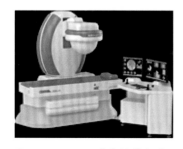

图1-2-87　胶囊内镜导航系统

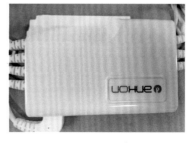

图1-2-88　便携式记录仪

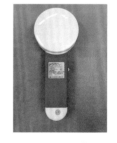

图1-2-89　胶囊定位器

目前有多家公司生产磁控胶囊内镜,其中安翰公司胶囊内镜大小为 11.8 mm×27 mm,视野角度为 140°,图像分辨率为 480×480,工作时间≥10 h。内镜导航系统的平移旋转台大小为 2 140 mm×1 850 mm,床承重 135 kg,磁场控制作用范围不小于 450 mm;控制台上左右各有一控制旋钮(图 1-2-90),分别控制平移旋转台和胶囊在消化道内的位置和方向。便携记录器和充电器置于检查衣内(图 1-2-91 和图 1-2-92),适用于不同体型患者,充电时间 2~4 h,存储容量≥4 GB,工作时间≥10 h。

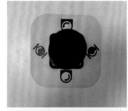
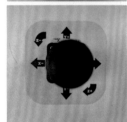

图 1-2-90 旋转台控制旋钮

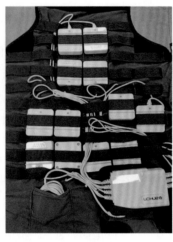

图 1-2-91 检查衣的便携式记录仪

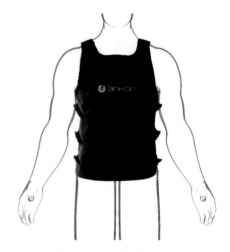

图 1-2-92 检查衣外观

随着消化内镜诊疗技术的不断发展,消化内镜的设计和制造会不断改良和更新。特别是国产消化内镜开始走向临床,制造工艺也不断发展和进步,并由单一的胃肠镜逐渐增加至复杂的各种其他内镜。相信在消化内镜医师和内镜机械工程师的共同努力下,会制造出更多功能的消化内镜,造福于患者。

(万小雪 马久红)

参考文献

[1] 蔡文智,智发朝.消化内镜护理及技术[M].北京:科学出版社,2009.
[2] 王萍,姚礼庆.现代内镜护理学[M].上海:复旦大学出版社,2009.
[3] 金震东,李兆申.消化超声内镜学[M].2 版.北京:科学出版社,2011.
[4] 智发朝,乔伟光.小肠镜诊治新进展[J].中华消化杂志,2019,(6):376-378.
[5] 廖想,周文策,苗龙,等.磁控胶囊内镜在胃部疾病应用中的研究进展[J].中国普外基础与临床杂志,2020,27(6):781-784.

第一节　食　　管

食管为一前后稍扁的肌性管状器官,上端约在第6颈椎水平环状软骨下缘,沿着脊柱的前方气管后方下行,至第10胸椎水平横膈的食管裂孔进入腹腔。成人食管全长23～28 cm。儿童随年龄而变化,新生儿为8～10 cm,1岁约为12 cm,19岁约为19 cm。成人从门齿到贲门全长约40 cm。食管直径为2～3 cm。食管全长有3个生理性狭窄:分别位于距中切牙15 cm、25 cm和40 cm处,即咽与食管相接处、与左支气管交叉处和穿经膈肌食管裂孔处(图1-3-1)。以上狭窄部位是异物容易嵌顿处,也是肿瘤的好发部位。食管壁具有消化管壁典型的4层结构,由内向外为黏膜层、黏膜下层、肌层和外膜(图1-3-2)。从胃镜检查角度出发,又将全部食管分为上、中、下三段,一般上段距门齿15～23 cm,中段距门齿23～32 cm,下段距门齿32～40 cm。进镜至咽喉部可以观察到杓间切迹、小角结节、声门裂、声带、左右梨状隐窝等(图1-3-3)。食管开口在左右梨状隐窝中间,呈闭合状态(图1-3-3)。正常食管黏膜光滑湿润,呈淡红色,皱襞纵行、柔软。黏膜下有比较明显的毛细血管,血管走向为食管上段(图1-3-4)及下段(图1-3-6)呈纵行,中段(图1-3-5)呈树枝状。在早期食管癌或表浅的黏膜内癌则表现为血管扩张、形态扭曲、如同蛇形、口径不一、形态不均一等异常变化。在食管与胃贲门交界处,由淡红色的食管鳞状上皮与橙红色胃黏膜的柱状上皮相交界,形成一不规则的白色分界线,称齿状线(图1-3-7和图1-3-8)。

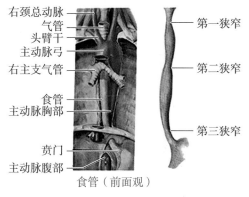

右颈总动脉
气管
头臂干
主动脉弓
右主支气管
食管
主动脉胸部
贲门
主动脉腹部
食管(前面观)

第一狭窄
第二狭窄
第三狭窄

图1-3-1　食管解剖结构示意图

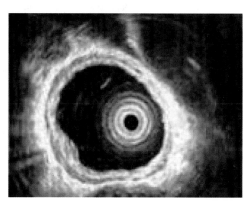

图1-3-2　超声内镜下食管壁层次结构

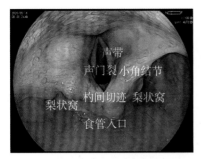

图 1-3-3 咽喉部

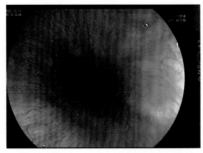

图 1-3-4 食管上段

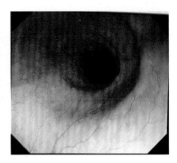

图 1-3-5 食管中段

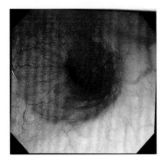

图 1-3-6 食管下段

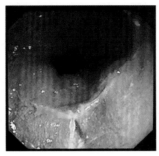

图 1-3-7 齿状线

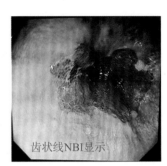

图 1-3-8 齿状线

第二节 胃

胃是消化管中最膨大的部分,有两壁、两口和两缘。两壁,即前壁和后壁;两口,即入口和出口;两缘,即上缘与下缘。其入口与食管下段连接,该连接处称贲门。也有人将连接线上下 2～3 cm 的范围称为贲门部。出口为幽门,与十二指肠球部相连;靠近腹壁侧为前壁,靠近背侧为后壁;上缘凹而短,朝向右上方,称胃小弯;下缘凸而长,朝向左下方,称胃大弯。胃由上至下分为 4 部分,依次为贲门、胃底、胃体和胃窦,胃窦和胃体的交界处小弯称胃角;在胃镜下可见一弧形结构,称胃角切迹,为胃镜的定位标志,此处并非特殊的解剖结构。由胃角切迹向大弯水平划一线,其下方为胃窦,其上方与胃底之间的区域称胃体,将胃体等分为 3 份,称胃体上部、中部和下部。胃窦与十二指肠的连接处称幽门,幽门前 2～3 cm 区域称幽门前区或幽门管(图 1-3-9)。

正常胃内镜下图像:正常胃黏膜呈橘红色,

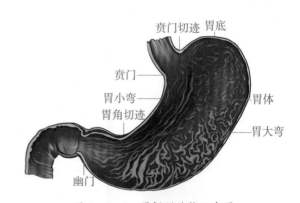

图 1-3-9 胃解剖结构示意图

黏膜皱襞粗细均匀,表面光滑。上面附有洁净透明的黏液,湿润而附有光泽。胃镜检查时仅在胃底部可见到血管,在大量注气后黏膜变薄,胃底之外也可见红色网状黏膜下血管。胃腔内少量注气可看到许多皱襞呈光亮的条索状隆起。部位不同,胃皱襞大小、数目、形态也不同。

胃体大弯侧皱襞平行排列、柔软。注气量增加时，首先胃窦部皱襞变平，但胃体大弯侧皱襞不易消失，幽门口皱襞呈星形状放射状，当幽门开放时皱襞消失。

1. 贲门　距门齿 40～50 cm，正常无吞咽时贲门闭合呈梅花状，贲门上方可见红白相交的环形齿状线，上方的白色部分为鳞状上皮的食管黏膜，下方的红色部分为柱状上皮的胃黏膜，从胃腔内观察贲门，可采用胃镜 U 形翻转技术(图 1-3-10)，所看到的贲门黏膜光滑，镜身被贲门部紧紧包绕，形成弧状。

2. 胃底　胃底的上界为膈肌及左肺下缘；左界为脾；右界为肝左缘，检查时需将胃镜前端翻转，所见胃底黏膜皱襞常呈脑回型，胃体高位翻转胃镜，可近距离观察胃底穹窿部，注气后黏膜变薄，可见网状血管(图 1-3-10)。左侧卧位或脾大时，胃底受脾挤压，可产生胃底脾压迹。底处可见胃液集聚，形成"黏液湖"。

3. 胃体　胃体腔较大，正常胃体小弯侧有数条纵行皱襞，一般注气后皱襞可消失；胃体大

弯侧位置较低，有时为黏膜占据。皱襞粗大，注气后不易消失(图 1-3-11)。胃体可顺镜观察前壁、后壁和大弯(图 1-3-12)。小弯观察会留有盲区。低位倒镜可观察整个胃体，特别是胃体下部小弯侧病变不易遗漏(图 1-3-13)。

4. 胃窦与幽门　胃窦有浅细的纵行黏膜皱襞，注气后消失，胃窦黏膜光滑，前方可见幽门，随胃窦蠕动，可呈开放或闭合状态，正常幽门圆形，胃窦远处观察见一黑圆孔(图 1-3-14)。胃角切迹：是由胃腔走行方向改变而形成，前视镜可观察到胃角呈一条嵴，表面光滑，嵴两侧可见二腔，即胃窦腔和胃体腔(图 1-3-15)。胃镜检查时 3 个不容易观察到的部位(图 1-3-16～图 1-3-18)：食管入口、贲门、球降交界处。胃镜检查时 3 个容易被挡住的部位(图 1-3-19～图 1-3-21)：大弯皱襞间、黏液湖下面、胃底小弯镜身后。胃镜检查时 3 个容易漏诊的部位(图 1-3-22～图 1-3-24)：十二指肠降段内侧壁、胃体底交界后壁、胃体后壁。这些部位需重点观察。

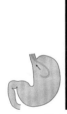
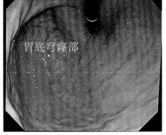

图 1-3-10　胃底 U 形翻转

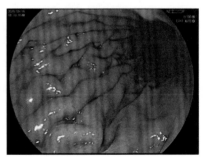

图 1-3-11　胃体大弯纵行皱襞

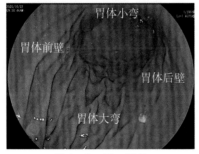

图 1-3-12　胃体

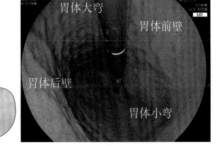

图 1-3-13　胃镜低位翻转

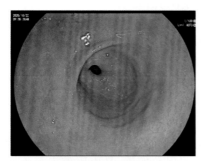

图1-3-14 胃窦

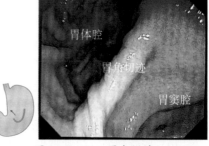

图1-3-15 胃角倒镜

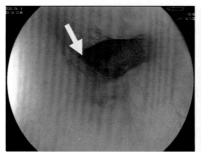

图1-3-16 食管入口

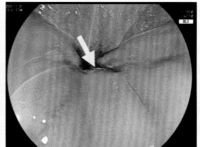

图1-3-17 贲门

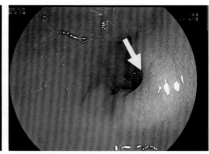

图1-3-18 球降交界后壁

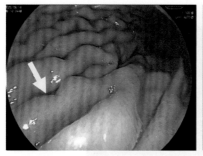

图1-3-19 大弯皱襞间

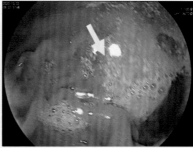

图1-3-20 黏液湖下面

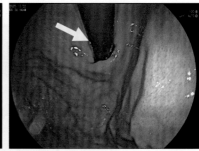

图1-3-21 胃底小弯镜身后

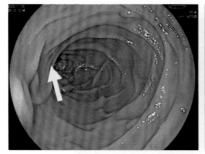

图1-3-22 十二指肠内侧壁

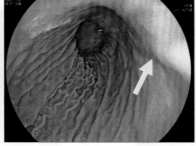

图1-3-23 胃体底交界后壁

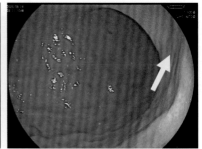

图1-3-24 胃窦体交界后壁

<h2>第三节 小 肠</h2>

小肠包括十二指肠、空肠和回肠。

<h3>一、十二指肠</h3>

十二指肠是小肠的起始段,长约 25 cm,相当于本人 12 个手指的宽度,由此而得名,上端连于幽门,下端到十二指肠空肠曲延伸至空肠。整个十二指肠呈 C 形包绕胰头,分为 4 段:起始部为十二指肠球部,其后依次为降部、水平部和升部(图 1-3-25)。从球部至降部呈近似直角的方向改变,其弯曲称上曲;与上曲相对的成角肠管称上角。降部和水平部又呈近似直角方向改变,其弯曲称下曲;与下曲相对的成角肠管称下角。球部与降部交界处以下统称球后部(图 1-3-26);球后部是溃疡好发部位,且腔体狭小,不易观察,退镜时应缓慢、仔细观察。正常球部色泽较胃黏膜略淡或暗红色,远视表面光滑,近看绒毛状结构,球部黏膜通常看不到血管,有时可见散在的小颗粒状突起,可能为十二指肠特有的"布氏"腺体增生结节(图 1-3-

27)。十二指肠降部具有特征性的环形皱襞,黏膜呈绒毛状,色泽较球部红(图 1-3-28)。降部内侧可见十二指肠乳头,常为半球状隆起,乳头开口上方常有横行皱襞覆盖,也称"缠头皱襞"。乳头开口呈圆形或裂隙状;下有 2~3 条纵行皱襞;这是主乳头的标志,胆总管和主胰管即开口于此。在主乳头附近 2 cm 有时可见副乳头(图 1-3-29)。

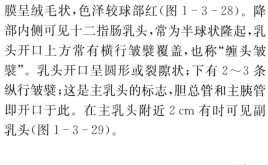

图 1-3-25 十二指肠解剖结构示意图

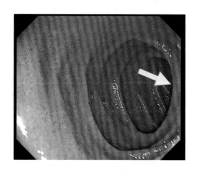

图 1-3-26 球后部

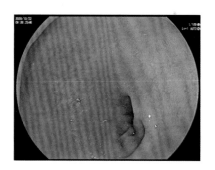

图 1-3-27 球部

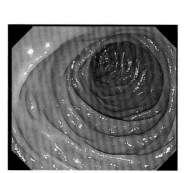

图 1-3-28 降部

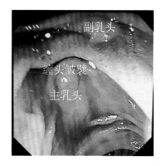

图 1-3-29 十二指肠乳头及副乳头

二、空肠和回肠

空肠和回肠起自十二指肠空肠曲,长 5～6 m,空肠与回肠间没有明显的界限(图 1-3-30～图 1-3-32,表 1-3-1)。

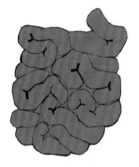

图 1-3-30 空肠与回肠结构示意图

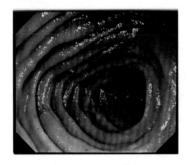

图 1-3-31 空肠

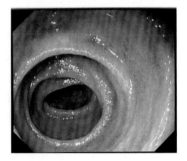

图 1-3-32 回肠

表 1-3-1 空肠和回肠的特点

项目	长度所占比	位置	管径	管壁	环形皱襞	绒毛	色泽
空肠	2/5	左上腹	大	厚	高而厚	呈指状,粗而密	红色
回肠	3/5	右下腹	小	薄	低而薄	呈杵状,稀而短	偏白色

第四节 大 肠

大肠包括盲肠、阑尾、结肠、直肠和肛管。

大肠是消化管的末端,起自回盲瓣,止于肛门,其中结肠分为乙状结肠、降结肠、横结肠和升结肠。全长约 1.5 m,内径为 5～8 cm,盲肠充盈时内径为 6～8 cm,为最粗的部分。越向肛门侧越细,在降结肠的下部最细,乙状结肠和降结肠交界处、直肠和乙状结肠交界处弯曲明显,有时内镜插入困难,结肠肝曲、脾曲和直肠固定于腹壁。大肠黏膜由单层柱状上皮组成,以橙黄色色调黏膜为背景,表面平坦,无绒毛,可透见树枝状红色毛细血管(图 1-3-33)。

一、盲肠

盲肠是大肠的起始段,它与结肠交界处内侧为回肠末端出口,出口处黏膜皱褶形成“回盲瓣”(图 1-3-34)。回盲瓣下方 2～4 cm 处可见阑尾开口,阑尾开口为椭圆形或半圆形(图

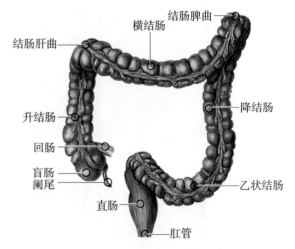

图 1-3-33 大肠解剖结构示意图

1-3-35),阑尾开口是结肠镜检查到达盲肠的标志性结构。结肠镜经回盲瓣开口到达回肠末端,末端回肠呈圆筒状,无半月襞,黏膜呈绒毛

样,有时可见大小不等的颗粒状淋巴滤泡,青少年多见(图1-3-36)。

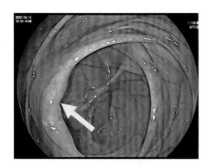

图1-3-34 回盲瓣

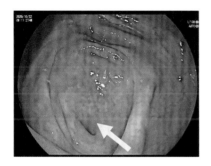

图1-3-35 阑尾开口

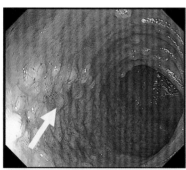

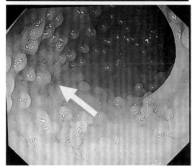

图1-3-36 回肠末端淋巴滤泡

二、结肠

结肠表面有3条平行的"结肠带",还有许多与肠管横径平行的横沟间隔分布,横沟间呈袋状,称结肠袋。横沟的深浅与半月襞的发达程度不同,形成各部分肠腔的形态特点。结肠从肛门侧至口侧依次为乙状结肠、降结肠、横结肠和升结肠。升结肠为盲肠的直接延续,在肝右叶下方弯曲向左移行为横结肠,折弯处称肝曲(图1-3-37)。横结肠多为弓背形下垂,至脾下方弯曲向下移行为降结肠,折弯处称脾曲(图1-3-38)。降结肠续接乙状结肠,乙状结肠实为S形,其与横结肠均有系膜,属腹腔内位器官,游离性和伸展性大;升结肠和降结肠均属腹膜间位脏器,借结缔组织附着于腹后壁而无肠系膜,故活动度小。

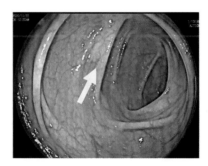

图1-3-37 肝曲

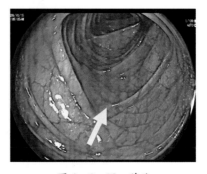

图1-3-38 脾曲

正常结肠黏膜呈橘红色,光滑湿润。因黏膜层较薄,血管纹清晰,相互交错形成血管网;黏膜皱襞规则,升结肠、横结肠和降结肠肠管内常呈三角形隧道样腔,升结肠和降结肠腔内皱襞高耸,结肠袋深凹(图1-3-39);降结肠肠腔形态类似圆筒或等边三角形(图1-3-40)。乙状结肠肠腔呈圆形,腔内皱襞低矮,稀疏,甚至无皱襞(图1-3-41)。结肠肝曲、脾曲贴近肝、脾处呈青蓝色,是判断进境深度的重要标志之一。

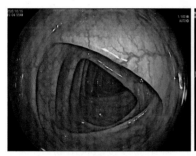
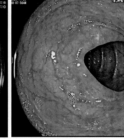
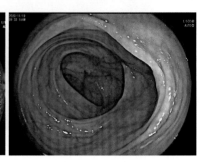

图1-3-39　升结肠　　　　　图1-3-40　降结肠　　　　　图1-3-41　乙状结肠

三、直肠与肛门

直肠位于盆腔内,长10~14 cm,上接乙状结肠,下续肛门(图1-3-42和图1-3-43)。被盆膈分为上下两部分,上部肠腔膨大,称直肠壶腹部,正常壶腹部在内镜下见2~3条由环形肌和黏膜形成的半月形横皱襞,称直肠横襞(图1-3-44)。下部为肛管,长3~4 cm,有6~10条纵行皱襞,称肛柱。各肛柱下端借半月形皱襞——肛瓣相连,相邻肛柱之间与肛瓣围成口向上的隐窝,称肛窦。肛瓣与肛柱下缘共同形成环形齿状线(图1-3-45),齿状线下方有一宽约1 cm的环状区域,表面光滑呈微蓝色,称肛梳或痔环。在肛梳的皮下组织和肛柱黏膜下,有丰富的静脉丛,各种病理原因形成静脉曲张凸起称为痔。在直视下,内镜观察在直肠下段至肛门部的区域易形成盲区,而在直肠内翻转镜身观察,能充分观察盲区,避免肛门部位病变漏诊(图1-3-46)。

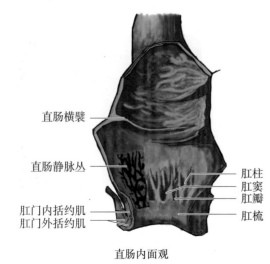

直肠横襞

直肠静脉丛

肛门内括约肌
肛门外括约肌

肛柱
肛窦
肛瓣
肛梳

直肠内面观

图1-3-42　直肠解剖结构示意图

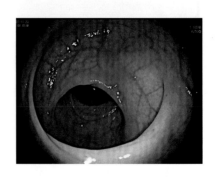

图1-3-43　直肠

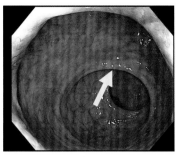　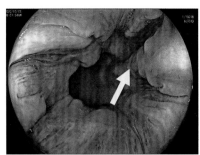　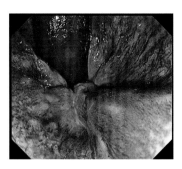

图 1-3-44　直肠横襞　　　图 1-3-45　直肠齿状线　　　图 1-3-46　直肠内镜翻转

消化内镜经过近百余年的发展,已成为消化道疾病诊疗的重要手段,随着内镜新理念的提出,内镜技术不断发展,术式和器械的大量丰富,逐步补充和部分替代了传统外科手术。随着内镜研究的不断深入发展和现有内镜诊疗技术的完善,消化内镜必将在消化疾病的诊疗中发挥更加重要的作用。

(何怀纯　马久红)

参考文献

[1] 王雪梅,吴练练,于红刚.内镜精灵结肠镜检查对结肠息肉检出率的影响[J].中华消化镜杂志,2020,37(11):816-820.

[2] 杨云生,陈旻湖,唐承薇.临床消化病学图解[M].北京:科学技术文献出版社,2020:3-10.

[3] 陈旻湖,杨云生,唐承薇.消化病学[M].北京:人民卫生出版社,2019:25-28.

[4] 彭学,柏健鹰.蓝激光内窥镜临床实用图谱[M].郑州:郑州大学出版社,2018:1-14.

[5] 尉秀清,王天宝.消化系统内镜解剖与诊断图谱[M].广州:广东科技出版社,2013:1-146.

[6] 萧树东,许国铭.中华胃肠病学[M].北京:人民卫生出版社,2008:1-7.

[7] 多田正大.内镜诊断与鉴别诊断图谱:下消化道[M].沈阳:辽宁科学技术出版社,2005:4-6.

第四章 消化内镜室(中心)的基本工作制度

随着消化内镜技术的不断成熟和发展,各种内镜检查和微创治疗在临床上的应用越来越广泛,对消化系统疾病的诊治和预防具有积极的作用。全国许多医疗机构成立了独立的消化内镜室(中心),整合医院的内镜资源,进行统一的管理和协调,从而优化了内镜诊疗工作。而建立健全消化内镜室(中心)工作制度能够有效保证内镜诊疗工作顺利开展,合理的管理制度是保证内镜工作质量和医疗安全的生命线。

第一节 消化内镜室(中心)工作制度

(1) 消化内镜室(中心)应设负责医师(或主任)及护士长(或护理小组负责人),共同管理好消化内镜室(中心)的日常工作。

(2) 在严格落实各级各类人员职责、各技术操作规程、规章的基础上实行全员质量控制管理。

(3) 严格掌握内镜诊疗的适应证和禁忌证,详细填写各项内镜诊疗申请单,说明诊疗目的、要求、部位及注意事项。开辟急诊、危重患者诊疗绿色通道,做好术前准备等事宜,并由申请医师陪同前往。

(4) 预约时医护人员应耐心、细致地向患者交代内镜诊疗前准备事项及诊疗时间,做好诊疗前的解释沟通,取得患者配合,并履行术前告知、签署知情同意书。

(5) 内镜诊疗期间,严格执行操作规程,医护人员集中精力、默契配合,防止并发症的发生。

(6) 病理标本取材后及时固定,标本瓶上注明患者的姓名、性别、年龄、住院号(门诊 ID 号)、取材部位及时间、病理标本申请单号,双人严格核对,严防差错。注意遵守保护性医疗制度,保持诊室安静,患者在场时不讨论与其相关的病情。

(7) 及时、准确报告检查结果。医师应细心地向患者解释检查结果,提出进一步检查、治疗意见,遇有问题应请示上级医师,必要时要进行随访或与申请医师共同研究解决。

(8) 严格落实医院感染管理制度,做到布局合理、分区明确、标识清楚,保持诊疗环境整洁,使用后的内镜按照《软式内镜清洗消毒技术操作规范》进行清洗、消毒处理。如有特殊传染病患者按照《传染病防治法》规定执行。

(9) 严格落实医护人员职业安全防护制度,实行标准预防,配备必要的防护用品。

(10) 爱护仪器、设备,制定仪器维修、保养制度,并做好仪器的维修、保养及报废登记,保证日常内镜诊疗工作正常运行。

(11) 做好物品、耗材请领和使用登记,一次性使用的医用耗材不得重复使用,重复使用的医用耗材,应当严格按照要求清洗、消毒或灭菌,并进行效果监测。

(12) 消化内镜室(中心)各类资料妥善保管。如患者内镜诊疗申请单、知情同意书、内镜报告、内镜图像、设备维护记录及医院感染监测记录等,未经批准各种资料不得借出。

(13) 建立内镜质量控制制度与评价体系,促进内镜诊疗质量持续改进,提高内镜诊疗质量与安全。

第二节 消化内镜室(中心)护理管理制度

（1）由护士长(或护理小组负责人)进行负责和管理消化内镜室(中心)内镜护理工作。

（2）消化内镜室(中心)护理人员必须严格遵守科室规章制度，认真履行岗位职责，严格执行各项工作规范，全面负责消化内镜室(中心)的日常护理工作的开展。

（3）对患者态度和蔼，耐心、细致地向患者交代内镜诊疗前准备事项及诊疗时间，做好诊疗前的解释沟通，取得患者配合，落实身份识别制度，确保对正确的患者实施正确的操作。

（4）做好内镜诊疗前的准备和仪器调试工作，精心爱护仪器设备，发现故障及时报告，杜绝人为的仪器损坏。

（5）认真按照《软式内镜清洗消毒技术操作规范》落实内镜的清洗消毒工作，内镜清洗消毒质量每日由专职护理人员负责，定期做好微生物学监测，防止医院感染的发生。

（6）加强护理安全管理，急救车、急救设备处于备用状态，急救药品、麻醉药品、备用药品专人管理，负责检查、核对、登记，使用后及时补充。

（7）做好患者围诊疗期的健康教育，正确评估患者不安全因素，落实有效防范措施，防止坠床、跌倒等不良事件的发生。

（8）病理标本取材后及时固定，双人核对患者的身份信息、标本取材部位、标本数量与病理申请无误后送检，严防差错发生。

（9）医疗仪器有操作规程及维修保养记录，氧气、吸引设备有醒目标识，如有故障，及时报修处理并做好登记。

（10）加强消防安全意识，上、下班时检查科室水、电、气的安全性能，下班前及时关闭开关，关好门窗。

（11）各种检查记录应妥善保管，建立档案，未经允许不得借出。

（12）护士长负责检查每日情况，内容包括工作质量、专业知识和技能、工作责任心、工作主动性、教学能力、协同合作和人际关系、服务态度、资源运用等。

（13）按照科室护理培训计划定期组织护理人员进行科内业务理论知识学习培训、专题讲座(每周不少于一次)，提高理论水平，并定期进行理论知识和操作考核。

（14）每周进行一次护理质量工作小结和工作汇报，遇到技术难度大的治疗，共同讨论、共同学习，不断提高操作能力。

（15）择优选送护理人员外出参加各类学习班及学术活动，不断进行知识更新。

第三节 消化内镜室(中心)麻醉复苏护理安全管理制度

（1）以患者为中心，开展医疗安全教育，增强服务意识和责任感。

（2）复苏室由专人负责，复苏设备必须做到固定放置，保持设备，性能良好，处于备用状态。

（3）防坠床、防跌倒的安全措施到位，防止麻醉后的患者发生坠床、跌倒等不良事件。

（4）按照患者麻醉复苏清醒评分标准做好患者清醒评分，患者需完全清醒、能正确回答问题、呼吸道通畅、循环功能稳定、血氧饱和度正常、手足有力，方能离开复苏室，年老体弱的患者需在复苏室延长观察时间。

（5）患者清醒后必须由专人陪同出复苏室，并向家属交代术后注意事项。

（6）行内镜治疗后的患者，需要在床尾挂"平车运送"或"轮椅推送"的标识牌，待患者苏醒后复苏室护理人员与陪检护理人员进行交接，由平车或轮椅将患者送回病房。

（7）苏醒后的患者在更换平车时，须由两名护理人员协助正确换平车，有引流管的患者要妥善固定引流管，防止移位或脱管的发生。

（8）无痛内镜检查的患者 1 h 后进食，4 h 内需有人陪护，24 h 不能骑车、驾车，不能从事高空作业或操作重型机器，以防意外。

第四节　消化内镜室(中心)患者接诊制度

（1）核对患者的姓名、性别、年龄、住院号或门诊 ID 号等，认真识别患者身份。

（2）核对该患者将进行的检查项目，核实患者知情同意书。

（3）对内镜下治疗患者，要了解患者病情，查看实验室结果，如肝功能、肾功能、凝血功能、感染筛查等，核查患者是否落实术前准备，如肠道准备、碘过敏试验等。

（4）核实住院患者术前用药情况或术中带药，如盐酸山莨菪碱、地西泮等。

（5）做好首诊负责制，耐心向患者解释，消除患者恐惧心理，做好健康指导。

（6）监督并协助病房护理人员去除患者的义齿(假牙)、饰物及其他影响检查治疗的物品。摆好体位，注意安全，防止坠床及保暖。

（7）无痛内镜患者给予心电监护、静脉留置针等术前准备，并做好患者术前评估。

（8）患者检查治疗结束，做好患者术后饮食和休息的健康指导。门诊患者告知病理报告单拿取方法和时间。

（9）特殊住院患者，由陪检人员协助送回病房，如有病情变化及时与病房联系和交接。

第五节　消化内镜室(中心)仪器管理制度

（1）消化内镜室(中心)设有专人管理仪器设备。内镜属于精密仪器，内镜医师应严格遵守准入制度。

（2）消化内镜室(中心)必须有全部仪器设备管理和档案记录，保证仪器设备安全使用。

（3）所有仪器必须造册登记，包括各种仪器的出入、维修及报废记录，使用后及时做好清洁保养，由设备技术人员定期进行检查保养。

（4）仪器使用必须按操作规程，保证内镜检查、治疗顺利进行。

（5）各种仪器出入、维修及报废必须做好登记，内容包括日期、型号、维修原因等，以保证检查治疗顺利进行。

（6）消化内镜室(中心)所有仪器设备未经允许，进修医师不得动用。

（7）仪器设备使用中出现故障或损坏后，必须及时向科室负责人汇报，不得隐瞒。

第六节　消化内镜室(中心)病理标本管理制度

规范标本的采集和送检，保证送检标本的质量，从而确保病理诊断的准确性，为患者的诊断及治疗提供正确指导。

1. 患者知情同意　所有为了疾病的诊断而采取的有创组织活检，在活检前均应向患者和(或)其家属说明活检病理诊断的必要性。特别向其说明，病理诊断并不是万能的，有时病理活检并不能得出明确诊断，使患者和(或)其家属了解病理诊断的局限性，使其对活检不能明确诊断表示理解，必要时和患者签署知情同意书。

2. 申请单填写　根据要求填写病理的专用申请单，患者信息对病理诊断非常重要，临床医师应认真、详细填写申请单各项内容，字迹应清晰可辨。

3. 组织样本获取

（1）对于病理诊断来说，组织越多，诊断成功率越高，因此临床医师在切取组织时，在患者状况允许的情况下，尽量多取组织。

（2）取材时应尽量获取未坏死组织，较大肿瘤中央区域常常坏死，做穿刺时应避开坏死区域。

（3）取材动作应轻柔,尽量避免挤压组织。

（4）不同部位的组织应分别取材,分标本瓶做好标记并落实双人核对。

4. 组织标本固定

（1）标本应及时固定,固定液的量为组织体积的6～10倍或更多(要确保标本全置于固定液之中),完整送检,特殊要求除外。

（2）标本从离体到固定的时间不宜超过半小时。

（3）标本应用合适的标本瓶(盒)装载,保证取、放标本自如,标签上及时注明患者信息(科室、姓名、住院号或门诊ID号、性别、年龄、病理申请单号)、标本名称、取标本时间。

（4）标本信息由责任护士和操作医生共同核对,及时在病理标本送检本登记。

5. 标本送检　标本定位存放、加锁保管,每日由专人与送检人员双人核对签名后,由送检人员加锁转运定时送检,病理标本登记本妥善保管,使用完后放于资料库留存,当日未送检的标本由责任护士进行核对后加锁保管于第2日及时送检。

第七节　消化内镜室(中心)急诊值班制度

（1）负责夜间及节假日急诊患者内镜诊疗及内镜护理,白天负责出科手术及床边内镜。

（2）由主诊医生通知消化内镜室(中心),在患者到达之前消化内镜室(中心)急诊护士做好急诊内镜准备,保证急诊患者及时接受内镜诊疗。

（3）严格执行查对制度,准确识别患者身份,签署内镜检查及治疗知情同意书,确保对正确的患者实施正确的操作。

（4）患者接受内镜诊疗过程中,内镜护士密切观察患者病情变化,并熟练配合医生完成内镜检查和内镜治疗。

（5）内镜诊疗结束后,立即清点内镜附件及物品,使用后的内镜反复注水/注气、充分吸引,做好床边预处理后及时进行清洗消毒。

（6）实行急诊一周值班制,并设二线备班(根据医院实际情况采用不同排班制)手机保持24小时通畅。

（7）急诊内镜护士必须具备熟练的内镜护理配合技术和应急、急救能力,能完成急诊内镜治疗护理配合任务。

（8）每日急诊值班人员及时做好急诊内镜所需物品的准备和补充,并完成登记、记账工作。

（李琼霞　刘军）

第五章 消化内镜室(中心)的环境与布局

消化内镜诊疗技术,已成为消化系疾病诊疗的重要手段。随着信息技术的发展,以及人工智能的出现,医疗信息系统以前所未有的速度开始进化,并对医疗卫生行业乃至全人类的健康产生重大影响。消化内镜室(中心)智慧化、规范化的环境与布局能够给患者带来更高品质的诊疗体验和更安全、舒适的诊疗环境。

合理的布局和设置可为患者及工作人员提供良好的诊疗和工作环境,也是安全、舒心工作的基础。消化内镜室(中心)区域主要划分为辅助区域和诊疗区域。辅助区域分为预约登记区、候诊区、办公和辅助生活区;诊疗区域分为诊疗操作区、清洗消毒区和复苏区。环境与布局应遵循国家和当地的相关规定,符合 GB 15982—2012《医院消毒卫生标准》、GB 51039—2014《综合医院建筑设计规范》和《中华人民共和国消防法》等要求。

一、辅助区域

(一)预约登记区

预约登记区应有足够的空间,建议根据诊疗量设置预约登记区面积,宜建立在消化科门诊、心电图室、药房和缴费处等邻近区域。预约登记区应安排在醒目的位置,区域内设置就诊流程指引和标识,宜提供人工智能服务,即包括网上智慧化预约、智能检查提醒服务和报告自助打印等多项服务内容。

1. 流程指引和标识 预约登记处的墙面、桌面或地面设置流程指引牌和标识,引导患者进行预约登记和检查(图 1-5-1 和图 1-5-2)。

2. 智能检查提醒服务 有条件的医疗机构可通过信息化手段实现自助预约,获取胃肠镜检查相关健康教育信息,实现智慧化健康教育服务。

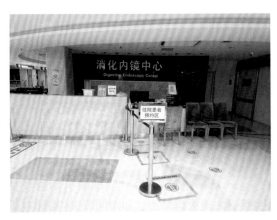

图 1-5-1 住院患者预约区

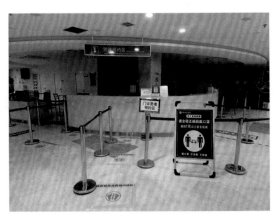

图 1-5-2 门诊患者预约区

(二)候诊区

根据诊疗例次、患者人数、陪同人员、术前和术后的滞留时间等因素决定候诊区的大小和座位数目(图 1-5-3~图 1-5-5)。候诊区须设置护士站、候诊室、术前准备区、麻醉评估区、

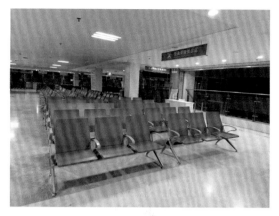

图 1-5-3　普通胃镜候诊区

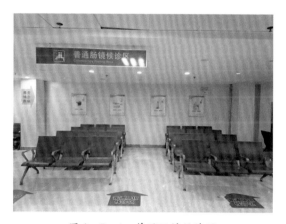

图 1-5-4　普通肠镜候诊区

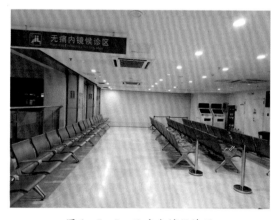

图 1-5-5　无痛内镜候诊区

卫生间和绿色通道等。当内镜诊疗间超过一定数量时，如5～6间，考虑到胃肠镜受检者，以及陪护人员数量，建议设立第二候诊区，便于检查患者的准备与诊间前后患者的衔接。必要时可

改造为适用于发热患者检查的备用诊区，紧急情况下可随时启用。

1. 护士站　配备电脑、电话和呼叫系统。有条件者可诊前给患者佩戴定位手环，实现患者区域定位，与科室及医院整体系统联动。该手环能自动激活自动血压仪，完成血压的自助测量。

2. 候诊室　宜设立普通患者候诊室和特殊人群候诊室（如超高龄患者、残疾患者等），按照诊疗类别区分候诊区域。

（1）候诊室宜配备广播及电子叫号系统，提供电视机、报纸、杂志、健康教育宣传册等。

（2）候诊室内保持通风和采光良好，温度适宜。

3. 术前准备区　选择相对独立的区域，便于患者术前准备及用药，应注意保护患者隐私，面积不大的单位可用屏风隔离出一个空间。有条件的医疗机构可配置电子显示屏电子叫号，协助维护就诊秩序。电子显示屏可滚动播放胃肠道检查注意事项及科普知识视频等。

4. 麻醉评估区　应根据诊疗间数量确定大小，推荐在四周摆放沙发或椅子，中心区域放置治疗车。治疗车备有静脉穿刺用物等。行无痛内镜检查的患者由麻醉医师评估合格并签署知情同意书后由护士行静脉穿刺（图1-5-6）。

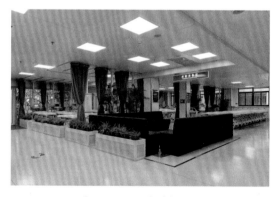

图 1-5-6　麻醉评估区

5. 卫生间　宜设置充足数量的卫生间，数量与诊疗量相匹配，适量蹲位、座便和小便器，应考虑无障碍设计，具体可遵照 GB 50763—2012《无障碍设计规范》设置。

（1）宜配备安全扶手。

（2）宜配备紧急呼叫系统，紧急呼叫系统可选择安装于墙面离地 450 mm 处，也可选择集成于安全扶手上，并在门外配置与紧急呼叫系统相连的报警红灯。

6. 绿色通道　绿色通道与急诊专用电梯衔接，通道可直达内镜诊疗室且方便轮椅、平车出入，供急诊、特殊患者等使用。

7. 发热筛查区　必要时设定一个相对独立、通风良好的发热筛查区，以备临时筛查、隔离、转运使用。

8. 整体环境设计　引入绿色植物，美化候诊区的环境。同时色彩和灯光的处理上要足够明亮，但不炫目。灯具可选择色温在 3 200 K 左右的日光灯，避免给患者刺眼感。

（三）办公和辅助生活区

办公和辅助区主要包括办公区、会议/示教室、后勤辅助区等，有条件者可设计信息化管理云端系统、图书室。

1. 办公区　主要设置主任办公室、护士长办公室及公共办公室，办公室尽可能设在消化内镜室（中心）内。办公室应配备办公桌、电脑、打印机、电话等设备。

2. 会议/示教室

（1）会议/示教室面积设置应符合本室（中心）学科建设和功能需求，宜配备专门的投影设备、转播设备及必要的内镜技术学习器材（图 1-5-7）。

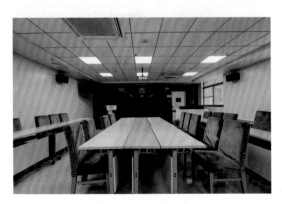

图 1-5-7　会议室

（2）控制室和会议室之间的距离不宜超过 20 m，若无条件可不设控制室，操作员可在会议

设备旁操作。

（3）室内应使用人工冷光源，避免自然光。为保证正确的图像色调，规定照射在与会者面部的光是均匀的，照度应不低于 500 lx，投影电视附近的照度为 50～80 lx。

3. 后勤辅助区　后勤辅助用房主要包括医护更衣室、医护卫生间、污物处理间、水处理室、库房、设备间等（图 1-5-8）。

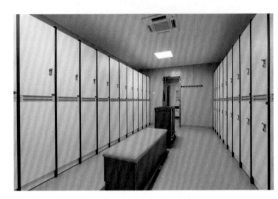

图 1-5-8　更衣室

（1）更衣室内设置屏风、储物柜和鞋柜等。个人防护用品穿戴场所应张贴提示内容，配置方便穿戴防护用品的设施；建议配置加强排风换气的设施，确保新风量供应。

（2）卫生间根据医护人员数量设置，可供淋浴、洗漱，推荐位于污染区和清洁区之间（图 1-5-9）。

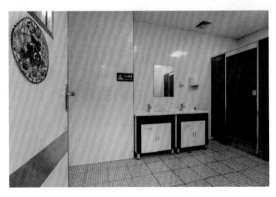

图 1-5-9　卫生间

（3）污物处理间用于污染物收集和储存，宜干湿分离，位置应靠近污染物品回收专用通道和电梯。

(4) 水处理间面积应为水处理机占地面积的 1.5 倍以上,入口处安装压力表,入口压力应符合设备要求。设计中还应考虑到水处理设备运行时噪声对周围房间的影响。

(5) 库房存储面积应和诊疗量相匹配,存储用物包括无菌用品(一次性使用)、药品用品(包括受管制药品的特殊需要)等。注意无菌物品和非无菌物品分开放置,高值耗材与普通耗材分开放置。药品应单独分类存放,按照有关法律、法规、规章的相关规定进行管理和监督使用(图 1-5-10)。

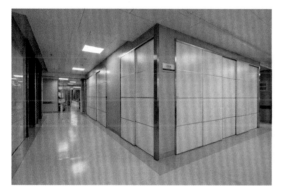

图 1-5-10 普通库房

(6) 设备间主要放置仪器,如高频电发生器、氩等离子体凝固器和微波发生器等。

4. 信息化管理云端系统(电脑控制室)

(1) 规模较大的消化内镜室(中心)可建立局域网,通过电脑将各功能信息进行集中处理,以方便医护人员查询与管理。

(2) 条件好的单位可将所有资料上传至网络,设置一定的权限用户,将检查信息供全院临床医师共享,开通网络化、动态化的档案信息共享渠道。

(3) 配置不间断电源保护器,保证电脑网络服务器 24 h 常态平稳工作。

二、诊疗区域

诊疗区域包括诊疗操作区、清洗消毒区和复苏区。各区应通风良好,配有稳压电源装置、水电、空调设施等;墙面及地面宜选用柔和的颜色和易清洁、耐磨的材质。照明设计应符合现行国家标准 GB 50034《建筑照明设计标准》的相关规定,满足绿色照明要求。采用高显色照明光源的无影灯,显色指数(Ra)≥80,照度均匀度(最低照度值/平均照度值)不宜低于 0.7,其中诊疗操作区安装可调节的灯光。

(一)诊疗操作区

诊疗操作区包括胃肠镜诊疗室、内镜逆行胰胆管造影(ERCP)诊疗室、胶囊内镜诊疗室、胆道镜诊疗室、超声内镜诊疗室等,根据各医院实际诊疗数量和消化内镜室(中心)诊疗面积设置诊疗室。内镜诊疗区域为非灭菌操作环境,与灭菌手术室有所区别,应设置低风险暴露区(清洁区)及高风险暴露区(污染区),下一位患者诊疗前要及时清理污染区。

1. 胃肠镜诊疗室 开展胃镜和肠镜诊疗项目,诊疗间面积应根据不同内镜诊疗类别的诊疗需求设置,一般须摆放内镜诊疗床、操作台(含内镜主机、显示器等)、治疗车、抢救车、器械柜和医生办公台等。诊疗室的入口和走廊宽度应该足够宽,以便床、担架和轮椅的运输。标准门宽度为 1.28 m,开门宜采用脚踏及感应滑动门(图 1-5-11)。

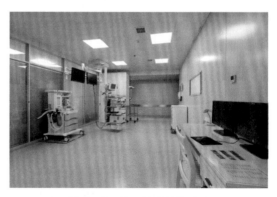

图 1-5-11 胃肠镜诊疗室

(1) 无痛胃肠镜诊疗室应符合手术麻醉的基本配置要求,即应配备常规监护仪(检测内容包括心电图、脉搏、氧饱和度和无创血压)、供氧装置、吸氧装置、单独的负压吸引装置(两路负压)、静脉输液装置、常规气道管理设备(麻醉机或简易呼吸囊、麻醉咽喉镜、气管内插管用具等)和常用抢救药品。经气管内插管全身麻醉下消化内镜操作时间较长或高危患者还应配有麻醉机、困难气道处理设备(如喉罩、视频喉镜等)和抢救设备(如心脏除颤仪),并考虑监测呼气末二氧化碳分压和(或)有创动脉压力。建议诊疗区域至少配备一台抢救车和除颤仪,如诊疗区域较大,可分片区配备多套。

(2)内镜检查床和操作台应位于房间同侧中央,操作台可采取集成的移动推车或吊塔。现多推荐使用吊塔,集成内镜主机、显示器、高频电发生器、医疗气体管道、电器信号线及网线、各种引流瓶及气体接口,可简便地移动到医师操作所需的任意位置。

(3)治疗车应放置于检查床的附近,治疗车上备有基础治疗盘,方便操作时使用。

(4)抢救车内备齐各种常用急救药品和器材,具体可参照各家医院规定。

(5)墙面可设置器械柜、墙式吸引和氧气等。器械柜放置常用的内镜附件及常用药品和抢救设备等。吸引应需注意配备2套,一套供内镜使用,另一套供吸引口腔内液体使用。

(6)推荐医生办公台位于房间另一侧,有各种单据、内镜图文处理系统和打印机等。

(7)中间通道应以通过2人为宜,同时有患者通道和医生通道,并在医生通道处设置手卫生装置,宜采用非手触式水龙头。

2. ERCP诊疗室 主要开展十二指肠镜诊疗,总面积为 60~65 m^2,分操作区(30~35 m^2)和控制区(20 m^2)两个区域(图 1-5-12 和图 1-5-13)。该诊疗室应严格遵照 GBZ 130—2013《医用 X 射线诊断放射防护要求》标准,宜

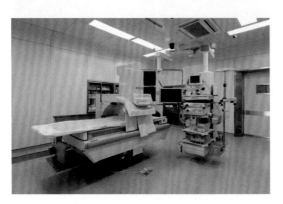

图 1-5-12 ERCP 操作室

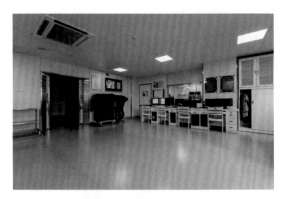

图 1-5-13 ERCP 控制室

设置在远离常规诊疗区域,最好是位于中心的一端。

(1)操作区:是开展 ERCP 诊疗的区域,需摆放 X 线机、内镜主机各 1 台吸引、给氧等装置较大的配件储备柜,储备柜摆放各种 ERCP 配件。

(2)控制区:是控制 X 线机、采集内镜图像和医生讨论的区域,此区域配备了各种终端,医生可通过终端观察内镜诊疗的经过。

(3)诊疗室的出入门、观察窗和所有穿过平面的线管预留洞钉眼等应与同侧墙具有同等的屏蔽防护;建筑物(不含顶层)顶棚、地板(不含下层无建筑物的)应满足照射方向的屏蔽厚度要求。

(4)防护窗应略大于窗口,防止窗与墙接缝缝隙泄露辐射,同时诊疗室外要有电离辐射的标识,并安装醒目的工作指示灯。

(5)主机室:保持相应的温度和湿度。放置温湿度监测仪,温度为 15~25 ℃,湿度为 40%~70%。

3. 胶囊内镜诊疗室 选择在人流量最少、最安静的位置,一般 20 m^2 即可,可分成检查区和阅片区两个区域(图 1-5-14)。

(1)检查区无需吊塔,需配置一张检查床,备有饮用水。

(2)阅片区内放置内镜工作站电脑、办公桌和储物柜,储物柜用于存放胶囊内镜、接收器、申请单、光碟和参考书等。

(3)接收器存放柜应有明显的标示,将患者检测后的接收器固定放置,避免混淆不同患者送回的接收器。

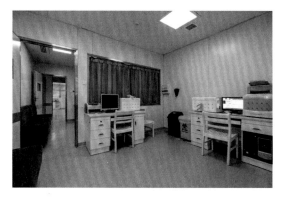

图 1-5-14　胶囊内镜诊疗室

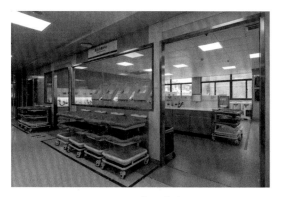

图 1-5-15　清洗消毒区入口

（4）有条件的医疗机构可设立磁控胶囊胃镜检查室，使用面积至少为 $12\,m^2$，层高 $2.2\,m$以上。

1）设备运行温度范围在 $5\sim40\,℃$（建议室温在 $16\sim25\,℃$），工作湿度 $\leqslant85\%$。

2）检查室应配备 $\geqslant1$ 个带锁储物柜，用于存放检查服、磁控胶囊胃镜等贵重器械和耗材。

3）检查室 $5\,m$ 范围内不得有大型磁共振设备及强电磁干扰源。

（二）清洗消毒区

清洗消毒区是消化内镜室(中心)空间设计的重点，清洗消毒区设计的好坏直接影响到内镜的处理流线和清洗消毒的规范要求。清洗消毒区独立于其他各区，主要分为清洗消毒区、干燥区和储存区，尽量靠近诊疗区域，供所有诊疗间使用，方便内镜的转运。

1. 清洗消毒区建筑要求　清洗消毒区分为污染区和清洁区，建议隔离分区路线由污到洁，避免交叉逆行。有足够的空间和充足的通风条件。清洗消毒区面积应与诊疗量相匹配，建议面积不少于 $40\,m^2$，高度不低于 $3.0\,m$。清洗消毒区应张贴相关制度及操作流程，配备手卫生装置（图 1-5-15 和图 1-5-16）。

（1）污染区：设置在左右两端，可以测漏和手工清洁。

（2）清洁区：设置在中间区域，可以对内镜等设备进行消毒和干燥，包含消毒槽、内镜自动清洗消毒机（AER）、干燥台及内镜转运存放区。

（3）供水：设置冷热两个管道，水质分为自

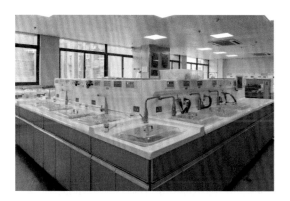

图 1-5-16　清洗消毒室

来水、纯化水和无菌水。清洗、漂洗用水采用自来水；终末漂洗水使用纯化水或无菌水。纯化水所使用的滤膜孔径 $\leqslant0.2\,\mu m$，细菌总数 $\leqslant$ $10\,CFU/100\,mL$，应定期监测和更换滤膜。

（4）供电：强电配置插座、照明、接地等；弱电配置网络接口、电话接口等。

（5）排水：根据内镜诊疗量设置上下排水管和地漏，定期清洁。污水经初步消毒后再进入医院污水处理系统消毒后排放。

（6）通风：宜采用机械通风方式，采取"上送下排"进行通风换气，次数宜达到 10 次/小时。建议采纳新风系统，排风量 $12\,000\,m^3/h$，送风量 $3\,000\,m^3/h$，新风余压 $180\,Pa$，排风余压 $80\,Pa$。可建立微负压的气流组织，保证清洗消毒区的空气质量。也可考虑在空调通风气流、消毒空气气流、排风系统气流之间建立统一气流组织。

（7）温湿度：湿度保持在 $40\%\sim45\%$，冬季温度在 $21\sim22\,℃$，夏季温度在 $26\sim27\,℃$。

（8）灯光：照明应合理，平均照度为 500 lx，色温为 3 300～5 300 K。

（9）窗户：设置开放的窗户，利于通风，如设计为落地窗应考虑安全栏杆。

2. 内镜储存建筑要求　储镜室应满足干燥、清洁、通风、无菌等要求，相对湿度在 30%～70% 及以下，温度低于 24 ℃。储镜库（柜）内表面应光滑、无缝隙；并装有空气消毒机；高度大于镜身；底部设置干燥剂储藏区。有条件的储镜室内可放置冷风机和干燥机调节温湿度，另外需放置温湿度监测仪，同时应定期进行空气监测（图 1-5-17）。建议内镜储存有信息化追溯。

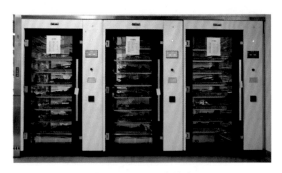

图 1-5-17　储镜室

3. 清洗消毒区的设施和设备要求

（1）清洗消毒槽：清洗消毒槽长宽不小于 80 cm×75 cm，距离地面设置高度为 1.2 m，分为测漏槽、清洗槽、漂洗槽、消毒槽和终末漂洗槽。槽内张贴相对应清洗剂、消毒剂等的配比剂量及水位线。清洗消毒槽下设置带有自消毒功能的水槽管路和低层橱柜，橱柜用于储存工作耗材（如酶洗涤剂）（图 1-5-18）。

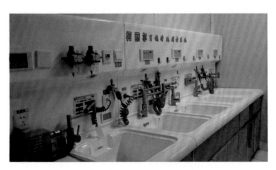

图 1-5-18　内镜清洗消毒槽

（2）内镜自动清洗消毒机（AER）：相关要求应符合 GB 30689—2014《内镜自动清洗消毒机卫生要求》的规定，主要包括：①应具备清洗、消毒、漂洗、自身消毒功能；②宜具备测漏、水过滤、干燥、数据打印等功能（图 1-5-19）。

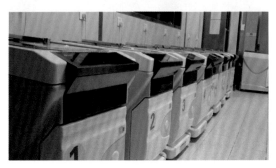

图 1-5-19　全自动内镜清洗消毒机

（3）全管道灌流器：宜配备动力泵。

（4）压力水枪和压力气枪：压力控制在 0.5 MPa（5 kgf/cm², 71 psig）之内，均安装过滤器。压力水枪使用纯化水；压力气枪使用洁净压缩空气。

（5）各种内镜专用清洗刷：选择直径、类型、长度等与内镜管腔相匹配的内镜专用清洗刷，一次性使用清洗刷一用一换，重复使用的清洗刷一用一消毒，并根据使用次数及耗损情况定期进行更换，否则会损伤内镜。

（6）应配备超声波清洗机、测漏仪器和计时器。

（7）内镜及附件转运车：建议密闭式转运，有条件的医疗机构可配备内镜、附件转运车及传递窗转运。转运车应区分洁污区域，标识清楚，加盖转运（图 1-5-20）。

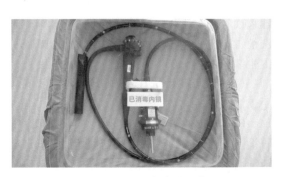

图 1-5-20　内镜转运车

（8）注射器、纱布、手套（推荐使用丁腈手套、乳胶手套）。

（9）内镜清洗消毒质量管理追溯系统：建议医院配备内镜清洗消毒质量管理追溯系统。该系统可识别内镜编号、清洗人员姓名、患者基本信息、清洗时间、消毒时间及操作人员姓名等相关信息；提供入库登记、使用记录登记、内镜使用错误预警、内镜感控监测记录、内镜使用历史和消毒记录信息；统计各内镜使用量、使用频率、消毒合格率及消毒成本核算等。

（三）复苏区或术后休息区

1. 空间设置

（1）复苏区应设置在消化内镜室（中心）的出口处，尽量与入口区保持距离。

（2）建议设立独立的麻醉恢复室或麻醉恢复区域，麻醉恢复室与内镜操作室床位数量比例不低于1∶1，并根据受检患者数量和镇静/麻醉性质规划面积。

（3）复苏区的空间布局主要有两种：独立的封闭空间和开敞的空间。前者位置的选择一般靠近候诊区；后者则靠近护士站一字排开，床位间用帘子隔开（图1-5-21）。

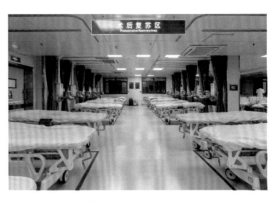

图1-5-21　复苏区

2. 设备要求　复苏区设备应符合麻醉恢复室的基本要求，应配置常规监护仪、麻醉机和（或）呼吸机、可视喉镜、输液装置、吸氧装置、负压吸引装置、抢救通讯录、急救设备（包括除颤仪）与药品，以及相应的医护人员，确保患者的生命安全。注意每个复苏床位边设置一个高亮应急灯，保证断电时抢救患者不受影响。建议有条件的医疗机构可建立内镜麻醉护理闭环管理系统，协助医疗麻醉实现患者安全的闭环管理。

（马久红　邱晓珏）

参考文献

［1］中华人民共和国国家质量监督检验检疫总局，中国国家标准化管理委员会. 医院消毒卫生标准 GB 15982—2012［S］. 北京：中国标准出版社，2012.

［2］中华人民共和国住房和城乡建设部，中华人民共和国国家质量监督检验检疫总局. 综合医院建筑设计规范 GB 51039—2014［S］. 北京：中国标准出版社，2014.

［3］刘运喜，邢玉斌，巩玉秀. 软式内镜清洗消毒技术规范 WS 507—2016［J］. 中国感染控制杂志，2016，16（6）：587-592.

［4］中华人民共和国住房和城乡建设部，中华人民共和国国家质量监督检验检疫总局. 无障碍设计规范 GB 50763—2012［S］. 北京：中国建筑工业出版社，2012.

［5］杨娟. 运用目标管理优化内镜中心布局和流程，营造便捷就诊环境［J］. 中国保健营养，2016，26（26）：191-192.

［6］王炜. 现代综合医院内镜中心建筑空间设计研究［D］. 西安建筑科技大学，2014.

［7］吴仁培. 现代消化内镜中心的设计规划及内镜洗消新概念［C］. 山东省医学会消化病学分会，2012：37-49.

［8］Mulder CJ, Jacobs MA, Leicester RJ, et al. Guidelines for designing a digestive disease endoscopy unit: report of the World Endoscopy Organization［J］. Digestive Endoscopy，2013，25（4）：365-375.

［9］中华人民共和国住房和城乡建设部，中华人民共和国国家质量监督检验检疫总局. 建筑照明设计标准 GB 50034—2013［S］. 北京：中国建筑工业出版社，2014.

［10］王东，席惠君，汪鹏，等. 中国消化内镜清洗消毒专家共识意见［J］. 中华消化内镜杂志，2014，31（11）：617-623.

［11］李兆申，邓小明，孙涛，等. 中国消化内镜诊疗镇静/麻醉的专家共识意见［J］. 中华消化内镜杂志，2014，31（08）：421-428.

［12］姚礼庆，钟芸诗. 内镜中心的设计和装修［J］. 中华消化内镜杂志，2006，23（6）：470-471.

［13］杨乐，张泓，邹志清，等. 浅谈感染管理科如何对无痛内镜中心的建筑布局进行审核和指导［C］. 中国医学装备协会，2019：434-438.

［14］ 国家卫生和计划生育委员会.医用 X 射线诊断放射防护要求 GB Z130—2013［S］.北京:中国标准出版社,2014.

［15］ 国家消化内镜质控中心,中国医师协会内镜医师分会消化内镜专委会,中国医师协会内镜医师分会消化内镜健康管理与体检专委会,等.磁控胶囊胃镜系统医疗质量控制技术规范［J］.中华消化内镜杂志,2014,35(3):218-220.

［16］ 马久红,席惠君,黄茜,等.软式内镜清洗消毒实践操作指南［M］.上海:上海科学技术出版社,2017:10.

［17］ Basile RJ, Kovach S, Drosnock MA. Guidelines for selecting a cleaning brush ［J］. Biomedical Instrumentation & Technology, 2019,53(s2):49-54.

［18］ 中华人民共和国国家质量监督检验检疫总局,中国国家标准化管理委员会.内镜自动清洗消毒机卫生要求 GB 30689—2014［S］.北京:中国标准出版社,2014.

［19］ 宛新建,王东.中国消化内镜中心安全运行专家共识意见［J］.中华消化内镜杂志,2016,33(8):505-511.

第六章　消化内镜室(中心)的安全管理

消化内镜室(中心)是开展胃肠镜检查及相关治疗项目的综合性诊疗机构,是各医院临床机构的重要组成部分。近年来,我国消化内镜室(中心)的建设取得了长足的发展,在基本设置、人员配备、技术水平等方面均有显著的进步,但也存在许多问题,与发达国家相比,仍有很大的差距,主要表现在地区发展很不平衡、操作运行不够规范、安全隐患层出不穷、总体的设置不够合理等。许多中心在建设中缺乏合理的规划与设置,也有的只偏重具体的操作技术而缺乏科学合理的操作流程,这些问题往往导致安全隐患与医疗事故的频繁发生,从而严重影响了医疗质量,也阻碍了内镜技术的发展和进步。因此,迫切需要对消化内镜室(中心)的设置与运行进行科学、合理、规范的安全管理。

第一节　消化内镜室(中心)职业安全与健康

随着内镜设备与技术的不断发展,内镜诊疗水平普遍提高,内镜诊疗应用范围逐渐扩大,在临床各学科领域都显示出其独特的优势和作用。由于内镜微创诊疗具有创伤小、恢复快、疗效可靠等优点,临床上越来越多的医生、患者选择通过内镜进行诊断、治疗和随访,内镜诊疗量剧增。为预防内镜诊疗过程中的医源性交叉感染,世界各国都相继出台各种操作指南及内镜清洗消毒规范,并组织相关部门进行检查、督导与培训。然而承受巨大临床工作压力内镜医务人员所面临的职业危害,并未引起相关部门及从业者自身的足够重视。如何加强内镜医务人员的职业防护,降低职业危害,保证职业安全,已成为不容忽视的问题。

一、职业危害因素

1. 生物危害因素　从事内镜诊疗工作的相关人员由于工作的特殊性会经常接触到患者的血液、体液及排泄物,这无疑在一定程度上增加了内镜医务人员的职业暴露风险。其中,以消化道幽门螺杆菌的感染最为常见。据研究结果表明,与其他岗位医疗工作者相比,内镜医务人员的幽门螺杆菌感染率可高达90%。与此同时,由于我国为肝病大国,肝炎病毒感染人数众多,接受内镜检查的患者乙型肝炎病毒表面抗原(HBsAg)阳性率已达到6.73%,成为威胁内镜医务人员职业安全的重要因素。此外,随着人类免疫缺陷性疾病(HIV)、梅毒(USR)的流行,人群中的感染率呈逐年上升趋势。李惠成在调查中发现,我国内镜检查前患者抗HIV抗体阳性检出率为0.17%,已超过低水平流行国家成人的感染率。而这些病原体在内镜操作过程中则可通过医务人员的眼部黏膜及有破损的皮肤侵入体内,造成交叉性感染。目前国内大多数医院内镜诊疗前已不再做血液生物病原体检测的现状,进一步"麻痹"了医护人员的警觉意识,增加了感染的潜在风险。

2. 化学危害因素　内镜医务人员在日常工作中还会接触到许多对人体有害的化学物质,如戊二醛(GA)、邻苯二甲醛、过氧乙酸、多酶洗液、福尔马林液,以及乳胶手套等。早在20世纪90年代,国外学者Jachuck和Calder就相继指出,经常暴露于戊二醛环境中的内镜医务人员易出现呼吸道症状(如气道阻塞、咳嗽、呼吸短促)和皮肤刺激症状。之后又有文献提到,戊二醛是内镜医务人员罹患职业性哮喘或纤维性肺病的主要病因。除此之外,近年来也有多篇报道指出,作为内镜医务人员防护用具中的乳胶手套能够使医务人员出现皮肤瘙痒、荨麻疹、过敏性鼻炎等乳胶过敏症状。

3. 物理危害因素

(1)锐器刺伤:锐器刺伤一直以来都是各科室医务人员所面临的重要职业危险因素,而内镜医务人员由于工作环境的特殊性,在操作过程中如果出现锐器刺伤,患者的血液、体液、排泄物中的病原体则可以通过刺伤部位进入体内,大大增加了感染的风险。

(2)辐射损伤:在内镜诊疗过程中,特别是ERCP、经皮肝穿刺胆管造影(PTC)及各种消化道支架植入术中,需要医务人员在放射线环境中近台长时间为患者进行操作。虽然有一定的防护措施,但长期接触仍会导致内镜医务人员出现自主神经功能紊乱、白细胞减少、机体抵抗力下降等,严重者亦可诱发恶性肿瘤。

(3)机械损伤:由于某些精细复杂术式耗时长,加之内镜诊疗时间相对集中、患者数量日益增多及诊疗周转速度快,使内镜医务人员在工作过程中需要保持长时间的固定、站立姿势,进行单一持续性的重复性加力动作。因此,内镜医务人员是机械损伤的高发人群,下肢静脉曲张、颈背部疼痛、肩周炎、腕管综合征等是比较常见的职业损害。

4. 个人及社会因素

相对于内镜技术的迅猛发展,目前我国内镜专科职业安全防护与感染控制的相关培训尚未形成健全、规范的管理和督导体系,相当多的内镜医务人员甚至从未接受过相关职业安全防护及感控知识培训,或者接受相关培训后因没有具体而强有力的管理措施和督导手段,并没有给予足够重视,尚未形成防护习惯。而少数从业人员防护意识淡薄、防护习惯缺乏所造成的环境污染进一步增加了相关人员接触职业伤害的风险,是影响职业安全的重要因素。而另一方面,繁重的诊疗工作量、紧张的医患关系也在无形中增大了内镜医务人员的心理压力,导致其出现心理疲劳和职业倦怠。

二、职业安全与健康管理策略

1. 安全防患体系构建与制度建设 内镜诊疗医务人员面临的危险性是不可避免的,要从多方面措施入手来提升医务人员的健康防护水平,构建完善的工作制度及高操作性的内镜医务人员安全防护制度是保护医务人员人身安全的重要举措。内镜室(中心)要能够及时发现自身的问题,根据医疗卫生现状建立起具有科学性、可操作性的规章制度,尽可能地减少医务人员职业危害机会。

2. 职业安全风险识别、监督和检测 内镜室(中心)确定出现在内镜的固有风险进行不同的风险评估,包括环境、消防安全、人工操作、化学安全、辐射安全等。采用定期检查、突击检查等方式对科室职业安全进行检查,每月监测暴露在介入治疗(如ERCP)医务人员的辐射,每季度监测消毒液体暴露的环境,帮助医务人员改正自身不正确的操作方式,保持自身良好的健康状态。

3. 根据危害因素制定防护措施

(1)生物危害性因素的防护

1)配备个人防护设备(PPE):许多实践及研究表明,充足而科学的个人防护设备可以显著降低内镜医务人员的感染发生率。我国 WS 507—2016《软式内镜清洗消毒操作规范》也针对不同区域人员的防护着装做出了具体要求,以避免在操作过程中的不同环节接触到患者的体液、血液、排泄物及消毒液。因此,内镜医务人员应将佩戴个人防护设备作为诊疗操作中不可或缺的环节,严格要求,加强监督管理。

2)养成良好的手卫生习惯(图1-6-1):保持良好的手卫生习惯是内镜医务人员保护自身安全的前提。在接触患者前后、操作结束离开操作区域时,都应该摘除手套彻底清洁双手。特别是接触疑似或确诊存在病原体感染的患者后需用洗手液和流动水冲洗,或用含乙醇的手消毒剂清洁双手。

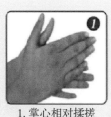 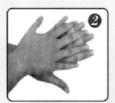 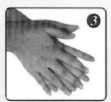 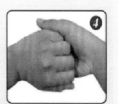

1. 掌心相对揉搓　　2. 手指交叉，掌心　　3. 手指交叉，掌心　　4. 弯曲手指关节
　　　　　　　　　　　相对揉搓　　　　　　对手背揉搓　　　　　　在掌心揉搓

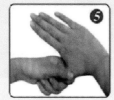 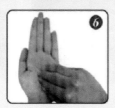 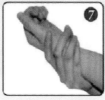

5. 拇指在掌中揉搓　　6. 指尖在掌心中揉搓　　7. 螺旋式擦洗手腕，
　　　　　　　　　　　　　　　　　　　　　　　　交替进行

请注意:
每步至少来回洗5次
尽可能使用专业的洗手液
洗手时应稍加用力
使用流动的洁水
使用一次性纸巾或已消毒
的毛巾擦手

图 1-6-1　手卫生流程图

(2) 化学危害性因素的防护

1) 空间合理布局:标准化的内镜室(中心)应配备有诊疗区域、医务人员办公和休息区域,以及内镜清洗消毒区域,各区域通过独立作业,合理布局可以有效地控制有害化学物质扩散。但目前由于区域性医疗发展不平衡,基层医院的内镜专科无论从资金、设备还是规模方面较省市级医院仍有一定差距,空间布局与分配尚不能达到合理与科学的要求。因此,应把握内镜职业安全的关键性环节,因地制宜,合理规划,最大限度地维护医患安全。

2) 通风系统:科学合理的通风系统能有效降低戊二醛、邻苯二甲醛等有毒有害气体在内镜工作环境空气中的浓度,减轻对医务人员和患者呼吸系统的刺激和损害。科室内各区域应形成良好的通风习惯,尤其是内镜清洗消毒室,应采用"上送下排"式机械通风模式,加强对清洗消毒液的安全保管,可在盛装消毒液的容器上方专门配备局部通风罩,以保证有害物质排出室外。

3) 有条件者采用自动洗消机进行内镜的清洗消毒。与传统消毒方式相比,自动洗消机消毒过程完全密闭、自动记录运行参数、便于质量控制且不受人为因素影响。日本消化器内镜技师委员会、WGO 及美国消化内镜协会等多个国家的规范与指南均建议:尽可能使用内镜自动清洗消毒机。

(3) 物理危害性因素的防护:内镜医务人员在进行各项操作时应严格遵守操作规范,避免锐器刺伤(图1-6-2)。一旦发生锐器刺伤事件,按应急预案及时进行处置。除此之外,对于在放射线环境中进行操作的医务人员,除了应按规定配备射线防护装置,还应定期进行个人辐射剂量的监测,经常轮换接触放射线,以避免放射线在个体内造成蓄积。

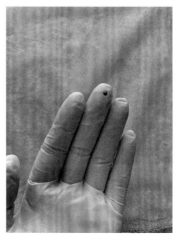

图 1-6-2　针刺伤

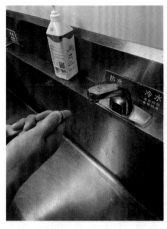

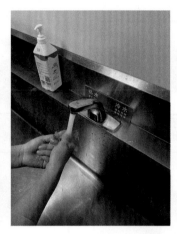

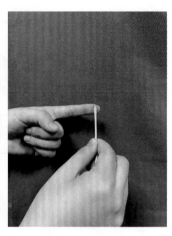

图1-6-3 挤　　　　　　图1-6-4 洗　　　　　　图1-6-5 消毒

图1-6-3～图1-6-5为针刺伤处理流程："一挤二洗三消毒"。

（4）自我防护和调节：近年来，随着内镜技术的发展进步，内镜诊疗功能不断加大，内镜诊疗量迅速增加，从事内镜工作的医务人员面临较其他科室更多的工作压力和精神压力，身心健康问题时有发生，因此舒缓工作压力，维护员工身心健康已经成为内镜室（中心）安全管理中不容忽视的问题。相关部门应根据内镜室（中心）工作特点，合理配置医护人员比例，施行弹性排班制度，关注员工身心健康，帮助其掌握情绪管理与压力释放方法，保持良好的工作状态。

4. 培训和教育　对内镜室（中心）医务人员定期进行岗位培训，培养防护意识。由于内镜工作性质特殊，医务人员面临的职业危害因素较多，相关培训可以增强医务人员的防护意识，提升知识水平，提高自我防护能力，并能促进其实施保护行为，减少不必要的伤害。重点加强对内镜清洗消毒人员、关键岗位操作人员的业务指导考核，规范操作流程，落实防护制度，使岗位安全意识得到确切落实和全面普及。

5. 应急预案和计划　要建立危险化学品泄漏、辐射泄漏等针对职业安全和健康相关性应急预案和计划，做到责任到人、分工明确，及时、高效、顺畅地处理好职业危害突发应急事件。

三、结论

随着内镜诊疗技术的快速发展与普及，临床上在以患者为中心的同时，也应该关注和重视医务人员的职业安全与健康。然而，减少并杜绝医务人员的职业危害仍是一个长期、系统的工作，这其中不仅需要加大基础防护设备的资金投入，加快内镜清洗消毒的自动化、现代化进程，更需要相关部门和管理者能够给予足够重视，需要从业人员的自身防护意识，共同构建规范化安全防护管理体系，维护医务人员的身心健康，从而减少职业危害的发生。

第二节　防辐射安全规范与指导

一、辐射和辐射损伤

1. 辐射　辐射是指以电磁波或高速粒子的形式向周围空间或物质发射并在其中传播的能量的统称（又称热辐射、核辐射等）。

2. 辐射的分类

（1）非电离辐射：能量小于12.4 eV，如紫外线、可见光、红外线和射频辐射。

（2）电离辐射：能量大于 12.4 eV，如 X 射线（简称 X 线）、γ 射线、中子、α 射线、β 射线等。

3. 辐射损伤 辐射损伤是指一定量的电离辐射作用机体后，在受照机体中所引起的病理反应。辐射对人体的照射方式有外照射和内照射两种，外照射是体外辐射源对人体造成的照射，而内照射是指进入人体内部的放射性核素对人体造成的照射。前者主要由 X 线、γ 射线、中子束、高能带电粒子和 β 射线引起的。后者主要是通过吸入、食入、完好皮肤或带伤皮肤吸收放射性核素造成的。迄今对辐射损伤的流行病学的调查资料证明，在低剂量下，唯一潜在的辐射危害是致癌，而遗传危害未见增加。低于职业性剂量限值的辐射水平的长期慢性照射，是否会增加恶性肿瘤尚不明确。

4. 辐射损伤的影响因素

（1）物理因素

1）辐射品质：不同种类和不同能量的射线有不同的传能线密度（LET）。高 LET 辐射指直接产生的或通过次级带电粒子产生的各电离事件之间的距离以细胞核的尺度衡量比较小的辐射，一般指快中子、质子和粒子等。低 LET 辐射指直接产生的或通过次级带电粒子产生的各电离事件之间的距离以细胞核的尺度衡量比较大的辐射，一般指 X 线、γ 射线等。一般说来，高 LET 辐射（中子、α 线）的生物效应比低 LET 辐射（X 线、γ 射线）的更为明显或严重。

2）辐射剂量：射线作用机体后，所引起的机体损伤与辐射剂量直接相关，是辐射效应关系中的决定因素。

3）剂量率：即单位时间内的吸收剂量。剂量率越高，辐射效应越显著。

4）照射部位和面积：辐射损伤与受照部位及受照面积密切相关。这是因为与各部位对应的器官对辐射的敏感性不同；另一方面，不同器官受损伤后对整个人体带来的影响也不尽相同。例如，全身受到射线照射时可能发生重度的骨髓型急性放射病；而以同样剂量照射人体的某些局部部位，可能不会出现明显的临床症状。照射剂量相同，受照面积愈大，产生的效应也愈严重。

5）照射的几何条件：外照射情况下，人体内的剂量分布受到入射辐射的角分布、空间分布及辐射能谱的影响，并且还与人体受照时的姿势及其在辐射场内的取向有关。因此，不同的照射条件所造成的生物效应往往会有很大的差别。

（2）生物因素：不同生物种系、不同年龄对辐射的敏感性不同，不同组织或器官对辐射的敏感性也是不同的，人体各组织对射线敏感性大致如下。

1）高度敏感：淋巴组织、胸腺、骨髓、性腺、胚胎肠胃上皮。

2）中度敏感：感觉器官、内皮细胞、皮肤上皮、唾液腺、肾、肝等。

3）轻度敏感：中枢神经系统、内分泌腺、心脏。

4）不敏感：肌肉组织、软骨组织、结缔组织。

二、防辐射安全

内镜操作的辐射安全是放射人员和内镜操作人员共同承担的责任，规范的辐射安全防护能确保安全有效地使用设备的同时，使患者和医务人员的健康得到保障。

1. 内镜放射设备的安装与管理

（1）计算和规定放射设备仪器安装和规格，必须通过相关放射部门的检查和审核方可安装。

（2）安装含铅防辐射外泄漏墙体、天花板、地板和玻璃窗。

（3）确保地板能承受放射仪器的重量。

（4）仪器设备安装时间、日期、位置、设备名称等标识必须在设备间醒目位置注明，仪器安装记录、配件和说明书妥善保存。

（5）设备在使用之前必须具备 X 线质量控制系统并进行测试，随后需要每年进行检测。

2. 评估仪器设备的辐射源 X 线成像系统包括 X 线球管、影像接收器、视频成像系统。X 线辐射场有三种射线，即 X 线管防护套射出的漏射线、X 线管窗口射出的有用线束和通过散射体产生的散射线。X 线上球管和移动性 C 臂机的辐射量明显高于下球管（图 1-6-6 和图 1-6-7）。

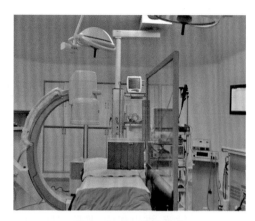

图 1-6-6 X线球管

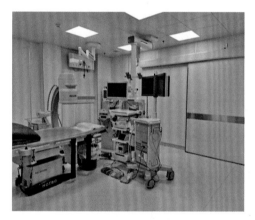

图 1-6-7 移动C臂机

3. 医务人员的辐射防护 遵循放射防护三大原则(辐射实践正当化、放射防护最优化和个人剂量限值):患者获得的利益比由射线带来的危害多,诊疗过程中患者和医务人员受照剂量最低,医务人员的年剂量不超过国家规定的限值。

(1)时间防护:受照剂量与受照时间成正比,受照时间越长,所受累积剂量越大。时间防护就是缩短受照时间以达到减少受照剂量的目的。减少受照时间就要做好术前充分准备,对患者病情要充分评估,操作要熟练、迅速、准确,尽量做到间断显影,不持续曝光,缩小组织的暴露范围,减少亮区。

(2)距离防护:由于X线辐射的剂量与距离成反比,以及内镜医生的辐射主要来自患者的散射射线,因此在保证手术的前提下可以尽量与X线球管和患者保持距离。同时将患者远离球管可以减少患者的辐射从而减少内镜医师的辐射。助手往往因距离更远而受的辐射量更小。只有在必要的时候使用放大模式;尽量使用曝光后显示屏上的最后一帧图,而不必为了获取图像特意曝光采图。由于经验丰富的内镜医师(>200例/年)带来的辐射量更少,一些相对复杂、困难的手术应该由经验丰富的医生来做。

(3)屏蔽防护:是指在辐射源与人体之间设置能够吸收辐射的屏障物,以减少辐射对人体的照射剂量。虽然时间防护和距离防护可以减少人体受照时间,但是客观条件有时不允许无限地缩短受照时间和增大距离,此时屏蔽防护是更可取的防护措施。

1)固定式防护设施:X线应用单位要因地制宜采用各种防护措施,如0.5mm铅当量的透视隔室、摄影防护室等。

2)移动式防护措施:在没有固定式防护设施的X线机房内,可配置移动式防护设施,如各种类型的移动式防护室、防护屏、防护椅。

3)个人防护设备(图1-6-8和图1-6-9):医务人员使用个人防护设备,如0.5mm当量的铅防护衣、铅防护帽、防护颈套、防护巾、防护三角巾和高领坎肩式防护围裙等,常规情况下防护衣厚度0.5mm,可吸收90%的散射X线,同时要注意对眼睛的防护,如佩戴铅眼镜、天花板装配悬浮防护板。这些防护设备需要每年进行检测,确保有效。

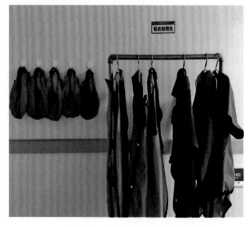

图 1-6-8 整理好的铅衣

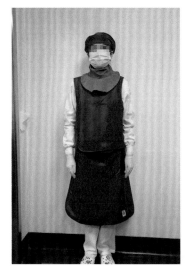

图 1-6-9 铅衣的穿戴

4. 监测辐射剂量

(1) 对于接触 X 线的医务人员,必须发放辐射剂量监测设备并妥善保管。

(2) 受照过程中,医务人员需正确佩戴和使用辐射剂量监测设备,监测设备应佩戴在铅衣之外肩膀和腰部之间的位置。

(3) 为防止监测设备读数改变,应避免摆放在高温地方。

(4) 辐射监测设备应每月进行剂量检测,可采用每月轮流更换制。

(5) 监测记录应妥善保存,如有异常或超出可容忍剂量,应立即进行汇报和改进。

5. 辐射防护相关制度的制定

(1) 使用射线装置的单位,应当对本单位的射线装置的安全和防护工作负责,并依法对其造成的放射性危害承担责任。

(2) 使用射线装置的单位,应当对直接使用医务人员进行安全和防护知识教育培训,并进行考核,考核不合格的,不得上岗。

(3) 放射诊疗医务人员对患者和受检者进行医疗照射时,应当遵守医疗照射正当化和放射防护最优化的原则,有明确的医疗目的,严格控制受照剂量。对邻近照射野的敏感器官和组织进行屏蔽防护,并事先告知患者和受检者辐射对健康的影响。

(4) 实施 X 线照射操作时,应严禁非受检

者进入操作现场,因患者病情需要其他人陪检时,应当对陪检者采取防护措施。

(5) 对医务人员所受到的正常照射加以限制。凡接受个人剂量监测的放射医务人员工作期间必须佩戴省级以上卫生行政部门认可的个人剂量监测设备。由来自各项获准实践的综合照射所致的个人总有效剂量和相关器官或组织的总当量剂量,均不超过规定的相关剂量限值,并应遵循对辐射防护最优化的相关要求。

(6) 从事放射医务人员应明确获取、储存、管理、分发、监测放射物品的途径和方法。

(7) 使用射线装置的单位,应当严格按照国家关于个人剂量监测和健康管理的规定,对直接从事放射医务人员进行个人剂量监测和职业健康检查,建立个人剂量档案和职业健康监护档案。

(8) 使用、储存射线装置的场所,应当按照国家有关规定设置明显的放射性警示标志,入口处应当按照国家有关安全和防护标准的要求,设置安全和防护设施,以及必要的防护安全联锁、报警装置或工作信号(图 1-6-10)。

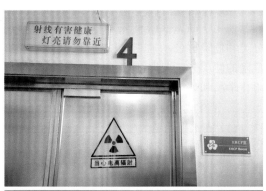

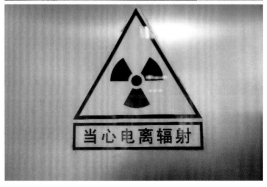

图 1-6-10 警示标识

6. 建立辐射事故应急处理流程 辐射事故是指放射源丢失、被盗、失控,或者放射性同位素和射线装置失控导致人员受到意外的异常照射。使用放射性同位素和射线装置的单位发生辐射事故应当立即启动本单位的应急方案,采取应急措施,并立即向当地环境保护主管部门、公安部门、卫生主管部门报告。

第三节 化学品的安全管理

消化内镜室(中心)在内镜清洗消毒过程及环境物品的清洁消毒过程中,所用到的化学品具有用量大、腐蚀性强、挥发性强、易燃、有毒的特点,这些化学品在使用过程中,如果因操作不当或存放不合理,将会造成危险化学品的外漏,有可能发生重大火灾、爆炸和人员中毒、死亡等严重后果,其破坏性相当严重,会直接影响整个医院及周边环境,为确保患者及医务人员的安全和健康,必须做到安全管理。

一、消化内镜室(中心)的化学品

1. 危险化学品的定义 按照《危险化学品安全管理条例》(国务院令第 591 号),危险化学品是指具有毒害、腐蚀、爆炸、燃烧、助燃等性质,对人体、设施、环境具有危害的剧毒化学品和其他化学品。依据 GB 13690—2009《化学品分类和危险性公示通则》,按物理、健康或环境危险的性质分三大类:理化危险化学品、健康危险化学品和环境危险化学品。

2. 消化内镜室(中心)常用化学品

(1) 高水平消毒剂(图 1-6-11 和图 1-6-12):用于内镜高水平消毒,如戊二醛、邻苯二甲醛、过氧乙酸、二氧化氯、酸性氧化电位水等。

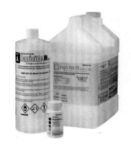
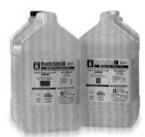

图 1-6-12 过氧乙酸

(2) 内镜医用清洗剂(图 1-6-13~图 1-6-15):根据《医用清洗剂卫生要求》(T/WSJD 002—2019)选择适用于软式内镜的医用清洗剂。

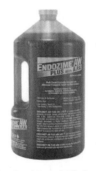
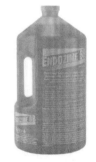

图 1-6-13 内镜专用多　图 1-6-14 生物膜清
酶清洗剂　　　　　洗剂

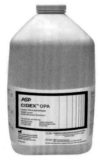

图 1-6-11 邻苯二甲醛

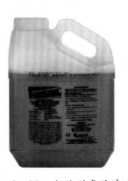

图 1-6-15 全效型多酶清洗剂

(3) 标本固定液：常用的内镜病理标本固定液，如10%甲醛（福尔马林）、95%乙醇、中性甲醛液（混合固定液）等图1-6-16。

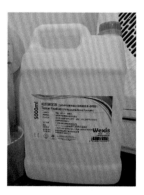

图1-6-16　中性甲醛液

(4) 环境和物体表面消毒剂：用于环境和物体表面消毒，如75%乙醇、含氯制剂、过氧乙酸溶液、碘伏、季铵盐类消毒液等。

二、化学品的安全管理策略

1. 风险评估　通过风险评估消化内镜室（中心）的化学品，能够识别现有危险化学品和相关过程的危害或潜在威胁。从而以此为依据来应用有效的防范措施和管理措施，避免相关人员因为危险化学品遭受人身和财产损失；同时，实施化学品的风险评估要注重因素的分析，即导致其风险和危害增加的因素。风险评估应由具有经验和能力的人员进行，以了解材料、设备和操作的危害（表1-6-1）。

表1-6-1　消化内镜室(中心)常用化学品

性质	邻苯二甲醛 (OPA)	戊二醛 (GA)	过氧乙酸 (PAA)	二氧化氯	酸性氧化电位水(AEOW)
气味	清淡	浓烈，刺激	醋酸	刺激	无味
OEL (PC-TWA/MAC)	$0.3/0.37\,mg/m^3$	$0.05/0.2\,mg/m^3$	无数据	$0.3/0.8\,mg/m^3$	无数据
有害性	刺激性，接触蒸汽可刺激呼吸道和眼睛，避免接触皮肤	有害性，对皮肤和黏膜有致敏性和刺激性，引发皮炎、结膜炎、鼻炎和职业性哮喘	对皮肤、眼睛和呼吸道有刺激	对皮肤、眼睛和呼吸道有刺激	无毒，无刺激

2. 降低化学品的危险风险　在确定消化内镜室（中心）化学品危害并评估风险后，应制定和实施消化内镜室（中心）人员风险管理措施，以降低危害的发生。

(1) 防止化学品暴露在外界环境当中，尽可能减少化学品的储存量。

(2) 用更安全、更经济、无毒或低害的替代品替换现有的化学品。

(3) 完全密封和部分密封（局部通风），实施储存和使用区域的局部通风排气措施。

(4) 在储存和使用过程中使用个人防护设备。

1) 手：使用耐化学品腐蚀手套（图1-6-17）。

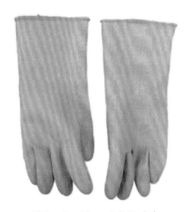

图1-6-17　耐腐蚀手套

2) 眼睛：使用护目镜（图1-6-18）或面罩。

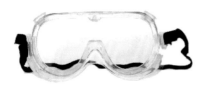

图 1-6-18 护目镜

3）皮肤及身体：穿防渗透围裙或防渗透隔离衣。

4）鼻腔及呼吸道：佩戴外科口罩或全防护口罩，特殊情况下可佩戴呼吸器，但必须经过培训和医疗评估，以确保安全使用呼吸器。

（5）加强消化内镜室（中心）医务人员的培训，使之了解有关化学品的化学数据，污染发生时的危害及需要采取的措施，确保适当的个人防护设备和正确的处理方法。

（6）做好化学品储存和使用区域的环境监测。

1）集中存储化学品。

2）使用密封的容器存放化学品。

3）工作间光线充足，通道无阻。

4）每日环境清洁。

（7）定期检测日常工作环境中的化学品浓度和清洁通风系统设施，并记录检测结果。

（8）对接触和使用化学物品的操作人员要进行上岗前体检及定期体检，建立健全职工健康档案，对职业健康报告或记录及体检报告应妥善保管。

3. 化学品的储存和使用安全管理　医院相关部门要高度重视化学品的安全管理，需要对化学品的管理做出明确规定，具体如下。

（1）及时对储存区域进行整理和清洁，确保其不存在安全隐患。

（2）远离热源，配备相应的灭火措施，以防发生火灾。

（3）在储存区域或储存柜张贴危险化学品标识的字样，专人管理。

（4）不可存放过量、过期及不相容的化学品。

（5）使用符合规格的容器，保持容器密闭性符合要求。

（6）储存区域或储存柜外正确醒目地标识化学品的名称、特性和安全措施。

（7）操作时确保使用安全效果的使用量为最低使用量。

（8）使用中避免喷洒及喷溅情况的发生，随时将容器盖好。

（9）使用完毕后彻底冲洗仪器和容器。

4. 化学品的处置　应当依照国家相关法律法规来处置危险化学品，尤其是固体的废物污染，要加强防范力度，并严格依照有关法律法规来实施，必要时可以通过实行安全措施处理，从而解决有毒、可燃、易爆炸的危险化学品。

三、消化内镜室（中心）危险化学品应急预案

为维护消化内镜室（中心）安全稳定，预防和遏制化学品造成的人身伤亡事故，遇到突发事件时能够迅速、有序地展开各项工作，根据《危险化学品安全管理条例》等相关文件的规定结合消化内镜室（中心）实际情况，制定应急预案。危险化学品事故应急救援原则：强化管理，安全第一；居安思危，预防为主；快速反应，协同应对；条块结合、依法处置的原则。

1. 安全管理　消化内镜室（中心）成立危险化学品突发事件应急处置小组（以下简称医院应急领导小组），对医院依法处理危险化学品突发事件应急工作实施统一指挥、监督和管理。

（1）修订消化内镜室（中心）危险化学品突发事件应急处理预案。

（2）研究制定消化内镜室（中心）危险化学品突发事件应急处理工作措施和程序。

（3）及时向医院相关部门报告，协调相关部门的关系，配合突发事件应急处理工作，确保应急处理工作快速有效开展，控制危害扩大，最大限度地减少损失。

（4）负责消化内镜室（中心）危险化学品的日常监督检查工作，不断改进危险化学品的安全管理工作。

2. 预防与控制

（1）严格遵照危险化学品管理办法的规

定,加强危险化学品的储存和使用的管理,责任到人,预防和应急火灾、爆炸的发生。

(2) 严格执行危险化学品突发事件应急处理预案,确保应急处理工作快速有效开展,控制危害扩大,最大限度地减少损失。

(3) 危险化学品必须存放于专用仓库、专用场地或专用储存箱内,进行分类存放,文字标识清楚(图1-6-19)。应有专人保管,并有严格的账目和管理制度。

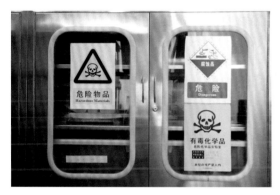

图1-6-19　危险化学品专柜管理

(4) 在化学品的运输和使用时,应注意不要洒落、碰撞并戴好防护用品。如有洒落应采取安全可靠的方法处理好现场,在化学品使用完毕后应密封放于指定位置。危险化学品使用现场应有化学品性能资料,便于查阅。

(5) 在岗操作人员应认真进行岗位检查,发现事故险情,应立即上报,并及时通知与本岗有关联的岗位人员,以便及时采取应急措施,将事故控制在最小程度,损失降低到最低的水平。

(6) 强化危险化学品的日常监督检查工作,针对存在的问题提出整改意见,不断改进医院危险化学品的安全管理工作。

3. 应急响应

(1) 危险化学品接触处置方案:工作人员发生化学污染时的应急预案:①危险化学品溅洒于皮肤、黏膜表面,应立即先用肥皂再用清水、自来水或生理盐水冲洗。②危险化学品溅入口腔、眼睛等部位,用清水、自来水或生理盐水长时间彻底冲洗。③立即到急诊室就诊,根据造成污染的化学物质的不同性质用药。

(2) 危险化学品灼伤的应急预案

1) 碱类灼伤:①皮肤,应立即用洗眼器大量水冲洗至碱性物质基本消失为止,再用1%～2%醋酸或3%硼酸溶液进一步冲洗。②眼睛,被碱灼伤时应先用洗眼器流水冲洗,再选择适当的中和药物如2%～3%硼酸溶液大量冲洗,特别要注意穹窿部要冲洗彻底。

2) 酸类灼伤:①一般酸灼伤,皮肤被一般酸灼伤后立即用大量流动清水冲洗,彻底冲洗后可用2%～5%碳酸氢钠溶液、淡石灰水或肥皂水进行中和,切忌未经大量流水彻底冲洗就用碱性药物在皮肤上直接中和,这样会加重皮肤的损伤。②浓硫酸灼伤,皮肤被浓硫酸沾污时切忌先用水冲洗,以免硫酸水合时强烈放热而加重伤势。应先用干抹布吸去浓硫酸,然后再用清水冲洗。强酸溅入眼内,用洗眼器冲洗时应拉开上下眼睑,使酸不至于留存眼内和下穹窿中,立即送医院眼科治疗。

(3) 标本污染的应急预案

1) 棉质工作服、衣物有明显污染时,可随时用有效氯500 mg/L的消毒液浸泡30～60 min,然后冲洗干净。

2) 各种表面若被明显污染时,用1 000～2 000 mg/L有效氯溶液撒于污染表面,并使消毒液浸过污染表面保持30～60 min再擦除。拖把或抹布用后浸泡在1 000～2 000 mg/L含氯消毒液内1 h。然后用清水冲洗干净,备用。

(4) 危险化学品引发火灾处置预案:灭火的原则是移去或隔绝燃料的来源,隔绝空气、降低温度。对不同物质引起的火灾,采取不同的扑救方法。

1) 防止火势蔓延,首先切断电源、熄灭所有加热设备;快速移去附近的可燃物;关闭通风装置,减少空气流通。

2) 立即扑灭火焰、设法隔断空气,使温度下降到可燃物的着火点以下。

3) 火势较大时,可用灭火器扑救。①二氧化碳灭火器,适用于扑救电器、油类和酸类火灾,不能扑救钾、钠、镁、铝等物质火灾,因为这些物质会与二氧化碳发生作用;②泡沫灭火器,适用于有机溶剂、油类着火,不宜扑救电器火灾;③干粉灭火器,适用于扑灭油类、有机物、遇水燃烧物质的火灾。

4. 事故处理及善后

(1) 轻伤事故的报告不超过24 h,重伤以上重大事故的报告不超过 2 h(从发现起计算)。

(2) 及时将事故基本事实情况、结果及责任人的处理意见,书面报告应急领导小组。

(3) 发生事故后应及时总结经验教训,立即制定整改措施,杜绝再次发生类似事故。

第四节 显示屏幕设备的安全管理

随着消化内镜技术的蓬勃发展,消化内镜室(中心)成为临床与微创技术诊断治疗相结合的综合性诊疗中心,并有配套的信息系统来汇总信息资源,整合科室工作环节,优化工作流程,从而提高消化内镜室(中心)医疗水平和管理水平。信息系统的建设,导致电脑和显示屏幕设备的频繁使用,会造成工作人员在潜在的较长期及慢性的健康问题,因此消化内镜室(中心)显示屏幕设备的安全管理也不容忽视。

一、显示屏幕设备的定义和涵盖范围

显示屏幕设备是指显示字母、数字、字样或图像的显示屏幕,不论所涉的显示过程如何,包括平时的显示屏幕,不论是采用阴极射线管显示、平面显示屏或任何其他显示科技。其由以下各项组成的组合:显示屏幕设备、座椅、书桌、工作台面、打印机、文件架或显示屏幕设备周边的其他物件,以及邻接显示屏幕设备的周围工作环境(如照明及噪声)。

二、显示屏幕的安全风险评估

由于工作人员长时间使用显示屏幕设备来工作,使用者可能会感到不适和有其他短暂的健康问题,如上肢疼痛及不适、眼睛过劳、疲劳和承受精神压力。这些问题虽然很多都是短暂的,并可能在下班后消失,但本可以也应该避免。如对这类短暂的问题不加理会,这些症状便可能恶化而演变成慢性疾病,需要长期治疗,对医务人员身心健康造成一定影响。

1. 对显示屏幕设备风险评估 包括消化内镜室(中心)的工作环境和硬件装置,尤其是电脑屏幕、键盘或其他设备。

2. 降低显示屏幕设备的安全风险

(1) 落实降低风险的措施,改善屏幕设备工作人员的职业安全与健康。

(2) 对显示屏幕设备使用人员进行职业安全与健康的培训,培训内容包括显示屏幕设备的正确使用、使用显示屏幕设备的相关风险和应采取的个人保护措施等。

(3) 显示屏幕设备的安装、调试及安全风险评估记录并妥善保存。

三、显示屏幕设备的安全管理

1. 屏幕 设计最好符合人体功效学原理,以便在日常工作之余,也能确保使用者的安全及健康。

(1) 屏幕影像

1) 屏幕应该显示清晰、分明而稳定。

2) 更换老化的显示器或修理损坏的显示器。

3) 如有需要,清洁屏幕。

4) 当颜色变得模糊或影像变质,尝试把屏幕移离任何发出强力电磁场的来源(或把该来源移离屏幕亦可),如大功率扬声器。

5) 可选用液晶体显示器,以避免外来电磁场引致影像变质。

6) 若软件可让使用者调校,把显示影像调校至黑底白字式样,减少使用者受屏幕闪动的影响。如使用者特别容易受屏幕闪动影响,应尝试改用其他影像较稳定的屏幕。

(2) 字体:应该大小适中,字与字和行与行之间应该有足够的空间。

1) 使用屏幕大小适中的显示器。

2) 利用软件来调校影像的大小和间距。

3) 采用能舒适地观看影像的视距。例如,

文本的字体大小为一般常用的级数,视距应为
35～60 cm。

（3）影像的光度和对比度:应容易调校。

1）选用可调校光度和对比度的屏幕。

2）经常调校光度和对比度至舒适的效果。

（4）若屏幕可转动:应调校其方向及斜度
至切合使用者的需要。

1）屏幕最好能转向和调校斜度。

2）调校屏幕至能舒适地观看的角度。

2. 键盘

（1）键盘应可调校斜度,并可与显示屏幕
分离,以便使用者可以采取舒适的工作姿势。

（2）键盘和字键的表面应不反光,字键上
的字体和符号也应清楚易辨。

（3）键盘前应有足够的空间来承托双手:
桌边最好是圆滑的,如使用者觉得使用手腕垫
较为舒适,可考虑使用手腕垫。

3. 鼠标

（1）可考虑采用光学鼠标,减轻长时间使
用着的肌肉疲劳。

（2）选用大小适中的鼠标。

（3）可考虑采用能调节速度的鼠标。

4. 工作台面

（1）工作台面的面积:应足以放置屏幕、键
盘、文件和周边设备。

1）倘若使用者要频密使用滑鼠,工作台面
或键盘架(若有提供)的面积便应足以同时摆放
滑鼠,使滑鼠贴近使用者。

2）倘若工作台面空间不足,可尝试重新摆
放工作台面的物件,把不常用的东西移走。

3）尝试使用小型的设备。

4）在安装新的显示屏幕设备前,宜先预计
工作间所占用的空间。

（2）应调校放置屏幕和键盘的工作台面的
高度:以配合使用者的需要。

1）理想的屏幕位置是在使用者的前面。
屏幕最顶一行字样宜在或略低于视线水平。

2）只需把显示器放在稳定物件(如电脑主
机)上,便可调校屏幕的高度;亦可考虑其他选
择,如使用可调校高度的显示器支架。

3）应把键盘和鼠标放置在适当的高度,让

使用者采用自然的手臂姿势(即保持上臂垂直
和前臂大致向前平放)。

4）在合理地切实可行范围内,应使用可调
校高度的桌子放置键盘、滑鼠或其他输入设备,
以便使用者可以采用自然的手臂姿势。

5）倘若使用固定高度的桌子,而桌子的高
度过高,则可在桌子下面安装可调校高低的键
盘架,以确保键盘放在适当的位置。此外,亦可
把座椅调高,以配合桌子的高度,并采用适当的
脚踏,以配合调高的座位。

（3）工作台面下:应有足够空间容纳双腿。

1）确保工作间有足够空间容纳双腿,让使
用者能伸展腿部或转换姿势。

2）清除工作台面下任何阻碍伸展腿部的
物件。

（4）文件架应是稳定的,最好可以调校,并
放在适当位置,以避免不良的颈部姿势和动作。

5. 座椅

（1）座椅应可以调校高度,以配合使用者
的身形。

1）选用可以调校高度的座椅,以便使用者
坐下时大腿平放,小腿垂直,而双足稳踏在地
上。一般来说,座椅的高度应可调校至距离地
面40～50 cm。

2）使用者可从正常的坐姿调校座位的高
度,而毋须过于用力或使用工具调校。

（2）靠背的高度和斜度应易于调校,以充
分地承托使用者的腰背。

（3）座位应硬度适中,而前面边沿应为
涡形。

（4）如有靠手,靠手的位置不应妨碍使用
者操作键盘。

（5）座椅应设有稳固的底架,如须移动座
椅的话,底架应装上滑轮以便滑动。

1）最好采用设有五点座脚的底架的座椅,
以免座椅翻倒。

2）滑轮的种类应配合地面的特性。坚硬
的地面不应使用低阻力的滑轮。

6. 脚踏

（1）如果座椅过高,使用者双足无法平踏
在地上,则应提供稳固的脚踏。

（2）脚踏应稳固，其表面应防滑，而面积大小应足以让脚部移动。

（3）脚踏面的倾斜度最好可以调校。

7. 照明 根据工作的性质和使用者的视觉所需，提供适当的一般照明和辅助照明设施。

（1）墙壁、天花板及地板表面的反射度应为中等程度，以避免阴暗或造成眩光。

（2）如果阅读文件时需要同时使用电脑工作，最佳的照明方法是四周采用较低的光度，配以台灯来阅读文件。

（3）如未能提供辅助照明设施，工作范围的照明度应为 300～500 lx。

8. 避免反光及眩光

（1）适当地重新放置屏幕和（或）控制光源，以防止眩光及反光。

（2）工作间就近的墙壁及家具的表面不应高度反光，墙壁可选柔和的颜色。

（3）工作范围最好远离窗户，而屏幕则与窗户成直角为佳，穿过窗户的阳光可以窗帘遮挡。

（4）照明装置可装上柔光罩或百叶屏蔽，以控制光线分布。

（5）避免把屏幕放置在照明装置之下，以免产生光影。

（6）把屏幕的显示调校至白底黑字式样，减少反光的影响。

（7）使用屏幕滤光镜也可以减少屏幕的反光。一般来说，滤光镜会降低影像的光度。因此，若加装滤光镜，使用者应确保影像的光度仍能调校至可接受的水平。目前，一些显示器的屏幕已不反光，根本不须加装滤光镜。使用滤光镜不足以取代妥善的照明，只可视为一种辅助方法。

9. 噪声

（1）应控制工作间所发出的噪声，以免对使用者造成滋扰。

（2）对于一般的计算机工作，噪声水平宜在 60 dB 以下。

四、多元化的工作安排降低显示屏幕安全风险

不停地使用显示屏幕设备工作会令人感到单调乏味，而长时间坐着则会叫人疲倦。显示屏幕设备的使用者可交替地使用显示屏幕设备工作和做其他工作，以便转变姿势，并舒缓因长时间使用显示屏幕设备而引致的疲劳。建议可给予使用者适当的休息时间，如在持续使用显示屏幕设备工作 1～2 h 后给予 5～10 min 的休息时间，视乎工作的密集程度而定。此外，使工作多元化通常可以让雇员获得更大的工作满足感。

沉重的工作量及紧迫的工作期限会引致工作压力。如果工作压力得不到适当的处理而不断增加，则会损害健康。有计划地安排工作，制定合理的工作量及工作期限。

五、安全及健康训练，避免与使用显示屏幕设备有关的危险

（1）使用显示屏幕设备工作的危险。

（2）各种避免危险的预防措施及其重要性，如正确的工作姿势，调整设备及家具去配合自己的身体特点以便舒适地工作，隔适当的时段转变工作形式等。

（3）出现显示屏幕设备相关安全问题，及时上报并协调解决。

（4）选择安全有效的训练形式，达到训练的目的。

第五节 防火的安全管理

消化内镜室（中心）是医院患者集中检查和治疗的场所，人流量大，人员疏散能力差，设备集中，易燃易爆物品多，一旦发生火灾，极易引发群死、群伤及重大财产损失等恶性火灾事故。因此，必须切实提高认识，规范和加强科室的消防安全管理工作直接关系到社会稳定与人民群众的生命安全，是提升抗御火灾能力的重要内容。

一、建立完善各项消防安全管理制度

深入贯彻落实"政府统一领导、部门依法监管、单位全面负责、公民积极参与"的消防工作原则,强化科室消防安全管理的主体意识,全面实施消防安全标准化管理,前移火灾预防关口,有效遏制火灾事故发生。

(1)针对消化内镜室(中心)存在的人员密度大、疏散难度大、医疗设备繁多、致灾因素多等火灾危险性,制定并落实严格的用火、用电、用气及易燃易爆危险品(包括其储存场所)消防安全管理制度和安全防范措施。

(2)要针对科室工作和人员活动情况,制定针对性强的灭火及应急疏散预案,并定期组织开展对应的应急疏散逃生演练,切实做到一旦出现险情,能够快速有效疏散逃生。

(3)要加强对消防设施器材的维护保养,确保各类消防设施和器材在火灾时能正常发挥作用,提高扑救初期火灾的有效性。

(4)要建立完善防火巡查、检查制度,及时整改消除火灾隐患和不安全因素,不断提高科室内部消防管理水平和自防自救能力。

二、防火的安全管理措施

1. 消防安全教育和培训

(1)每年创办消防知识宣传栏、开展知识竞赛等多种形式的教育和培训活动,提高全体员工的消防安全意识。

(2)定期组织员工学习消防法规和各项规章制度,做到依法治理火灾。

(3)医院保卫部门应针对消化内镜室(中心)岗位特点进行消防安全教育培训,对消防设施维护保养和使用人员应进行实地演示和培训。

(4)对新员工进行岗前消防培训,经考试合格后方可上岗。

(5)因工作需要员工换岗前必须进行再教育培训。

2. 防火巡查和检查

(1)落实逐级消防安全责任制和岗位消防安全责任制,落实巡查和检查制度。

(2)保卫检查部门应将检查情况及时通知科室,科主任或护士长为第一责任人,若发现存在火灾隐患,应及时整改,并及时上报。

3. 安全疏散设施管理

(1)应保持疏散通道、安全出口畅通,严禁占用疏散通道,严禁在安全出口或疏散通道上安装影响疏散的障碍物。

(2)应按规范设置符合国家规定的消防安全疏散指示标志(图1-6-20)和应急照明设施(图1-6-21)。

(3)应保持防火门、消防安全疏散指示标志、应急照明、机械排烟送风等设施处于正常状态,并定期组织检查、测试、维护和保养。

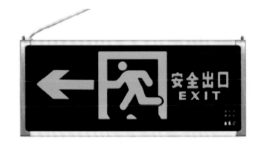

图1-6-20　消防安全疏散标识

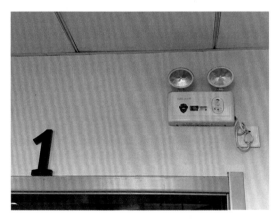

图1-6-21　应急照明

4. 消防设施和器材维护管理

(1)消防设施日常使用管理由专职管理员负责,专职管理员定期检查消防设施的使用状况,保持设施整洁、卫生、完好。

(2)消防设施标识化、标准化(图1-6-22)。

(3)发现设施人为破坏或丢失时应及时上报医院安保部门,迅速进行处理和解决。

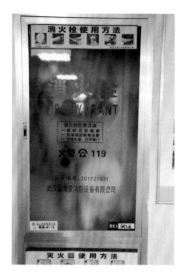

图 1-6-22 消防设施

5. 火灾隐患整改

（1）对存在的火灾隐患应当及时予以消除。

（2）在防火安全检查中，应对所发现的火灾隐患进行逐项登记，同时要做好隐患整改情况记录。

6. 用电安全管理制度用电安全管理（图1-6-23）

（1）严禁随意拉设电线，严禁超负荷用电。

（2）工作人员下班后，该关闭的电源应予以关闭。

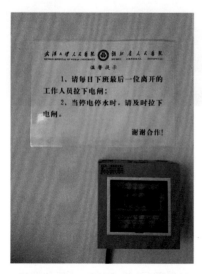

图 1-6-23 关闭电源的温馨提示

（3）禁止私用电热棒、电炉等大功率电器。

7. 消防培训和演练

（1）要结合对消防设施、设备、器材维护检查等内容，有计划地对科室医务人员进行培训，使每个人都具有实际操作技能。

（2）按照灭火和应急疏散预案每半年进行一次演练，并结合实际不断完善预案。

8. 电气设备的检查和管理

（1）应按规定正确安装、使用电器设备。

（2）防雷、防静电设施定期检查和检测，并记录。

（3）电器设备负荷应严格按照标准执行，接头牢固，绝缘良好，保险装置合格、正常并具备良好的接地，接地电阻应严格按照电气施工要求测试各类线路均应以套管加以隔绝，特殊情况下，亦应使用绝缘良好的铅皮或胶皮电缆线。各类电气设备及线路均应定期检修，随时排除因绝缘损坏可能引起的消防安全隐患。

（4）未经批准，严禁擅自加长电线。

（5）电器设备、开关箱线路附近按照本单位标准划定黄色区域，严禁堆放易燃易爆物并定期检查，排除隐患。

（6）设备用毕应切断电源。

（7）除已采取防范措施的部门外，工作场所内严禁使用明火。

（8）严禁吸烟并张贴禁烟标识，每一位工作人员均有义务提醒其他人员共同遵守公共场所禁烟的规定。

三、规范灭火、应急疏散预案演练

制订应急疏散预案，是为了在面临突发火灾事故时，能够统一指挥，及时有效地整合资源，迅速针对火情实施有组织的控制和扑救，避免火灾来临之时慌乱无序，防止贻误战机和漏管失控，最大限度地减少人员伤亡和财产损失。因此，结合消化内镜室（中心）实际情况，制定并落实有针对性的灭火应急疏散预案，学会应对和处置突发火灾事故的方法，熟练掌握应急处置的程序和措施，才能最大限度地减少或降低火灾危害，提高防范自救、抗御火灾事故的能力。

消化内镜室(中心)发生火灾的应急预案如下。

(1)发现火情后立即呼叫周围人员分别组织灭火,同时报告保卫科及上级领导,夜间电话通知医院总值班。

(2)根据火势,应用现有的灭火器材和组织人员积极扑救。

(3)发现火情无法扑救,马上打"119"报警,并告知准确方位。

(4)关好邻近房间的门窗,以减慢火势扩散速度。

(5)将患者撤离疏散到安全地带,稳定患者情绪,组织患者撤离时,不要乘坐电梯,可走安全通道用湿毛巾、湿口罩或湿纱布罩住口鼻,以防窒息。

(6)如果患者在撤离过程中发生危险需要抢救,必须边撤离边抢救,保持患者呼吸道通畅。

(7)尽可能切断电源、撤出易燃易爆物品并抢救贵重仪器设备及重要资料。

(8)具体流程见图1-6-24。

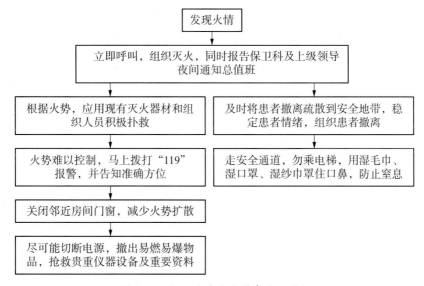

图1-6-24 发生火灾紧急处理流程

灭火和应急疏散预案的定期演练,可以使消化内镜室(中心)全体工作人员都能熟知必要的消防基础知识,做到消防安全"四个能力":①检查消除火灾隐患能力;②扑救初期火灾能力;③组织人员疏散逃生能力;④消防宣传教育培训能力。增强工作人员的消防安全意识,提高其消防素质,达到自防自救。

第六节 用水的安全管理

2016年12月27日国家卫生和计划生育委员会发布了WS 507—2016《软式内镜清洗消毒技术规范》,在最新版规范中明确提出医院清洗消毒相关用水的要求,指出软式内镜清洗消毒应有自来水、纯化水、无菌水,自来水水质应符合GB 5749的规定,新的规范要求对内镜清洗净化用水提出了更高的要求,消化内镜室(中心)用水的安全管理变得尤为重要。

一、消化内镜室(中心)用水的要求

伴随着内镜诊疗技术的快速发展,内镜洗消用水作为洗消工作的最主要、用量最大、隐患较多的"耗材",主要在微生物指标、洁净度和杂质上有着相当多的严格要求。WS 507—2016《软式内镜清洗消毒技术规范》中明确提出清洗消毒中关于相关用水的要求,指出以下要求。

（1）软式内镜清洗消毒应有自来水、纯化水、无菌水。

（2）自来水水质应符合 GB 5749 的规定。

（3）纯化水应符合 GB 5749 的规定，并应保证细菌总数≤10 CFU/100 mL；生产纯化水所使用的滤膜孔径应≤0.2 μm，并定期更换。

（4）无菌水为经过灭菌工艺处理的水。

（5）必要时对纯化水或无菌水进行微生物学检测。

二、内镜洗消水处理设备

主要包括预处理和反渗透水处理。其中预处理主要为过滤吸附装置，而后续则以反渗透膜为核心的深度水处理。

1. 预处理装置 主要包括石英砂过滤、活性炭过滤、软化过滤和过滤器等。石英砂过滤是为了把水中的悬浮物、有机物、胶质颗粒和微生物等一些"有形物"过滤掉。活性炭的主要作用是利用活性炭的吸附性能，将水中的杂质去掉，同时降低水中的浑浊度，净化水质，减轻后续水处理负担。软化式过滤器主要是去除水中的钙、镁离子，这些离子是水垢的主要成分，去除水中的钙、镁离子，从而也就降低了水的硬度。

2. 反渗透膜 其原理可以简单理解为高渗盐将"杂质和微小颗粒"拉住，用"压力泵＋渗透膜"去挤压高渗水，这样高渗水所"裹挟的杂质微颗粒"之外的纯净水从渗透膜挤出。由于反渗透膜的微孔径非常小，所以杂质和微生物也是被过滤掉的。

WS 507—2016《软式内镜清洗消毒技术规范》中明确提出生产纯化水所使用的滤膜孔径应≤0.2 μm，不是反渗透膜的微孔径，而是指过滤水所用的滤膜微孔径，而一般反渗透膜的微孔径在 0.000 1 μm，与滤过水所用滤膜的微孔径不是同一级别。指南推荐滤过膜的微孔径 0.2 μm，标准为最小细菌直径，所以可以过滤掉细菌。

3. 水样采集方法与报告注意事项 WS 507—2016《软式内镜清洗消毒技术规范》中规定了内镜漂洗用水的要求，对终末漂洗则要求更为严格，终末漂洗一般称为"末洗水"。对末洗水采样的方法依据我国 GB/T 5750.12—2006《生活饮用水标准检验方法微生物指标》所制定的水样倾注法培养流程进行水样的细菌培养。主要步骤为无菌吸管（图 1-6-25）吸取水样→培养皿（图 1-6-26）倾注 1 mL→液态琼脂培养基注入→摇匀→恒温箱内培养 48 h，进行读取细菌菌落计数，还提供了细菌培养时应设立空培养皿进行平行对照。

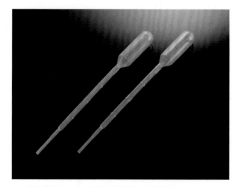

图 1-6-25 无菌吸管

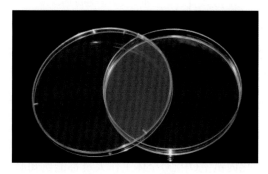

图 1-6-26 培养皿

细菌菌落计数以 CFU/mL 为单位，即每毫升源水液经过培养后获得的细菌菌落总数。读取方法以直视观察技术，必要时可以放大镜观察计数；可以将多个培养皿内的细菌技术进行求取平均值，对于培养皿内片状菌落生长过多超过一半面积时则不能进行技术，片状菌落生长不超过一半时可以进行局部技术后推算全皿的菌落计数。

三、安全用水的感控风险控制

1. 内镜中心清洗净化用水的设计 消化内镜室（中心）使用纯水的相关设备主要是清洗

工作站(其最后一道漂洗工序需要使用纯化水)及自动清洗机。集中供水系统将纯水阀门预留在指定位置,后期清洗工作台和自动清洗机厂家再将纯水阀门和其设备对应连接,同时其都自备了 $0.2\mu m$ 的滤膜,相关设计完全符合规范中的要求。

2. 内镜用水工程设计施工过程中感染风险控制　医用纯水在总有机碳、细菌内毒素、微生物限度、pH、电导、易氧化物、重金属、硝酸盐、亚硝酸盐、氨等指标上有控制,这些指标中除了微生物、细菌内毒素两个指标以外,可以通过制水工艺来得到稳定控制,当纯水在储存和输送的期间,微生物在适宜的环境中就会生长,从而细菌内毒素增加。因此,需要从前期的设计施工及后期的运维管理两方面来关注纯水系统水箱及管网的微生物风险控制。

(1) 纯水箱的选择:纯水箱应采用不锈钢无菌水箱(图1-6-27),其采用新工艺技术制造,根据用途不同可选用不锈钢304或316材质,符合国际通认食品生产卫生规范(GMP)卫生标准,并且设计合理,确保水质不受二次污染,水流设计科学,内部配置喷淋头,底部配置排污阀,上部安装空气呼吸器,内部滤芯一般为

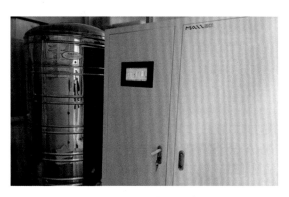

图1-6-27　纯水箱

$0.22\mu m$,用于隔绝纯水与空气的直接接触,防止空气中的细菌、微粒、灰尘等污染纯水。纯水箱内还应配置浸没式紫外灯,在选型时要注意紫外灯的有效照射范围必须覆盖整个水箱内部。

(2) 纯水管材的选择:管道材质中的不纯物质溶解于高纯水中致使水中阳离子、阴离子增加、电阻率下降,以及TOC增大。因管道内壁不光滑及接头、阀门等原因造成细菌滞留繁殖及其他颗粒的聚积,致使水中微粒增加。为了减少上述不利因素的影响,应选用可萃性低、内壁光滑的管道并尽可能减少接头及管件的凹凸不平。当然也要根据纯水水质的级别进行选材,并注意材料的价格等,要统筹兼顾。根据材质的不同,高纯水配管主要可分为有机系配管和不锈钢配管两大类。

3. 内镜用水运维管理过程中的感染风险控制

(1) 制定对整个集中供水系统完善的消毒计划,根据不同区域不同水质要求消毒的频率也不尽相同,如其中针对内镜用水部分,我们制定了每月一次的消毒频率,每次消毒采用0.2%浓度的过氧乙酸对其所属的纯水箱、管路及终端进行全面的化学消毒,消毒完成后再利用纯水将系统冲洗干净恢复正常。

(2) 随着内镜中心正式启用,终端实现正常用水,防止末端管道内长时间出现死水情况。

(3) 整个集中供水系统采取维护保养单位专业专人管理,并按标准定期更换滤膜等,确保系统正常运转。

(4) 加强对水质的定期检测,并通过对标记点位的取样分析来做判断。

(李琼霞　刘军)

参考文献

[1] 徐红,王琇,倪凤明.内镜医务人员职业危害因素与防护对策[J].中华消化内镜杂志,2015,32(3):137-139.
[2] 朱炫瑞,王琇,王月,等.消化内镜护士职业安全防护认知及行为情况调查[J].职业与健康,2018,34(17):2368-2371.
[3] 程晓梅,杜贵锭.浅谈危险化工工艺生产过程安全管理[J].泸天化科技,2015,3:166-169.
[4] 朱明辉,吴成杰,刘超,等.关于危险化学品火灾爆炸事故危害范围的探讨[J].科技咨询,2018,1:65-68.

第七章 消化内镜的清洗和消毒

消化内镜是一种侵入人体腔内的可复用仪器,其组成材料精密,内部结构复杂,各种管路相互联通,伴有许多夹角和回路,自身结构设计的复杂性使内镜清洗和消毒面临困难,消化内镜相关的感控事件频发。因此,如何规范进行消化内镜的清洗和消毒也成为大家关注的重点问题。

第一节 内镜清洗和消毒人员防护要求

内镜清洗是保证消毒质量的重要步骤,清洗质量关系到医院感染控制和器械维护水平,清洗方法通常分为手工清洗和机械清洗,一般消化内镜中心的诊疗器械、器具、物品等带有多种致病与非致病性微生物,基本属于重度污染物品,因此在清洗过程中存在着一定的危害因素,为了提高职业安全防护意识和防护行为,降低职业暴露的发生率,个人防护尤为重要。消化内镜清洗与消毒从业人员须为培训后人员,未受训者需经过培训后再进行相关的内镜再处理工作。培训内容应包括感染控制、内镜构成、相关清洗和消毒装置结构、清洗和消毒具体操作流程、清洗和消毒人员的自我防护等。应制定培训和考核制度,采取资格考核,清洗和消毒人员在考核合格后再上岗。清洗和消毒人员存在的相关危害因素及职业安全防护措施是我们所重视的问题,因此对清洗和消毒人员自我防护要求更高。

一、危害因素

(一)生物危害因素

内镜中心使用后的内镜、各种诊疗附件根据普通感染和特殊感染进行分类。使用后的内镜、各种诊疗附件如(活检钳、圈套器、注射针、细胞刷、切开刀、导丝、扩张球囊、扩张探条、造影导管、异物钳等)带有多种致病性的病菌微生物,均属于普通感染。经阮粒、气性坏疽、不明原因的感染、破伤风等引起的感染的内镜及各种诊疗附件,属于特殊感染。

(二)化学危害因素

目前常用的化学清洗剂、消毒剂、除锈剂等,在使用过程中不注意防护,易导致不同损伤。

1. 多酶清洗剂 多酶能有效高速地分解人体脂肪、蛋白质、黏多糖等,在配置过中原液也可造成操作者的皮肤角蛋白分解,导致皮肤受损等伤害。

2. 消毒剂 内镜常用消毒剂有邻苯二甲醛、戊二醛和过氧乙酸等,邻苯二甲醛易使衣服、皮肤、仪器等染色,接触蒸气可能刺激呼吸道和眼睛;戊二醛对皮肤、眼睛和呼吸具有致敏性和刺激性,并能引发皮炎、结膜炎、鼻腔发炎及职业性哮喘,宜在内镜清洗消毒机中使用,易在内镜及清洗消毒设备上形成硬结物质;过氧乙酸对皮肤、眼睛和呼吸道有刺激性。

3. 除锈剂 常用于专用内镜附件的除锈、除垢处理。但原液对皮肤黏膜有较强的刺激性。

(三)物理危害因素

在清洗过程中,部分内镜附件中可能造成

清洗人员损伤,导致开放性伤口。

(四)生理和心理因素

内镜清洗工作繁重而琐碎,工作人员长期处于思想高度集中、精神非常紧张的环境中。体力脑力消耗均较大,极易引起腰腿痛、胃病等应激疾病,还会引起焦虑、烦躁等心理障碍。

二、职业安全防护措施

(一)防护设施应齐备

(1)在内镜污染区,应备齐所有防护用品,包括圆帽、口罩、一次性防水衣、眼罩(或护目镜)、面罩、防水围裙、袖套、防水鞋等。

(2)在内镜清洗消毒室地面需防滑,需配备防滑垫,避免清洗人员远距离运送内镜时费力导致人体损伤。

(3)在内镜清洗消毒室应设立洗眼池,以防消毒液、黏液及污染物等喷溅到眼部时可立即进行冲洗。

(4)在内镜清洗消毒室宜准备急救箱,内放碘伏、湿棉签、创可贴、75%乙醇、氯霉素眼药水等,若发生职业损害暴露时急用。

(二)个人防护要求

1. 戴眼罩或面罩 清洗和消毒污染内镜及其附件过程中经常发生体液、分泌物等的污染物溅出现象,因此清洗和消毒时应戴口罩、眼罩或面罩等,并及时更换。

2. 穿防护服 清洗和消毒污染内镜时必须戴圆帽、口罩,穿防水衣或防水围裙、袖套,穿防水鞋。

3. 戴手套 清洗和消毒污染内镜过程中均应戴手套,在清洗操作过程中,若手套撕裂、污染后,立即脱掉手套,然后彻底洗手,更换手套后再完成清洗工作。

(三)职业暴露处理

(1)清洗人员手或其他部位的皮肤表面一旦沾染血液、体液、分泌物、排泄物等,需及时脱掉手套后立即按"七步洗手法"彻底洗手或进行相应部清洗及消毒。

(2)锐器刺伤:避免用手直接接触锐器,以防造成人体伤害。一旦被锐器刺伤,应先脱手套,立即从近心端向远端反复轻轻挤压受伤部位,尽量挤出受伤处血液,用肥皂、流动水清洗伤口,再用2%~5%碘伏进行消毒包扎。如被HIV或乙型肝炎病毒(HBV)、丙型肝炎病毒(HCV)污染的利器刺伤,及时处理伤口还应及时上报并做好登记、随诊等预防工作。

(四)防护用品的处理

1. 一次性使用 一次性隔离防护服做到一用一更换或明显沾污时及时更换。

2. 重复使用 重复使用的眼罩或面罩、围裙、袖套及防水鞋等每天用洗涤剂清洗及含氯消毒剂浸泡消毒,晾用。

(五)采用标准防护措施

内镜清洗人员要严格执行相关规定,严禁佩戴首饰,定期剪指甲;执行任何清洗和消毒操作均要配置对应的防护用品,包括橡胶手套、隔离服、鞋、口罩、防护眼罩等。

针对目前传染病发病率高、种类繁多的情况,在清洗过程中存在着诸多的危害因素,因此要求清洗人员在清洗过程中注意自身职业安全防护,规范操作,按标准预防做好个人防护是关键。

根据 WS 507—2016《软式内镜清洗消毒技术规范》的要求,内镜清洗人员进行内镜清洗和消毒时,应遵循标准预防原则和 WS/T 311 的要求做好个人防护,穿戴必要的防护用品(图1-7-1)。

区域	防护着装						
	工作服	手术帽	口罩	手套	护目镜或面罩	防水围裙或防水隔离衣	专用鞋
诊疗室	√	√	√	√	△		
清洗消毒室	√	√	√	√	√	√	√

注:√应使用,△宜使用。

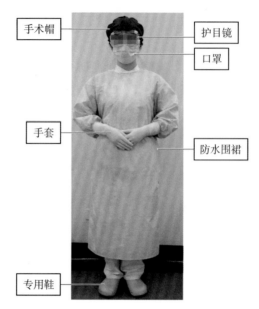

图 1-7-1 内镜诊疗中心(室)不同区域人员防护着装要求

手术帽 护目镜 口罩 手套 防水围裙 专用鞋

第二节 内镜手工清洗和消毒操作流程

根据 WS 507—2016《软式内镜清洗消毒技术规范》的要求,所有内镜清洗过程需严格按照床旁预处理、测漏、手工清洗、消毒、干燥再处理流程操作,不得随意更改,使内镜清洗和消毒全过程有可追溯性。

一、软式内镜床侧预处理操作流程

(一) 操作目的

加强水气管道的预处理,清除内镜表面及管道内污物。

(二) 物品准备

1. 常规物品 防水盖、AW 管道清洗接头、含清洗液的湿巾或湿纱布、避污纸或清洁纱布、一次性床侧清洗液容器、清洗液、量杯、吸引器、一次性吸引管、手消毒剂、内镜转运车、污染内镜转运盘。

2. 根据不同内镜需准备相应物品 5 mL 注射器、20 mL 注射器、副送水管(MAJ-855)。

(三) 人员防护

遵循 WS 507—2016《软式内镜清洗消毒技术规范》的要求,应有工作服、口罩、帽子、手套,宜有防护面罩或护目镜等。

(四) 操作步骤

1. 接镜 患者诊疗结束后,护士左手从医生手里接过内镜,将先端部轻轻放入清洗液中(动作轻柔,注意保护内镜先端)(图 1-7-2)。

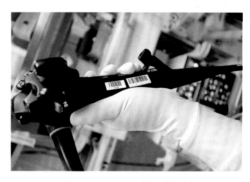

图 1-7-2 护士左手接镜

(1) 右手关闭"air"和"lamp"键。

(2) 解锁

1) 右手拇指向"F▶"方向旋转左/右和上/下角度卡锁,解除角度锁定,确认弯曲部处于伸直状态。

2) 肠镜:将软硬度调节环归"0",使内镜插入管处于最软状态。

3）十二指肠镜：向"◀U"的相反方向缓慢旋转抬钳器控制旋钮到头，确认降下抬钳器。

2. 擦镜　立即用含清洗液的湿巾或湿纱布擦拭内镜的整个插入部。

（1）从保护套向内镜先端部擦拭（图1-7-3）。

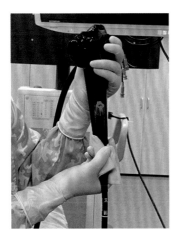

图1-7-3　从先端部擦拭

（2）沿喷嘴方向轻轻擦拭镜头，再将内镜先端轻轻放入消毒液桶（图1-7-4）。

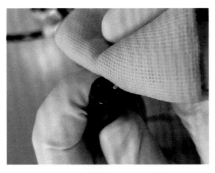

图1-7-4　沿喷嘴方向擦拭镜头

3. 向送气/送水管道送气和送水

（1）右手更换AW管道清洗接头。

（2）右手用纱布包裹打开光源上的"air"。

（3）左手中指按下AW管道清洗接头，通过管道进行30 s送水，松开接头，通过管道进行10 s以上送气。

4. 吸引清洗液

（1）左手示指按下吸引按钮，持续吸引至吸引管内可见干净清洗液。

（2）左手将内镜插入部从清洗液中提起，

先端部悬空吸引10 s，使吸引管内清洗液抽吸干净，避免污染周围环境。

5. 冲洗副送水管　副送水管连接副送水口，用30 mL注射器向副送水管道至少冲洗3次清洗液（90 mL），直至无肉眼可见污物流出（副送水管随内镜一同清洗消毒）（图1-7-5）。以上操作结束后右手将内镜前端10 cm夹在左手小指处（图1-7-6）。

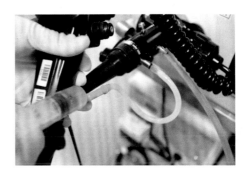

图1-7-5　冲洗副送水管

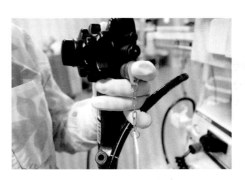

图1-7-6　内镜前端10 cm夹在左手小指处

6. 拆卸内镜、可重复使用部件和清洗用具　先用块干净纱布包裹右手。

（1）关闭图像处理系统电源（图1-7-7）。

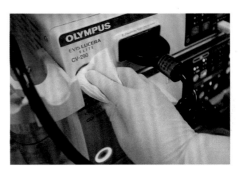

图1-7-7　关闭电源

（2）退出注水瓶接口，向上轻轻提起，放回卡槽（图1-7-8）。

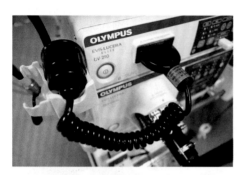

图1-7-8 内镜电缆放回卡槽

（3）拔掉一次性吸引管。

（4）分离内镜电缆。

（5）拿起防水盖，检查防水盖内部是否干燥，若干燥方可盖上。

7. 用物分类处理

（1）用纱布包裹镜头拔出内镜，将内镜盘放在污染转运车上。

（2）将污染的注气/注水按钮和副送水管一起放置在转运车上。

（3）清理含清洗液的污物袋、一次性吸引管扔进医疗废物垃圾桶，脱手套。

8. 七步洗手法洗手 盖上污染转运盖，推至消毒间。

（五）注意事项

（1）注意内镜盘放的正确方法及注意事项。

（2）操作轻柔，勿用力紧握或过度弯曲插入部，注意保护内镜先端。

（3）使用干燥的防水盖，残留在防水盖上的水分会导致内镜、测漏器或光源损坏（图1-7-9）。

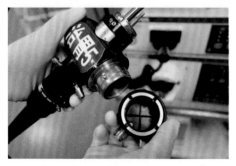

图1-7-9 检查防水盖

（4）擦拭用品应一次性使用，操作应符合医院感染要求，避免污染清洁物品。

（5）每次应对内镜的所有管道，包括副送水管道，进行清洗消毒。

（6）勿将AW管道清洗接头用于患者的检查，勿使用润滑剂润滑AW管道清洗接头。

（7）260系列内镜应注意，从光源上取下光导接头后，勿立即触碰光导接头的光导，防止因高温导致受伤。

二、软式内镜测漏操作流程

（一）操作目的

为避免内镜破损造成分泌物、污染物、水等通过泄露处进入内镜内部，腐蚀电子元器件及角度钢丝，并为微生物的繁殖提供环境，应在每次清洗前对内镜进行测漏。

（二）测漏要求

遵循WS 507—2016《软式内镜清洗消毒技术规范》6.1.4要求，内镜使用后应进行测漏。

（1）宜每次清洗前测漏。

（2）条件不允许时，应至少每天每条内镜测漏一次。

（三）物品准备

（1）测漏仪器：保养装置（MU-1）、测漏器（MB-155）（图1-7-10）。

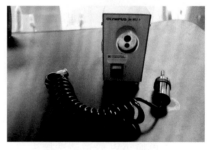

图1-7-10 测漏装置

（2）专用流动水清洗槽或测漏槽。

（3）一次性用品：干纱布、50 mL注射器。

（4）使用信息化追溯系统记录测漏情况，条件有限时可手工记录。

（5）内镜、内镜转运车、内镜污染盘。

（四）人员防护

遵循WS 507—2016《软式内镜清洗消毒技

术规范》要求,穿戴必要的防护用品,包括口罩、帽子、手套、防水袖套、防护面罩或护目镜、防渗透围裙、防水鞋等。

(五)操作步骤

(1) 正确连接测漏器,打开电源。

(2) 连接内镜和测漏器(图1-7-11)。

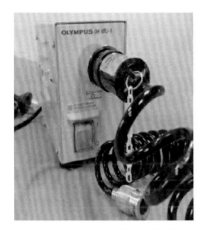

图1-7-11　连接测漏装置

(3) 放入水槽。

1) 将内镜放入水槽中,确保内镜完全浸没在水中。

2) 内镜需自然盘曲,无不当叠压。

(4) 用50 mL注射器向各个管道注水,排出管道内气体。

(5) 清除内镜表面气泡:用纱布擦拭去除内镜表面的张力气泡。

(6) 检查角度控制旋钮:在水中依次缓慢旋转左/右和上/下角度控制旋钮至各方向到头,观察弯曲部、吸引活塞、送气/送水活塞、钳子管道口和旋钮本身有无气泡冒出(图1-7-12)。

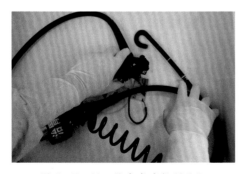

图1-7-12　检查角度控制旋钮

(7) 检查遥控按钮:在水中依次挤压操作部各按钮,观察各按钮有无气泡冒出(图1-7-13)。

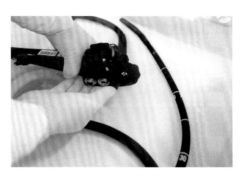

图1-7-13　检查遥控按钮

(8) 弯曲镜身:逐段S形弯曲镜身,观察镜身各部位有气泡冒出(图1-7-14)。

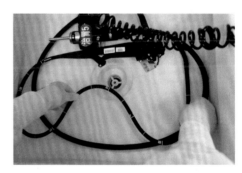

图1-7-14　检查镜身

(9) 静置观察:仔细观察内镜各部位有无气泡冒出,观察时间需大于30 s。

(10) 测漏结束后。

1) 放掉水槽中的水。

2) 再用干纱布将测漏器与通气口连接处完全擦干(图1-7-15)。

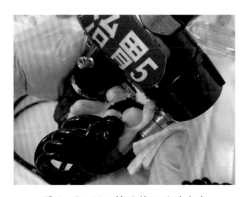

图1-7-15　擦干接口处的水分

（11）减压。

（12）若内镜无漏水：记录测漏结果，进行下一步清洗和消毒。

（13）若内镜漏水：立即放掉水槽中的水，记录测漏结果和漏水部位，将内镜作特殊标记后悬挂于镜房，并联系厂家送修。

（六）注意事项

1. 测漏前 特殊内镜和治疗内镜建议每次清洗前测漏。

2. 测漏中

（1）切勿在浸泡期间连接或取下防水盖或测漏器接头帽，否则水进入内镜导致设备损害。

（2）测漏全程需在水中进行，弯曲部打角度时不得露出水面。

（3）测漏结束后，从通气口上取下测漏器接头帽之前，务必先将测漏器插头从保养装置上拔出，否则会使内镜非正常减压导致内镜损坏。

（4）若内镜漏水，送检修前需使用消毒剂进行简单的冲洗或擦拭消毒。

3. 测漏后

（1）定期保养和检测测漏装置，使其处于功能状态。

（2）建议使用内镜厂家的配套测漏仪。

三、软式内镜清洗和消毒操作流程

（一）操作目的

有效地清洗和消毒是保障内镜消毒质量的前提，需严格按照清洗和消毒流程杜绝交叉感染。

（二）人员防护

遵循 WS 507—2016《软式内镜清洗消毒技术规范》要求，穿戴必要的防护用品，包括口罩、帽子、手套、防水袖套、防护面罩或护目镜、防渗透围裙、防水鞋等。

（三）环境准备

（1）宜采取"上送下排"，换气次数≥10 次/小时，最小新风量达到 2 次/小时。

（2）滤过膜孔径≤0.2 μm，并定期更换。

（四）物品准备

（1）清洗物品：管道清洗刷、管道开口清洗刷、灌流器、管道塞、副送水管、洁净的无绒布、纱布、一次性 5 mL 和 30 mL 注射器、内镜清洗剂、量杯。

（2）内镜、内镜转运车、污染转运盘、快速手消毒剂。

（3）检查内镜。

（4）该内镜已经经过床旁预处理和测漏，内镜无漏水。

（五）清洗流程

1. 配置清洗液

（1）将清洗槽中放水，保证内镜完全浸没，按照产品说明书配置清洗液。现配现用，一用一抛弃。

（2）将内镜和按钮全浸泡于配置好的清洗液中。

2. 扫描 ID 卡

（1）扫描洗消员 ID 卡，记录洗消员信息。

（2）扫描内镜 ID 卡，记录内镜信息及开始清洗时间。

3. 清洗外表面 在洗涤液中，用洁净的无绒布彻底擦拭整个内镜外表面，由洁到污擦拭。

4. 刷洗内镜腔道

（1）管道清洗刷以 90°角插入吸引活塞开口，清洗毛刷，抽回刷子，再次清洗毛刷，反复刷洗至无可见污物（图 1-7-16）。

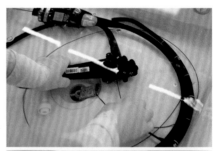
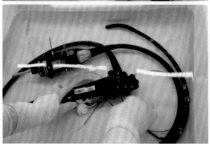

图 1-7-16　90°角插入清洗刷（上侧），两端见刷头（下侧）

（2）管道清洗刷以 45°角插入吸引活塞侧壁开口，清洗毛刷，抽回刷子，再次清洗毛刷，反复刷洗至无可见污物（图 1-7-17）。

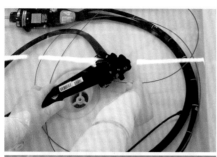

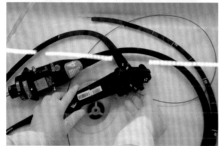

图 1-7-17　45°角插入清洗刷（上侧），两端见刷头（下侧）

（3）管道清洗刷以 90°角插入钳子管道入口，清洗毛刷，抽回刷子，再次清洗毛刷，反复刷洗至无可见污物（图 1-7-18）。

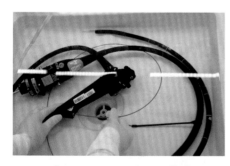

图 1-7-18　刷洗钳子管道

5. 清洗管道开口　用清洗刷刷洗内镜各管道开口，由洁到污刷洗。

（1）送气/送水活塞和吸引活塞。

（2）钳子管道口。

6. 冲洗副送水管

（1）将副送水管连接内镜副送水口。

（2）用 30 mL 注射器向副送水管道冲洗 90 mL

清洗液，直至无肉眼可见污物流出，检查副送水管道的出水是否为一条直线（图 1-7-19）。

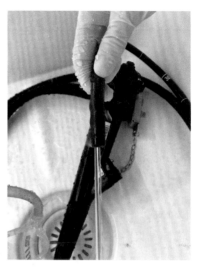

图 1-7-19　副送水管的出水

7. 循环灌洗内镜全管道

（1）安装管道塞及灌流管。

（2）用纱布包裹右手点击"开始"按钮，向各管道内灌注清洗液，灌注时间至少 3 min。

8. 清洗液中依次刷洗送气/送水按钮、吸引按钮和钳子管道开口阀　如果仍有碎屑残留，在 33～48 kHz 下进行超声清洗，具体时间参考不同品牌超声清洗震荡仪器说明书。

9. 排尽内镜各管道内清洗液

（1）排放清洗液，一用一抛弃。

（2）灌流结束后，自动充气 30 s 排尽各管道内清洗液。30 mL 注射器向副送水管注入 90 mL 空气，排尽副送水管道内清洗液。

（六）漂洗流程

（1）扫描内镜 ID 卡，记录内镜漂洗时间。

（2）循环漂洗内镜全管道。

（3）充分漂洗。

1）将内镜浸泡在清水中，用洁净的无绒布擦洗外表面，去除残留在外表面的清洗液，排放水槽中的水。

2）流动水下用洁净的无绒布反复擦洗内镜外表面、镜面、管道塞、灌流器、按钮、钳子管道开口阀和清洗工具刷，直至去除残留的清洗液（图 1-7-20）。

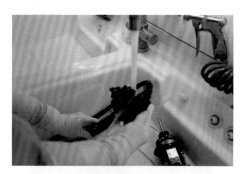

图 1-7-20 流动水冲洗

3）充分漂洗副送水管：用 30 mL 注射器向副送水管冲洗 90 mL 清水，去除管道内除残留清洗液。

（4）排尽各管道内水分。

1）灌流结束后，自动充气 30 s 排尽各管道内水分。

2）用 30 mL 注射器向副送水管注入 90 mL 空气，以排尽副送水管道内水分。

（5）去除内镜外表面水分。

1）用洁净的无绒布彻底擦干内镜外表面、管道塞、灌流器、按钮、钳子管道开口阀和清洗工具刷（图 1-7-21）。

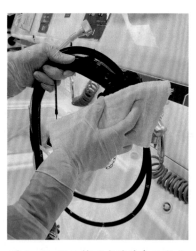

图 1-7-21 擦干内镜外表面水分

2）用纱布包裹高压气枪，吹净内镜角度钮和光导接头的残余水分（图 1-7-22）。

（6）检查内镜清洗质量。

1）目测法检查内镜外表面及镜面，观察内镜是否已清洗干净。

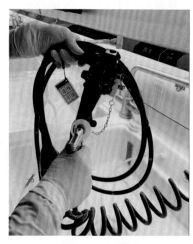

图 1-7-22 气枪吹干腔道内水分

2）条件允许可以再用三磷酸腺苷（ATP）荧光法或蛋白残留测定法检查内镜清洗质量。

（七）高水平消毒流程

（1）消毒液每天使用前、使用中，遵循 WS 507—2016《软式内镜清洗消毒技术规范》要求对消毒液进行浓度测试，消毒液浓度合格方可使用。

（2）用纱布包裹内镜盖把手，右手将盖子打开，将内镜置于消毒槽并完全浸没于消毒液中，连接消毒槽灌流接口（图 1-7-23）。

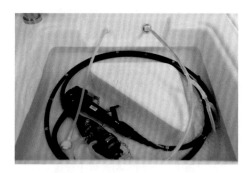

图 1-7-23 内镜全浸没在消毒液中

（3）扫描内镜 ID 卡，记录内镜消毒时间。

（4）循环浸泡消毒内镜全管道。

1）副送水管灌注消毒液：用 30 mL 注射器向副送水管道内冲洗 90 mL 消毒液，检查副送水管道的出水是否为一条直线。

2）用纱布包裹右手点击控制面板"开始"

按钮,确认送气/送水管道、吸引管道、钳子管道各管道内灌注满消毒液。

(5)盖上消毒槽盖,消毒浸泡(时间按厂家说明书要求),更换手套。

(6)排尽各管道内消毒液。

1)消毒浸泡结束,自动灌流器充气 30 s 以排尽送气/送水管道、吸引管道和钳子管道内消毒液。

2)用 30 mL 注射器向副送水管注入 90 mL 空气,排尽副送水管道内清洗液。

(八)终末漂洗流程

(1)扫描内镜 ID 卡,记录终末漂洗时间。

(2)循环终末漂洗内镜全管道。

1)副送水管灌注纯化水或无菌水:用 30 mL 注射器向副送水管道冲洗 90 mL 纯化水或无菌水,检查副送水管道的出水是否为一条直线。

2)用纱布包裹右手点击"开始"按钮,纯化水或无菌水持续灌洗内镜送气/送水管道、吸引管道、钳子管道至少 2 min,注意观察喷嘴和钳子管道的出水是否均为直线,呈现两条直线才是有效的终末漂洗。

(3)充分终末漂洗。

1)将内镜浸泡在纯化水或无菌水中,用洁净的无绒布擦洗外表面,去除残留在外表面的消毒液,排放水槽中的水。

2)流动水下用洁净的无绒布反复擦洗内镜外表面及镜面、管道塞、灌流器、按钮、钳子管道开口阀和清洗工具刷,直至去除残留的消毒液。

(4)排尽各管道内水分。

1)自动灌流器充气 30 s 以排尽送气/送水管道、吸引管道和钳子管道内水分。

2)用 30 mL 注射器向副送水管注入 90 mL 空气,排尽副送水管道内水分。

(九)干燥流程

(1)扫描内镜 ID 卡,记录内镜干燥时间。

(2)将内镜置于干燥台上,将洁净的无绒布覆盖在内镜操作部、内镜先端部及光导接头,减少气溶胶形成(图 1-7-24)。

(3)用纱布包裹压力气枪吹灌流器的接

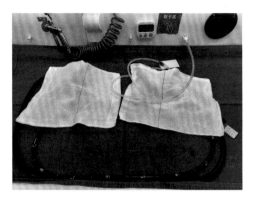

图 1-7-24　用洁净无绒布覆盖

头,至少 30 s。

(4)乙醇灌注或使用无菌气体干燥内镜。

(5)取下灌流器,用洁净的无绒布擦拭外表面的水分。

(6)用压力气枪吹操作部的角度旋钮。

(7)用压力气枪吹干吸引活塞、送气/送水活塞及钳子管道口。

(8)重点吹内镜光导接头,根据不同型号内镜延长吹干时间,关注吹干重点部位,彻底干燥光导接头。

(9)用洁净的无绒布擦干刷洗工具、灌流器、内镜按钮和钳子管道开口阀各部位的水分。

(10)安装吸引按钮、送水/送气按钮和钳子管道开口阀。

(11)将消毒后内镜置于清洁转运盘中待用。

(十)用物分类处理

将灌流器、管道塞、副送水管道、管道清洗刷、管道开口清洗刷等放入专用清洗区域,纱布、无绒布、一次性 5 mL、30 mL 注射器丢入黄色医疗垃圾桶。

(十一)注意事项

(1)整个操作过程中注意轻拿轻放,避免磕碰,爱护内镜。

(2)清洗内镜外表面时,一定要仔细擦拭保护套、镜面和镜头。

(3)清洗、漂洗、消毒和终末漂洗时,注意观察喷嘴和活检孔道是否均为一条直线,保证有效的清洗和消毒质量。

（4）内镜清洗和消毒时，要保证内镜、按钮和活检帽完全浸没在清洗液和消毒液中。

（5）不能因内镜数量不足而缩短清洗和消毒时间，严格遵守操作流程及规定时间。

第三节 全自动清洗消毒机操作流程

近些年来，全自动内镜清洗消毒机（AER）在全球范围内得到了广泛的使用，世界胃肠病学组织实践指南建议使用 AER 对内镜进行有效的高水平消毒，将部分软式内镜再处理的步骤实现自动化和标准化处理，可降低关键步骤遗漏的风险。在手工刷洗后，采用 AER 进行清洗、高水平消毒等程序，可提高软式内镜再处理的有效性与一致性，能有效地降低感控风险。同时，AER 的使用也能减少内镜再处理人员的职业暴露。

下面以 ASP ENDOCLENS-NSX 内镜自动清洗消毒机（图 1-7-25）和 A＋内镜自动清洗消毒机为例，介绍 AER 的操作流程。

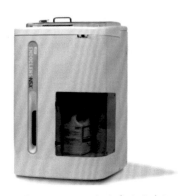

图 1-7-25 自动清洗消毒机

一、ASP ENDOCLENS-NSX 内镜自动清洗消毒机

使用 AER 之前，要确认该内镜已经过床旁预处理、测漏和彻底的手工刷洗。

1. 操作前准备

（1）洗涤剂：CIDEZYME® XTRA 多酶洗涤剂。

（2）消毒剂：CIDEX®邻苯二甲醛消毒液。

（3）乙醇：75％乙醇。

（4）打开液体储存柜的门，检查洗涤剂瓶及乙醇瓶是否足够（图 1-7-26）。

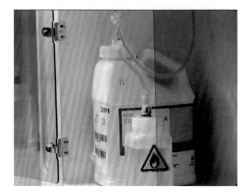

图 1-7-26 消毒剂

2. 扫描记录 依次扫描洗消员 ID 卡、内镜 ID 卡，记录洗消员信息、内镜信息和清洗消毒开始时间。

3. 内镜装载 将操作部置于清洗槽的底部，将插入部宽松地盘在水盆中，避免插入部先端及弯曲部受压。然后将导光部置入水盆底部。将附件篮放入水盆中，不要干扰内镜。确保内镜所有部分均低于水盆中间的排放口的边缘，以确保附件篮和内镜在清洗过程中完全浸没、充分洗消（图 1-7-27）。

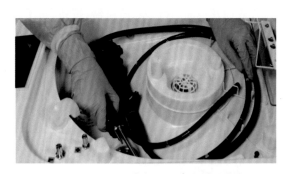

图 1-7-27 操作部置于清洗槽的底部

4. 连接内镜各连接管与清洗适配器 针对具体的内镜型号确定适当的清洗连接管和清洗适配器，将内镜与水盆中的清洗管路接口紧密连接，听到一声咔哒声，确保连接器牢固就位

并正确连接(图1-7-28和图1-7-29)。

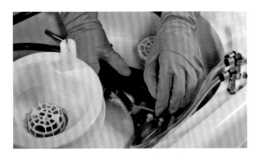

图1-7-28 内镜与清洗管路连接

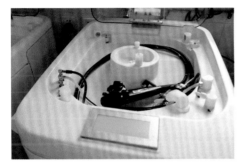

图1-7-29 内镜的盘放

5.关闭水盆盖 检查连接管有无打折、压迫变形及松脱。取下手套,戴上一副新手套,将盖子关闭,检查水盆盖边缘是否有卡嵌现象。

6.启动循环 按下数字"1",启动默认循环(图1-7-30)。该循环包括:酶洗、漂洗、消毒、终末漂洗、乙醇干燥和空气吹注。清洗和消毒过程中,屏幕显示当前所处进程和剩余时间。

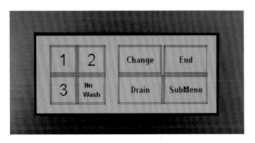

图1-7-30 选择清洗和消毒程序

7.消毒液浓度监测 当循环进展到消毒阶段时,通过红色取样口,使用试纸签夹住邻苯二甲醛浓度测试试纸,根据测试试纸说明书,对

邻苯二甲醛浓度进行检测。若结果通过则继续该循环;若不通过,则在该循环结束后,需要更换消毒液,对该条内镜重新进行消毒(图1-7-31和图1-7-32)。

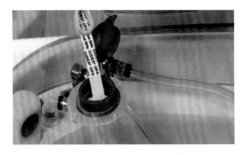

图1-7-31 测试浓度

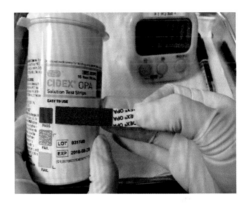

图1-7-32 对比色卡

8.消毒后再次检查 循环完成后,屏幕出现"循环完成",机器并发出声音提示。打开水盆盖,检查所有管道灌流器与管道塞是否连接在内镜上,若连接管脱落需重新连接管道并重新进行清洗和消毒。如果连接正常,断开连接器取出内镜,触按"√",循环完成。

9.取出吹干 将内镜与管道灌流器、管道塞(包括副送水管道及抬钳器管道)分离后,取出内镜,扫描结束并记录时间。再次手动吹干。

二、A+内镜清洗消毒机

使用内镜清洗消毒机前,要确认该内镜已经经过床旁预处理、测漏,以及是清洗过的内镜,开始扫描记录,依次扫描洗消员ID卡、内镜ID卡、洗消员记录信息、内镜信息和清洗消毒开始时间(图1-7-33)。

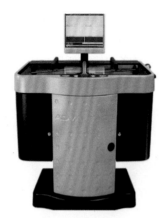

图 1-7-33 A+内镜清洗消毒机

1. 开始

(1) 将内镜放置在洗消槽内。

(2) 在洗消槽内选择正确的连接模块。

(3) 连接内镜。

(4) 按下菜单按钮。

(5) 扫描操作者条码。

(6) 在主菜单中选择"Endoscopy",并按确认。

(7) 扫描内镜上的条码,程序开始。

2. 结束

(1) 在程序结束时,屏幕将呈现黄色,提示操作者"收集消毒液样本,并进行最低有效浓度(MRC)测试"。

1) 在"Advantage Plus"相应单元中,通过收集来的样本,检查消毒剂最低有效浓度。

2) 将消毒剂测试试纸放置入溶液中,时长为 1 s。

3) 轻轻抖落多余溶液。

4) 等待 30 s,然后将试纸颜色与正确颜色比对。

(2) 根据试纸变色对比,按下相应的按键。

(3) 按下开始键 表示"通过",按下取消键 表示"失败"。

(4) 当屏幕提示"open the lid to complete the cycle",按下打开/关闭上盖键 。

(5) 扫操作人员条码 。

(6) 上盖打开,程序结束,内镜可以被取出。

全自动内镜清洗消毒机的选择应符合 GB 30689《内镜自动清洗消毒机卫生要求》,应遵循设备厂家说明书的要求进行定期的整机自身消毒及维护保养,以确保设备对内镜清洗和消毒的有效性。

(吴云星　刘军)

第四节　内镜储存与保养

WS 507—2016《软式内镜清洗消毒技术规范》中对内镜储存的规定:

5.4　内镜与附件储存库(柜):内表面应光滑、无缝隙,便于清洁和消毒。

6.1.4f　每日诊疗工作开始前,应对当日拟使用的消毒类内镜进行再次消毒、终末漂洗、干燥后,方可用于患者诊疗。

一、内镜储存区环境

内镜储存方式主要有内镜储存库(柜)等。多项研究表明内镜储存的期限与环境温度、湿度、储存时间等因素密切相关。

采用储存库(柜),通过中央空调控制系统、除湿装置或系统、空气净化系统等调节储存库(柜)的温度和湿度。参照无菌物品存放区要求,保持储存区相对湿度在 30%～60%,温度低于 24 ℃。储存库(柜)墙面/内壁表面应光滑、无缝隙,且需要满足避光、干燥、清洁要求,定期进行环境的清洁与消毒(图 1-7-34 和图 1-7-35)。

参照欧洲胃肠道内镜学会(ESGE)和欧洲胃肠病内镜护理协会(ESGENA)2018 版指南推荐要求,内镜应垂直放置在通风良好的封闭橱柜中,或者在专门设计的带/不带干燥功能的储存柜中。

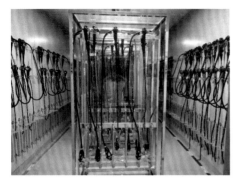

图 1-7-34　内镜储存库

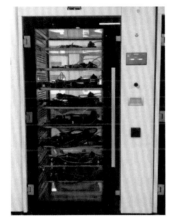

图 1-7-35　内镜储存柜

二、储存方法及注意点

（1）当日不再使用的内镜,干燥后悬挂存放于储存库(柜)。

（2）内镜储存前,取下防水盖并确认内镜表面和所有管道完全干燥。悬挂镜体,弯角固定钮置于自由位,肠镜软硬度调节环置于0位。图 1-7-36～图 1-7-38。

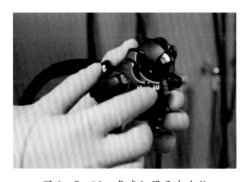

图 1-7-36　角度钮置于自由位

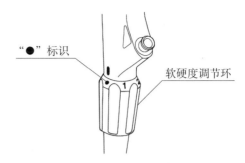

图 1-7-37　软硬度调节环标识

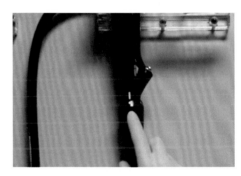

图 1-7-38　软硬度调节环置于0位

（3）内镜先端部自然下垂悬挂（图 1-7-39）。

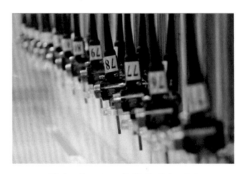

图 1-7-39　内镜先端部下垂

（4）存放期间,内镜组件（如阀门、按钮、先端帽等）可与内镜分离并放置在一起,必要时便于追溯并防止交叉感染。

（5）如果使用非垂直存储法,需要特别关注内镜管道内没有残留的水分,否则易导致内镜污染。因此,多国更新的指南均建议使用干燥式的储存柜（图 1-7-40）。

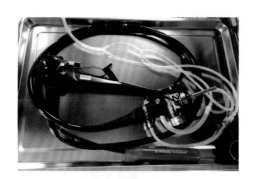

图 1-7-40　干燥式储存柜盘曲放置内镜

三、干燥储镜柜要求

许多国家/地区指南建议使用干燥储镜柜进行内镜存储（SFERD，2017；HTM，2016）。主要性能要求如下（Cen，2015）。

（1）镜柜必须能保证内镜清洗和消毒后的效果不变。

（2）在储存过程中，必须保障储镜柜内的空气质量。内镜最大储存期限必须明确。

（3）不具备干燥功能的储镜柜必须提供如何进行内镜干燥的说明或要求。

（4）如果具备干燥功能，必须提供有效的干燥时间说明。

（5）储镜柜必须配备合适的连接管路，以兼容所有内镜。

（6）连接管路必须确保所有内镜所有管路均能够通过充足的干燥气流。

四、内镜储存前和储存期间的管道干燥

内镜生产厂家在所有类型的消化内镜使用说明中均明确提出保持内管道干燥非常重要，所有设备在储存前必须彻底干燥，病原微生物在潮湿的环境中会增殖传播。此外，许多国家的内镜再处理指南也都声明了干燥的内管道对内镜存储的重要性。消毒后内镜发生污染的关键在于内镜存储过程中发生的生物膜形成和堆积。生物膜本不应该在干燥的消毒后内镜管道内形成，但是如果在存储过程中存在管道潮湿问题，就会形成生物膜。

尽管有许多关于内镜管道干燥的警告或声明，内镜清洗和消毒人员仍旧难以对什么是"足够干燥的程度"进行定义。研究报道，水分会在储存的内镜管道中持续存在，从而促进微生物的繁殖。Gerding 等指出，通过强制吹干可以大大减少储存环节的细菌污染，原因在于去除了有利于细菌生长的潮湿环境。阿尔法和西特的17 项研究得出结论：如果将经过重新处理的十二指肠镜在通道中注满水分，则在储存 24～72 h 的过程中，钳子管道中会发生明显的细菌增殖。当使用强制空气干燥 10 min 后，则可以有效减少这种繁殖。

五、储存库(柜)清洁

等离子空气消毒机可部分杀灭空气中微生物，同时具有良好的净化除尘效果，达到《医院消毒卫生标准》中规定的 II 类环境空气要求。储存库(柜)每天早晚使用空气消毒机消毒，消毒期间避免人员的走动。墙面、镜柜内外表面、镜托、镜架等每周用含有效氯 500 mg/L 的含氯消毒液擦拭消毒，30 min 后再用清水擦拭干净（图 1-7-41）。

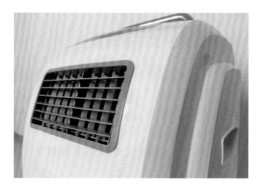

图 1-7-41　等离子空气消毒机消毒

六、内镜保养要求

预防性进行内镜保养能够有效降低内镜故障和维修的发生率，提高设备使用率并延长使用寿命。一项关于美国华盛顿州的多重耐药菌相关的暴发性感染研究发现，75% 的被污染十二指肠镜在使用性能良好的情况下，仍然需要进行内镜的大修。因此，内镜护士需要转变

现有观念,从原来固化的思维模式转变到充分认知内镜相关问题会导致患者受到伤害的情境模式。

现阶段,有三种对内镜保养的方法被证实有效,具体包括:①国际三大主流内镜生产厂家要求每年至少对内镜进行一次检查和保养。②通过使用带有细微直径摄像系统的内镜管腔检测仪,对内镜钳子管道进行直视下的检测,可以立即观察出管道内残留液滴及腔道损伤问题。③对于特殊内镜(如十二指肠镜)进行生物学培养,对于培养结果阳性的内镜需要进行特殊处理,以防止内镜相关感染事件的发生。

事实证明,没有哪一种保养方法是完美且100%有效的,只有在临床实践中综合运用以上办法,并且不断发掘、寻找更为有效的保养办法是不断提高内镜使用寿命的重要举措。

第五节　诊疗结束后的环境、设备及管道终末处理流程

一、诊疗结束后的环境、设备及管道处理流程

WS 367—2012《医疗机构消毒技术规范》

C.10.2.2.1　将待消毒的物品浸没于装有含氯消毒剂溶液的容器中,加盖。对细菌繁殖体污染物品的消毒,用含有效氯500 mg/L的消毒液浸泡≥10 min,对经血传播病原体、分枝杆菌和细菌芽孢污染物品的消毒,用含有效氯2 000~5 000 mg/L消毒液,浸泡≥30 min。

C.10.2.2.2　擦拭法　大件物品或其他不能用浸泡消毒的物品用擦拭消毒,消毒所用的浓度和作用时间同浸泡法。

每日诊疗及清洗消毒工作结束后,应对环境进行清洁和消毒处理,包括清洗消毒室内所有设备设施、物体表面等。

1. 水封瓶的处理　水封瓶是内镜潜在的可能污染源之一,如使用自来水而不是无菌水、清洁不充分、缺乏消毒等。可重复使用的水瓶应每天至少清洗消毒一次,并定期进行生物学监测。所有指南均不建议在水封瓶中添加除无菌水外的任何其他物质,如西甲硅油等。如需使用西甲硅油,应该通过内镜钳子管道进行直接灌注。

多项国际指南如美国胃肠科护士协会(SGNA)指南、韩国胃肠道内镜学会(KSGE)指南、美国胃肠内镜指南、欧洲胃肠道内镜学会(ESGE)和欧洲胃肠病内镜护理协会(ESGENA)指南、加拿大感染预防控制指南等均推荐内镜水封瓶应至少每日更换一次,并采用高水平消毒和彻底干燥或低温灭菌处理。英国胃肠病学会(BSG)指南则建议每次内镜检查后3 h即更换水瓶,可有效降低致病菌滋生风险。

2. 清洗槽和漂洗槽的处理

(1) 每日工作结束后取下灌流器,在流动水下分别用擦拭布、短毛刷、牙刷等清洁水槽内壁及接头,直至无肉眼可见污物。

(2) 水槽接头用蘸有含有效氯500 mg/L消毒液的短毛刷、牙刷等再次清洁各部位,槽体浸泡消毒30 min(见图1-7-42)。

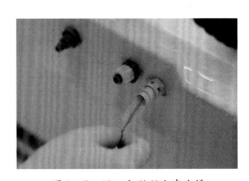

图1-7-42　毛刷刷洗清洗槽

(3) 再次在流动水下清洁水槽内壁及接头,擦干槽体。

3. 消毒槽的处理　消毒槽在每次更换消毒液时进行清洁、消毒处理。

(1) 排尽消毒槽内消毒液。

(2) 流动水洗净消毒槽槽体、接头及槽盖,直至无肉眼可见污物。

（3）消毒槽接头用蘸有含有效氯 500 mg/L 消毒液的短毛刷、牙刷等再次清洁，槽体浸泡消毒 30 min，流动水冲洗干净。

（4）无菌巾擦干后倒入消毒液。

4. 控制面板、干燥台面的处理　每日工作结束后，使用含有效氯 500 mg/L 消毒液的擦拭布擦拭消毒，30 min 后用无菌巾擦干。

5. 管道灌流器及管道插塞的处理

（1）每日工作结束后的处理

1）拆下所有的灌流管及管道塞，见图 1-7-43。

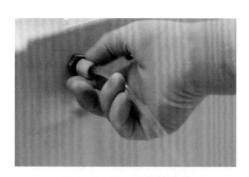

图 1-7-43　拆卸灌流管

2）流动水及高压水枪冲洗管道内外表面。

3）浸没于含有效氯 500 mg/L 的消毒液中，浸泡消毒 30 min，注意使用 20 mL 注射器灌注内管腔，确保管腔内充满消毒液，见图 1-7-44。

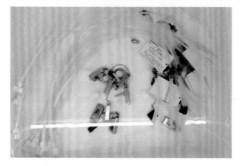

图 1-7-44　拆卸灌流管浸泡消毒

4）消毒结束后用流动水及高压水枪冲洗干净内外表面，晾干备用。

（2）每周一次深度处理

1）拆开灌流器接头、管道及各关节部位至最小单元，全部放入按比例配置的清洗液中。

2）使用合适的清洗刷在清洗液液面下刷洗管道内管腔，用毛刷刷洗接头部缝隙直至无肉眼可见污物。

3）清洗液浸泡：使用 20 mL 注射器灌注内管腔，确保管腔内充满清洗液。计时浸泡，浸泡时间应遵循产品说明书。清洗液浸泡结束后在流动水下彻底冲洗并吹干。

4）浸没于含有效氯 500 mg/L 的消毒液中，浸泡消毒 30 min，注意使用 20 mL 注射器灌注内管腔，确保管腔内充满消毒液。

5）消毒结束后取出所有部件，用流动水及高压水枪冲洗干净内外表面，晾干备用。

6. 其他物品的处理

（1）预处理用桶：在流动水下彻底清洗干净，放入含有效氯 500 mg/L 的消毒液中浸泡消毒 30 min，冲洗晾干备用。

（2）敷料缸等：清洗干燥后打包行高压蒸汽灭菌。

7. 内镜自动清洗消毒机的处理

（1）检查机器：每日工作结束后应关闭内镜自动清洗消毒机电源，检查各管道是否完好。

（2）机器内可拆卸管道的处理：内镜自动清洗消毒机全管道灌流器、副送水管道/抬钳器管道灌流器需每天拆下清洗，消毒液浸泡消毒后冲洗晾干备用。必要时定期送消毒供应中心进行灭菌处理，见图 1-7-45。

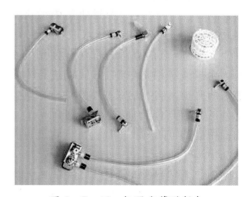

图 1-7-45　机器内管道拆卸

（3）槽体及机盖的处理：每日工作结束后用含有效氯 500 mg/L 的消毒液擦拭，包括清洗消毒槽内部、接头部位、出水口部位、盖子内表面、盖子外表面、电脑操作面板等,再用清水擦拭干净,见图1-7-46。

(4)清洗消毒机的自身消毒处理:遵循厂家说明书要求,定期对机器进行自身消毒流程的处理。

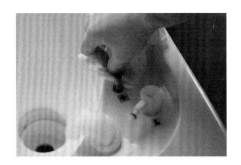

图1-7-46 洗消机槽体擦拭

第六节 内镜清洗和消毒质量监测

一、内镜消毒质量监测

WS 507—2016《软式内镜清洗消毒技术规范》7.3.1 消毒内镜应每季度进行生物学监测。监测采用轮换抽检的方式,每次按25%的比例抽检。内镜数量≤5条,应每次全部监测;内镜数量>5条,每次监测数量应不低于5条。

建议:每次监测时尽量选择不同型号、不同种类的内镜。建议治疗内镜每月监测一次。

1. 采样用物准备

(1)无菌巾、无菌手术衣、无菌手套、口罩、帽子。

(2)50 mL注射器。

(3)打火机、酒精灯。

(4)集液瓶:经高压蒸汽灭菌。

(5)含相应中和剂的洗脱液,不同种类消毒剂使用的中和剂不同。

1)含氯消毒剂、过氧化物消毒剂用含0.1%硫代硫酸钠中和剂。

2)氯己定、季铵盐类消毒剂用含0.3%吐温80和0.3%卵磷脂中和剂。

3)醛类消毒剂用含0.3%甘氨酸中和剂。

4)含有表面活性剂的各种复方消毒剂可在中和剂中加入吐温80至3%。

2. 采样时间 在内镜高水平消毒或灭菌后、清洗消毒机新安装或维修后、更换消毒剂品牌、使用新内镜、内镜维修后,应对内镜进行监测,监测合格后方可使用。

3. 采样部位(图1-7-47~图1-7-49)

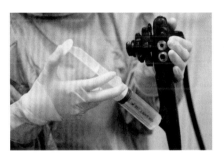

图1-7-47 钳子管道采样

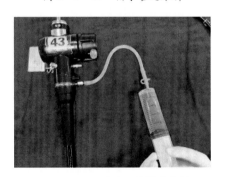

图1-7-48 副送水管道采样

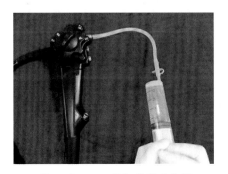

图1-7-49 抬钳器管道采样

（1）钳子管道。

（2）如有副送水管道，建议对副送水管道采样。

（3）如十二指肠镜等有抬钳器的特殊内镜，建议对抬钳器钢丝管道采样。

4. 采样方法

（1）停止其他操作，减少人员走动。铺设无菌台，戴口罩、帽子，穿无菌手术衣，戴无菌手套。

（2）取清洗和消毒后内镜，无菌注射器抽取 50 mL 含相应中和剂的无菌洗脱液，从被检内镜活检口注入冲洗内镜管道，出口收集全量洗脱液。注射器向管腔内注入空气，以排尽管腔内残留洗脱液。

（3）洗脱液充分混匀，取 2.0 mL 分别接种于两个平皿，每皿 1.0 mL，培养计数；剩余洗脱液在无菌条件下采用滤膜（0.45 μm）过滤浓缩，滤膜贴于营养琼脂培养基平皿上，培养计数。

5. 评价标准

（1）菌落计数公式

1）当滤膜法不可计数时，菌落总数（CFU/件）＝平板的平均菌落数×50。

2）当滤膜法可计数时，菌落总数（CFU/件）＝平板总菌落数＋滤膜上菌落数。

（2）高水平消毒合格标准：细菌总数≤20 CFU/件。

（3）灭菌合格标准：未检出细菌（无菌检验合格）。

二、内镜清洗质量监测

WS 507—2016《软式内镜清洗消毒技术规范》

7.1 内镜清洗质量监测

7.1.1 应采用目测方法对每件内镜及其附件进行检查。内镜及其附件的表面应清洁、无污渍。清洗质量不合格的，应重新处理。

7.1.2 可采用蛋白残留测定、ATP 生物荧光测定等方法，定期监测内镜的清洗效果。

1. 目测法 目测漂洗后的内镜表面及其关节有无血渍、污渍、水垢等残留。可以采用带光源的 10 倍放大镜检查内镜外表面，尤其注意套管内腔面、机械臂关节处等是否有残留物，无

为合格，否则为不合格。有条件者可以采用超柔检查管道镜（Steri Cam）检查内钳子管道中的残留情况，记录腔道内残留二甲硅油和污物的外观、液滴数量，见图 1 - 7 - 50。

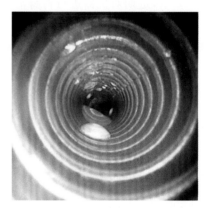

图 1 - 7 - 50 管道镜观察内钳子管道

2. ATP 生物荧光检测试验 间接反映微生物或有机物含量，可以快速监测内镜清洗前后的细菌残留量，用于评价内镜清洗的有效性。

（1）使用检测棒从钳子管道入口插入至内镜先端部，检测棒头端插入 ATP 监测仪进行检测。

（2）评价标准：不同品牌的检测仪评价标准不一样，应严格按照厂家说明和标准进行评价。

（3）记录结果，针对每一步的清洗效果及时进行改善。

3. 蛋白质残留测定 研究指出，手工清洗后内镜管腔残留的有机物残留量应达到以下标准：蛋白质＜6.4 μg/cm^2，血红蛋白＜2.2 μg/cm^2，碳水化合物＜1.8 μg/cm^2。对于使用动力泵辅助的清洗后要求蛋白质＜2 μg/cm^2。

（1）按照产品要求，将显色试剂块蘸取漂洗后内镜器械管道或轴节处表面水珠。

（2）1 min 后观察结果：显色试剂块不变色者为"－"，全部或局部出现不同程度的绿色均视为"＋"，表示有残留蛋白，颜色越深表示残留蛋白质越多，需要重新清洗或检测。

（黄茜 马久红）

参考文献

［1］徐丹凤,邹文斌,胡良皞,等.消化内镜中心清洗消毒的质控与管理［J］.解放军医院管理杂志,2013,20(7):623－625.

［2］王萍,樊莉铭,姚伊娜,等.优化软式内镜再处理清洗流程的效果研究［J］.上海护理,2019,19(12):59－61.

［3］张泰昌,于中麟,巩玉秀,等.内镜手工清洗消毒研究及自动清洗消毒机消毒效果抽样调查［J］.中华消化内镜杂志,2002,5:5－8.

［4］赵春玲,韩文良,李小环,等.手工与全自动清洗消毒消化内镜的效果对比［J］.解放军预防医学杂志,2016,34(4):533－534.

［5］赵春玲,韩文良,原红艳.全自动清洗消毒机在临床应用中的效果［J］.临床医药文献电子杂志,2016,3(1):184－185.

［6］中华人民共和国国家质量监督检验检疫总局,中国国家标准化管理委员会.内镜自动清洗消毒机卫生要求 GB 30689—2014［S］.北京:中国标准出版社,2014.

［7］Alfa MJ. American Journal of Infection Control Medical instrument reprocessing: current issues with cleaning and cleaning monitoring［J］. American Journal of Infection Control, 2019,47, A10－A16.

［8］Beilenhoff U, Biering H, Blum R, et al. Reprocessing of flexible endoscopes and endoscopic accessories used in gastrointestinal endoscopy: Position Statement of the European Society of Gastrointestinal Endoscopy (ESGE) and European Society of Gastroenterology Nurses and Associates (ESGENA)-Update 2018［J］. Endoscopy, 2018,50(12), 1205－1234.

［9］Dutch Advisory Board Cleaning and Disinfection Flexible Endoscopes (SFERD). Professional standard handbook-Cleaning and disinfection flexible endoscopes. Version 4.1.2017.

［10］European Committee for Standardization (Cen). European Standard EN 16442: Controlled environment storage cabinet for processed thermolabile endoscopes. 2015.

［11］Health Technical Memorandum (HTM) 01－06: Management and decontamination of flexible endoscopes (HTM 01－06). Part B: Decontamination of flexible endoscopes: design and installation. 2016.

［12］李晓林.三磷酸腺苷生物荧光法评价达芬奇机器人手术器械清洗效果对照研究［J］.护理学报,2018,25(9):68－70.

［13］刘明秀,舒成凤,王树英,等.注水瓶连续使用时间对其中水细菌污染情况的影响［J］.中国感染控制杂志,2020,19(11):1019－1022.

［14］马久红,席慧君.软式内镜清洗消毒实践操作指南［M］.上海:上海科学技术出版社,2017.

第八章 消化内镜可重复使用器械处理流程

消化内镜可重复使用器械管道狭长、结构微小、精密，在灭菌前均需进行严格的手工清洗。本章节以 Olympus HX-110LR 夹子装置的处理流程为例进行阐述。

1. 清洗手柄、螺旋鞘管及操作丝　将夹子装置放入清洗液中，仔细擦洗手柄、螺旋鞘管等，防止污染物干燥。用软毛牙刷刷洗挂钩和操作丝，直至无肉眼可见污物。夹子装置在清洗时盘曲直径不能小于 20 cm，否则可能损坏器械（图 1-8-1 和图 1-8-2）。

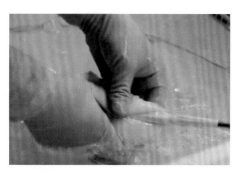

图 1-8-1　擦洗手柄和螺旋鞘管

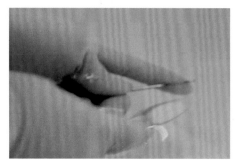

图 1-8-2　用毛刷刷洗挂钩和操作丝

2. 清洗内芯腔道　在清洗液液面下来回推动装置滑动把手，使清洗液与装置内芯充分接触（图 1-8-3）。

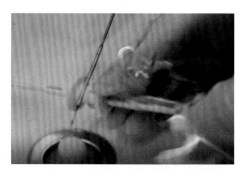

图 1-8-3　在清洗液中来回推动把手

3. 清洗液浸泡　计时浸泡，浸泡时间应遵循产品说明书。清洗液浸泡结束后在流动水下彻底冲洗。

4. 超声震荡清洗　超声震荡仪内按比例配置清洗液，放入震荡仪内震荡清洗 10 min 或 30 min（按产品说明书要求）后取出，在流动水下漂洗干净（图 1-8-4）。

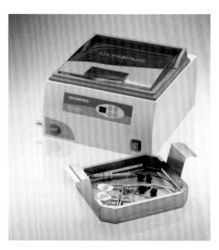

图 1-8-4　夹子装置超声震荡

5. 润滑内芯腔道 擦干外表面水分,放入按比例配置的水溶性润滑液中,来回推送夹子装置滑动把手数次,直至润滑液充分润滑装置内腔道(图1-8-5)。

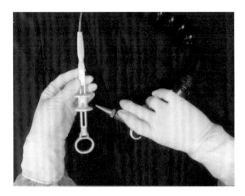

图1-8-6 擦干/吹干夹子装置水分

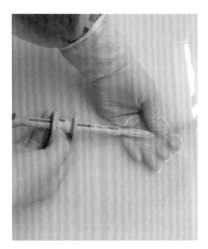

图1-8-5 来回推动手柄部

6. 吹干 使用灭菌超细纤维毛巾覆盖并擦干夹子装置外表面,用高压气枪吹干多余水分(图1-8-6)。

7. 干燥 放入70℃的干燥箱内烘干,时间为10 min。

8. 打包和灭菌 打包后送供应室进行高压蒸汽灭菌或环氧乙烷灭菌,灭菌后的储存应符合无菌物品储存规定。注意:根据器械说明

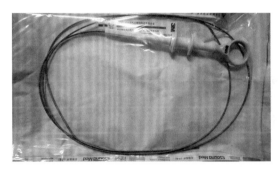

图1-8-7 高压蒸汽灭菌前的装袋

书规定的灭菌方法选择相应的灭菌方式。不同的灭菌方式应选择相应的包装袋及灭菌指示卡(图1-8-7)。

(黄茜 马久红)

参考文献

马久红,席慧君.软式内镜清洗消毒实践操作指南[M].上海:上海科学技术出版社,2017.

第九章 电子内镜安装与调试及常见故障处理

消化内镜超级微创技术迅猛发展,内镜诊疗技术得到了全面推广,电子内镜已然成为消化医师手中的诊断及治疗利器。现代电子内镜采用了光学数字技术,优良的可视性、便捷的操控性、检查的精准性,使其成为诊断消化道疾病的金标准。内镜下微创手术技术,以及近几年开展的经自然腔道内镜外科技术,亦是医学临床治疗技术和观念的重要改变。内镜下微创手术以其创伤小、痛苦轻、恢复快的优势逐渐被广大患者接受。运用这一利器更好地造福患者,学会如何爱护内镜显得尤为重要。

电子内镜具有结构精良、操作自如、图像清晰、使用方便等优点,且又是一套精密贵重、易损坏的仪器设备。临床工作中电子内镜的频繁使用及频繁清洗和消毒,易导致内镜发生各种各样的故障。因此,充分了解电子内镜的基本结构和原理,掌握正确的内镜安装操作流程及调试要领,并能识别故障现象,对故障进行预判并做到及时处理,是延长内镜使用周期的关键,同时也是保证电子内镜高效性和安全性运行的前提。

随着科技的进步,内镜的品牌和类别日渐增多,我们在使用前应仔细阅读产品说明书,严格按照产品说明书的指导进行操作,以下以奥林巴斯290系列内镜为例进行阐述。

第一节 安装与调试

一、电子内镜(下面简称内镜)安装与调试

做好使用前的准备和检查是正确、安全使用内镜的重要前提。

1. 安装前检查内镜

(1)检查内镜插入部外表面:用手轻捋插入部外表面,检查内镜整个插入部外表面是否有凹凸不平(图1-9-1)、划痕、孔洞、松弛、异物附着、部件缺失、突起或其他异常现象。

(2)检查操作部和光导接头:是否有过度划痕、变形、部件松脱或其他异常现象。

(3)检查保护套及插入管:检查靠近保护套处是否存在弯曲、扭缠或其他异常现象(图1-9-2)。

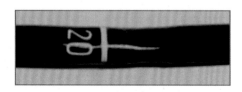

图1-9-1 镜身有压痕

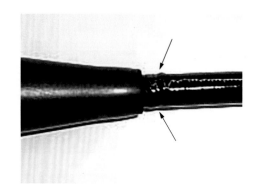

图1-9-2 锥形套+插入管折痕

（4）检查内镜柔韧性：双手将内镜插入管弯曲成一个半圆（图1-9-3），确认整个插入管可以顺畅地弯成半圆形（图1-9-4），并具有良好的柔韧性。

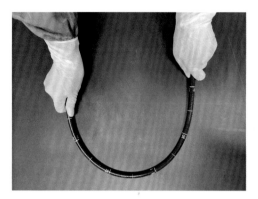

图1-9-3 检查内镜柔韧性

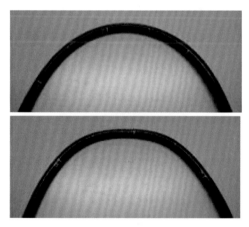

图1-9-4 正常圆弧和异常圆弧

（5）检查弯曲部：左手握住距先端部20 cm处的插入管，右手轻轻握住弯曲部中点，两手各自向反方向推拉，确认弯曲部与插入部之间的连接没有松脱。

（6）检查内镜先端部的物镜和导光束。

1）检查先端盖玻璃是否有划痕、裂缝、污迹或其他异常现象。

2）检查导光束：用手指遮挡导光接头导光束入口，从先端头导光束出口处观察其亮度变化情况。

（7）检查内镜先端部的送气/送水喷嘴：是否有异常膨胀、隆起、凹陷、堵塞或其他异常现象。

（8）检查上/下和左/右角度卡锁。

1）推向"F▶"方向（图1-9-5），解除角度控制钮的锁定，确认角度控制钮旋转自由。

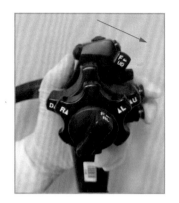

图1-9-5 推向"F▶"方向

2）推向"F▶"的相反方向（图1-9-6），锁定角度控制钮，确认弯曲部的角度基本不变，此时不可再次转动角度卡锁，以免造成角度钢丝断裂。

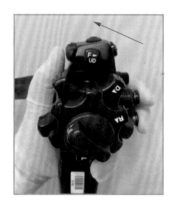

图1-9-6 推向"F▶"的相反方向

（9）检查角度控制钮：将内镜平放，轻轻旋转上/下和左/右角度控制旋钮直至遇明显阻力，并记录最大角度（角度标准应符合国标要求），然后恢复到自然位置，以此确认弯曲部的弯曲操作顺畅并正常，能够达到最大幅度，并恢复到自然位置。

（10）检查抬钳器功能（图1-9-7）。

1）检查抬起功能：向"◀U"方向缓慢旋转抬钳器控制旋钮，确认旋钮操作顺畅，并且抬钳

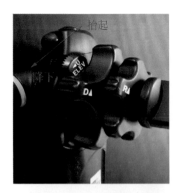

图 1-9-7 检查抬钳器

器能够顺利升起,并且确认握住抬钳器控制旋钮,从后面推时,抬钳器保持稳定(图 1-9-8)。

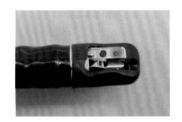

图 1-9-8 检查抬起

2) 检查降下功能:再向"◀U"的相反方向缓慢旋转抬钳器控制旋钮到头,抬钳器能够顺利降低,并目测确认从插入部先端伸出的抬钳器钢丝没有折断或弯曲(图 1-9-9)。

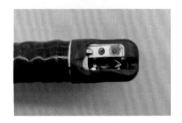

图 1-9-9 检查降下功能

(11) 检查肠镜硬度调节环:是否归零,各个硬度调节档是否能顺畅(图 1-9-10 和图 1-9-11)。

(12) 检查钳子管道通畅性:将活检钳钳头闭合,缓慢匀速地插入钳子管道,反复测试 2~3 次,插入活检钳过程应流畅,无阻滞感。

备注:若上述步骤检查中发现异常,应立即联系内镜工程师维修。

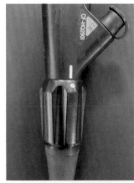 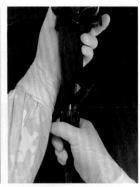

图 1-9-10 软硬度调 图 1-9-11 调节环归零
节环

2. 连接内镜与主机

(1) 确认光源是否处于关闭状态。

(2) 确认光源的输出插座干燥,无异物。

(3) 确保光导接头完全干燥,无碎屑,电气接点处没有碎屑和水珠残留,"o"(向上)标识朝上握住光导接头,将光导接头完全插入光源的输出插座(图 1-9-12～图 1-9-14)。

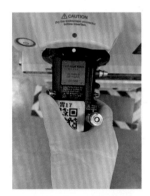

图 1-9-12 插入光导接头

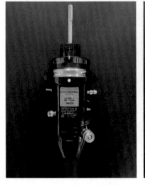 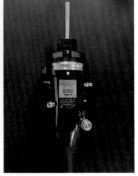

图 1-9-13 干燥不彻底 图 1-9-14 干燥彻底

（4）连接送气/送水瓶。

1）将水瓶的送水管道以90°角放置在光导接头的送水接头上，然后推入到头（图1-9-15）。

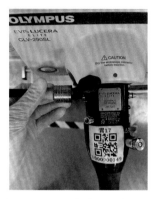

图1-9-15　安装送气/送水瓶

2）再将水瓶的金属头顺时针旋转90°，使送气管道与光导接头上的送气接头对齐，再次推入水瓶的金属头到头。确认水瓶的连接接头安装正确，并且不能转动（图1-9-16）。

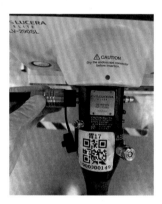

图1-9-16　安装送气/送水瓶

（5）将吸引管连接到光导接头上的吸引接头。

3. 内镜与主机连接后的调试

（1）打开图像处理装置、光源和监视器开关，确认内镜先端部输出照明光，检查主机面板光源显示功能正常。

（2）根据显示屏信息提示，查看内镜是否需要做白平衡，完成后检查内镜图像清晰度、色彩是否正常。

（3）内镜试气试水。

1）试气：用手指堵住送气/送水按钮上的小孔，确认有气泡从喷嘴持续冒出，且气泡直径大于1cm。

2）试水：按下送气/送水按钮，查看喷嘴是否出现连续的水柱。

（4）检查吸引功能是否正常：将内镜先端部放入无菌水中，按下吸引按钮，确认水被持续地吸引到吸引瓶中；松开吸引按钮，确认吸引停止，并且按钮回到其初始位置。

（5）检查灯光亮度是否合适，确认内镜图像没有干扰、污点、雾状模糊或其他异常。

（6）检查NBI、NearFocus等特殊功能是否正常。

（7）检查：查看内镜图像强调等级是否匹配。

（8）检查特殊内镜：如放大内镜的放大功能是否正常及黑帽是否安装好，副送水内镜的副送水功能是否正常。

二、注意事项

（1）安装内镜时，严格按照规范指示操作，禁止暴力安装内镜，避免损坏连接部的电气接点的铜针或铜片，影响使用。

（2）内镜灯光打开时，请勿直视内镜先端部，以免眼部受伤。

（3）如果送气/送水瓶中无菌水水位过低，则会进入空气而不是水，此时应关闭光源上送气/送水按钮，向瓶中添加无菌水，直至达到规定水位。

（4）初次按下送气/送水按钮时，可能需要几秒钟才能有水喷出；同样初次使用副送水，也需要几秒钟才能有水流出。

（5）在操作过程中，如果出现内镜图像或功能异常，但能自行恢复，那么内镜可能存在故障，应立即停止内镜检查，松解各个角度旋钮，将内镜缓慢抽出。

（6）带抬钳器内镜使用过程中不能降下抬钳器，应立即停止检查，查找原因并联系维修。

（7）使用十二指肠镜内镜图像中如可以看到十二指肠镜先端帽，须重新安装先端帽。

（8）如内镜视野模糊，先检查内镜是否清洗干净，排除此原因后可用洁净无绒布蘸70%

乙醇或异丙醇的擦拭物镜。

（9）取下内镜时，及时正确安装防水帽或防水盖，落实测漏程序，及时发现漏水问题，避免损坏核心部件。

第二节 常见故障处理

一、内镜常见故障及其处理

（一）送气/送水不畅

1. 查找原因

（1）气泵未打开。

（2）送气/送水按钮磨损、损坏。

（3）送气/送水活塞磨损。

（4）内镜安装不规范，与气泵未连接好。

（5）注水瓶与内镜的接口处密封圈磨损（图1-9-17）。

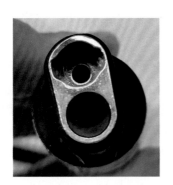

图1-9-17 密封圈磨损

（6）注水瓶瓶盖未对齐拧紧。

（7）水瓶中的无菌水不在规定水位。

（8）喷嘴变形或堵塞。

2. 解决方法

（1）按照光源使用说明书的内容，启动光源上的LOW、MED或HIGH按钮。

（2）更换新的送气/送水按钮。

（3）联系工程师维修，在日常清洗时执行正确的刷洗角度。

（4）确认内镜安装到位。

（5）更换注水瓶或瓶盖。

（6）正确拧紧注水瓶瓶盖。

（7）向水瓶中加入无菌水到规定水位。

（8）重新洗消内镜，冲洗送气送水管道，若不能改善，则需联系内镜工程师维修。

（二）送气同时又送水

1. 查找原因

（1）送气/送水按钮磨损、损坏。

（2）水瓶中的水超过规定水位。

（3）送气/送水活塞磨损。

2. 解决方法

（1）更换新的送气/送水按钮。

（2）减少水瓶中的无菌水使之在规定水位内。

（3）联系工程师维修，在日常清洗时执行正确的刷洗角度。

（三）送气/送水按钮按压不畅

1. 查找原因

（1）送气/送水按钮有污物堵塞。

（2）送气/送水按钮磨损、损坏。

2. 解决方法

（1）取下送气/送水按钮，对其进行清洗、消毒和灭菌，然后安装。

（2）更换新的送气/送水按钮并安装。

（四）送气/送水按钮无法安装

1. 查找原因

（1）使用了错误的送气/送水按钮。

（2）送气/送水按钮损坏、变形。

2. 解决方法

（1）使用正确的送气/送水按钮。

（2）更换新的送气/送水按钮。

（五）吸引力不足

1. 查找原因

（1）钳子管道开口阀安装不正确。

（2）钳子管道开口阀破损，导致漏气。

（3）吸引管与内镜吸引接口连接不紧闭。

（4）吸引泵压力设定不当。

（5）吸引按钮磨损、损坏。

（6）吸引活塞磨损。

2. 解决方法

（1）重新正确安装。

（2）更换新的钳子管道开口阀。

（3）重新连接吸引管,确保连接处密闭。

（4）按照吸引泵使用说明书的内容,调整设定。

（5）更换新的吸引按钮。

（6）正确使用清洗刷,联系内镜工程师维修。

（六）吸引按钮按压不畅或无法取下

1. 查找原因

（1）吸引按钮内有污物卡顿或吸引管道堵塞。

（2）吸引按钮磨损、损坏或使用了不兼容的吸引按钮。

2. 解决方法

（1）取下吸引按钮,对其进行清洗、消毒和灭菌,然后重新安装;上述步骤若仍不能解决故障,则需松解内镜角度旋钮,将内镜镜身调至自由伸直状态,一人左手同时按下送气/送水按钮和吸引按钮,右手按住钳子管道开口阀(图1-9-18);另一人将有50 mL无菌水的注射器口对准内镜吸引接口,快速注入50 mL无菌水(图1-9-19)。

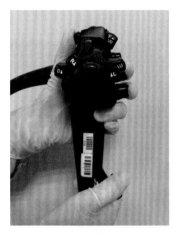

图1-9-18　按紧所有腔道

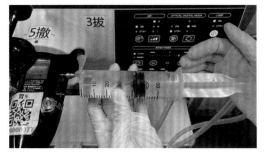

图1-9-19　快速注入50 mL无菌水

（2）更换新的吸引按钮。

（七）钳子管道开口阀漏水

1. 查找原因

（1）钳子管道开口阀破损。

（2）钳子管道开口阀安装不正确。

2. 解决方法

（1）更换新的钳子管道开口阀。

（2）重新正确安装。

（八）内镜图像显示异常

1. 查找原因

（1）电源未全部打开。

（2）显示器图像视频电缆线接头松脱或连接错误。

（3）主机功能异常、色彩或强调模式等异常。

（4）监视器亮度及对比度等设置错误。

（5）灯泡使用时间过长(图1-9-20)。

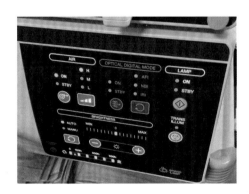

图1-9-20　灯泡报警

（6）CCD/导光束盖玻璃受损或污物附着(图1-9-21)。

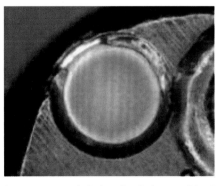

图1-9-21　盖玻璃污物(由富士公司提供)

（7）电气连接口腐蚀或氧化锈蚀。

（8）电气接口处铜针断裂或铜片损伤（图1-9-22）。

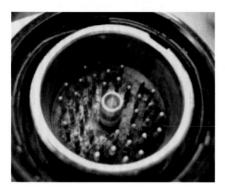

图1-9-22 铜针断裂（由富士公司提供）

2. 解决方法

（1）开启所有电源开关。

（2）重新连接视频电缆线。

（3）按照主机使用说明书，调整设置。

（4）重新做白平衡，按照光源使用说明书的内容，调整设定。

（5）联系内镜工程师更换新灯泡。

（6）用湿纱布擦拭去除污物，若仍不清晰，内镜则须测漏。

（7）内镜清洗消毒后须彻底干燥，确保无水珠的情况下连接光源，定期检查，发现生锈联系内镜工程师维修。

（8）连接电气接口须点对点对齐，遇阻力调整方向，不可暴力旋拧，发现铜针损坏时联系内镜工程师维修。

（九）内镜弯曲角度异常

1. 查找原因

（1）角度卡锁未解锁。

（2）过度使用导致角度钢丝老化或断裂。

2. 解决方法

（1）解锁各个角度卡锁。

（2）联系内镜工程师维修。

（十）抬钳器功能异常

1. 查找原因 过度使用导致抬钳器钢丝老化或断裂。

2. 解决方法 联系内镜工程师维修。

二、其他常见内镜故障

（一）内镜漏水

1. 查找原因

（1）内镜附件使用不规范造成钳子管道或钳道口破损（图1-9-23）。

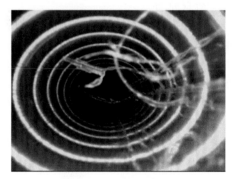

图1-9-23 钳子管道划痕

（2）磕碰、挤压等外力损伤造成外皮破损（图1-9-24和图1-9-25）。

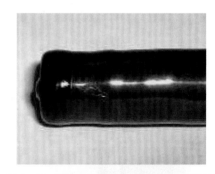

图1-9-24 外皮破损（由富士公司提供）

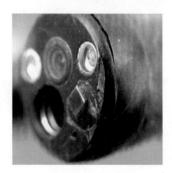

图1-9-25 先端部破损（由富士公司提供）

（3）弯曲部和插入部使用时用力弯折造成破损。

（4）暴力操作电子功能按钮造成裂痕破损（图1-9-26）。

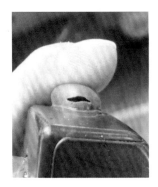

图1-9-26　按钮破损（由富士公司提供）

（5）过度使用角度控制钮。

（6）橡皮变形、老化破损。

（7）患者过度紧张造成误咬。

2. 预防方法

（1）操作中严禁内镜先端部弯曲时暴力通过附件，合理使用和内镜匹配的附件；附件进出内镜钳子管道时必须闭合，禁止在钳子管道内释放附件（尤其是注射针）。

（2）正确持镜，轻拿轻放：取用、转运、盘放内镜时避免碰撞锐器、硬物，"一盘一镜"避免叠压，盘放内镜时直径至少大于20 cm；除诊疗、清洗和消毒时间外，内镜先端部均应保持使用保护套（图1-9-27～图1-9-33）。

（3）规范使用内镜，避免大角度弯折镜身。

（4）使用指腹轻按电子功能按钮。

（5）不要过度用力旋转角度控制钮。

（6）注重内镜的正确的洗消保养方法，使用柔软无绒布擦洗内镜外表面。

（7）术前为患者讲解配合要点，缓解紧张情绪，术中时刻观察患者反应。

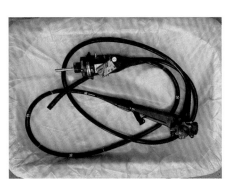

图1-9-27　错误盘镜

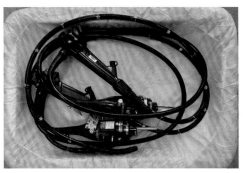

图1-9-28　错误叠镜

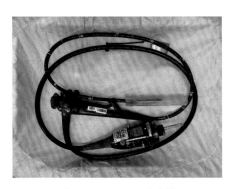

图1-9-29　正确盘镜

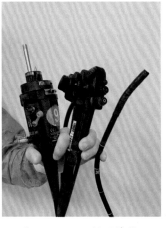

图1-9-30　错误持镜1

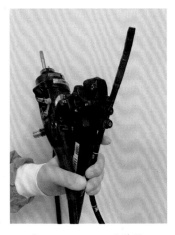

图1-9-31　正确持镜1

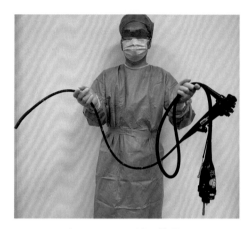

图1-9-32 错误持镜2

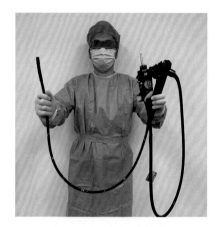

图1-9-33 正确持镜2

（二）喷嘴堵塞

1. 查找原因

（1）内镜使用体液逆流入喷嘴口，造成干涸堵塞（图1-9-34）。

（3）内镜按钮、送气/送水瓶或全程灌流器老化破损产生的橡胶颗粒。

（4）内镜洗消用水不符合标准，有杂质。

（5）喷嘴碰撞或挤压变形（图1-9-36）。

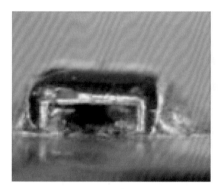

图1-9-34 体液逆流干涸（由富士公司提供）

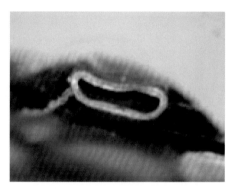

图1-9-36 喷嘴变形（由富士公司提供）

（2）内镜清洗用物（纱布、海绵等）残留的纤维碎屑（图1-9-35）。

2. 预防方法

（1）内镜从患者体内取出后，使用送气/送水专用清洗按钮，立即严格进行床侧预处理，确保持续注气/注水10 s，及时排除喷嘴口的污物。

（2）选用不会残留纤维碎屑的清洗用物，清洗或干燥时须沿喷嘴方向擦拭镜面，切不可反方向擦拭。

（3）及时更换新的内镜使用或洗消配件。

（4）遵循WS 507—2016《软式内镜清洗消毒技术规范》使用符合标准的水。

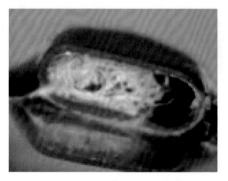

图1-9-35 喷嘴有纤维堵塞（由富士公司提供）

（5）轻拿轻放：取用、转运、盘放内镜时避免碰撞锐器、硬物，"一盘一镜"，避免叠压。

（三）角度钢丝不良

1. 查找原因

（1）大角度使用角度控制钮导致角度牵引钢丝断裂。

（2）长时间使用后钢丝拉伸老化等造成的不能到达标准角度。

2. 预防方法

（1）操作中不要过度用力旋转角度手柄，避免强行用力拉钢丝。

（2）操作中使用角度卡锁后及时松解，内镜进行床侧预处理时须先松解角度卡锁；发现异常联系内镜工程师对最大弯曲度进行校准，对操作部角度钢丝进行牵拉调整。

（四）盖玻璃损伤

1. 查找原因

（1）取用、转运、洗消内镜时先端部磕碰到锐器、硬物。

（2）使用硬刷刷洗镜面。

（3）尖锐硬物划伤镜面。

2. 预防方法

（1）除诊疗、清洗和消毒时间外，内镜先端部均应保持使用保护套；正确持镜、轻拿轻放，取用、转运、盘放内镜时避免碰撞锐器、硬物，"一盘一镜"避免叠压。

（2）使用柔软棉纱擦拭镜面。

（3）使用过程中避免触碰尖锐硬物，如患者体内的吻合钉等。

备注：若发生上述故障无法处理时，须及时联系内镜工程师维修。

电子内镜的使用与故障处理及日常维护密切相关。在日常工作中，医生、护士、清洗和消毒人员三方都要严格规范操作，提高爱护内镜意识，建立内镜使用维护制度，定期组织培训，加强责任心教育，做到人人规范操作，及时发现解决故障，确保内镜的高效、安全使用。

（王青　刘军）

参考文献

［1］关珊珊,管强,于亮,等.奥林巴斯290系列电子内镜的常见故障及预防［J］.医疗装备,2018,31(7):131-133.

［2］石树强,强华,杨婷婷.消化道内窥镜的常见故障分析及预防方法［J］.中国医学装备,2019,16(12):168-169.

［3］李文莲,朱慧.电子内窥镜常见故障分析及维护策略［J］.中国医疗设备,2020,35(11):168-171.

第十章　诊断性消化内镜的护理配合

第一节　胃镜检查

胃镜检查是指通过胃镜对受检者的食管、胃、十二指肠的内腔黏膜进行观察,必要时可进行活体组织的病理学检查以协助诊断的方法。经过近1个世纪的发展,胃镜已由最初的硬式内镜发展到软式内镜,其临床应用更为广泛,已经成为重要的诊疗手段。

一、适应证

(1) 有上消化道症状,包括上腹不适、胀、痛、胃灼热、反酸、吞咽不适、哽噎、嗳气、呃逆及不明原因食欲不振、体重下降、贫血等。

(2) 上消化道钡餐造影检查不能确定病变或症状与钡餐检查结果不符者。

(3) 原因不明的急(慢)性上消化道出血,前者可行急诊胃镜检查,以确定病因并进行止血治疗。

(4) 须随访的病变,如溃疡、萎缩性胃炎、癌前病变、术后胃出现症状等。

(5) 高危人群(食管癌、胃癌高发区)的普查。

(6) 适于胃镜下治疗者,如胃内异物、胃息肉、食管贲门狭窄等。

二、禁忌证

1. 绝对禁忌证
(1) 严重心脏病,如严重心律失常、心肌梗死活动期、重度心力衰竭。

(2) 严重肺部疾病,如哮喘、呼吸衰竭不能平卧者。

(3) 严重高血压、精神病及意识明显障碍不能合作者。

(4) 食管、胃、十二指肠急性穿孔。

(5) 急性重症咽喉部疾病胃镜不能插入者。

(6) 腐蚀性食管损伤的急性期。

2. 相对禁忌证　急性或慢性病急性发作,经治疗可恢复者,如急性扁桃体炎、咽炎、急性哮喘发作期等。

三、患者术前准备

(1) 术前禁食至少6 h,禁水至少2 h,有幽门梗阻、胃潴留的患者,遵医嘱适当延长禁食时间或进行胃肠减压。

(2) 嘱患者携带既往胃镜报告单及相关检查结果。

(3) 检查前15 min口服去黏液剂(如链霉蛋白酶)及去泡剂(如西甲硅油),以改善胃镜检查视野。

(4) 普通胃镜检查前5 min给予1%盐酸达克罗宁胶浆或1%利多卡因胶浆10 mL含服,或进行咽部喷雾麻醉,提高患者的耐受性。

(5) 核对患者姓名、性别、检查项目等基本信息,检查患者知情同意书是否签字。

(6) 评估患者既往史及现病史,询问患者是否服用抗凝药物。

(7) 评估患者是否有单个活动性义齿,若有,则取下妥善保管。

(8) 对患者进行心理护理,安抚患者,消除患者的恐惧。

（9）体位：采取左侧卧位，双腿微曲，头部略微后仰；将一次性治疗巾置于患者下颌处，防止弄脏患者衣物；为患者戴上一次性口垫，松紧适度（图1-10-1）。

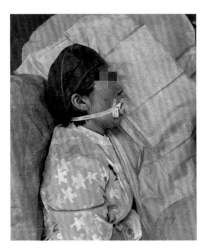

图1-10-1　胃镜检查体位

四、器械设备准备

1. 用物准备

（1）常规用物：一次性口垫、灭菌注射用水、一次性换药碗、注射器（50 mL）、清洁纱布、病理标本收集用物、一次性治疗巾、床侧预处理用物。

（2）附件：活检钳。

2. 设备准备

（1）内镜：胃镜。

（2）内镜测试：将胃镜连接光源和主机，调好白平衡，检查内镜的图像、注气/注水、吸引功能均正常。

（3）内镜工作站测试：检查内镜工作站、计算机图像储存系统、打印机、病例条码打印机功能均正常。

五、配合流程

（1）普通胃镜检查过程中安抚患者，嘱患者调整呼吸，不能憋气，口水自然流出，以免呛咳。无痛胃镜检查过程中观察患者生命体征，及时发现异常状况，协助麻醉医生及内镜医生进行处理。

（2）如需活检，配合医生完成取活检操作，具体操作要点见本章第四节。

（3）病理标本的处理详见本章第四节。

六、术后护理

（1）胃镜离开患者口腔后，普通胃镜检查患者，立即帮患者取下口垫，协助患者将口腔周围的黏液擦拭干净，年老体弱患者嘱患者卧床休息数分钟后再协助患者下床；无痛胃镜检查患者，松开口垫的卡扣，禁止暴力取下口垫，立即拉上床档，避免患者坠床，并协助麻醉医生将患者推至复苏室进行复苏。

（2）内镜的床侧预处理遵照 WS 507—2016《软式内镜清洗消毒技术规范》的相关要求；若使用一次性活检钳，应及时销毁，不得重复使用。

（3）整理床单位，一次性使用物品及时更换，保持检查室的清洁。

七、术后康复指导

（1）指导患者检查后可进温良流质及半流质饮食，以减少对胃黏膜的刺激，具体进食进水时间建议如下：普通胃镜检查患者半小时后可进食进水，无痛胃镜检查患者 2 h 后可进食进水，取活检患者原则上 2 h 后可进食进水，也可根据具体情况适当延长进食进水时间。

（2）嘱患者不适随诊，无痛胃镜检查嘱患者当日不可从事驾车等精细运动。

第二节　结肠镜检查

结肠镜检查是指通过结肠镜对受检者的肛管、直肠、乙状结肠、结肠、回盲部的内腔黏膜进行观察，必要时可进行活体的病理学检查以协助诊断的方法。结肠镜检查在结直肠癌筛查中占据不可替代的地位,是整个结直肠癌筛查流程的核心环节。

一、适应证

(1) 原因未明的便血或持续粪潜血阳性者。

(2) 有下消化道症状,如慢性腹泻、长期进行性便秘、粪便习惯改变、腹痛、腹胀、腹块等诊断不明确者。

(3) X线钡剂灌肠检查疑有回肠末端及结肠病变者,或病变不能确定性质者。

(4) 低位肠梗阻及腹块,不能排除结肠疾病者。

(5) 不明原因的消瘦、贫血。

(6) 需进行结肠镜治疗者,如结肠息肉切除术、止血、乙状结肠扭转或肠套叠复位等。

(7) 结肠切除术后,需要检查吻合口情况者。

(8) 结肠癌手术后、息肉切除术后及炎症性肠病药物治疗后需定期结肠镜随访者。

(9) 肠道疾病手术中需结肠镜协助探查和治疗者。

(10) 需进行大肠疾病普查者。

二、禁忌证

1. 绝对禁忌证 严重心肺功能不全、休克、腹主动脉瘤、急性腹膜炎、肠穿孔等。

2. 相对禁忌证

(1) 妊娠、腹腔内广泛粘连及各种原因导致肠腔狭窄者、慢性盆腔炎、肝硬化腹水、肠系膜炎症、肠管高度异常屈曲及癌肿晚期伴有腹腔内广泛转移者等,如果必须检查时,由有经验的术者小心进行。

(2) 重症溃疡性结肠炎,多发性结肠憩室患者应看清肠腔进镜,勿用滑进方式推进结肠镜。

(3) 曾做腹腔尤其盆腔手术、曾患腹膜炎及有腹部放疗史者进镜时宜缓慢、轻柔,发生剧痛则应终止检查,以防肠壁撕裂、穿孔。

(4) 体弱、高龄病例,以及有严重的心脑血管疾病、对检查不能耐受者,检查时必须慎重。

(5) 肛门、直肠有严重化脓性炎症或疼痛性病灶,如肛周脓肿、肛裂等,对检查不能耐受者,检查时必须慎重。

(6) 小儿及精神病或不能合作者不宜施行检查,必要时可在全麻下施行。

(7) 妇女月经期一般不宜做检查。

三、患者术前准备

(1) 肠道准备参照《中国消化内镜诊疗相关肠道准备指南》(2019,上海),无痛结肠镜检查患者注意最后一次泻药喝完的时间距检查时间至少相距4 h。

(2) 嘱患者携带既往肠镜报告单及相关检查结果。

(3) 核对患者姓名、性别、检查项目等基本信息,检查患者知情同意书是否签字。

(4) 评估患者既往史及现病史,询问患者是否服用抗凝药物。

(5) 评估患者肠道准备情况,若不合格,及时采取补救措施。

(6) 更换一次性结肠镜检查专用裤(如图1-10-2和图1-10-3),床尾垫一次性医用垫。

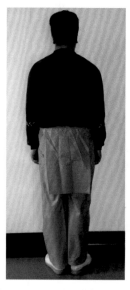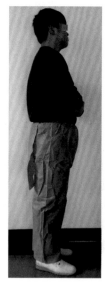

图1-10-2 肠镜专用裤的背面　图1-10-3 肠镜专用裤的侧面

(7) 体位:采取左侧卧位,双腿微曲(如图1-10-4)。

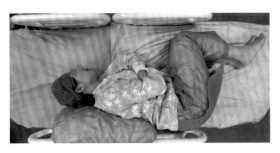

图 1-10-4　肠镜检查体位

四、器械设备准备

1. 用物准备

（1）常规用物：润滑油、灭菌注射用水、一次性换药碗、注射器（50 mL）、清洁纱布、病理标本收集用物、一次性治疗巾、床侧预处理用物。

（2）附件：活检钳。

2. 设备准备

（1）内镜：肠镜。

（2）内镜测试及内镜工作站测试同本章第一节胃镜检查。

五、配合流程

（1）普通结肠镜检查过程中观察患者的一般情况，给予患者必要的安慰，嘱其调整呼吸，以免影响观察；无痛结肠镜检查过程中观察患者生命体征，及时发现异常状况，协助麻醉医生及内镜医生进行处理。

（2）双人结肠镜检查，由护士协助进镜和退镜，听从内镜医生指挥插镜和推进，注意循腔进镜，直至回盲部后，缓慢退镜观察结直肠情况；单人结肠镜检查，必要时护士可以手法辅助压迫患者腹部，协助内镜医生进镜。

（3）如需活检，配合医生完成取活检操作，具体操作要点见本章第四节。

（4）病理标本的处理详见本章第四节。

六、术后护理

（1）普通结肠镜检查患者，协助患者坐起，指导患者去更衣室更换衣裤；无痛结肠镜检查患者，立即为患者盖好被褥，保护患者隐私，协助麻醉医生将患者推至复苏室进行复苏。

（2）内镜的床侧预处理遵照 WS 507—2016《软式内镜清洗消毒技术规范》的相关要求；若使用一次性活检钳，应及时销毁，不得重复使用。

（3）整理床单位，一次性使用物品及时更换，保持检查室的清洁。

七、术后康复指导

（1）患者进食进水时间及注意事项同本章第一节胃镜检查。

（2）告知患者检查后可出现腹痛，与操作过程中向肠腔中注气有关，嘱患者适当走动，排气后腹痛可缓解，若腹痛严重或持续较长时间无缓解，及时就诊。

第三节　放大内镜检查

放大内镜检查是通过放大内镜，实现对黏膜表面的光学放大，从而能够观察消化道黏膜表面微结构、微血管及毛细血管等的改变，有利于判断黏膜病变病理学性质的内镜检查技术。

一、适应证

（1）消化道黏膜病变良、恶性质的鉴别。

（2）消化道癌前病变的内镜监测和随访。

（3）内镜治疗前病变范围和浸润深度的判定。

（4）幽门螺杆菌感染、乳糜泻（麦胶性肠病）、胃食管反流病等黏膜疾病的辅助诊断。

二、禁忌证

与普通内镜禁忌证一样，如严重心肺疾病、精神异常、消化道穿孔等。

三、患者术前准备

（1）放大胃镜检查患者术前准备同本章第

一节,放大结肠镜检查患者术前准备同本章第二节。

(2)由于部分染色剂(主要是碘)有引起过敏的可能性,检查前需向患者说明,必要时做碘过敏试验。

(3)放大内镜属于精细检查,较普通内镜检查时间长,应在检查前向患者交代清楚,以取得患者的配合,若无全麻禁忌证,建议患者选择全麻下行放大内镜检查,有利于病变的仔细观察,也避免患者的不适。

(4)询问患者有无青光眼、前列腺增生等病史。

四、器械设备准备

1. 用物准备

(1)常规用物:放大胃镜检查患者术前用物准备同本章第一节,放大结肠镜检查患者术前用物准备同本章第二节。

(2)附件:活检钳。

(3)黑帽、解痉剂、冲洗液、染色剂(按需要的比例配置)、喷洒管。

2. 设备准备

(1)内镜:放大胃镜或放大结肠镜。

(2)内镜测试及内镜工作站测试同本章第一节。

(3)将内镜连接好冲洗设备。

(4)将内镜安装好匹配的黑帽。

五、配合流程

(1)放大胃镜检查患者术中配合同本章第一节胃镜检查,放大结肠镜检查患者术中配合同本章第二节结肠镜检查。

(2)必要时静脉推注解痉剂。

(3)协助医生将配置好的染色剂用喷洒管进行喷洒染色,喷洒多种染色剂时注意将喷洒管内的前一种染色剂冲洗干净后再进行下一种染色剂的喷洒。

六、术后护理

放大胃镜检查患者术后护理同本章第一节胃镜检查,放大结肠镜检查患者术后护理同本章第二节结肠镜检查。

七、术后康复指导

告知患者检查后注意事项,如食管复方碘溶液染色后可能会出现胸骨后烧灼感,0.2%~0.4%靛胭脂溶液或亚甲蓝溶液染色后短时间内粪便会出现蓝色,均属正常反应,不用紧张。

第四节 内镜下消化道活检术及标本的规范处理

一、内镜下消化道活检术

内镜下消化道活检术是指通过内镜进入消化道钳取活组织进行病理检查,从而明确消化道黏膜病变的性质、分布范围和程度等。

1. 操作前准备

(1)用物准备

1)取活检用物:标本袋(是否完整、有无破损)、标本瓶(超过标本体积10倍的10%中性缓冲福尔马林固定液)、滤纸条、夹子。

2)附件:活检钳(型号、规格符合要求,包装是否完整,有无破损,是否在有效期内)。

(2)人员防护:符合 WS 507—2016《软式内镜清洗消毒技术规范》要求,应有工作服、口罩、帽子、手套,宜有防护面罩或护目镜等。

2. 操作步骤

(1)取活检钳:拆包装,取出活检钳,检查活检钳是否可以正常打开。

(2)递活检钳

1)关闭活检钳钳瓣。

2)左手将活检钳先端4~5 cm递给医生。

3)右手将活检钳盘2圈,左手以抛物线递送活检钳,靠近钳子管道开口阀,并尽量保持平直(图1-10-5)。

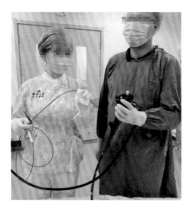

图 1-10-5 "抛物线"式传递附件

（3）取活检

1）露出活检钳先端。

2）根据医生要求，张开活检钳钳瓣，轻轻夹取黏膜组织。

3）医生向外拉活检钳，取下活检标本。

（4）收活检钳

1）确认活检钳钳瓣关闭。

2）左手用纱布堵住活检口。

3）右手一快二慢拔出活检钳，避免血液或体液喷溅（图 1-10-6）。

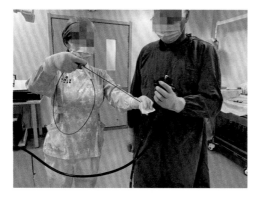

图 1-10-6 一快二慢拔出活检钳

（5）标本回收

1）活检钳钳瓣夹住滤纸条，跟医生汇报是否取到标本和标本大小，询问是否需要再次取标本。

2）如需再取标本，重复步骤 4、5；如不需再取标本，及时将标本装瓶（拧紧瓶盖、混匀，确保无液体溢），放入标本袋中（封紧袋口），标注患者姓名、标本部位和数量。

3）跟医生核对患者姓名、标本部位和数量。

4）活检钳毁形，扔医疗垃圾桶，一人一用一抛弃。

（6）登记标本信息：病理检查登记本中登记患者信息，嘱患者签字和留电话号码。

二、标本的规范处理

（一）病理标本的规范化固定

1. 不同部位的标本须分瓶保存

（1）标记患者信息：姓名、性别、住院号或门诊号。

（2）标记标本信息：部位、数量。

2. 取样后及时有效固定

（1）标本离体后应在 30 min 内将标本放入 10% 中性缓冲福尔马林固定。

（2）固定液的量在标本体积的 10 倍以上。

（3）标本固定时间为 6～48 h。

（4）固定温度为正常室温。

（二）术前、术中和术后核对

1. 术前核对 当台护士核对患者姓名、性别、住院号或门诊号等基本信息。

2. 术中核对

（1）标本离体后立即放入标本瓶中，摇动标本瓶，确保瓶盖拧紧，固定液无外溢，标本充分浸没在固定液中。

（2）立即在标本瓶上写上患者姓名、病理检查部位及数量。

（3）立即将标本瓶装入标本袋中，在标本袋上写明患者姓名、病理检查部位及数量（图 1-10-7）。

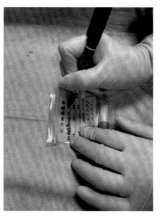

图 1-10-7 标记信息

3. 术后核对

（1）当台检查结束后，立即打印内镜报告、病理申请单、标本标签（患者姓名、性别、年龄、标本部位及数量）。

（2）当台医生和护士：内镜报告单、病理申请单、标本标签、标本瓶、标本袋上的信息一致后，双签字。

（3）信息一致后，将电子标签粘贴在标本瓶和标本袋上，和病理申请单装订在一起（图1-10-8）。

（4）和患者本人或家属再次核查无误后，签字。

（三）送检流程的规范化

（1）当台护士将病理标本与当日值班护士核对，核对无误后双签字。

（2）当日值班护士将内镜中心当日所有病理标本与送检人员核对，核对无误后双签字。

（3）送检人员将病理标本送至病理科，与病理科进行核对，核对无误后双签字。

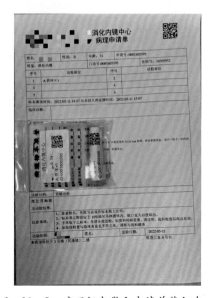

图1-10-8 病理标本袋和申请单装订在一起

（王绪兰 刘军）

参考文献

［1］刘运喜,邢玉斌,巩玉秀.软式内镜清洗消毒技术规范 WS 507—2016[J].中国感染控制杂志,2017,16(6):587-592.

［2］中国医师协会内镜医师分会消化内镜专业委员会,中国抗癌协会肿瘤内镜学专业委员会.中国消化内镜诊疗相关肠道准备指南(2019,上海)[J].中华内科杂志,2019,58(7):485-495.

［3］夏瑰丽,王莉慧,彭阳.消化道染色放大内镜的护理配合及体会[J].现代消化及介入诊疗,2011,16(5):335-337.

［4］汪鹏,谢静,王雷,等.中国消化内镜活组织检查与病理学检查规范专家共识(草案)[J].中华消化杂志,2014,9:862-866.

［5］韩安家,黄艳,来茂德.肿瘤病理诊断规范(结直肠癌)[J].中华病理学杂志,2016,45(12):822-824.

第十一章 消化内镜室(中心)的感染控制

近年来消化内镜超微创诊疗技术不断发展,消化内镜设备推陈出新,内镜相关感染已成为临床重点关注的问题。因此,需严格制定各种管理制度和流程,防止交叉感染。

第一节 医疗废物的分类及处理流程

医疗废物是指医疗卫生机构在医疗、预防、保健及其他相关活动中产生的具有直接或间接感染性、毒性,以及其他危害性的废物。

一、医疗废物的分类

医疗废物分五类:感染性废物、损伤性废物、病理性废物、药物性废物和化学性废物,应分类收集。

1. 感染性废物 指携带病原微生物具有引发感染性疾病传播危险的医疗废物,是临床上也是消化内镜室最常见的医疗废物。

(1)塑胶类废物:被患者血液、体液、具有传染性的排泄物污染的废弃的塑胶类器具和用品,如一次性帽子、口罩、一次性使用橡胶手套等;使用后的一次性使用无菌医疗器械,如一次性注射器、一次性输液器。

(2)棉纤维类废物:被患者血液、体液、具有传染性的排泄物污染的废弃的棉纤维类废物,如纱布、棉球、棉签等。

(3)金属类废物:被患者血液、体液、具有传染性的排泄物污染的废弃的非锐器金属类废物,如内固定钢板;消化内镜诊疗的一次性附件,如活检钳、金属夹等。

(4)其他材质类废物:被患者血液、体液、具有传染性的排泄物污染的废弃的其他材质类废物,如非锐器玻璃类、纸类等。

(5)实验室类废物:微生物实验室的病原体培养基、标本、菌种、毒种保存液和容器;其他实验室的血液、体液、分泌物等标本和容器。

(6)隔离传染病患者、疑似传染病患者、突发原因不明的传染病患者及特殊病原菌感染患者的生活垃圾按感染性废物处理。

2. 损伤性废物 废弃的医用锐器,如各种医用针头、手术刀、盖玻片等。随着无痛内镜的发展,消化内镜室麻醉药品玻璃安瓿增多,需放置在锐器盒内。

3. 病理性废物 病理切片后废弃的人体组织、病理蜡块;人体废弃物或医学实验动物尸体等废物。

4. 药物性废物 过期、淘汰、变质或被污染的废弃的药物。

5. 化学性废物 批量废弃的化学试剂,如乙醇、甲醛、二甲苯等放置于防渗漏、防刺的密闭容器内。

二、医疗废物的处理流程

医疗废物应分类收集,达到包装物或容器的3/4时,进行有效封口,粘贴标签(图1-11-1)。隔离传染病患者、疑似传染病患者、突发原因不明的传染病患者及特殊病原菌感染患者产生的医疗废物应使用双层医疗废物包装袋分层封扎,标识清楚。标签内容包括:医疗废物产生科室、时间、种类、收集人签名(图1-11-1和图1-11-2)。

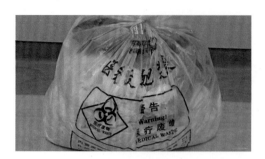

图 1-11-1 医疗废物达到包装物 3/4 时有效封口

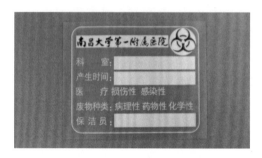

图 1-11-2 医疗废物标签

感染性废物及病理性废物放入有警示标志的黄色专用包装袋内，扎紧封闭，损伤性废物需放置在锐器盒内，均应粘贴"感染性废物"标签。微生物实验室的病原体培养基、标本、菌种、毒种保存液和容器等在产生地经压力蒸汽灭菌后放入有警示标志的黄色专用包装袋、专用容器，粘贴"感染性废物"标签。

医疗废物应分置于符合 HJ 421—2008《医疗废物专用包装袋、容器和警示标志标准》规定的包装物或容器内（图 1-11-1～图 1-11-3），

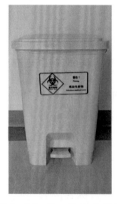

图 1-11-3 医疗废物桶

运送一律由专职人员按规定路线密闭运送至医院医疗废物暂存点。

药物性废物由药学部统一收集送回原药厂处置，化学性废物由药学部统一收集处置。产生医疗废物的科室应做好交接、登记工作，登记内容包括：医疗废物的来源、种类、数量、交接时间、处置方法、最终去向及交接双方签名等，登记资料至少保存 3 年（图 1-11-4）。

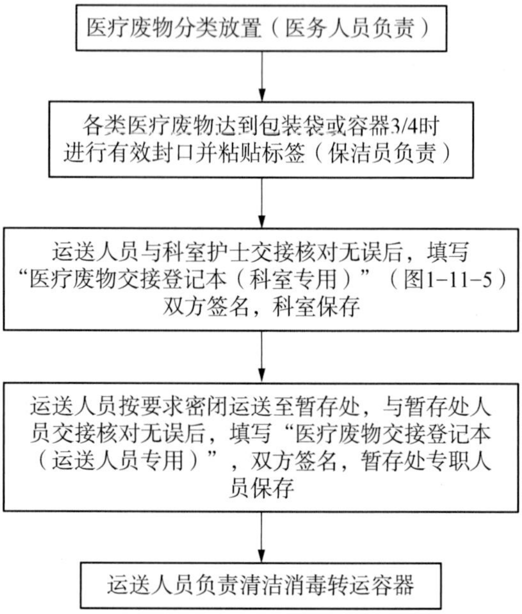

医疗废物分类放置（医务人员负责）

↓

各类医疗废物达到包装袋或容器3/4时进行有效封口并粘贴标签（保洁员负责）

↓

运送人员与科室护士交接核对无误后，填写"医疗废物交接登记本（科室专用）"（图1-11-5）双方签名，科室保存

↓

运送人员按要求密闭运送至暂存处，与暂存处人员交接核对无误后，填写"医疗废物交接登记本（运送人员专用）"，双方签名，暂存处专职人员保存

↓

运送人员负责清洁消毒转运容器

图 1-11-4 医疗废物的处理流程

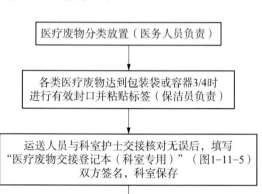

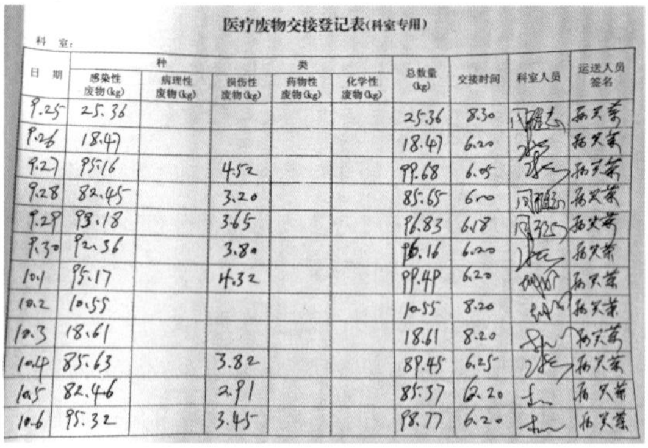

图 1-11-5 医疗废物交接登记

第二节　各区域医护人员的标准预防

消化内镜室分预约候诊区、麻醉复苏区、清洗消毒区,诊疗区和办公生活区,各区域相对独立,消毒隔离措施及职业防护的标准也有所不同。各区域均应配备手卫生装置,采用非手触式水龙头(图1-11-6)。

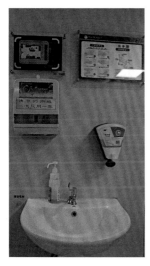

图1-11-6　手卫生装置

一、预约候诊区

1. 人员要求

(1) 配备手卫生设施,接诊每位患者之间做好手卫生。

(2) 预约登记及分诊人员应做好标准预防,需穿戴医用外科口罩、帽子、工作服,如遇特殊疫情时戴防护面屏及医用防护口罩。

(3) 尽可能减少患者预约登记时的聚集,患者与患者之间至少保持1m距离,特殊情况下指导患者正确佩戴口罩。

2. 环境清洁与消毒

(1) 遵守WS/T 512—2016《医疗机构环境物表清洁与消毒管理规范》的要求。

(2) 环境表面应遵循清洁与消毒原则,每日至少2次。

(3) 被患者血液、体液、排泄物、分泌物等污染的环境表面,应先采用可吸附的材料将其清除,再根据污染的病原体特点选用适宜的消毒剂进行消毒。

(4) 发生感染暴发时,应进行强化清洁与消毒,增加清洁与消毒频率,并根据病原体类型选择消毒剂,消毒剂的选择和消毒方法见WS/T 512—2016《医疗机构环境物表清洁与消毒管理规范》附录C。

(5) 预约登记及患者等候区域,应保持通风良好,呈持续通风状态。

二、麻醉复苏区

1. 人员要求

(1) 配备手卫生设施,接触不同患者之间做好手卫生。

(2) 复苏区人员应做好标准预防,需穿戴口罩、帽子、工作服,必要时戴橡胶手套。

(3) 遵守无菌操作原则。

2. 环境清洁与消毒

(1) 避免患者呛咳,减少气溶胶形成。

(2) 不建议采用布艺窗帘作为床单位之间的隔帘,尽可能采用可擦拭且方便观察患者的隔帘,条件允许时采用单间复苏。

(3) 两个诊疗床之间的距离不少于1m。

(4) 每位患者复苏结束后,应进行床单位的清洁和终末消毒。

(5) 地面每日至少清洁消毒2次,保持通风良好。

三、清洗消毒区

1. 人员要求

(1) 清洗消毒人员应遵守消毒隔离原则,需穿戴口罩、帽子、工作服、防护面罩、橡胶手套和防水围裙、袖套和工作鞋(图1-11-7)。

(2) 应更换干净手套后再接触消毒后的内镜及附件。

2. 环境清洁与消毒

(1) 分污染区、清洁区和干燥区等,路线由污到洁,避免交叉、逆行(图1-11-8)。

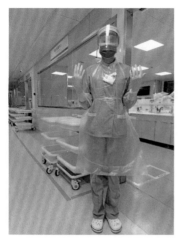

图 1-11-7 进入清洗消毒室前
需正确着装

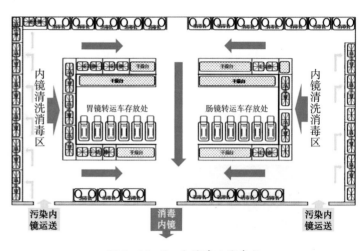

图 1-11-8 内镜清洗消毒室

（2）注水瓶、注水管等辅助用物,应每日进行高水平消毒或灭菌。

（3）清洗槽及漂洗槽每日工作结束后应进行清洁和消毒。

（4）保持通风良好。

（5）保持地面清洁干燥,有水渍时随时清洁,每日至少消毒 2 次。

四、诊疗区

1. 人员要求

（1）医务人员在内镜诊疗过程中严格遵循标准预防的原则,需戴口罩、帽子、工作服、橡胶手套和工作鞋。

（2）手卫生:应严格遵循 WS/T 313—2019《医务人员手卫生规范》要求,每位患者诊疗结束后,及时进行手卫生。

（3）接触疑似或确诊特殊感染患者时,应戴医用防护口罩、面屏或护目镜,穿隔离衣或防护服。

（4）操作时,如工作服、口罩、帽子及手套等被患者血液、体液、分泌物和排泄物等污染时,应及时更换。

2. 操作过程中的标准预防措施

（1）治疗台保持整洁干净,灭菌注射用水等有时效的物品应注明开启时间。

（2）操作中动作轻柔,减少患者呕吐和呛咳,减少气溶胶产生,并防止附件拔出内镜时造成体液、血液的喷溅。

（3）诊疗结束后取下污染内镜时应避免污染主机、光源开关、水气接头,应更换手套或采取其他避污措施,如使用避污纸或清洁纱布。内镜诊疗结束后不应将污染内镜再挂至内镜悬挂架上。

（4）诊疗结束后,医务人员应脱手套,进行手卫生。

（5）宜使用一次性负压吸引装置(图1-11-9),连接管宜每次进行更换,使用后按医疗废物处理。定期对吸引装置性能进行检测,保持吸引装置的清洁。

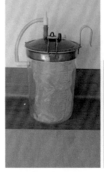
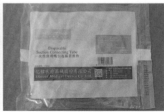

图 1-11-9 一次性负压吸引装置(左侧)和
一次性负压吸引管(右侧)

（6）一次性耗材应一次性使用，使用后毁形，按医疗废物处理。

（7）复用耗材应严格执行清洗和消毒流程（图1-11-10），灭菌后方可使用（图1-11-11）。

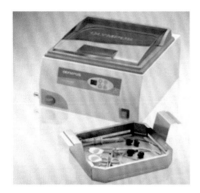

图1-11-10　复用耗材超声震荡

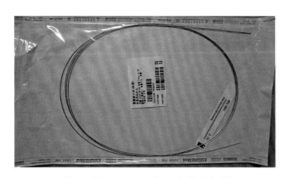

图1-11-11　灭菌后的复用耗材

（8）麻醉患者的用物及药物应一人一用一更换。

（9）患者检查床套（单）、纱布等一次性使用物品应一人一用一更换。

（10）冲洗碗、冲洗用注射器等辅助用物应一次性使用。

3. 环境清洁与消毒

（1）保持环境整洁卫生、无污垢、无污迹、无异味等。

（2）对高频接触、易污染、难清洁与消毒的表面，可采取屏障保护措施，用于屏障保护的覆盖物（如塑料薄膜、铝箔等）实行一用一更换（图1-11-12）。例如，各种功能脚踏（电刀、水泵）用透明塑料薄膜包裹（图1-11-13），污染时及时更换，每日诊疗结束后更换。

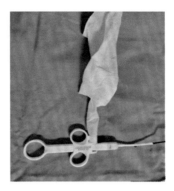

图1-11-12　电刀连接线接头用橡胶手套保护

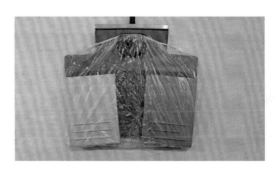

图1-11-13　电刀功能脚踏用透明薄膜包裹

（3）对精密仪器设备表面进行清洁与消毒时，应参考仪器设备说明书，关注清洁剂与消毒剂的兼容性，选择适合的清洁与消毒产品，以避免对精密仪器设备的腐蚀。

（4）诊疗过程中，环境、精密仪器设备等一旦发生患者体液、血液、排泄物、分泌物等污染时，应立即实施污点清洁与消毒。

（5）微创诊疗间每一台诊疗结束后、检查间每日诊疗结束后，均应实施环境清洁与消毒。

（6）地面和物体表面的清洁与消毒，应每日2～3次，地面与物体表面应保持清洁、干燥。物品表面的清洁与消毒：内镜操作间内，操作台、桌、椅、地面等表面清洁与消毒采用消毒湿巾或500 mg/L含氯消毒液擦拭，作用30 min。当地面受到患者血液、体液等明显污染时，先用吸湿材料去除可见污染物，再使用1 000 mg/L含氯消毒液浸泡的拖把以污染物为中心，由外向内进行清洁与消毒。仪器设备表面的清洁、消毒参照产品说明书，宜使用消毒湿巾。

（7）保持环境空气流通，每日开窗通风至

少2次,每次30 min。诊疗结束,内镜操作间应使用紫外线消毒,每次30 min,宜使用循环风消毒机每日消毒大于3次,每次2 h。微创诊疗间至少达到非洁净手术室的要求。

第三节 诊疗结束后操作间环境及物品终末处理流程

一、内镜清洗消毒

严格按照 WS 507—2016《软式内镜清洗消毒技术规范》清洗和消毒(详见第四章)。

二、诊疗床处理

撤去污染床罩,使用500 mg/L含氯消毒液擦拭消毒,保持30 min后再用清水擦拭,更换新的消毒床罩。

处理流程见图1-11-14。

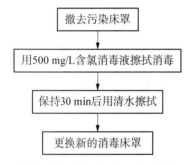

图1-11-14 诊疗床处理流程

三、检查间物品表面处理

检查间所有物品表面使用500 mg/L含氯消毒液擦拭消毒,保持30 min后再用清水擦拭。擦拭顺序由清洁到污染。

处理流程见图1-11-15。

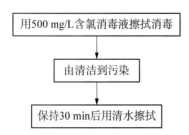

图1-11-15 检查间物品表面处理流程

四、地面处理

使用500 mg/L含氯消毒液拖地,保持30 min后再用清水拖地。

处理流程见图1-11-16。

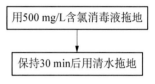

图1-11-16 检查间地面处理流程

五、环境处理

采用自然通风、机械通风或空气净化消毒机对空气进行消毒。

六、医疗废物处理

黄色医疗废物袋扎紧,贴上标识,按照医院医疗废物处理流程进行处理。

处理流程见图1-11-17。

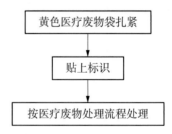

图1-11-17 医疗废物处理流程

五、办公生活区

(1)禁止穿工作服进入该区域。
(2)清洁工具应分区使用,实行颜色标记。

第四节　特殊感染患者接诊流程及诊疗结束后环境和物品处置

对于特殊感染患者,为防止交叉感染,应制定不同的接诊流程及环境和物品处置方案。

一、特殊感染患者接诊流程

1. 多重耐药患者

(1) 对于需内镜诊疗的多重耐药患者,应提前通知消化内镜中心,预约好诊疗时间,应当放在指定的单独诊疗操作间进行或诊疗后进行。

(2) 患者转运时应由专人接送,走预设转运通道,接送人员应穿戴好隔离衣、口罩、帽子及手套。

(3) 诊疗使用一次性手术包(图1-11-18),尽可能使用一次性诊疗附件。诊疗过程中限制人员出入,配两名护士配合。

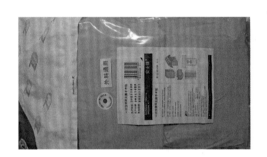

图1-11-18　一次性手术包

(4) 个人防护:穿戴一次性医用帽、医用外科口罩、医用一次性隔离衣、鞋套和一次性使用灭菌橡胶外科手套(图1-11-19)。

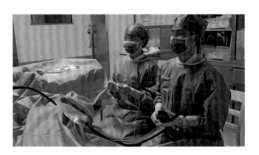

图1-11-19　多重耐药患者诊疗时
医护人员标准防护

多重耐药患者接诊流程见图1-11-20。

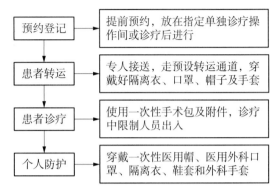

图1-11-20　多重耐药患者接诊流程

2. 确诊或疑似新冠肺炎患者接诊流程

(1) 对于需急诊内镜的确诊或疑似新冠肺炎患者,提前向医务处、感染控制处、保卫处汇报,设计转运路线,并在内镜室设置三区两通道。

(2) 患者转运时应由专人接送,接送人员应穿戴好防护用品,做好隔离。转运前疏散无关人员,转运后做好转运通道消毒。

(3) 安排专用诊疗室,贴"新冠肺炎"标识牌,建立物理实质屏障,关闭中央空调。提前备好并检查诊疗所需物品,固定"新冠肺炎"专用内镜。诊疗室内不需要的物品一律外移。不能移动的物品用保护套覆盖,尽量减少污染范围。

(4) 个人防护:穿戴一次性医用帽、医用防护口罩、医用隔离眼罩/医用隔离面罩、医用一次性防护服、医用鞋套,双层一次性使用灭菌橡胶外科手套罩住防护服衣袖。

(5) 患者送至后立即手术,尽量缩短操作时间;尽量使用一次性诊疗器械、器具和物品。指派两名护士配合,一名在诊疗室内配合内镜诊疗,另一名在诊疗室外进行必要的传递工作和执行隔离措施。

确诊或疑似新冠肺炎患者接诊流程见图1-11-21。

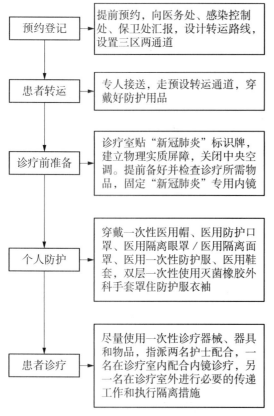

图 1 - 11 - 21　确诊或疑似新冠肺炎患者接诊流程

二、特殊感染患者诊疗结束后环境和物品处置

1. 多重耐药患者

（1）内镜清洗和消毒：内镜及复消附件在专用洗消槽内严格按照 WS 507—2016《软式内镜清洗消毒技术规范》清洗，送供应室采用环氧乙烷灭菌。洗消槽、全管道灌流器用含有效氯 500 mg/L 氯消毒剂浸泡 30 min 后清洗。

（2）诊疗床处理：撤去污染床罩，使用 500 mg/L 含氯消毒液擦拭消毒，保持 30 min 后再用清水擦拭，并更换干净的一次性消毒床罩。

（3）检查间物品表面处理：检查间所有物品表面使用 500 mg/L 含氯消毒液擦拭消毒，保持 30 min 后再用清水擦拭。擦拭顺序由清洁到污染。

（4）地面处理：使用 500 mg/L 含氯消毒液拖地，保持 30 min 后再用清水拖地。当地面受到患者血液、体液等明显污染时，先用吸湿材料去除可见污染物，再使用 2 000 mg/L 含氯消毒液拖地，保持 30 min 后再用清水拖地。

（5）环境处理：使用空气消毒机消毒检查室（消毒时间按说明书）。

（6）医疗废物处理：医疗废物使用双层黄色医疗废物袋盛装扎紧，贴上标签，按照医院医疗废物处理流程进行处理。

多重耐药患者诊疗结束后环境和物品处置流程见图 1 - 11 - 22。

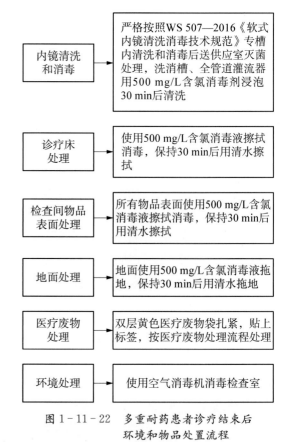

图 1 - 11 - 22　多重耐药患者诊疗结束后
环境和物品处置流程

2. 确诊或疑似新冠肺炎患者

（1）内镜清洗消毒：接诊确诊或疑似新冠肺炎的急诊内镜患者时，应尽可能选择一次性使用附件，一人一用一丢弃。必须重复使用的诊疗器械、器具和物品应严格遵循先消毒，再清洗、消毒的原则。

（2）内镜诊疗结束后不进行床旁预处理，

立即将内镜及可重复使用附件全部浸泡于浓度为 0.2%～0.35% 过氧乙酸中消毒(注射器向内镜各管道内充满消毒液),加盖密闭 30 min 后转运至清洗室严格按照 WS 507—2016《软式内镜清洗消毒技术规范》清洗和消毒。消毒后的内镜及附件双层封闭包装并标明"新冠"标识,由消毒供应中心单独回收,采用环氧乙烷或过氧化氢低温灭菌。清洗槽、全管道灌流器、转运容器使用 1 000 mg/L 含氯消毒液擦拭浸泡 30 min 消毒。

(3) 诊疗床处理:撤去污染床罩,使用 1 000 mg/L 含氯消毒液擦拭消毒,保持 30 min 后再用清水擦拭,并更换干净的一次性消毒床罩。

(4) 检查间物品表面处理:检查间所有物品表面使用 1 000 mg/L 含氯消毒液由上至下、由内向外、S 形擦拭消毒,保持 30 min 后再用清水擦拭。电脑、监护器等显示器、导线用 75% 乙醇擦拭。有患者唾液、体液、血液等污染时,少量污染物使用一次性吸水材料(如纱布、抹布等)蘸取 2 000 mg/L 含氯消毒液(或能达到高水平消毒的消毒湿巾/干巾)小心移除。大量污染物应使用含吸水成分的消毒粉或漂白粉完全覆盖,或使用一次性吸水材料完全覆盖后用足量的 2 000 mg/L 含氯消毒液浇在吸水材料上(或能达到高水平消毒的消毒干巾),作用 30 min 以上,小心清除干净。

(5) 地面处理:使用 2 000 mg/L 含氯消毒液拖地,保持 30 min 后再用清水拖地。

(6) 环境处理:3% 过氧化氢超低容量喷雾消毒或过氧化氢的气化雾化消毒机按产品说明书进行消毒。

(7) 医疗废物处理:医疗废物使用双层黄色医疗废物袋盛装扎紧,严禁挤压,并确保废物袋无破损、无渗漏,封口严密;损伤性医疗废物必须装入锐器盒,密闭后外套黄色医疗废物袋;每个包装袋、锐器盒应当贴上"新冠"标签,按照医院医疗废物处理流程进行处理。

确诊或疑似新冠肺炎患者诊疗结束后环境和物品处置流程见图 1-11-23。

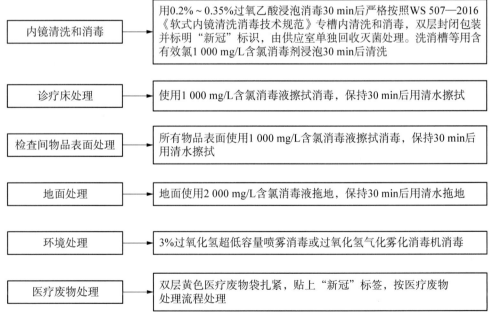

内镜清洗和消毒	用0.2%～0.35%过氧乙酸浸泡消毒30 min后严格按照WS 507—2016《软式内镜清洗消毒技术规范》专槽内清洗和消毒,双层封闭包装并标明"新冠"标识,由供应室单独回收灭菌处理。洗消槽等用含有效氯1 000 mg/L含氯消毒剂浸泡30 min后清洗
诊疗床处理	使用1 000 mg/L含氯消毒液擦拭消毒,保持30 min后用清水擦拭
检查间物品表面处理	所有物品表面使用1 000 mg/L含氯消毒液擦拭消毒,保持30 min后用清水擦拭
地面处理	地面使用2 000 mg/L含氯消毒液拖地,保持30 min后用清水拖地
环境处理	3%过氧化氢超低容量喷雾消毒或过氧化氢气化雾化消毒机消毒
医疗废物处理	双层黄色医疗废物袋扎紧,贴上"新冠"标签,按医疗废物处理流程处理

图 1-11-23　确诊或疑似新冠肺炎患者诊疗结束后环境和物品处置流程

(万小雪　马久红)

参考文献

［1］ WS/T 313—2019,医务人员手卫生规范.

［2］ WS 507—2016,软式内镜清洗消毒技术规范.

［3］ WS/T 367—2012,医疗机构消毒技术规范.

［4］ GB 15982—2012,医院消毒卫生标准.

［5］ WS/T 512—2016,医疗机构环境物表清洁与消毒管理规范.

［6］ WS/T 511—2016,经空气传播疾病医院感染预防与控制规范.

［7］ WS/T 311—2009,医院隔离技术规范.

［8］ 张伟,向天新,刘珉玉. 新型冠状病毒肺炎医院感染防控手册［M］.北京:化学工业出版社,2020.

［9］ 中华医学会消化内镜学分会清洗消毒学组. 在新型冠状病毒肺炎疫情形势下消化内镜中心清洗消毒建议方案［J］. 中华胃肠内镜电子杂志,2020,7(1):18 - 20.

［10］ 朱炫瑞,郭绍宁,陈玉坤,等. 消化内镜中心新型冠状病毒肺炎感染防控策略［J］. 中国消毒学杂志,2020,37(4):303 - 306.

第十二章　消化内镜相关急救技术

近年来,随着消化内镜诊疗技术的飞速发展,接受内镜诊疗的患者人数与日俱增,由此引发的并发症或不良事件也偶有报道,护理人员作为消化内镜中心的重要一员,必须掌握相关急救技能。

第一节　心肺复苏

心搏骤停是指心脏突然丧失排血功能而导致全身血液循环停止和组织缺血缺氧的状态,如不能得到及时有效的救治常导致患者即刻死亡。心肺复苏是针对心搏骤停所采取的紧急医疗措施,以人工呼吸替代患者的自主呼吸,以心脏按压形成暂时的人工循环。

一、操作步骤

1. 评估环境　评估抢救环境是否安全。

2. 判断患者意识　呼叫患者,双手轻拍患者肩部(图1-12-1),确认患者意识丧失。

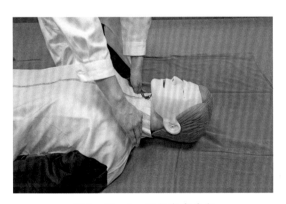

图1-12-1　轻拍患者肩部

3. 呼救并记录时间　向其他人呼救,记录时间。

4. 摆体位　使患者仰卧,身体无扭曲,如为软床放置胸外按压板。注意颈椎保护,解开衣扣,松裤带。

5. 快速检查是否有呼吸或仅是喘息,同时检查颈动脉搏动　判断时间小于10 s。方法:术者示指和中指指尖触及患者气管中部(相当于喉结的部位),旁开两指,至胸锁乳突肌前缘(图1-12-2)。没有呼吸或仅是喘息,实施胸外心脏按压。

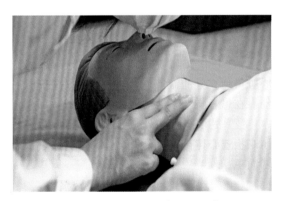

图1-12-2　判断患者颈动脉搏动

6. 实施胸外心脏按压

(1) 按压部位:胸骨的下半部。

(2) 按压手法:一手掌根部放于按压部位,另一手平行重叠于此手背上,十指交扣离开胸壁,只以掌根部接触按压部位;双臂位于患者胸骨正上方,双肘关节伸直,使肩、肘、腕在一条直线上,并与患者身体垂直,利用上身重量垂直下压,手掌根不离开患者胸部(图1-12-3)。

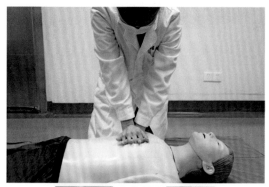

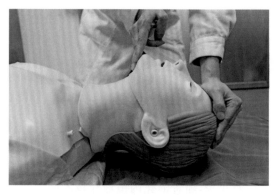

图1-12-4 仰头抬颏

8. 应用简易呼吸器实施人工呼吸 将简易呼吸器连接氧气装置,调节氧流量10~12 L/min。一手以"EC"手法固定面罩(图1-12-5),另一手挤压简易呼吸器球囊,每次送气时间应大于1 s,挤压1 L成人球囊1/2~2/3量(或2 L成人球囊1/3量)可获得满意的潮气量。使胸廓上抬,连续2次。

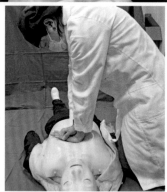

图1-12-3 胸外按压

(3) 按压幅度:胸骨下陷5~6 cm。

(4) 按压时间:放松时间=1:1。

(5) 按压频率:100~120次/分。

(6) 每次按压应让胸廓充分回弹,以保证心脏得到充分的血液回流,不可在每次按压后倚靠在患者胸上。

(7) 尽量减少胸外按压中断时间,暂停按压来检查心律的时间不超过10 s,注意观察患者面色。

(8) 胸外按压:人工呼吸=30:2。

7. 开放气道

(1) 如有明确的呼吸道分泌物,清理呼吸道。如有活动性义齿,则取下。

(2) 仰头抬颏法(图1-12-4)开放气道(创伤患者使用托举下颌法):操作者一手置于患者前额,手掌向后下方用力,使头充分后仰。另一手示指、中指将颏部向前抬起,使耳垂与下颌角连线与地面垂直。

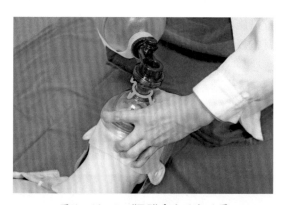

图1-12-5 "EC"手法固定面罩

9. 判断有效指征

(1) 操作5个循环后,再次判断颈动脉搏动及自主呼吸,如已恢复,进行进一步生命支持;如未恢复,继续上述操作5个循环后再次判断,直至有条件进行高级生命支持。

(2) 判断有效指征:自主呼吸恢复;能触及大动脉搏动;瞳孔由大变小,光反射存在;面色、口唇由发绀转为红润;有眼球活动或睫毛反射。

(3) 复苏有效,记时间,整理衣裤。操作完成后将患者头偏向一侧,进入下一步的生命支持。

二、注意事项

（1）胸外按压应确保足够的速率与深度，尽量减少中断，如需建立人工气道或除颤时，中断时间应限制在 10 s 内。

（2）人工通气时，避免过度通气。

（3）如患者没有人工气道，吹气时稍停按压，如患者有人工气道，吹气时可不暂停按压。

（4）每 2 min 轮换一次按压员。

第二节　除　　颤

除颤是利用高能量的脉冲电流，在瞬间通过心脏，使全部或大部分心肌细胞在短时间内同时除极，抑制异位兴奋性，使具有最高自律性的窦房结发放冲动，恢复窦性心律的方法，关键时刻可以挽救患者生命。

一、操作步骤

1. 评估环境　抢救环境安全，抢救仪器处于备用状态。

2. 判断患者意识　快速判断患者意识，呼叫患者、轻拍患者肩部，确认患者意识丧失，注意保护颈椎。如有心电监护，从监护仪上判断是否为心室颤动（包括心室扑动和无脉性室性心动过速），注意排除电极干扰。

3. 呼救并记录时间。

4. 摆放体位并检查　迅速使患者去枕平卧于硬板床上，解开衣襟，左上肢外展（如有心电监护，移开电极片）暴露除颤部位并同时检查。

（1）确定除颤部位无潮湿无伤口等。

（2）检查并去除金属及导电物质。

5. 进行心肺复苏　检查若发现患者无呼吸、无颈动脉搏动，立即进行胸外按压。

6. 携用物至床旁　医务人员携抢救用物至患者床边，接替按压后，迅速进行除颤准备。

7. 开启除颤仪　开启除颤器电源，选择除颤功能，快速查看心律，确认心律为心室颤动，确认电复律方式为非同步方式。

8. 选择能量　选择合适能量（遵医嘱）：成人一般单向波除颤器 360 J，双向波除颤器 120～200 J。儿童首次除颤的能量一般为 2 J/kg，再次除颤至少为 4 J/kg，最大不超过 10 J/kg。

9. 涂导电糊（图 1-12-6）　在电极板上均匀涂以导电糊或用四层盐水纱布包裹电极板（如有心电监护，再次确认除颤部位无电极片遮挡，如有遮挡，移开电极片）。

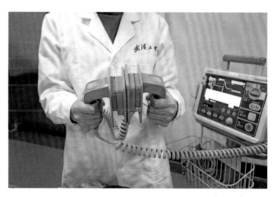

图 1-12-6　涂导电糊

10. 安放电极板　两电极板置于心尖部和心底部（图 1-12-7）。

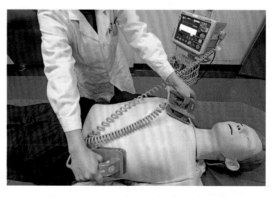

图 1-12-7　除颤电极放置的位置

（1）心底部电极板（Sternum）放于胸骨右缘至右锁骨中线第 2 肋间。

（2）心尖部电极板（Apex）放于左锁骨中线至左腋前线第 5 肋间，电极板与皮肤紧密接触，并稍施加压力(4～10 kg)。

(3)两电极板之间相距至少 10 cm,如患者带有植入性起搏器,应避开起搏器至少 10 cm。

11. 充电 再次观察充电至所选能量,环顾四周,令所有人员离开床缘,再次观察心电图波形,确定需要除颤。

12. 除颤 操作者双手指同时按压"放电"按钮行电击除颤。

13. 心肺复苏 完成除颤后立即 2 min 胸外按压(口述),其间注意观察患者意识,如意识恢复,停止心肺复苏,进行评估。

14. 评估 观察心电图波形,判断是否恢复为窦性心律,判断颈动脉搏动是否恢复,判断患者意识是否恢复,记录时间。

15. 监测 检查患者除颤部位皮肤,用纱布擦净导电糊,继续监测患者病情,给予心电监护,整理患者衣物,并盖被保暖。如未恢复,再次进行 2 min 胸外按压后再次除颤,继续进行高级生命支持。

16. 清理用物,关闭除颤器 做好除颤器的清洁与维护(图 1 - 12 - 8),充电备用。

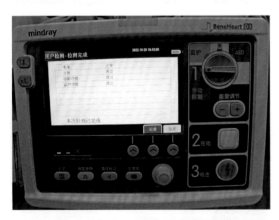

图 1 - 12 - 8 除颤仪的日常检测

17. 留存并做好标记 保存好除颤时自动描记的心电图纸,做好抢救记录。

二、注意事项

(1)除颤前识别心电图类型,以正确选择除颤方式。

(2)电极板放置部位要准确;两电极板之间的距离应超过 10 cm,除颤前确定除颤部位无潮湿、无敷料,避开瘢痕、伤口;如有心电监护,确认除颤部位无电极片遮挡;如有遮挡,移开电极片。

(3)如患者带有植入式心脏起搏器,应注意避开起搏器至少 10 cm。

(4)手持电极板,两电极板不能相对,不能面对自己(图 1 - 12 - 9)。

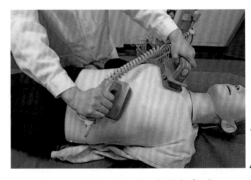

图 1 - 12 - 9 电极板相对

(5)电极板与患者皮肤密切接触。

(6)放电前一定确保任何人不得直接与间接接触患者、病床,以免触电。

(7)若需再次除颤,应进行 5 个循环的心肺复苏(约 2 min)后再除颤。

(8)保持除颤器完好备用(处于备用状态)。

(9)动作迅速、准确。

第三节 三腔双囊管的使用及护理

三腔双囊管有三个腔两个囊(图 1 - 12 - 10),三腔双囊主要是用在肝硬化并发食管胃底静脉曲张破裂出血,尤其在内科保守治疗甚至内镜下治疗失败时的一个补救措施。三腔双囊管其中两个腔分别与压迫食管的椭圆形气囊和压迫胃底的圆形气囊相通,另外一腔与胃腔相通,此腔可行吸引、冲洗和注入止血药物。气囊压迫可有效地控制食管、胃底静脉曲张破裂出血,但再出血率高达 50% 以上,需与药物、内镜治疗联合使用。

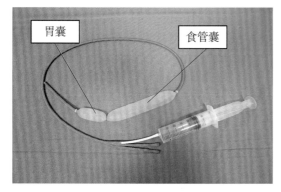

图 1-12-10　三腔双囊管

一、目的

1. 适应证

(1) 食管胃底静脉曲张破裂出血,局部压迫止血。

(2) 抽吸胃内积血积气,减轻胃扩张。

2. 禁忌证

(1) 患者深度昏迷、不能配合操作。

(2) 咽喉食管肿瘤病变,既往手术者。

(3) 胸腹主动脉瘤。

(4) 严重冠心病、高血压或患方拒绝签署知情同意书者。

二、应用与护理

1. 操作前准备

(1) 洗手,戴口罩、帽子。认真检查三腔双囊管有无松脱、漏气(图 1-12-11),充气后膨胀是否均匀,通向食管囊、胃囊和胃腔的管道是否通畅;找到管壁上 45、60、65 cm 三处的标记及三腔通道的外口。

(2) 患者:测量生命体征(脉搏、血压和呼吸)和评估意识状态,告知并签署知情同意书。

(3) 材料准备:三腔双囊管、血压表、听诊器、电筒、压舌板、50 mL 注射器、止血钳 3 把、治疗碗 2 个、液状石蜡、水等。

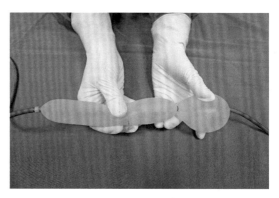

图 1-12-11　检查有无漏气

(4) 操作者:两人操作,注意无菌操作;了解患者病情,了解操作目的,核对患者信息,掌握并发症的诊断和处理。

2. 插管操作

(1) 患者取平卧位,头偏向一侧。检查患者鼻腔是否通畅,清除鼻腔内结痂及分泌物,选择鼻腔较大侧插管。

(2) 将三腔管前端及气囊表面涂以液状石蜡,铺治疗巾。协助医生为患者行鼻腔、咽喉部局部麻醉,将三腔管从患者鼻腔或口腔(气管插管患者)送入,达咽部时嘱患者吞咽,使三腔管送至 65 cm 标记处。

(3) 插管至 65 cm 时,确定进入胃内(回抽胃管见胃内容物或快速注入 50 mL 气体听诊存在气过水音),并抽出胃内积血。先向胃囊注气 250～300 mL,至囊内压 50～70 mmHg(5.33～6.67 kPa),使胃气囊充气,用血管钳将此管钳住。

(4) 然后将三腔管向外牵拉(400～500 g),感觉有中等度弹性阻力时,表示胃气囊已压于胃底部。

(5) 每隔 15～30 min 抽一次胃液,观察出血是否停止。如单用胃囊压迫已止血,则食管囊不必充气。如胃囊注气后仍有出血,继续向食管囊注气 100～150 mL 至囊内压 35～45 mmHg,然后钳住此管腔,以直接压迫食管下段的曲张静脉。

(6) 管端以绷带连接 0.5 kg 沙袋,经牵引架作持续牵引(图 1-12-12)。

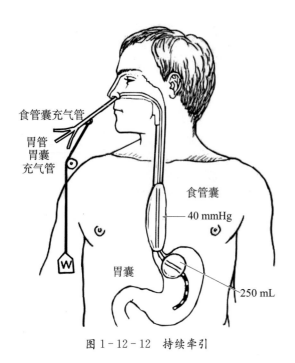

食管囊充气管

胃管
胃囊
充气管

食管囊

40 mmHg

W

胃囊

250 mL

图 1-12-12 持续牵引

（7）定时自胃管内抽吸胃内容物，观察是否继续出血，记录引流液的性状、颜色及量。

（8）经胃管冲洗胃腔，以清除积血，可减少氨在肠道的吸收，以免血氨增高而诱发肝性脑病。

（9）每 2～3 h 检查气囊内压力 1 次，如果压力不足应及时注气增压。每 8～12 h 食管囊放气并放松牵引一次，同时将三腔管再稍深入，使胃囊与胃底黏膜分离，同时口服液状石蜡 15～20 mL，以防胃底黏膜与气囊粘连或坏死。30 min 后再使气囊充气加压。

3. 拔管流程

（1）出血停止 24 h 后，放松牵引，放出囊内气体，保留管道继续观察 24 h，若未再出血可考虑拔管，对昏迷患者亦可继续留置管道用于注入流质食物和药液。

（2）拔管前口服液状石蜡 20～30 mL，润滑黏膜及管、囊的外壁，抽尽囊内气体，以缓慢、轻巧的动作拔管。

（3）气囊压迫一般以 3～4 日为限，继续出血者可适当延长留置管道时间，定时做好鼻腔、口腔的清洁，用液状石蜡润滑鼻腔、口唇。

4. 心理支持　留置三腔双囊管患者不适感较强，有过插管经历的患者尤其易出现恐惧或焦虑感，故应多巡视陪伴患者，解释本治疗方法的目的和过程，加以安慰和鼓励，取得患者的配合。

三、并发症及其处理

1. 鼻咽部和食管黏膜损伤、狭窄、梗阻　预防：规范操作、动作轻柔、应用液状石蜡、拔管后仔细检查。

2. 心动过缓　预防：过度提拉、避免牵引物过重。处理：吸氧，立即抽出胃囊内气体。

3. 呼吸困难　预防：正确测量长度。处理：若插管深度不够、放气；若胃囊破裂或漏气，解除堵塞，剪断导管。

4. 食管穿孔　预防：规范操作、动作轻柔、应用液状石蜡、拔管后仔细检查。

四、培训目的

检测护理人员对所学知识的掌握情况和运用能力，使各项技术规范在临床护理工作中得到有效落实，更有助于保证护理安全，改善服务质量，从而更好地服务于患者。

第四节　低血糖的应急处理

反复发生低血糖或较长时间的低血糖昏迷可引起脑部损伤，一旦确定患者发生低血糖，应尽快补充糖分，解除脑细胞缺糖症状。具体诊治流程见图 1-12-13。

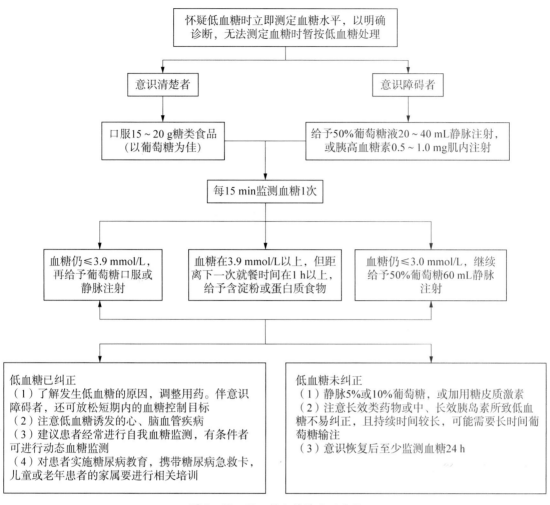

图 1-12-13 低血糖的处理流程

（王绵兰 刘军）

参考文献

[1] 2020 美国心脏协会心肺复苏与心血管急救指南.
[2] 张波,桂莉.急危重症护理学[M].4 版.北京:人民卫生出版社,2017.
[3] 丁晓群.江西省护理技术操作规范[M].南昌:江西科学技术出版社,2020.

消化内镜护理专科培训阶梯教程

第二篇　中级篇

第一章 结肠镜检查腹部按压的护理配合

腹部压迫技术是常用内镜辅助技术手法（ETM）的一种，它是指在内镜操镜者进镜遇到困难或患者出现不适反应时，由助手对患者腹部对应位置进行适当压迫。很多时候，在腹部压迫的辅助下，原先冗长且容易发生结肠镜成襻的肠段（主要是乙状结肠和横结肠）得到固定，当结肠镜再次进入时可以较为顺利地通过这些困难地带。

对一些特殊的患者，如消瘦、年老、多产患者，由于腹部肌肉变得松弛，肌力减弱，对肠镜的约束力小，进镜时容易成襻。同样影响结肠镜检查的还有下腹部手术，如大部分的妇科手术等。由于手术造成腹腔的粘连，部位不同，造成肠镜插入时遇到的困难也不一样，检查前通过了解病史，对于更好地完成检查有很大作用。

一、大肠解剖结构特点与内镜检查关系

大肠是指盲肠到肛门之间的肠管，伸展开约 150 cm 长，收缩后长 70～80 cm。从肛门到直肠和乙状结肠交界处（直乙交界处）长约 15 cm，比较固定，其间有 3 个半月形横皱襞，称 Houston 瓣。第二个 Houston 瓣位于腹膜折返部。直乙交界处与乙状结肠附着乙状结肠系膜，这两部分在腹腔内不固定，具有可游离性，多呈大的弯曲状。

在乙状结肠口侧的降结肠及其移行部分是乙状结肠和降结肠交界处（SD），也就是乙降交界处，这里很容易形成 N 型襻，是结肠镜插入困难部位之一。

降结肠固定在后腹膜，呈垂直线状态。从脾下方的脾曲处向前弯曲到横结肠。横结肠是横结肠系膜所固定的，由于松弛的系膜长，该肠段在腹腔游离性大。

肝脏下方的肝曲口侧是升结肠，经肝曲后升结肠转入后腹膜腔，肠管较为固定。

腹腔中升结肠、降结肠、直肠上部三个固定肠管形成了内镜插入的三角形支点。降结肠和升结肠、直肠较为固定，内镜容易通过，而腹腔内游离性大的乙状结肠、横结肠及乙降交界处、脾曲、肝曲通过较困难（图 2-1-1）。

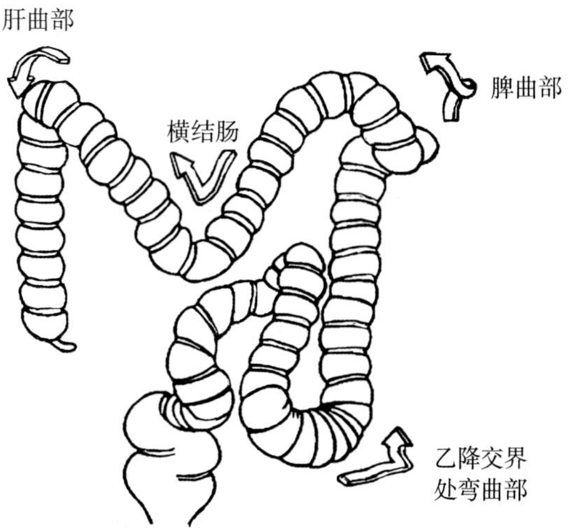

图 2-1-1 大肠解剖示意图

1. 如何判断内镜成襻

（1）进镜与退镜：进镜时内镜无法深入，出现矛盾运动反而后退；退镜时内镜前端并不后退，或是有一种"延迟现象"。

（2）旋转镜身：右旋镜身（图 2-1-2）、左旋镜身（图 2-1-3）或左右旋转镜身有一种抵抗感或反向运动。

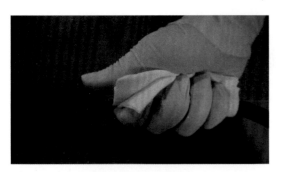

图 2-1-2 右旋镜身

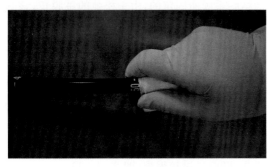

图 2-1-3 左旋镜身

2. 常见的内镜结襻类型

（1）M 型：M 型多为横结肠下垂或肝曲和脾曲位置较高所致（图 2-1-4）。

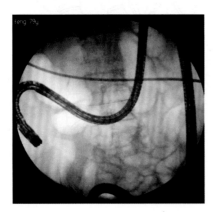

图 2-1-4 M 型肠襻

（2）α 型：α 型多为乙状结肠游离和结肠冗长所致（图 2-1-5）。

此外，还有 N 型、γ 型：多在通过直乙交界处、乙降交界处所致。

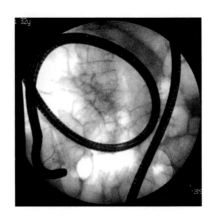

图 2-1-5 α 型肠襻

二、腹部按压技巧

1. 腹部按压部位及方向 常见的按压部位在"腹部九分区法"（图 2-1-6）中的左右下腹部和中腹部（即脐部）；左右下腹按压往中下腹部方向用力（图 2-1-7）；中腹部按压往上腹部或下腹部方向用力（图 2-1-8）。按压目的在于给镜身一个着力点，防止内镜再次插入时弯曲，甚至成襻。

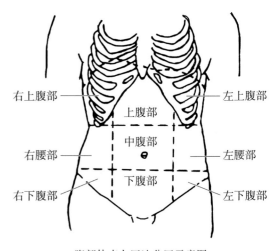

右上腹部 　　　 左上腹部
　　上腹部
右腰部 　　中腹部　　 左腰部
　　下腹部
右下腹部 　　　 左下腹部

腹部体表九区法分区示意图

图 2-1-6 腹部九分区法

横结肠下垂，多为拦阻性按压防襻；乙状结肠，多为预防性按压防襻。用手压迫的方法前提是医生要尽量充分地拉回内镜完成肠短缩、直线化之后才能达到预期的效果。即使按压相同的部位，由于肠道的走向存在个体差异，难度

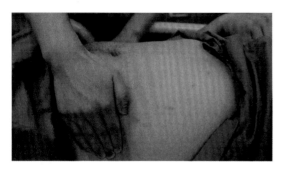

图 2-1-7 左右下腹部按压

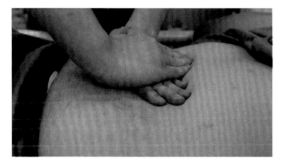

图 2-1-8 中腹部按压

不一,可能也达不到相应的效果。

根据患者情况找出更为有效的按压部位。但同时也需要根据自己以往的经验、手上的感觉和监视器中得到的信息自行做出判断。压迫的方法很重要,过度盲目的压迫往往达不到目的,反而给患者造成痛苦。除此之外,按压需要与医生的操作配合默契这一点也十分重要。

2. 腹部按压时机 前提是医生要尽量充分地拉回内镜完成肠短缩、直线化之后才能达到预期的效果。

(1)保持镜身直线状态:若肠管伸展且形成襻曲状态时,采用压迫进镜,也只会导致弯曲部加重内镜无法前进。在肠管短缩、直线化的状态下,用手按压就会阻挡肠管的弯曲。内镜才能更顺利地向深处插入。

(2)了解镜身前端的位置:可以用手指压迫试探了解镜身前端的位置,或根据镜身插入的长度来判断镜身前端的位置,在肠管充分缩短的情况下结肠镜端到结肠各弯曲部时内镜插入的长度分别为:直乙交界处约 15 cm、乙降交界处约 30 cm、脾曲约 40 cm、肝曲 50～60 cm、回盲部约 70 cm。正确判断内镜所到部位从而给予准确的按压方法。

(3)部位不同,压迫的手法不同:乙状结肠过长,乙降交界处成襻时,根据乙状结肠的走行,先按压左下腹部或右下腹部,如效果不好则可左右下腹部同时按压(图 2-1-9～图 2-1-11)以固定游离的乙状结肠肠管。防止乙状结肠的过度伸展和乙降交界处的弯曲部分形成锐角。横结肠向下方伸展,就从脐下部向剑突方向按压(图 2-1-12)。通过肝曲时,常采取按压脐部的方式防止横结肠的下垂,有时也可从外侧按压右季肋部(图 2-1-13)。

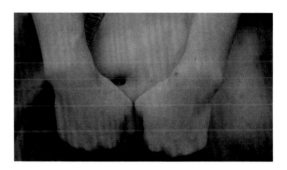

图 2-1-9 左下腹部按压

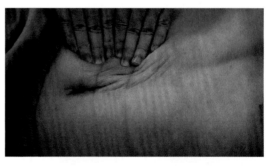

图 2-1-10 右下腹部按压

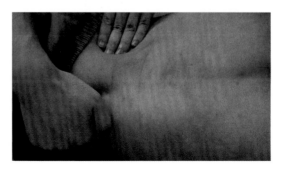

图 2-1-11 左右下腹部同时按压

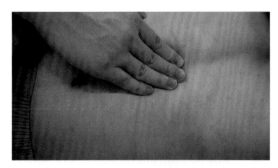

图 2-1-12　脐下部向剑突方向按压

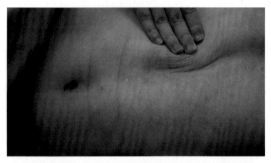

图 2-1-13　右季肋部按压

3. 常见成襻部位及经典按压部位和手法

（1）乙状结肠游走性强：内镜在通过乙状结肠时越走越困难，主要原因是乙状结肠游离成襻所致。通常发生在消瘦后腹部松弛患者及多产女性患者，用手掌按压左下腹，固定肠管使其钝化（图 2-1-14）；或双手施力上下夹击，从而固定乙状结肠（图 2-1-15）。

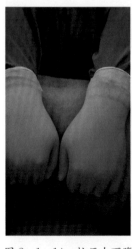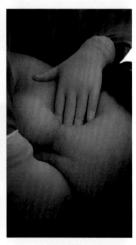

图 2-1-14　按压左下腹　　图 2-1-15　左右下腹同时按压

（2）乙状结肠向左右方过度伸展：这是由于乙状结肠过度冗长游离所致，大多向右伸展，镜身插入较深，在左右下腹或脐周可触摸到较硬的镜身，部分消瘦老年男性甚至可在右侧腹股沟处触摸到镜身，而部分腹大偏胖者可在右中上腹甚至右腰部、右季肋区触摸到镜身，这是乙状结肠顶部向右向上方过度伸展。此时应先回拉内镜，待不能触到较硬的镜身时，用手掌从脐部右侧向左下腹方向按压，使乙状结肠顶部向直肠和乙状结肠方向移行，使其钝化。

（3）直肠和乙状结肠粘连：一些下腹部及妇科手术常常会有直肠和乙状结肠粘连，特别是直乙交界处肠管固定，形成锐角，导致进境困难，回拉内镜有阻力，通过缩短肠腔办法比较困难，保持左侧卧位，选择较为细软的内镜，用手顶住耻骨联合上方，进镜时尽量少注气，来回调整方向，缓慢进镜。

（4）脾曲成襻

1）内镜无法靠近脾曲：特别是消瘦的女性患者，容易发生脾曲向上突起，出现这种情况可以变化为右侧卧位，使脾曲位置下移，或压迫乙状结肠。

2）脾曲走行复杂：首先保持良好视野，用手掌托住左季肋部向上压迫，或变换体位为右侧卧位。

3）当内镜前端到达脾曲时不能前进时，常在乙状结肠形成襻，无论怎样推进内镜，其前端再也不能前进，此时助手双手置于患者左腹部，轻轻下压，防止镜身隆起成襻。

（5）横结肠通过困难：多为横结肠下垂或横结肠有 α 型肠襻形成。横结肠的内腔清楚可见，但无论怎样推进内镜也不能使其接近横结肠，可以试行以下各种方法：

1）充分向后拉内镜以免乙状结肠打弯或形成襻曲，用手掌从右下腹向脐部方向按压，既可防止乙状结肠成襻，还可防止因横结肠过长而下垂形成 M 型肠襻；或直接从脐部下方向剑突方向顶，上托起横结肠。

2）脾曲位置较高，形成锐角，可让患者变换体位为仰卧位或右侧卧位。通过肠管自身的移动，使锐角钝化。

3) 有条件选用可变镜身软管硬度的电子结肠镜。

（6）无法到达肝曲：到达肝曲前要尽量地吸气，过多的气体导致推进反而远离，也可能是横结肠下垂或肝曲上抬现象引起，可向上托起横结肠或按压肝曲，或变换为左侧卧位防止内镜成襻。

（7）升结肠不能前进：有时越过肝曲后进入升结肠却无法前进时，尽量吸引，缩短肠管，同时压迫脐周向剑突方向用力，托起下垂的横结肠，或同时按压乙状结肠进镜。

三、按压失败原因分析及对应措施

1. 按压部位不准确，甚至找不到按压点

用手触摸腹部识别判断成襻部位，积累经验。

2. 按压力度不持久或不均匀

（1）不用蛮力，选择使用巧劲达到"四两拨千斤"。

（2）按压或托举后保持位置不变，不能随意变动着力点。

（3）保持力度均衡，避免时紧时松。

3. 按压方式方法不正确

（1）避免手势呈空心掌，应指尖并拢向腹壁内施压，下陷 3～5 cm，肥胖者甚至要超过5 cm。

（2）手要"抄底"，托住肠管，而不是紧紧提拉腹壁脂肪。

（刘林林　何怀纯　马久红　阳桂红）

参考文献

［1］林秋池,金世柱.结肠镜检查术学习效率的相关影响因素研究进展［J］.临床消化病杂志,2020,32(6):409－412.

［2］陈荣华.腹部按压辅助进镜技术在结肠镜检查术中的应用效果［J］.健康必读,2020,(30):50.

［3］刘浪,赵春艳.电子结肠镜检查中结肠结襻解决策略的进展［J］.上海医学,2019,42(10):638－640.

［4］贾亚锋.腹部压迫法辅助肠镜检查的技巧［J］.山西医药杂志,2018,47(3):280－281.

［5］景喜英.护理干预变换体位对行电子结肠镜患者安全护理的重要性及其影响因素［J］.中国药物与临床,2018,18(9):1649－1650.

［6］闫飞虎,于恩达.腹部按压防襻技术与结肠镜进镜过程及诊疗质量相关性的前瞻性随机对照研究［D］.第二军医大学学报,2017,1－88.

第二章　单(双)气囊小肠镜检查的护理配合

小肠是人体最长的器官,是消化吸收的主要场所,包括十二指肠、空肠和回肠,其上连幽门,下接盲肠,全长 5～7 m,位于人体深处。常见小肠疾病(图 2-2-1～图 2-2-8)主要包括

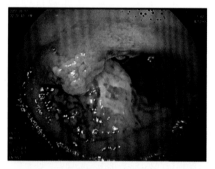

图 2-2-1　癌

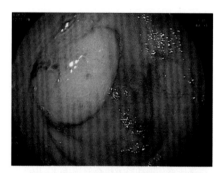

图 2-2-2　间质瘤

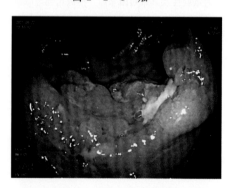

图 2-2-3　克罗恩病

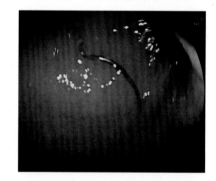

图 2-2-4　钩虫病

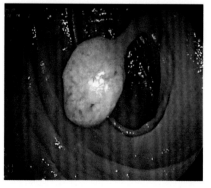

图 2-2-5　息肉

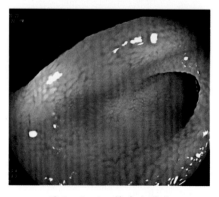

图 2-2-6　梅克尔憩室

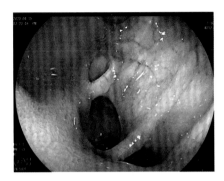

图 2-2-7　憩室

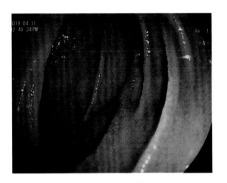

图 2-2-8　血管扩张

感染或非感染性炎症、肿瘤、黏膜下肿物、寄生虫病、血管病变、肠管畸形、憩室及吸收不良综合征等。

小肠镜检查是最常用于病因不明的慢性消化道出血及各种小肠疾病的检查和诊断方法。

一、适应证

(1) 不明原因的消化道出血患者,经胃镜和结肠镜检查未能发现病变,临床怀疑有小肠疾病,特别怀疑小肠血管性病变出血者。

(2) 不明原因贫血、消瘦和发热等,怀疑有小肠良、恶性肿瘤或增殖性病变。

(3) 不明原因的腹痛、腹泻或蛋白质丢失患者,经 X 线钡餐、胃镜和结肠镜检查未发现病变或疑有小肠病变。

(4) 不明原因小肠梗阻。

(5) 鉴定和鉴别诊断克罗恩病或肠结核。

(6) 小肠内异物。

(7) 确诊小肠疾病治疗后复查。

(8) 多发性息肉综合征。

(9) 其他检查提示小肠存在器质性病变者。

(10) 术前诊断或手术时协助外科医师进行小肠检查。

(11) 手术后消化道解剖结构改变导致十二指肠镜无法完成的 ERCP。

二、禁忌证

1. 绝对禁忌证

(1) 严重心肺等器官功能障碍者。

(2) 无法耐受或配合内镜检查者。

2. 相对禁忌证

(1) 小肠梗阻无法完成肠道准备者。

(2) 有多次腹部手术史者。

(3) 孕妇。

(4) 其他高风险状态或病变者(如中度以上食管-胃静脉曲张者、大量腹水等)。

(5) 低龄儿童(小于 12 岁)。

三、患者术前准备

(1) 检查评估患者心理与生理状态,解释小肠镜基本操作过程,签知情同意书。

(2) 60 岁以上检查者常规检查肝肾功能、电解质、心电图、血常规、凝血功能等,排除严重心肺疾病,签检查知情同意书。

(3) 给患者建立静脉通路,必要时两条静脉通路,建议在患者右手手背或手臂留置静脉留置针。

(4) 由于检查时间较长,操作全过程中注意保暖,并保护患者隐私。预防压疮、静脉血栓栓塞症(VET),在条件允许的情况下,特别是经口进镜的小肠镜检查,建议全麻插管下进行操作,防止误吸。

(5) 小肠镜检查分经口进镜及经肛门进镜小肠检查。

1) 经口进镜胃肠道准备

A. 肠道准备:检查前禁食 6~8 h,禁水 2 h。

B. 术前准备:术前口服去泡去黏液剂,服药时间与剂量按照说明书服用。

2) 经肛门进镜胃肠道准备

A. 肠道准备:同结肠镜检查肠道准备方法。对于不完全性肠梗阻者,应尽可能在肠道梗阻解除并完成相应肠道准备后行小肠镜检查。

B. 术前准备:患者腰部以下垫中单,以防污染诊疗床。

(6) 检查体位:左侧卧位,双腿自然屈曲,全身放松。

四、设备准备及安装

1. 设备的检查

(1) 内镜与主机:检查主机电源与光源等,连接小肠镜,检查注/气注水等功能是否完好。

(2) 气泵:专用气泵的主机面板和遥控器

如图 2-2-9 和图 2-2-10 所示。打开气泵电源开关和内镜外套管开关(图 2-2-11),注气连接管一端连接其中一管连接器(图 2-2-12),打开遥控器上对应的气囊送排气开关开到"O"状态(图 2-2-13),连接管另一端放入生理盐水中,观察有无气泡产生及其大小(图 2-2-14),用手指堵住连接管另一端,此时主机面板上对应压力值为较稳定值(一般是 6 点左右)(图 2-2-15),说明性能正常;同法检查另一管连接器的性能。

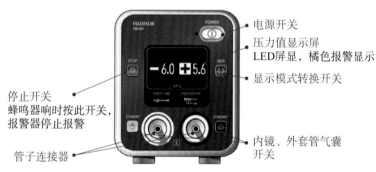

图 2-2-9 主机面板

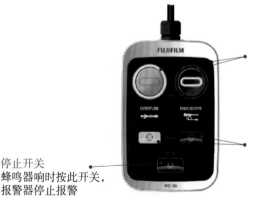

图 2-2-10 遥控器

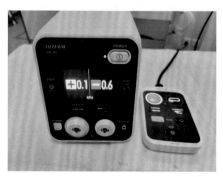

图 2-2-11 打开开关

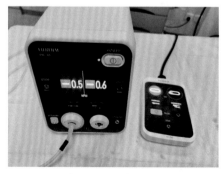

图 2-2-12 连接注气管

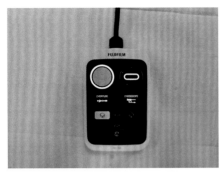

图 2-2-13 充气

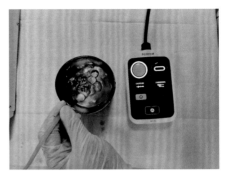

图 2-2-14 检查气囊

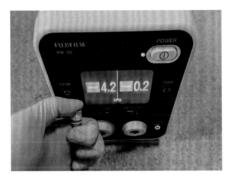

图 2-2-15 检查压力值

(3) CO_2 气泵和水封瓶:检查气泵电源、气量大小是否正常,检查水封瓶密封性是否完好。

(4) 经口进镜小肠镜检查需另外配备负压吸引或简易吸引装置,用于及时处理口腔分泌物,防止误吸。

2. 单气囊小肠镜的安装与检查

(1) 外套管:先向外套管内注入 15~20 mL 灭菌水或润滑液,然后套入小肠镜身,检查小肠镜能否在外套管中自由进出。

(2) 外套管上气囊:外套管连接好充气管道充气,置入灭菌水中检查气囊是否漏气(图 2-2-16),用手压迫气囊使气囊压力装置报警,观察能否自行放气,确保气囊充气、放气性能及报警功能良好;确认气囊完好可以使用后,将气囊中的气体排空。

3. 双气囊小肠镜的安装与检查 安装外套管后准备小肠镜先端气囊的安装用物(图 2-2-17),安装前将内镜先端擦干使安装顺滑。将纸套一端插入气囊中间,内镜从纸套另一端插入至气囊另一端出来(图 2-2-18),退

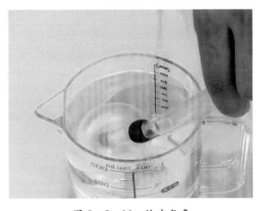

图 2-2-16 检查气囊

出纸套(图 2-2-19),调整好气囊位置;将胶环通过安装器,待胶环安装到白色金属环上,取下安装器前端黑色部分(图 2-2-20),并将安装器套在内镜前端,确定好位置后,将胶环从安装器上放下至气囊后端上,并调整好位置固定(图 2-2-21),重复以上步骤,将另一胶环固定在气囊前端上(图 2-2-22)。已完成小肠镜先端气囊的安装见图 2-2-23。该气囊的检查同外套管上气囊的检查方法。

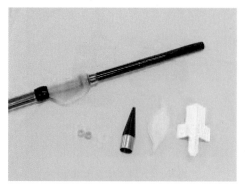

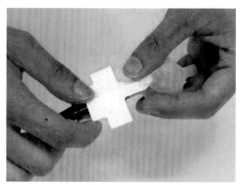

图 2-2-17 用物准备

图 2-2-18 内镜插入气囊

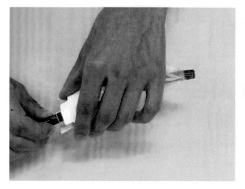

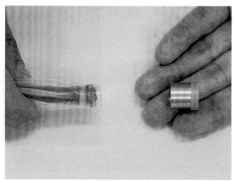

图 2-2-19 退出纸套

图 2-2-20 将胶环安装到金属环上

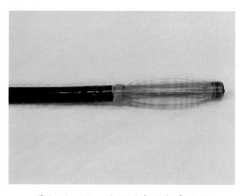

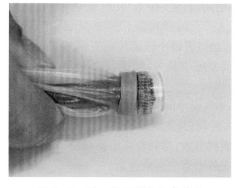

图 2-2-21 胶环固定于气囊后端

图 2-2-22 胶环固定气囊前端

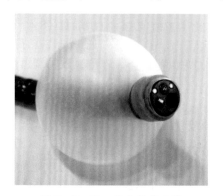

图 2-2-23 完成气囊安装

4. 相关附件的检查 检查活检钳、钛夹、治疗注射针等附件的长度是否可用于小肠镜的检查。

5. 其他 常规用物润滑剂、口垫、纱布、注射器、染料等。时间较长者需准备水垫及靠背枕,同时准备心电监护与急救设备。

五、手术配合技巧和注意事项

(一) 术中进镜配合

小肠镜的操作需要 2～3 人共同完成,至少包括 1 名操作者和 1 名助手。由操作者负责插镜和控制旋钮方向,助手负责托镜、插送外套管和气泵操作(图 2-2-24)。

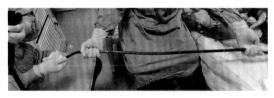

图 2-2-24 术中进镜配合

1. 双气囊经口进镜

(1) 患者取左侧卧位。操作者左手持镜,右手进镜。助手两只手分别固定外套管前后两端。要注意的是,为了更顺利操作,操作者进镜手和助手两只手这三点尽量保持一条直线。

(2) 当内镜进入十二指肠水平段后,先将内镜前端的气囊充气,使内镜不易滑动,然后将外套管沿镜身滑至十二指肠水平段,接着将外套管前端的气囊充气,同时拉直内镜和外套管,使其在胃内处于伸直状态。

(3) 将内镜前端的气囊放气,镜身缓慢向前插入,最大限度进镜后,再次将内镜前端的气囊充气,使内镜不易滑动,然后将外套管气囊放气并沿镜身继续向前滑动。

(4) 重复上述充气、放气和"推-拉"动作,使小肠镜尽量插入小肠深部。

2. 双气囊经肛进镜

(1) 患者取左侧卧位。操作者左手持镜,右手进镜。

(2) 当内镜进入降乙结肠交界处时,用经口进镜时同样的方法使乙状结肠处于伸直状态。

(3) 重复上述过程,将横结肠拉直。

(4) 抵达回盲瓣处,先将内镜前端进入回肠末端,然后将内镜前端的气囊充气固定,再将外套管前进后充气回拉。

(5) 重复上述充气、放气和"推-拉"动作,使小肠镜尽量插入小肠深部。

3. 单气囊进镜

(1) 与双气囊进镜方法大致相同。

(2) 当进镜至肠道时,调节内镜角度钮前端最大弯曲,保持内镜下视野固定,用内镜前端钩住小肠,沿镜身滑入外套管至内镜前端(外套管近端应处于镜身标志线 155 cm 处,此处外套管前端与内镜前端保持 5 cm 距离,注意不能将外套管置入过深,否则影响内镜前端的固定作用)。

(3) 将外套管气囊充气固定肠管,放松内镜角度钮,使内镜前端回复正常状态。

(4) 回拉内镜及外套管,使肠管套在外套管上。

(5) 继续进镜至最大深度后,调节内镜角度钮使内镜前端钩住小肠。

(6) 将外套管气囊放气并滑行至内镜前端,再次向外套管气囊内充气。

(7) 重复上述过程,将肠管不断套在外套管上,使小肠镜尽量插入小肠深部。

当内镜向深部推进时,协助患者变换体位,同时用手在患者腹部施加压力,以减少或防止内镜在胃肠道内打襻,如已打襻,可回拉镜身,使内镜形成直线后再向小肠深部推进,当镜身全部进入后,再缓缓退镜。

(二) 活检与标记

由于镜身在小肠内成攀较多,所以做活检或标记时,附件很难顺利送出到达目标位置。

(1) 附件选择:活检钳、注射针、止血钛夹等附件一般选用长度在 2.3 m 及以上的。

(2) 活检:有时需要将外套管头端气囊调整在距离病变适当的位置并充气固定,将镜身拉直后伸出治疗配件,在病灶处轻轻抖动,有助于缩短操作时间,提高准确率(图 2-2-25)。

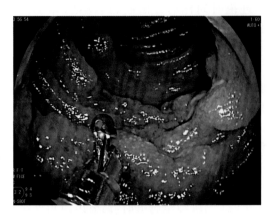

图 2-2-25　内镜下活检

（3）标记：当内镜抵达相应部位后，即用注射针向黏膜内注射 1% 靛胭脂 0.5 mL 数点，便于另一侧进镜检查时确认，也可以用钛夹做标记（图 2-2-26）。

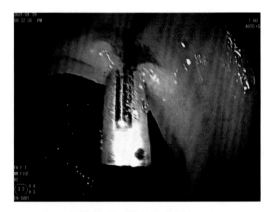

图 2-2-26　钛夹标记

（三）退镜配合

进镜过程中，为确保进镜深度，多以 50 cm 为单位进镜，而这一距离易忽视一些较小病灶，故在退镜过程中需要更为仔细地观察肠腔情况以弥补进镜过程中可能的遗漏。

（1）退镜中以 50 cm 为单位退镜保证外套管在安全刻度线内。

（2）医生在退镜时，护士需准确把握医生退镜速度以配合退外套管，保证视野，遇到可疑病灶，停下来多观察，必要时再次将外套管推进一些，或者对外套管上气囊充气，以便于医生微调内镜的进出。

（3）外套管亦不可退过慢，避免出现内镜退至外套管内（图 2-2-27）而导致小肠黏膜的损伤及遗漏病灶等现象。

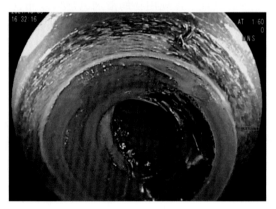

图 2-2-27　内镜退至外套管内

（四）注意事项

（1）确保气囊充气、放气性能及报警功能良好。

（2）因时间较长，需根据体位变化在易出现压疮位置垫水垫，避免局部组织长期受压而导致压疮。

（3）检查过程中，操作医生和配合护士应特别注意动作轻柔细致，遇病变或异常部分更应谨慎小心，护士在检查过程中应反复确认患者腹部肌张力、腹型及生命体征等，避免穿孔导致急腹症等并发症。

（4）循腔进镜，多吸气少注气，正确判断肠腔走向，有效钩拉，尽量使内镜走成同心圆，正确退镜。

（5）若患者需同时行经口、经肛门检查时，通常情况下，经口进镜的深度以回肠中段为界，经肛门进镜的深度以空回肠交界区为界。

六、术后常见并发症及其处理

1. 出血　大多数情况是轻度黏膜损伤。多见于小肠多发溃疡、小肠镜或外套管磨蹭黏膜导致的少许渗血，也可能是活检所致。表现为少量黑便或血便，可予以观察、禁食、静脉止血药物等治疗，一般会自行停止，少数可用钛夹夹闭止血（图 2-2-28）。对于深部小肠出血或出血量较大者，应及时手术治疗。

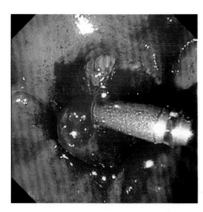

图 2-2-28　钛夹止血

2. 穿孔　多见于小肠溃疡或憩室,镜子成襻或打起的气囊刚好蹭到溃疡或憩室导致出血穿孔,常用钛夹或尼龙绳闭合创面,处理不了时转外科手术。

3. 轻症急性胰腺炎　多因外套管反复摩擦或压迫十二指肠乳头、牵拉肠系膜引起胰腺微循环障碍所致。操作过程中,在十二指肠降段不宜充盈外套管气囊,待过水平段后再充盈,避免压迫十二指肠乳头。退镜时应再次观察十二指肠乳头。若术后出现腹痛、血淀粉酶升高,严重者 CT 上可显示胰腺渗出,应予以禁食、抑酸、生长抑素治疗,一般 3～5 日可缓解。

4. 腹痛和腹胀　排除穿孔可能后,大多是因为手术时间太久导致肠腔内气体太多,一般指导患者用手顺时针揉腹部或走动走动(能下床者)便可减轻症状,必要时用内镜进肠腔抽吸气体。

5. 压疮　因操作时间较长,导致局部组织长时间受压,检查过程中于患者受压部位给予保护,采取防压疮措施。

6. 误吸　可在患者口腔固定位置放置便携式吸痰器等装置,持续或间接吸引口腔分泌物,压力为 0.02 kPa 左右,即可及时清理口腔分泌物又不损伤黏膜。

7. 静脉血栓栓塞症(VET)预防　检查中可穿着弹力袜等。

(闵琴　张燕霞　马久红)

参考文献

［1］彭春艳,何怀纯.电子小肠镜检查术的护理配合[J].实用临床医学,2006,7(4):132.

［2］李至秦,甘丽美,聂晓英.83 例单气囊小肠镜检查的护理配合[J].中华护理杂志,2011,(46)11:1128-1129.

［3］金波,时昌培,范一宏.单气囊小肠镜诊治小肠疾病的护理配合[J].浙江实用医学,2017,22(06):454-456.

第三章　小探头超声内镜检查的护理配合

小探头超声内镜(EUS)是由小探头超声系统和内镜系统组合而成。超声小探头以探查消化道病变为目的,操作时通过内镜活检孔道将超声探头送入需检查的病变部位,经内镜副送水孔道注入无气水作介质,清晰地显示病灶位于消化道管壁的层次,并根据病变内部回声的不同提供诊断依据。目前,小探头超声内镜已成为消化内镜领域中一种成熟的技术,在黏膜下肿瘤的判别、消化道肿瘤的分期等方面有着不可取代的地位,本章就小探头超声内镜的相关基础知识和检查配合方法进行简单的阐述。

一、消化道层次结构

消化道管壁在组织学上由内到外依次为浅层黏膜层、深层黏膜及固有层、黏膜下层、固有肌层和外膜层(图2-3-1),在超声内镜下可呈5层结构(图2-3-2),其回声特点分别显示为高-低-高-低-高的层次结构。为保证消化道管壁层次显示清楚,操作过程中需注意把握两大关键点:第一尽量排除气体干扰,第二探头(或

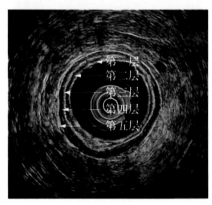

图2-3-2　消化道管壁超声内镜5层结构

内镜)与病灶间的距离合适。研究发现,胃壁层次显示最好时,探头至少距黏膜3cm。

二、小探头超声内镜的安装与拆卸

1. 安装方法(图2-3-3～图2-3-7)　将超声探头驱动器,在控制杆位于"RELEASE"位置时,平行插入到超声主机的方形槽中,牢固连接后,将控制杆向下推动到"LOCK"位置。卸下超声探头的防水帽,将超声探头上的黑色凸起对准驱动器上的白色标记,垂直插到底,向右

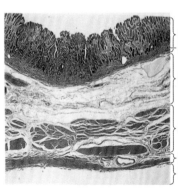

图2-3-1　消化道管壁组织学5层结构

黏膜层
黏膜肌层
黏膜下层
固有肌层
浆膜下层
浆膜层

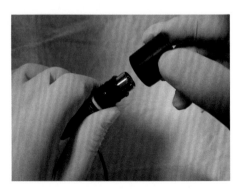

图2-3-3　卸下防水帽

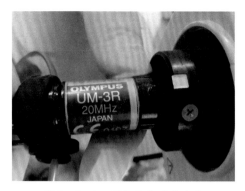

图 2-3-4 黑色凸起对准白点

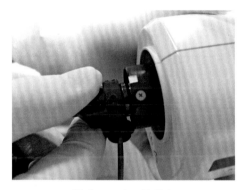

图 2-3-5 插到底

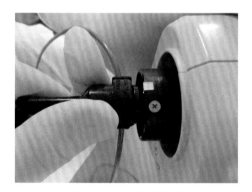

图 2-3-6 向右旋紧

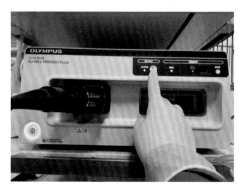

图 2-3-7 轻按指示灯

旋紧,轻按内镜超声主机上的按钮直至"ACTIVE"指示灯变黄即可。

2. 拆卸方法 与安装顺序相反,轻按内镜超声主机上的按钮直至"ACTIVE"指示灯由黄色变为橘红色,向内推送超声探头到底,再向左旋转,之后向外拔出,盖上防水帽。将超声探头驱动器的控制杆向上打到"RELEASE"位置,平行拔出超声探头驱动器即可。

三、患者准备

(1)行小探头超声内镜检查的患者术前准备同胃镜检查,检查前20 min口服链霉蛋白酶和二甲硅油散,清除黏液与气泡。

(2)行超声肠镜检查的患者则需进行肠道准备。

(3)于右手手背留置静脉留置针,便于静脉给予麻醉相关药物。

(4)体位安置:取左侧卧位,抬高床头,双腿屈曲,腹部放松,口角处放置弯盘、口水袋,嘱患者将分泌物流至盘内,勿吞进胃内,以免影响操作视野。

(5)给氧,连接心电监护仪,监测患者生命体征。

四、检查器械准备

1. 内镜 使用超声小探头通常须用2.8 mm以上活检钳道内镜,最好带有副送水功能,便于检查中注水。

2. 注水装置 选用灭菌水连接至注水泵上进行注水,避免剧烈晃动瓶身,以免产生气泡;为减轻患者的不适感,可使用加热装置对灭菌水进行加热,使其温度保持在37 ℃左右。

3. 超声探头的安装与检查 按上述方式正确连接超声探头驱动器与超声小探头。检查前务必检查超声小探头插入管的透明鞘管有没有气泡。

如果透明鞘管周围的传导液中有气泡(图2-3-8),必须先除去气泡再进行检查,否则会影响超声图像质量。可按以下三种方式除去气泡。

(1)使先端部向下,将超声探头连同探头架和防水盖放置几小时,直到除去探头先端部中的所有气泡(图2-3-9)。

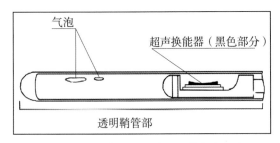

图 2-3-8　超声小探头透明鞘管气泡示意图

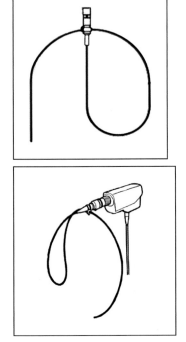

图 2-3-9　超声探头先端部向下悬挂示意图

（2）在距先端部约 10 cm 的位置握住插入部，使先端部向下。用力摇晃，直到除去探头先端部中的所有气泡（图 2-3-10）。

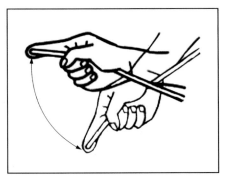

图 2-3-10　摇晃超声探头先端部示意图

（3）在距先端部约 50 cm 的位置握住插入管，使先端部向下。用力摇晃先端部，直到除去探头先端部中的所有气泡（图 2-3-11）。

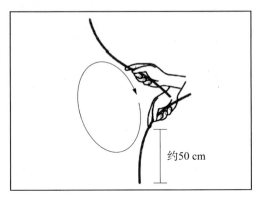

图 2-3-11　摇晃超声探头先端部示意图

4. 其他物品　吸引、活检钳、肠镜胶、心电监护仪、吸痰管等，用物准备同胃肠镜检查。

五、常用超声内镜操作与检查方法

1. 浸泡法　为超声内镜检查最常用的方法。发现病灶后，向病灶部位注水，使病变完全浸没于水中，以超声探头与病变之间无空气为宜。一次注水量不可超过 500 mL，避免患者恶心、呕吐后误吸入肺。麻醉患者应及时抬高床头，观察患者有无呛咳及不适，及时吸尽分泌物及呕吐物。检查完毕提醒医生及时将水吸尽，以防术后因注水过多引起患者腹痛或腹胀。

2. 直接接触法　将超声探头直接接触消化道黏膜进行扫描，该法主要用于食管上段与咽喉部连接处的病变或狭窄的消化道管壁检查。

3. 持续注水法　适用于一些难以储水部位的检查，如贲门部、十二指肠和幽门管等部位的病变。

4. 注气/注水塞辅助注水方法　对于食管上段或狭窄部位的病变，可先持续吸引使管腔塌陷，再快速按注水按钮注水使管腔充满水。该法注水量较少，可降低患者呛咳、误吸的风险。

5. 体位变换法　依据重力原理，使病变部位位于低位，便于充满水。研究表明，头高足低俯卧位对于胃窦部的病变有利,仰卧位对前壁病变有利;对于直肠右侧壁的病变可采用右侧卧位。改变体位时通常停止注水。

六、探头插入与抽出

（1）手持超声探头插入部,靠近钳子管道开口阀,缓慢并竖直地插入钳子管道,每次插入时手持部距离活检孔道不宜太远,以免探头弯折。

（2）提醒术者尽可能取直镜身,松掉角度钮,当内镜弯曲部伸直后再插入超声探头。

（3）一般从钳子管道露出超声探头 40 mm即可停止插入,使超声探头贴近病灶,相距1～2 cm 最佳,但不可用力贴在病灶上,造成超声探头损伤。

（4）拔出超声探头时同样将超声探头紧贴钳子管道开口阀,缓慢拔出。

（5）如果使用了带有抬钳器的十二指肠镜时,插入与拔出超声探头时需先放下抬钳器。

（6）在超声探头的插入与拔出过程中,必须保证超声图像处理中心设置冻结模式,否则将损坏超声探头。

七、常见故障的处理

1. 图像噪点较多（图 2 - 3 - 12）

（1）采用的不是无菌水,建议更换注射用水。

（2）GAIN 值设置过高,一般以 12\19 为宜。

（3）探头与驱动器连接不良,擦拭连接头后重新安装。

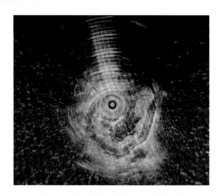

图 2 - 3 - 12　图像噪点较多

2. 图像带放射状白线（图 2 - 3 - 13）

（1）探头内有气泡:按上述方式去除探头先端部所有气泡。

（2）探头损坏,有弯折现象。

（3）超声驱动器损坏。

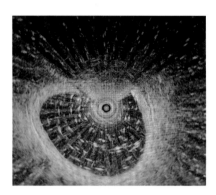

图 2 - 3 - 13　图像带放射状

3. 无图像（图 2 - 3 - 14）

（1）超声驱动器损坏。

（2）超声探头连接不良。

（3）超声探头先端弯折导致机械转动装置故障。

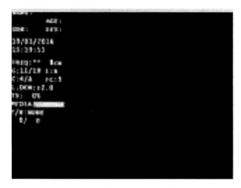

图 2 - 3 - 14　无图像

八、维护与保养

（1）每例患者检查完毕后,超声小探头必须拆下,盖好防水帽后进行清洗和消毒,避免交叉感染。

（2）清洗:将探头浸泡在含酶清洗剂中,浸泡时插入部的盘曲直径需大于 20 cm,以免损坏探头,用软毛刷或纱布彻底擦拭探头外表面,清除残留碎屑。

（3）消毒：在流动水下漂洗后，使用干纱布将探头擦干，将探头完全浸泡在消毒液中消毒，如果探头表面有气泡附着，可使用纱布擦拭去除；消毒结束后可使用纯化水或灭菌水彻底冲洗，擦干后备用。

（4）在上述清洗、消毒过程中，必须确保防水帽安装良好，探头连同防水帽可完全浸泡在清洗剂、消毒剂中，以保证整个探头达到清洗和消毒效果。

（5）灭菌：灭菌前，必须对部件进行彻底的清洗与干燥，按照所在医院的规定，将各个附件放在适用于环氧乙烷气体灭菌的包装内。

（6）储存：将探头的插入部与连接管彻底干燥，将插入部穿过探头架的孔。然后钩住防水盖的挂环，将超声探头挂起。务必使先端部

向下（图 2 - 3 - 15）。

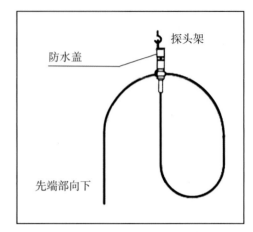

图 2 - 3 - 15　超声探头先端部向下悬挂示意图

（张燕霞　马久红）

参考文献

［1］林莲淑,刘汉英,姜哲,等.微探头超声内镜在上消化道固有肌层黏膜下肿瘤定性定位诊断中的应用价值[J].现代消化及介入诊疗,2020,25(1):124 - 126.

［2］金震东.超声内镜在消化系统疾病诊治中的应用进展[J].胃肠病学和肝病学杂志,2009,1(18):5 - 9.

［3］Nishida T, Goto O, Raut CP, et al. Diagnostic and treatment strategy for small gastrointestinal stromal tumors [J]. Cancer, 2016,122(20):3110 - 3118.

［4］曾毅,孙廷基,刘芸.不同注水方式在超声小探头对胃和食道检查中的应用分析[J].吉林医学,2016,37(7):1645 - 1646.

第四章 无痛内镜检查患者苏醒期间的管理

麻醉复苏室是消化内镜诊疗麻醉结束后继续观察病情、防止麻醉后近期并发症、保障患者安全的重要场所。凡麻醉结束后尚未清醒(含嗜睡)、虽已清醒但肌张力恢复不满意的患者均应进入麻醉复苏室。麻醉复苏室应配备专业的复苏护士及相关护理人员,协助麻醉医生负责患者复苏期间的监护、记录及处理。

一、复苏单元床位及设备配置

1. 复苏单元配置的总体原则

(1)开展无痛内镜诊疗的消化内镜室(中心)应配有独立的麻醉复苏室或麻醉复苏区域,建议麻醉复苏室床位与麻醉内镜诊疗室床位数比例不低于1:(2~3),并根据诊疗患者数量与内镜诊疗麻醉性质设置增加复苏区面积或增加复苏床位。

(2)设备符合麻醉复苏室的基本要求,应配置监护仪、麻醉机和(或)呼吸机、输液装置、吸氧装置、负压吸引装置及急救设备与药品等(图2-4-1~图2-4-4)。

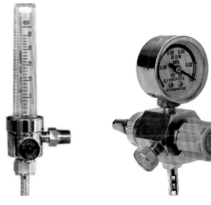

图2-4-3 氧气流量表   图2-4-4 负压吸引表

(3)有条件的消化内镜室(中心)可建立麻醉护理智慧化监测管理系统,包括术前麻醉评估、术中监测、复苏中监测等,完整记录患者检查及治疗的相关情况并实时进行报警提醒,实现无痛内镜诊疗患者全程安全的闭环管理(图2-4-5~图2-4-10)。

(4)复苏小单元应配置:心电监护(有条件的中心可采用ICU等中央岛式的监护、图2-4-11)、吸氧装置、负压装置、麻醉机等。

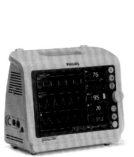

图2-4-1 心电监护仪

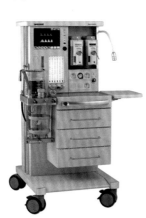

图2-4-2 麻醉机

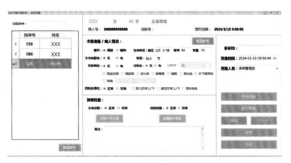

图2-4-5 术前血压测量

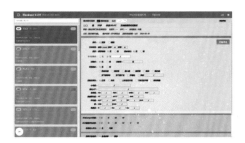

图 2-4-6 术前麻醉评估

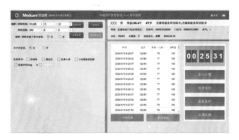

图 2-4-7 术中监测

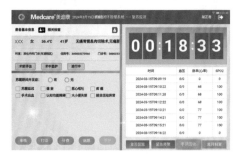

图 2-4-8 麻醉复苏监测

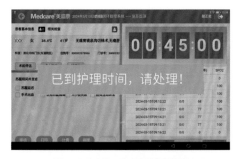

图 2-4-9 复苏时间提醒

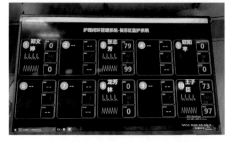

图 2-4-10 大屏幕滚动监测,实时预警

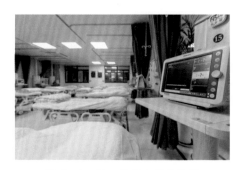

图 2-4-11 复苏小单元配置

（5）麻醉区域应配置:抢救车、除颤仪、呼吸机、常规抢救药物等(图 2-4-12～图 2-4-14)。

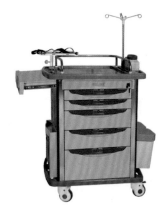

图 2-4-12 抢救车

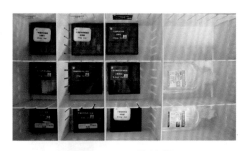

图 2-4-13 抢救药品

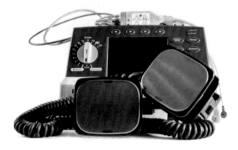

图 2-4-14 除颤仪

（6）复苏大单元应配置:智慧化内镜监护系统、独立抢救区域、复苏留观区域、医护患谈话区域、独立更衣室等(图2-4-15和图2-4-16)。

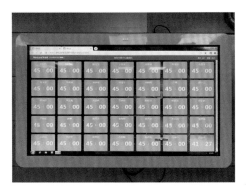

图2-4-15　复苏留观区域监测

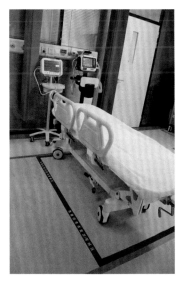

图2-4-16　独立抢救区域

2. **麻醉及复苏室人力资源配置**　应根据麻醉消化内镜患者诊疗人数合理配备麻醉医生及相应的护理人员。

（1）麻醉医生:实施麻醉的每个诊疗单元配备至少1名麻醉高年资住院医师,建议配备1名麻醉护士,其中护士负责麻醉前准备和麻醉记录,协助麻醉管理;每2～3个诊疗单元宜配备1名具有主治医师(含)以上资质的麻醉医生,指导并负责所属单元患者的麻醉及麻醉恢复。

（2）护士:麻醉复苏室的专职护士数量与床位比宜为1:(2～4),负责监测并记录患者麻醉恢复情况。麻醉医生与麻醉护士宜相对固定,以保证麻醉过程及麻醉复苏过程的患者安全。

3. **建立健全麻醉相关规章流程与制度**　安全而行之有效的麻醉是建立在合理的规章制度、既定的工作职责、规范的工作流程、完好的运行设备之上的,因此必须建议健全规章制度及安全有效的诊疗复苏流程,防止不良事件及意外的发生。

二、无痛内镜麻醉及复苏期护理配合

1. **患者麻醉前准备**

（1）预约时由内镜室专业护理人员告知麻醉风险,并签署麻醉知情同意书。

（2）如有心脏、呼吸系统疾病及全身系统严重疾病,及时向麻醉医生汇报,由麻醉医生进一步评定是否需要进一步完善检查。

（3）60岁以上或有心肺疾病患者须完善心电图检查、胸部X线、肺功能检查。

（4）检查前患者禁食8h,禁饮2h。

2. **设备准备**

（1）充足的供氧装置。

（2）两路吸引装置。

（3）检查麻醉机、监护仪工作正常。

（4）检查简易呼吸囊、面罩、气管插管工具及其辅助用具完备。

（5）检查抢救车、除颤仪等工作正常。

3. **急救药品准备**　每个诊疗室备好急救药品,如阿托品、肾上腺素、去甲肾上腺素、多巴胺等。

4. **麻醉评估**　麻醉医生对患者进行麻醉风险评估,主要以ASA分级为标准。

（1）Ⅰ级:体格健康,发育营养良好,各器官功能正常。围手术期死亡率为0.06%～0.08%。

（2）Ⅱ级:除外科疾病外,有轻度并存病,功能代偿健全。围手术期死亡率为0.27%～0.40%。

（3）Ⅲ级:并存病情严重,体力活动受限,但尚能应付日常活动。围手术期死亡率为

1.82％～4.30％。

（4）Ⅳ级：并存病严重，丧失日常活动能力，经常面临生命威胁。围手术期死亡率为7.80％～23.0％。

（5）Ⅴ级：无论手术与否，生命难以维持24 h的濒死患者。围手术期死亡率为9.40％～50.7％。

（6）Ⅵ级：确证为脑死亡，其器官拟用于器官移植手术。

注意：如系急症，在每级数字前标注"急"或"E"字。一、二级患者麻醉和手术耐受力良好，麻醉经过平稳。三级患者麻醉有一定危险，麻醉前准备要充分，对麻醉期间可能发生的并发症要采取有效措施，积极预防。四级患者麻醉危险性极大，即使术前准备充分，围手术期死亡率仍很高，不建议行无痛内镜检查。五级为濒死患者，麻醉和手术都异常危险，不建议行无痛内镜检查。

5. 建立静脉通道　尽可能选择手背较粗静脉穿刺，保持静脉通畅，以减少麻醉药对血管的刺激剂损伤。

6. 诊疗过程中的监测

（1）密切观察生命体征（血压、心率/脉率、SpO_2）并记录。

（2）术中密切观察患者对内镜插入刺激的耐受程度和麻醉深度：如是否呛咳、屏气、肢体运动等。

（3）密切观察药物的主要副作用：如局部疼痛、短暂性呼吸暂停、下颌松弛呼吸不畅、反射性心率减慢、血压下降、呕吐、呃逆、喉痉挛、头昏、乏力、肌紧张等。

（4）检查结束后必须确认患者生命体征平稳，才能转送恢复室，并与恢复室护士或麻醉医生仔细交班。

7. 复苏期间的监测　常规监测应包括：呼吸、血压、脉搏、血氧饱和度。有条件者可监测呼气末二氧化碳分压，气管插管（包括喉罩）全身麻醉宜常规监测呼气末二氧化碳分压。

（1）心电监护：密切监测心率和心律的变化和异常，必要时及时处理。约90％的心搏骤停前会发生心动过缓，若无连续动态的心电监护则很难及时发现。

（2）呼吸监测：应密切监测患者的呼吸频率与呼吸幅度，并注意有无气道梗阻。呼吸变慢变浅，提示麻醉较深；呼吸变快变深，提示麻醉较浅。如出现反常呼吸，往往提示有气道梗阻，最常见原因是舌后坠，其次是喉痉挛。托下颌往往即可解除因舌后坠引起的气道梗阻，必要时可放置口咽或鼻咽通气管。行内镜下治疗患者迟发性出血也可导致气道梗阻，应严密观察，如发现患者口中有可见血液团块流出，应立即进行内镜下干预。

（3）血压监测：无创动脉血压监测（间隔3～5 min）即可，血压水平变化超过基础水平的30％，高危患者血压水平变化超过基础水平的20％，即应给予血管活性药物干预并及时调整麻醉深度。

（4）脉搏血氧饱和度监测：在实施麻醉前即应监测患者血氧饱和度，并持续到完全清醒后。脉搏血氧饱和度主要代表肺的换气功能，其反映低通气早期不敏感；脉搏血氧饱和度下降提示通气功能已明显下降。因此，需要严密观察患者呼吸状态。

（5）呼气末二氧化碳分压监测：该方法可在患者血氧饱和度下降前发现低通气状态，其比视觉观察更为敏感，因此对于深度镇静或无法直接观察通气状态患者宜考虑采用该方法。

（6）密切观察患者的神志状态，如患者出现嗜睡、精神状态改变，应立即通知麻醉医生，以确保患者不出现坠床、摔伤等意外。

8. 注意事项

（1）从检查间转运至苏醒室时，立即给予氧气吸入，氧流量为3～5 L/min，并确认鼻导管在患者鼻腔中。

（2）正确连接监护仪血氧饱和度探头，监测患者血氧饱和度。连接血压监测导管，并进行实时监测一次。

（3）检查室护士和复苏室护士需进行详细的交接班，在复苏监护单上记录患者进入复苏室的生命体征及一般情况。

（4）各类内镜手术及内镜下治疗后的患

者,应在床旁悬挂平车运送、防误吸等标识(图2-4-17)。

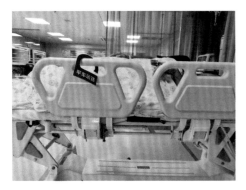

图 2-4-17 治疗后患者床旁悬挂平车运送标识

(5)仔细查看患者放置的各类导管,严格约束患者双手,防止患者在复苏期间发生意外拔管或脱管。

(6)整理患者床单位,给患者进行保暖。

(7)复苏期间应密切巡视患者,防止患者发生呛咳、误吸等。

(8)唤醒患者时应轻拍患者的双肩,切记用力拍打、很大声呼唤等语言动作。

(9)患者未完全清醒时,切不可解除患者的约束带(图2-4-18),以免发生坠床的风险。

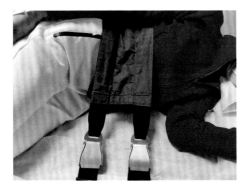

图 2-4-18 麻醉患者使用约束带约束

(10)当患者能正确回答问题、呼吸、循环稳定、血氧饱和度正常、手足有力时,方可将患者从检查床扶起至复苏留观区进行离室前的观察。扶起顺序:平卧—坐立—站立。

9.严格执行患者的离室评估标准 门诊消化内镜诊疗镇静和(或)麻醉患者可以用评分

系统来评估患者是否可以离院。一般情况下,如果评分超过9分,并有人护送,患者就可以离开。如为住院患者,则按麻醉恢复常规管理(表2-4-1)。

表 2-4-1 镇静/麻醉后离院评分量表

生命体征(血压和心率)	疼痛
2=术前数值变化20%范围内	2=轻微
1=术前数值变化21%~40%	1=中等
0=变化超术前值的41%以上	0=严重
运动功能	手术出血
2=步态稳定/没有头晕	2=轻微
1=需要帮助	1=中等
0=不能行走/头晕	0=严重
恶心、呕吐	
2=轻微	
1=中等	
0=严重	

三、麻醉仪器设备检点及设备故障应急预案

为保障患者麻醉复苏期间的安全,应建立内镜中心麻醉仪器设备检点制度及设备故障应急预案。

1.内镜中心麻醉仪器设备检点制度

(1)坚持每日检查室内麻醉机、监护仪及供氧装置等相关仪器工作性能,保证仪器正常运行,确保无痛内镜检查患者的安全及顺利实施。

(2)麻醉仪器设备使用实施设备操作人员负责制,所有内镜医务人员必须掌握麻醉设备的操作使用流程,了解常见故障类型和解决办法,确保仪器正常运行。

(3)建立麻醉仪器每日点检表,包括开机时间、运行状态、使用人、每日清洁情况等。

(4)定期进行维修保养,包括内部清洁除尘、性能检测、仪表数据校准、易损件定期更换、

电器安全监测等。

2. 设备故障应急预案

（1）临床工作中出现设备突然故障，当事使用仪器工作人员应立即自行检查仪器故障原因，及时采取补救措施，如不能快速解决，则协调操作团队成员及时更换仪器，确保患者安全。

（2）对当事情况及时报告科主任，科主任根据设备故障性质程度，决定是否由其他相关科室调拨设备或院外调拨，以保证患者的救治，使设备故障对患者救治造成的影响程度降至最低。

（3）联系器械科或设备供应厂家对故障仪器进行维修。

（4）与疾病诊疗相关科室进行协调，备好床位、抢救设备及物品，必要时转运患者。

（蔡挺 马久红）

参考文献

［1］徐德朋,张燕燕,杨磊,等.麻醉风险评估和分级管理的软件开发和应用[J].国际麻醉学与复苏杂志,2017,38(4):347-350.

［2］中华医学会消化内镜学分会,中华医学会麻醉学分会.中国消化内镜诊疗镇静 麻醉专家共识意见[J].中国实用内科杂志,2014,34(8):756-764.

［3］陈炎春,樊超.麻醉风险评估及分级管理平台对麻醉安全的影响研究[J].医院管理论坛,2018,(05):20-22.

［4］Ead H. From aldrete to PADSS: reviewing discharge criteria after ambulatory surgery [J]. J Perianesth Nurs, 2006,21(4):259-267.

消化道息肉是指表面向内的局限性隆起病变,以结肠和胃息肉常见。息肉具有癌变的可能性,因此多主张早期切除。内镜下胃肠息肉切除,安全有效,并发症发生率低,是目前治疗息肉的首选方法,其操作方法繁多,如内镜下黏膜切除术(EMR)、氩离子凝固术(APC)、高频电圈套术、尼龙绳结扎术、圈套器冷切除术等。

一、适应证

(1) 各种大小的有蒂息肉。

(2) 直径<2.5 cm的无蒂息肉。

(3) 多发性息肉,散在分布,数目较少(图2-5-1～图2-5-4)。

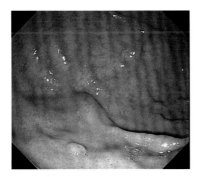

图2-5-1　扁平息肉

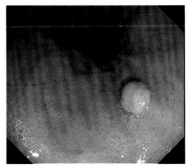

图2-5-2　无蒂息肉

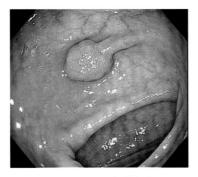

图2-5-3　有蒂息肉

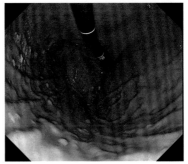

图2-5-4　多发性息肉

二、禁忌证

(1) 有内镜检查禁忌证者。

(2) 直径>2.5 cm的无蒂息肉(图2-5-5)或内镜下形态有明显恶变者(图2-5-6)。

(3) 家族性腺瘤(图2-5-7)或多发性息

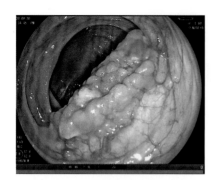

图 2-5-5 无蒂息肉

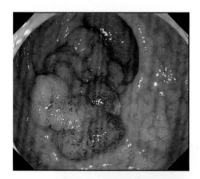

图 2-5-6 有恶变息肉

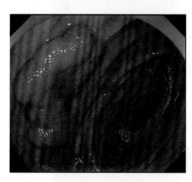

图 2-5-7 腺瘤

肉密集于某一区域者。

(4) 严重心肺功能不全者。

(5) 装有心脏起搏器者。

(6) 有严重凝血功能障碍者。

(7) 严重糖尿病患者。

三、患者术前准备

1. 胃息肉

(1) 术前禁食至少 6 h,禁水至少 2 h,有幽门梗阻、胃潴留的患者,遵医嘱适当延长禁食时间或进行胃肠减压。

(2) 嘱患者携带既往胃镜报告单及相关血常规、出凝血时间、心电图等检查结果。

(3) 检查前 15 min 口服去黏液剂(如链霉蛋白酶,图 2-5-8)及去泡剂(如西甲硅油,图 2-5-9),以改善胃镜诊疗视野。

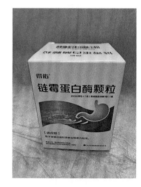

图 2-5-8

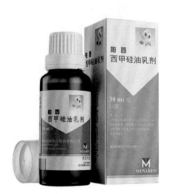

图 2-5-9

(4) 普通胃镜治疗前 5 min 给予 1% 盐酸达克罗宁胶浆或 1% 利多卡因胶浆 10 mL 含服,或进行咽部喷雾麻醉,提高患者的耐受性。

(5) 核对患者姓名、性别、检查项目等基本信息,检查患者知情同意书是否签字。

(6) 评估患者既往病史及现病史,询问患者是否服用抗凝药物,确认无青光眼、前列腺肥大,无安装心脏起搏器,无钢钉钢板等植入物。

(7) 嘱患者取下所有的金属饰品。

(8) 体位:采取左侧卧位,双腿微曲,松开领口及裤带,头部略微后仰(图 2-5-10)。

(9) 对患者进行心理护理,安抚患者,消除患者的恐惧。

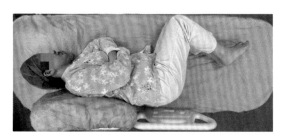

图 2-5-10 胃息肉治疗体位

（10）评估患者是否有单个活动性义齿，若有则取下妥善保管；将一次性治疗巾置于患者下颌处，防止弄脏患者衣物；为患者戴上一次性口垫，松紧适度（图 2-5-11）。

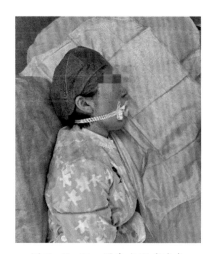

图 2-5-11 胃息肉治疗准备

2. 肠息肉

（1）肠道准备参照《中国消化内镜诊疗相关肠道准备指南》（2019，上海），禁用甘露醇清肠。

（2）嘱患者携带既往肠镜报告单及相关血常规、出凝血时间、心电图等检查结果。

（3）核对患者姓名、性别、检查项目等基本信息，检查患者知情同意书是否签字。

（4）评估患者既往病史及现病史，询问患者是否服用抗凝药物，确认无青光眼、前列腺肥大，无安装心脏起搏器，无钢钉钢板等植入物。

（5）评估患者肠道准备情况，若不合格，及时采取补救措施。

（6）更换一次性结肠镜检查专用裤。

（7）嘱患者取下所有的金属饰品。

（8）体位：采取左侧卧位，双腿微曲（图 2-5-12）。

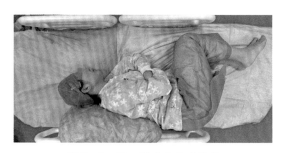

图 2-5-12 肠息肉治疗体位

四、手术器械设备准备

1. 常规用物　一次性口垫、灭菌注射用水、一次性换药碗、注射器（50 mL）、清洁纱布、病理标本收集用物、一次性治疗巾、床侧预处理用物。

2. 专科用物　注射器（10 mL）、生理盐水、亚甲蓝注射液、靛胭脂溶液、卢戈碘液、肾上腺素注射液和去甲肾上腺素注射液。

黏膜下注射液的配制：250 mL 生理盐水加入适量的亚甲蓝注射液或靛胭脂溶液（可根据医生要求调整用量）配置成适宜浓度的黏膜下注射液。

3. 专科附件　喷洒管、内镜用注射针、电圈套器（图 2-5-13）、电活检钳（图 2-5-14）、氩气设备和氩气刀（图 2-5-15）、金属止血夹（图 2-5-16）、结扎装置（尼龙绳）、异物钳（图 2-5-17）、取石网篮（图 2-5-18）或专门的息肉回收器。

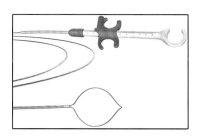

图 2-5-13 电圈套器

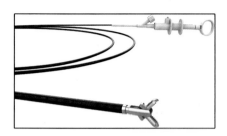

图 2-5-14 电活检钳

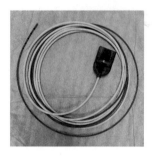

图 2-5-15 氩气刀

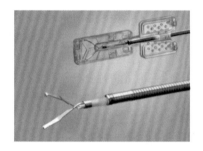

图 2-5-16 金属止血夹

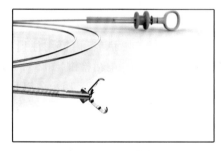

图 2-5-17 异物钳

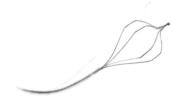

图 2-5-18 取石网篮

4. 设备准备

（1）内镜：胃镜（钳子管道≥2.8 mm）和肠镜（钳子管道≥3.2 mm）。

（2）二氧化碳气泵，副送水装置。

（3）内镜测试：将胃肠镜连接光源和主机，调好白平衡，检查内镜的图像、注气/注水、吸引功能均正常。

（4）内镜工作站测试：检查内镜工作站、计算机图像储存系统、打印机、病例条码打印机功能均正常。

（5）高频电刀（爱尔博 VIO3）连接：将负极板贴于患者肌肉丰厚等适当位置（图 2-5-19），如大腿的前侧或后侧、小腿后侧、上臂、臀部等；检查指示灯是否变绿；遵医嘱调节到指定模式参数（图 2-5-20 和图 2-5-21）。

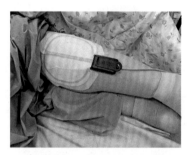

图 2-5-19 电极片竖贴

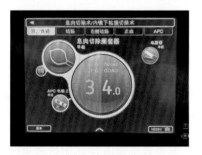

图 2-5-20 圈套器模式

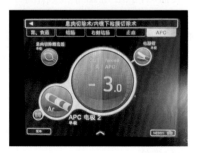

图 2-5-21 氩气模式

五、治疗方法的选择

（1）内镜下黏膜切除术（EMR）适用于直径≥5 mm但<2.5 cm无蒂息肉，以及各种大小的有蒂息肉。

（2）氩离子凝固术（APC）适用于直径<5 mm扁平息肉。

（3）高频电圈套术适用于直径≥5 mm但<2.5 cm带蒂息肉。

（4）尼龙绳结扎术适用于各种大小的粗蒂息肉。

（5）冷圈套切除术适用于直径>3 mm息肉。

六、手术配合流程

1. 内镜下黏膜切除术（EMR，图2-5-22～图2-5-26）

（1）黏膜下注射：检查调试内镜注射针，确保内镜注射针伸缩自如，针头长度适宜。再遵医嘱抽取10 mL含亚甲蓝的生理盐水，并将注射针管腔内充满药液，将收针状态（针尖在套管内）的注射针递给医生送入钳子管道。当注射针对准息肉基底部后遵医嘱出针，针头刺入黏膜下后注射，注射结束收针后再退出钳子管道。

（2）圈套：将圈套器递给医生送入钳子管道，然后伸出圈套器靠近息肉，再将圈套钢丝伸出套入息肉至基底部，然后稍向上使圈套正好套在基底部稍上方，再轻轻收紧圈套，稍收紧后再轻柔地提拉，使息肉形成天幕状时即可通电。切忌收过紧，造成息肉钝性分离，极易出血，但亦需不能过松，否则通电时会伤及邻近组织。遵医嘱选择适宜模式，通电时，助手慢慢收紧圈套器至息肉切下为止。

（3）创面的处理：息肉切除后，应立即观察创面有无出血或渗血现象，正常情况下创面发白而无渗出或出血现象。若有出血或渗血现象，可遵医嘱使用电活检钳或金属止血夹处理创面等。

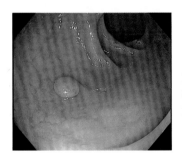 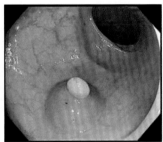 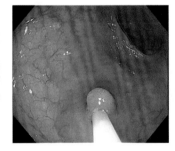

图2-5-22　发现息肉　　　　图2-5-23　黏膜注射　　　　图2-5-24　圈套息肉

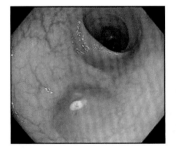 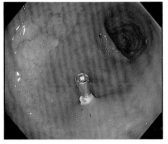

图2-5-25　切除息肉　　　　图2-5-26　处理创面

2. 氩离子凝固术（APC，图2-5-27和图2-5-28）　氩离子凝固法是一种与黏膜组织非接触类型的方法，正确连接高频电发生器和电极板，选择适宜模式，正确安装氩气刀，查看高频电刀上指示灯，确认管腔内充满氩气，再递给医生，逐一电灼。

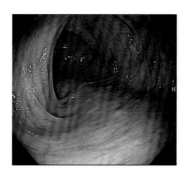

图 2-5-27 发现息肉

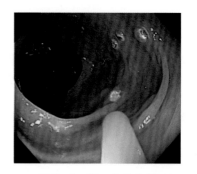

图 2-5-28 氩气处理

注意:①氩气使用时,头端不应用力直接抵住息肉,应至少距离息肉 2 mm;②氩气刀头端也应距离内镜先端一定距离,以免氩气喷凝时损伤内镜;③在使用过程中,应保持氩气刀管道的通畅,避免出现折痕。

3. 高频电圈套术(图 2-5-29~图 2-5-31) 同内镜下黏膜切除术相比,不需要进行黏膜下注射,多数情况下是用电圈套器直接进行圈套切除;对于宽蒂息肉,蒂部常有较粗大的滋养血管,应先用尼龙绳套扎或金属夹夹住息肉根部,待息肉瘤体逐渐变紫,然后用电圈套器在尼龙绳或金属夹上方 0.5 cm 处套住息肉,进行高频电凝电切。

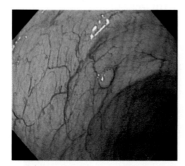

图 2-5-29 对准病灶

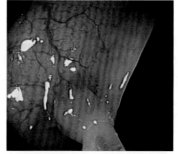

图 2-5-30 圈套病灶

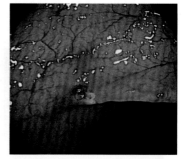

图 2-5-31 进行切除

注意:①圈套器亦不能碰触到钛夹的尾端,以免透过钛夹导电,引起穿孔;②圈套器套住息肉时不能一下子收得太紧,以免造成机械性切割,导致出血。

4. 尼龙绳结扎术
(1) 结扎装置(俗称尼龙绳)的安装
1) 手柄主体安装(图 2-5-32~图 2-5-34)

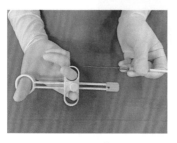

图 2-5-32 旋转手柄的固定环

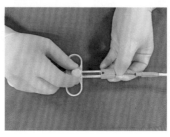

图 2-5-33 旋转锁定钮

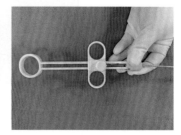

图 2-5-34 旋转固定环

A. 旋转 FG 手柄的固定环,看到红色标记,逆时针旋转锁定钮,将其松开。

B. 向固定环拉动滑动把手,将操作丝插入固定环到头,顺时针旋转锁定钮,拉动把手,确定操作丝连接牢固。

C. 将卡锁插入固定环,当卡锁不能继续推进时,将固定环旋转180°。

D. 检查 FG 手柄与螺旋管鞘之间的链接,确定牢固。

2) 结扎环的安装(图2-5-35～图2-5-37)

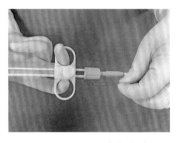

图2-5-35　伸出挂钩

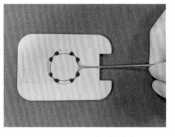

图2-5-36　中号结扎环

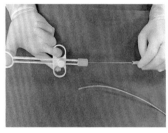

图2-5-37　安装好结扎环

A. 拉动鞘管接头到头,将螺旋鞘管从外鞘中伸出,向前推动滑动把手,将挂钩从螺旋管鞘中伸出,再将连接环连接至挂钩。

B. 拉动把手,直到卡锁碰到螺旋管鞘的先端部。

C. 向前推动鞘管接头,将结扎环收回到外鞘中。

D. 拉动鞘管,确定结扎环能从外鞘中顺畅伸出,最后将结扎环再次收回到外鞘中。

(2) 结扎装置的使用

1) 护士右手拿住释放器手柄部确保钩住尼龙绳的尾部,左手向前缓慢推动塑料外套管,将尼龙绳收入塑料套管内,再交给医生顺着钳子管道插入。

2) 当塑料管套出现在视野中时,遵医嘱护士回收塑料套管尼龙绳露出,对准病灶基底部套入。随后护士回收塑料套管将尼龙绳收紧,扎紧病灶的基底部,直至病变表面色泽变成紫红色为止(图2-5-38～图2-5-42)。

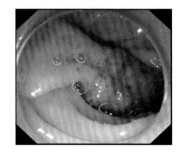

图2-5-38　对准病灶

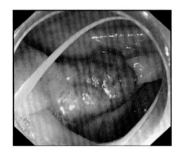

图2-5-39　张开尼龙绳

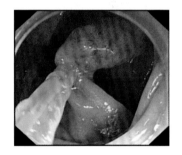

图2-5-40　套住病灶基底部

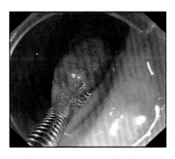

图2-5-41　收紧尼龙绳

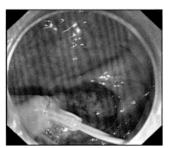

图2-5-42　释放尼龙绳

3）遵医嘱放松连线钩子,钩子与尼龙绳松脱,安全退出释放器。

（3）操作注意事项

1）根据息肉大小选择合适的尼龙绳。

2）套取息肉后先预收外套管,慢慢调整收取的部位。

3）预收达到预期效果后,边收内芯边回放外套管,保持匀速,两者同步。

4）收紧内芯至息肉变色,向前推送滑动把手释放尼龙绳。

5. 冷圈套切除术　将圈套器递给医生送入钳子管道,然后伸出圈套器靠近息肉,再将圈套钢丝伸出套入息肉至基底部,然后稍向上使圈套正好套在基底部稍上方,再逐渐收紧圈套,在不通电的情况下进行机械切割分离息肉。注意观察创面出血情况,必要时给予适当处理。

6. 组织标本的回收

（1）对于较小可通过内镜钳道的息肉,可在内镜与负压吸引连接处放置干纱布将其吸出。

（2）较大息肉可用抓钳、取石网篮或圈套器取出。

（3）取出的标本应在 30 min 内放入 10% 福尔马林固定液中,以防止标本在体外暴露时间过长造成组织黏膜过渡干燥,黏膜上皮发生形态学改变,从而影响病理诊断。

注意:①福尔马林固定液的量须超过标本体积的 5～10 倍;②标本固定时间为 6～48 h;③固定温度为正常温度。

（4）跟医生双人核对息肉部位和数量,按照要求做好病检信息登记,确保病理检查信息无误,在标本瓶和标本袋上标记姓名、部位和数量(图 2-5-43～图 2-5-45)。如同一个患者取多个部位活检,每个部位都应分瓶分袋装。

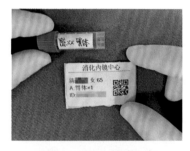 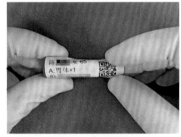 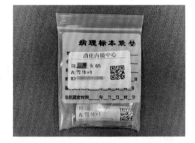

图 2-5-43　核对信息　　　　图 2-5-44　粘贴标签　　　　图 2-5-45　装袋

七、术后常见并发症的处理

1. 电凝综合征　患者出现发热、腹痛、白细胞增高等表现,根据患者轻中重程度,遵医嘱给药。

2. 出血

（1）药物止血:少量渗血可直接用 0.9% 氯化钠溶液、预冷 8% 去甲肾上腺素溶液冲洗创面,或 4～6 U 注射用矛头蝮蛇血凝酶溶于 40～60 mL 0.9% 氯化钠溶液,行创面局部喷洒。

（2）氩离子凝固法:通过前方或侧方的探头喷洒氩气凝固组织达到止血目的。

（3）电凝:对于直径≤2 mm 的血管使用高频电凝头或热活检钳电凝止血,尤其适用于可

见血管出血和血管聚集的情况,但也应注意反复、多次电凝止血可能造成组织损伤,甚至导致消化道穿孔等严重并发症。

（4）止血钳:对直径>2 mm 的血管可通过夹闭血管和周围组织进行电凝止血,但是该法会降低黏膜下层的隆起高度,易引发穿孔。

（5）止血夹:可以有效控制创面出血且不会造成组织损伤,可用于术后创面裸露的较大血管出血,以及术中其他内镜止血方法难以控制的较大量出血。

3. 穿孔　术中发现穿孔或术后患者存在明显腹痛且经腹部 X 线平片证实有膈下游离气体存在者,可以在术中应用金属夹或尼龙绳联合夹闭穿孔部位,严重者或内镜下治疗无效者

则立即行外科手术治疗。

八、术后护理

（1）诊疗结束，松开口垫的卡扣，禁止暴力取下口垫，立即拉上床档，避免患者坠床，为患者盖好被褥，注意保护患者隐私，并协助麻醉医生将患者推至复苏室进行复苏。

（2）内镜的床侧预处理遵照 WS 507—2016《软式内镜清洗消毒技术规范》的相关要求，取下内镜送至清洗消毒室；若使用一次性使用附件，应及时销毁，不得重复使用。

（3）及时发放报告，嘱患者不适随诊。

（4）整理床单位，一次性使用物品及时更换，保持诊室的清洁。

九、术后健康指导

（1）息肉切除术后需休息 3 日，3 日后可恢复日常活动。1 个月内不能进行负重工作及剧烈运动，避免伤口撕裂、钛夹脱落导致大出血。

（2）肠息肉治疗后要注意保持大便通畅，禁忌用力排便，防止过于用力导致创面出血及穿孔可能。

（3）一般息肉治疗需要禁食 1 日（具体禁食时间遵医嘱），待麻醉完全清醒及无腹痛后，可进食全流质 1 日。如仍无腹痛及便血情况，可过渡到半流质少渣饮食 3 日。3 日后可普通饮食。忌烟酒、酸辣、油炸等刺激性食物。

（4）术后无论何时出现突发腹痛及鲜血便、黑便、头晕等及时就医，警惕出血或穿孔等术后并发症，并及时处理。

（王青　刘军）

参考文献

[1] 刘婧,卢静怡,杨兰芳,等.内镜下冷圈套器和热圈套器切除结直肠小息肉疗效和安全性研究的 Meta 分析[J].中国内镜杂志,2020,26(11):1-7.

[2] 席惠君,张玲娟.消化内镜护理培训教程[M].上海:上海科学技术出版社,2014.

[3] 国家消化内镜专业质控中心,国家消化系统疾病临床医学研究中心(上海),国家消化道早癌防治中心联盟,等.中国内镜黏膜下剥离术相关不良事件防治专家共识意见(2020,无锡)[J].中华消化内镜杂志,2020,37(6):390-403.

[4] 谢娇,王雯,李达周,等.冷热圈套器内镜下黏膜切除术对结直肠息肉疗效及安全性比较[J].胃肠病学和肝病学杂志,2019,28(11):1262-1267.

肠内营养(EN)是指经胃肠道途径提供代谢需要的营养物质的一种营养支持疗法方式。临床上常采用鼻空肠营养管经鼻、食管、胃,将食物直接送入空肠来改善患者营养状况,且有助于促进肠道运动,维护肠道完整性,减少细菌的移位,降低能量的消耗与高代谢水平。鼻空肠营养管置入方法有很多,如徒手盲插、X线引导置入、可视频喉镜引导置入、胃镜引导置入等,本章主要介绍胃镜引导置入术的护理配合。

一、适应证

(1) 消化道吻合口瘘。

(2) 急性重症胰腺炎。

(3) 胃大部分切除术后输出襻近端梗阻。

(4) 胃功能障碍。

(5) 胃底贲门癌等胃内广泛侵犯等须行肠内营养者。

(6) 胃流出道梗阻。

二、禁忌证

(1) 胃肠瘘,无论瘘上端或下端有渗漏现象者。

(2) 严重应激状态、上消化道出血、应激性溃疡、顽固性呕吐或严重腹泻急性期、急性胰腺炎。

(3) 严重吸收不良综合征及长期少食者,小肠广泛切除后4～6周。

(4) 年龄小于3个月龄婴儿。

三、置入方法

1. 异物钳置管法　适合大部分的营养管置入。

2. 导丝引导置管法　适合胃手术后吻合口狭窄内镜无法或勉强通过、异物钳置入法失败的患者。

3. 挂线置管法　适合胃手术后吻合口狭窄内镜勉强通过的患者。

四、术前准备

1. 用物准备

(1) 复尔凯螺旋型鼻肠管(图2-6-1):螺旋型鼻肠管由聚氨酯材料制成,全长145 cm,内径为2.4 mm,直径为3.0 mm,头部有4个侧孔,内配有金属导丝。管道前端为螺旋状:长约23 cm段形成直径3 cm的圆环,环绕2.5圈。

(2) 鼠齿型异物钳(图2-6-2):V字鳄口钳,可旋转式,开幅4.7 mm(型号FG8L-1)。

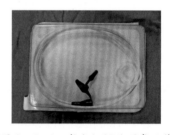

图2-6-1　复尔凯螺旋型鼻肠管

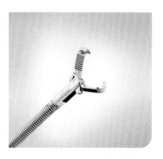

图2-6-2　可旋转异物钳

（3）黄斑马导丝（图2-6-3）、吸痰管、手术缝线（5～8号线）、液状石蜡、医用胶布等。

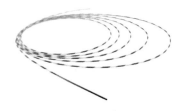

图2-6-3 带亲水头的黄斑马导丝

（4）胃镜：要求操作活检孔道直径在2.8cm以上。

2. 患者准备

（1）术前应评估患者鼻腔有无做过手术，有无鼻息肉等。

（2）向患者做好解释工作，认真介绍鼻空肠营养管置入的必要性与重要性，以及注意事项，并签知情同意书。

（3）其他同胃镜检查准备。

五、术中护理配合（视频1）

视频1 内镜下鼻空肠营养管置入术的护理配合

1. 异物钳置管法（图2-6-4～图2-6-6）

（1）先将金属导丝完全插入营养管使其螺旋形前端伸直，液状石蜡充分润滑管壁，自一侧鼻孔缓缓插入约40cm，部分患者麻醉后营养管容易误插入气管，此时可在内镜直视下通过咽部，若反复尝试仍无法进入食管，可通过胃镜角度钮的调节，用镜身的力量（拨、堵等）协助营养管通过咽部插入食管。

（2）胃镜紧随其后插入至胃腔，将胃腔内液体抽吸干净，适当注气，使胃腔完全暴露，并观察幽门及十二指肠有无梗阻，经内镜活检孔道插入鼠齿钳，胃镜直视下夹住鼻空肠营养管前端部，夹取时尽可能保持鼠齿钳的张开方向与营养管成垂直角度，由于营养管的先端部较

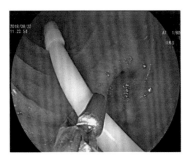

图2-6-4 异物钳与营养管垂直

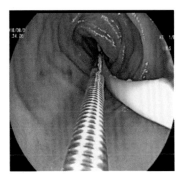

图2-6-5 插至十二指肠水平段远端

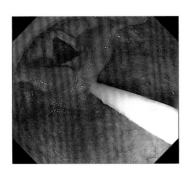

图2-6-6 咽部取直

硬且光滑，夹取的力度要轻柔且缓慢，夹住后回拉鼻空肠营养管与鼠齿钳，使之保持取直状态，并逐步送至十二指肠水平段远端。

（3）鼻空肠营养管到达十二指肠水平段远端后，医生开始缓慢退镜，同时鼠齿钳夹住营养管继续往前送，要保持退镜与送营养管的速度相当并匀速进行（方法同ERCP鼻胆管放置），以保持鼻营养管头端不随内镜后退，胃镜退至胃腔后，释放鼠齿钳，并缓慢前后抖动，防止营养管随内镜滑出至胃腔内。

（4）观察营养管在口腔是否成襻，若成襻，须理直营养管；胃镜退出后，抽出导丝将管道固

定在鼻翼两侧,导管尾端绕耳一圈固定于面部避免压迫管道。

2. 导丝引导置管法

(1) 在胃镜直视下将黄斑马导丝经胃镜活检孔道轻柔、缓慢送入并越过吻合口梗阻或狭窄部位,送至输出袢或到达屈氏韧远端约 30 cm以下(图 2-6-7);若导丝插入困难,可反复试探、旋转牵拉导丝,使导丝顺利通过梗阻狭窄部位。

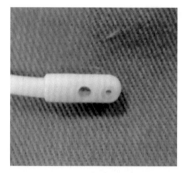

图 2-6-8 营养管前端侧孔

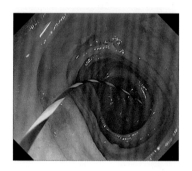

图 2-6-7 导丝越过吻合口达输出袢远端

(2) 退出胃镜保留导丝,方法同 ERCP 鼻胆管置入,医生退镜的同时助手配合进导丝,退镜与进导丝速度一致,以保持导丝位置,防止移动;退镜后助手将引导管(吸痰管或导尿管)从患者一侧鼻腔插入至口腔咽后壁处,采用勾钓法将导丝从鼻腔引出;鼻空肠营养管进行润滑,顺着导丝的引导缓慢置入空肠,再退出黄斑马导丝。

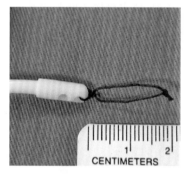

图 2-6-9 最前端侧孔挂约 2 cm 线圈

(3) 妥善固定营养管于鼻翼。

3. 挂线置管法(图 2-6-8～图 2-6-11)

(1) 在营养管最前端侧孔处用 5 号手术缝线打上 1 个长约 2 cm 的线圈。

(2) 先将金属导丝完全插入营养管使其螺旋形前端伸直,液状石蜡充分润滑营养管,自一侧鼻孔缓缓插入约 45 cm。

(3) 随后将胃镜插至胃腔,经活检孔道插入鼠齿钳,胃镜直视下夹住鼻空肠营养管前端部的线圈,后退异物钳至活检孔道最近处,以保证内镜视野的清晰,操作者将胃镜带营养管送至十二指肠远端,视野内松开线圈,改夹住营养管,边退镜边送异物钳,以保证营养管位置不变,防止脱出。

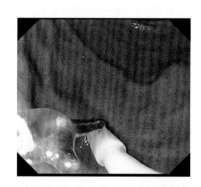

图 2-6-10 异物钳夹住线圈

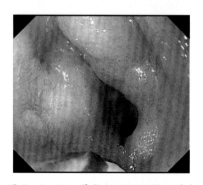

图 2-6-11 异物钳退至活检孔道内

（4）在残胃用异物钳夹住营养管，轻拉体外营养管使其在口咽部取直，防止成襻。

（5）医生边吸气边退胃镜，助手鼻腔侧固定鼻肠营养管，胃镜退至咽部时暂停一下，再次观察营养管在口腔是否成襻，若成襻须理直，胃镜退出后，抽出导丝将管道固定在鼻翼两侧，导管尾端绕耳一圈固定于面部避免压迫管道。

4. 配合技巧及注意事项

（1）夹取困难的配合：异物钳与管身垂直，防止切线位，便于钳夹；退镜至胃体，夹取鼻肠管头端1～1.5cm范围，异物钳夹住鼻肠管后，应后退异物钳使其靠近胃镜头端，利用镜身的力量，便于营养管的推送。

（2）防口咽部成襻处理：必须在胃腔内理直鼻肠管（钳夹住胃腔内鼻肠管并固定，在体外轻轻拉直管道，支撑于胃大弯侧）。

（3）防营养管随退镜时脱出的配合：主要原因是管腔与镜身摩擦力大，可用液状石蜡润滑鼻肠管前段及镜身，以减少摩擦力；其次，营养管与镜身缠绕也是造成随镜脱出的原因之一，营养管置入后，再缓慢插入胃镜可防止缠绕。

六、术后护理

（1）妥善固定，更换体位、打喷嚏或咳嗽时注意保护导管，防止脱出、鼻肠管打折和扭曲。

（2）每日做好口腔护理，口干时用清水漱口，保持口腔黏膜清洁。

（3）鼻饲后及时冲洗管道，防止堵塞；每次营养液输注结束后务必要用温开水30～40 mL脉冲式冲管。

（4）注意置管侧鼻翼处皮肤护理，保持清洁并及时更换鼻翼贴。

（彭春艳　张燕霞）

参考文献

［1］姚建国.胃镜引导下留置鼻空肠营养管技术的临床应用[J].中国药物与临床,2017,17(05):713-714.
［2］蒋国斌,王飞.X光下鼻胃镜在消化道重建术后置入空肠营养管的应用研究[J].新疆医学,2019,49(11):1112-1114.
［3］史萍慧,傅燕.介入方法在胃镜下鼻空肠营养管困难置管中的应用[J].肠外与肠内营养,2020,27(4):226-229.
［4］冷梅清.改良式胃镜下空肠营养管置入术的效果评价[J].江西医药,2015,50(11):1197-1199.
［5］穆晨,张晗,李薆,等.两种内镜辅助下鼻空肠营养管置入方式研究[J].现代消化及介入诊疗,2020,25(8):1035-1037.
［6］秦秀敏,房永利,李迪,等,不同内镜下鼻空肠营养管置入术在儿童中的效果比较[J].中华胃肠内镜电子杂志,2021,8(2):57-60.

上消化道异物是指在消化道内不能被消化且未及时排出而滞留的各种物体，是临床常见急症之一，占急诊内镜诊疗的 4%。若处理不及时，可能造成严重并发症，甚至导致死亡。上消化道异物的处理方式主要包括自然排出、内镜处理、外科手术。在西方国家 80%～90% 的消化道异物让其自然排出，10%～20% 须内镜处理，约 1% 的患者借助外科手术，但蓄意吞服异物者内镜处理比例高达 63%～76%。我国的上消化道异物内镜处理比例较高。与传统外科手术相比，内镜处理具有创伤小、并发症少、恢复快、费用低等优点，兼具诊断和治疗的双重价值。本章主要介绍内镜下异物取出术的护理配合。

一、适应证

（1）耐受并配合内镜操作、预计难以自然排出且无并发症的普通异物患者。

（2）胃内容物未完全排空的急诊患者，应行气管内插管全身麻醉下操作，防止误吸。

（3）异物邻近重要脏器与大血管，内镜下取出可能导致脏器损伤、大量出血等严重并发症者，经相关科室医生会诊后拟定多学科协作治疗方案，做好术前准备在相关科室的密切配合下于手术室行内镜下处理。

二、禁忌证

（1）食管第二狭窄尖锐物超过 1 周，并伴有发热或消化道出血、食管-主动脉瘘、大出血者。

（2）异物导致严重全身感染者。

（3）估计异物一端部分或全部穿透消化道或在消化道内形成严重的嵌顿。

（4）胃内巨大异物，无法进行碎石，难以通过贲门及食管取出。

（5）胃镜检查有禁忌证。

（6）吞入用塑料、橡皮包装毒品者。

三、术前准备

1. 患者准备

（1）胸腹部 X 线片检查：对金属异物及其他不透 X 线的异物表现为高密度影，利用正、侧斜位片能显示不透光异物的数量、形态和大小。

（2）CT：可对体内异物的具体位置进行三维空间的精确定位，有助于了解异物的位置、形状和大小。

（3）MRI：多方位、多参数成像，可清楚显示体内异物及周围组织的关系，对于异物残留造成周围组织的损伤，均能较为客观的显示。

（4）老年患者做好心电图，了解心肺情况。

（5）对于高风险的异物，请相关科室会诊，如胸外科、五官科等。必要时做好手术的准备。

（6）禁食和禁水：在情况允许时，若禁食 6 h、禁水 2 h 以上，可选择在全身麻醉下进行取异物治疗，从而提高手术成功率并减少不良并发症的发生。急诊内镜（如食管内异物）可放宽禁食、禁水时间，并在清醒或酌情镇静状态下行内镜下取异物取出，但若异物确定在胃腔内，禁食时间仍建议在 6 h 以上。

2. 用物准备

（1）内镜准备：各种型号电子胃镜均可使用，最好选用活检孔道较大的治疗胃镜，以利于各种钳取器械通过，对于十二指肠降部以下的异物可用小肠镜。

（2）根据异物特点准备取异物的器械（图

2-7-1~图2-7-4):圈套器用于长形或矩形异物,如牙刷、笔、筷子、锯条等;可旋式V字鳄口钳用于边缘圆形金属异物,如戒指、硬币、动物骨类等;五爪钳用于抓取囊性球状异物;不可旋式V字鳄口钳开幅较大,用于大团块异物抓取。

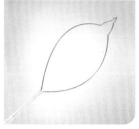
图2-7-1　圈套器图

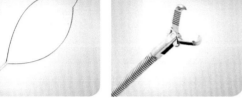
图2-7-2　可旋式V字鳄口钳

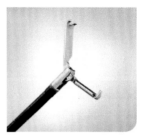
图2-7-3　五爪钳　　图2-7-4　不可旋式V字鳄口钳

（3）其他取异物常用辅助附件(图2-7-5~图2-7-7):硅胶外套管,长25 cm,直径为1.5 cm,用于规则、尖锐异物、玻璃、竹签、缝衣针、铁钉骨类、假牙、刀片、药物的铝箔片、数量较多的针或钉子等;透明帽用于咽部、食管入口异物、食管嵌顿异物;网篮适用于圆形异物、胃石等。

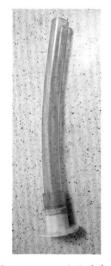
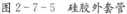
图2-7-5　硅胶外套管

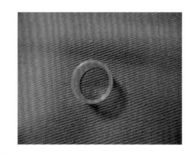
图2-7-6　透明帽

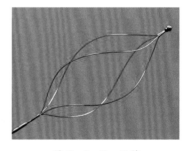
图2-7-7　网篮

四、术中护理配合(视频2)

视频2　食管内异物取出术的护理配合

1. 内镜的选择与准备　同一般胃镜检查护理,若为不规则的尖锐异物或异物位于食管入口、咽部或十二指肠球部等较狭窄空间,可于内镜先端安装透明帽;当异物位于十二指肠降部及以下时,可选择小肠镜。若碰到尖锐异物、玻璃、竹签、缝衣针、铁钉骨类、假牙、刀片、药物的铝箔片、数量较多的针或钉子等,可在内镜外面套一个硅胶外套管。

2. 不同异物取出的护理配合方法及技巧

（1）长形异物:常见体温计、牙刷、筷子、笔、动物骨类等(图2-7-8~图2-7-12)。

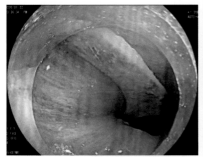
图 2-7-8 食管内鱼刺

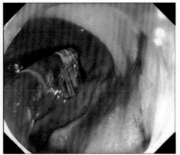
图 2-7-9 胃内牙刷

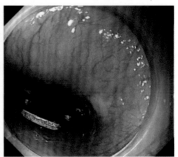
图 2-7-10 食管内钥匙

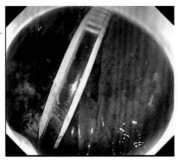
图 2-7-11 胃内牙刷取出前

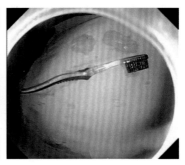
图 2-7-12 取出后牙刷

1）此类异物套取的位置要尽可能接近其一端（光滑的一端先出），这样才能更好地通过贲门及咽喉。

2）根据异物各自的特点可选用异物钳、圈套器等，先夹住或套住异物一端，距异物端侧越小越好（1 cm 以内），异物套取后须顺着胃腔及食管的长轴方向，以利于异物的取出，通过贲门、食管狭窄段及咽部时尽可能多注气。

3）如异物两端刺入黏膜内，先用异物钳夹住松动一端，往腔内的前端送出，再松动另一端，夹住异物贴近内镜头端并固定，尽可能有一端进入透明帽内，再将异物随内镜一起退出，再次进境观察有无消化道损伤、出血、穿孔等迹象。

（2）球形异物：常见食物团块、结石、果核、玩具等（图 2-7-13 和图 2-7-14）。

1）此类异物比较光滑无法钳取，套取也比较难，可尝试用网篮、圈套器、大口杯异物钳。

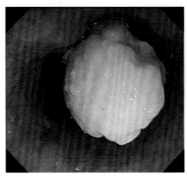
图 2-7-13 食物团块

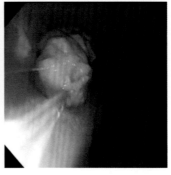
图 2-7-14 使用网篮完整取出

2) 有边缘、凹槽、粗糙异物,可试用大口杯异物钳,如用圈套器尽量套取异物中部。

3) 收网篮时,力量要适中,太松或太紧都易滑脱。

(3) 不规则形锐利异物:假牙、玻璃、刀片、卷尺等(图2-7-15~图2-7-17)。

1) 如果条件允许,建议先行胃镜检查,确认异物位置和形状之后在透明帽辅助下将异物取出,也可尝试用异物钳、圈套器、外套管等。

2) 先夹住异物一端,锐利端朝下,顺方向取出。

3) 使用外套管:夹住异物后把外套管顺着咽喉缓慢插入到内镜头端,把锐利的部分套进外套管内,随内镜退出。

4) 如有嵌顿,使用透明帽,把嵌顿周边黏膜推开,使异物松动,再取出。

5) 胃内锐利物,可使用自制乳胶保护套,以防异物损伤食管黏膜。

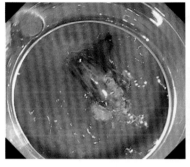 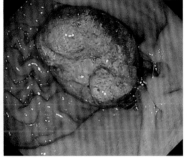 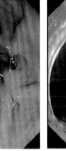 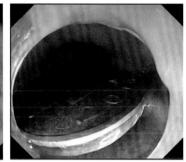

图2-7-15　两端刺入黏膜的枣核　　图2-7-16　胃石　　图2-7-17　食管内硬币

(4) 金属支架取出或调整:可用异物钳、活检钳及支架专用钩。

1) 取出前喝少许冰水或内镜下注入冰水,使支架收缩。

2) 找到支架上端喇叭口的线,用专用支架钩勾住线,收住喇叭口,使支架上端喇叭口缩

小,支架随胃镜一起退出。

3) 没有支架钩,可试着用活检钳代替。

(5) 异物嵌顿处理:当内镜到达异物处时,不要挤压异物,观察异物嵌顿程度(图2-7-18~图2-7-20)。

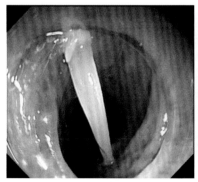 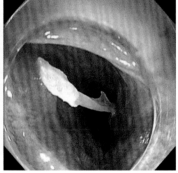 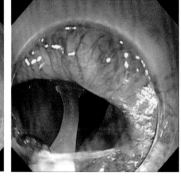

图2-7-18　透明帽推开异物　　图2-7-19　异物一端暴露　　图2-7-20　夹取异物收至透明帽
　　　　　嵌顿较浅一端　　　　　　　　　　　　　　　　　　　　　　内,平行食管腔夹出

1) 先将异物嵌顿较浅的一端用透明帽轻轻推开后,用异物钳夹紧向另一端缓慢推动。

2) 当异物一端暴露后,调整方向,异物随

胃镜往食管腔下送入少许,使嵌顿的异物另一端也松动游离。

3) 松开异物钳,胃镜退出少许,再次夹紧靠

近胃镜的异物一端,贴近胃镜头端并固定,内镜注气,使食管腔扩张,异物连同胃镜一起退出。

(4)如取出有困难,不可强行,先将异物推入胃内,再调整方向,或将外套管送入,尽量把异物套入外套管内,避免异物对食管的损伤。最后再次进境,观察有无活动性出血及黏膜损伤的情况。

(6)胃结石处理:胃石按其组成成分不同可分为植物性、毛发性和混合性,临床最多见的是植物性胃石;可先行碎石后再分次取出。

(7)圈套器切割碎石

1)插入内镜,找到胃石,吸尽胃液,检查胃及十二指肠情况,根据结石大小选用不同尺寸的圈套器,从活检孔插入圈套器,套住胃石并缓慢收紧手柄,利用机械力量切开胃石。

2)反复多次套取、切割直至胃石小于2 cm,所有碎结石尽量随胃镜取出。

3)药物溶石联合机械碎石。

4)口服碳酸氢钠溶液每次50 mL,每日4次,或联合服用碳酸饮料500 mL/d,连续服用2~5日:2~5日后复查胃镜,若胃石仍在,且质地坚硬,可对较硬的结石用带针的活检钳或异物钳将结石表面咬破,并深咬成洞,再用注射针插入洞内注入5%碳酸氢钠溶液,注入量以不能注入为止,多点从胃石的各个方向注入。

5)向结石表面喷洒5%碳酸氢钠100 mL,数分钟后结石变松软,然后用异物钳从胃石的一端或中间部反复钳夹凿成隧道。

6)用圈套器将胃石切割成碎块,取出胃石。

(8)内镜激光引爆碎石:70%可一次治愈,但需特殊设备。

内镜下治疗后,为警惕出现小结石通过幽门进入小肠出现肠梗阻,术后建议继续口服碳酸氢钠溶液或碳酸饮料;对于采用溶石及内镜下治疗失败的质地坚硬、体积较大的胃石患者,可行外科手术治疗。

(9)外套管的使用技巧(图2-7-21~图2-7-23)

1)若异物为针、竹签、刀片等在取出过程中有可能损伤消化道黏膜的异物时,可使用外套管,先于外套管及胃镜表面涂少许润滑剂,将外套管套在内镜的外侧,靠近内镜手柄操作部。

2)当内镜到达异物处后,再缓慢把外套管送入食管,切记动作宜轻柔,以免损伤咽部,当异物进入外套管后,将内镜及外套管一起退出。

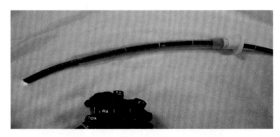

图2-7-21 外套管套在内镜的外侧

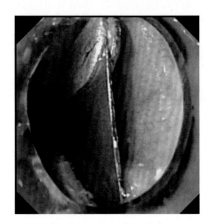

图2-7-22 暴露异物

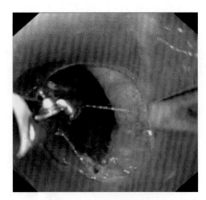

图2-7-23 异物钳夹住异物后将锋锐端套进外套管内

五、术后护理

1. 一般护理

(1)病情观察:颈部有无皮下气肿、有无胸痛、腹痛、腹胀等症状,异物时间长者,观察有无发热等。有恶心、呕吐者应观察呕吐物的性质、颜色和量。并注意粪便的颜色,有无黑粪等。

(2) 注意休息,避免情绪激动及剧烈运动。

(3) 饮食指导:有黏膜损伤者,应禁食1～2日,无损伤者术后2h可进温凉流质。2日后进食易消化的软食。避免进食粗糙、质硬有刺激性的食物,防止损伤黏膜引起出血。

2. 并发症的观察及处理

(1) 黏膜损伤、出血:伴有胸骨后及腹部疼痛,禁食并给予抑酸剂与黏膜保护剂;术中少量渗血者,行内镜下喷洒冰盐水或去甲肾上腺素盐水,出血较多时,可电凝止血或钛夹闭合止血。

(2) 穿孔:异物损伤消化道全层,可引起颈部皮下气肿或纵隔气肿,异物引起的穿孔,创面一般不大,可考虑钛夹闭合创面后,行胃肠减压、禁食、补液等处理后多可自行愈合,若病情未改善,须外科手术治疗。

(3) 感染:异物停留时间过久,对组织压迫或者全身性感染,除禁食、抑酸、补液外,应给予患者足够量的抗生素治疗。

六、健康指导

(1) 小儿消化道异物的预防:3岁以下的小儿臼齿尚未长出,不要给予花生、瓜子、豆类及其他带核的不易消化的食物,进食时不可惊吓、逗乐或责骂,以免大哭、大笑而误吞,教育其不要乱跑乱跳,以免跌倒时将异物吞入。不选择有"危险"的玩具给小孩,如小孩有可能吞下的物品,均不能作为玩具。教育小孩改掉口含笔帽、哨及小玩具等坏习惯。

(2) 老年人的活动性义齿,在刷牙、漱口时一定要取下。损坏的义齿要及时修复。细嚼慢咽,不要吃有核的大枣等。

(3) 误咽异物后忌饮醋、吞服食物或用饭团去挤压等,要及时就诊。

(4) 食管异物有嵌顿,不宜去做挂线吞钡,以免影响内镜下观察治疗。

(5) 不能空腹吃柿子,特别是未成熟的柿子,一次不能过量。

(6) 有食管基础疾病者,如食管癌、瘢痕性狭窄、贲门失迟缓症等,除积极治疗外,进食应细嚼慢咽,避免粗糙质硬、粗纤维食物。食物应切碎,防止发生食物团块阻塞。放置了食管支架的患者要避免吃粗糙的或大块的食物,每次进食后,再喝些水冲刷支架表面的食物,避免时间长了堵塞支架腔道。

(7) 即使异物取出后,也不要麻痹大意,不可暴饮暴食。切忌强行吞咽大口食物,术后1周内勿食过热食物,忌烟酒及刺激性食物,以半流质及软食为主。

(8) 术后有胸骨后疼痛、发热、呕血或黑粪等症状,应及时就诊。

(9) 重视对精神疾病患者的看护。要强化对患者的看护,从而有效降低消化道异物的发生率。

(10) 心理疏导:对于有自杀倾向者,要向其宣教吞食异物的危害,吞食异物只会给家人及自己带来痛苦和伤害,并不会解决任何矛盾和问题。对于吸食毒品者,要劝其配合医生治疗,戒掉毒瘾,不要自残。

(彭春艳　张燕霞)

参考文献

[1] 罗晓雅,刘亮,张澍田.内镜下上消化道异物688例临床分析[J].胃肠病学和肝病学杂志,2018,27(11):62-64.
[2] 武育卫,连伟,等.胃镜下上消化道异物取出术198例诊治分析[J].实用医药杂志,2020,37(8):722-727.
[3] 夏洪芬,李富裕,罗林,等.儿童上消化道异物特点及电子胃镜取出的有效性分析[J].检验医学与临床,2021,18(9):1211-1217.
[4] 徐晖,林金欢,李兆申.我国上消化道异物的内镜处理现状[J].中华消化内镜杂志,2016,33(11):813-816.
[5] 中国上消化道异物内镜处理专家共识意见(2015年,上海).
[6] 崔岩,王小玥,高峰.胃石症48例的临床特征及有效治疗方法的选择[J].中国临床医生杂志.2021.49(5):538-540.
[7] 刘亚萍,王东,李兆申.胃石治疗的临床进展[J].中国内镜杂志,2016,22(11):79-82.

消化道出血(GIB)是内科常见的严重疾病之一,常见的临床表现为呕血、黑便等症状,伴或不伴头晕、心悸、面色苍白、心率增快、血压降低等周围循环衰竭征象,病死率高达 8%～13%。非静脉曲张性消化道出血可分为上消化道非静脉曲张性出血与下消化道非静脉曲张性出血。屈氏韧带以上的出血为上消化道非静脉曲张性出血,包括消化性溃疡、胃食管肿瘤、贲门黏膜撕裂、应激性溃疡,以及胆道、胰腺疾病等,其中尤以消化性溃疡引起的出血最常见。屈氏韧带以下的出血为下消化道非静脉曲张性出血,包括肿瘤、息肉、憩室、应激性溃疡、血管畸形等。

急诊内镜止血技术已成为治疗非静脉曲张性上消化道出血的首选重要方法之一。本章主要介绍内镜下非静脉曲张性出血治疗的护理配合。

一、适应证

消化道出血患者是否需要立即行内镜下止血治疗,取决于患者的出血量、一般情况及内镜表现。内镜止血的适应证包括下列疾病。

1. 消化性溃疡　并不是所有的消化性溃疡出血均需要内镜治疗,活动性出血也不是内镜止血的唯一指征。按照溃疡出血病灶的内镜下近期出血征象,分为再出血高危组(Forrest Ⅰ～Ⅱb,再出血率为 22%～55%)和低危组(Forrest Ⅱc～Ⅲ),高危组是内镜止血治疗的适应证(Ⅱa 和Ⅱb 尽管没有活动性出血,也应行内镜止血治疗),对于低危组,一般采用保守治疗方法。具体指征见表 2-8-1。

表 2-8-1　消化性溃疡出血内镜止血的指征

Forrest 分级	镜下表现	是否需要内镜止血	内镜图例
Ⅰa	喷射状出血	需要	
Ⅰb	活动性渗血	需要	
Ⅱa	血管裸露	需要	
Ⅱb	血凝块附着	需要	
Ⅱc	平坦黑色或红色基底	不需要	
Ⅲ	溃疡基底洁净	不需要	

2. 其他　Mallory-Weiss 综合征、血管畸形、杜氏病变（Dieulafoy 病变）、医源性出血，还有小肠及结肠出血等。

二、禁忌证

（1）大量漏出性出血：如主动脉-食管瘘、主动脉-十二指肠瘘。

（2）弥漫性黏膜病变：如巨大血管瘤、毛细血管瘤、应激性溃疡等。

（3）出血合并穿孔：如十二指肠球部溃疡穿孔出血。

（4）食管、胃或十二指肠大动脉（直径＞2 mm）破裂出血。

三、术前准备

1. 器械准备

（1）内镜：通常选择具有副送水功能的管腔通道为 3.2 mm 的注水内镜，大孔道的注水内镜便于进行镜下视野冲洗和吸引。

（2）药物：1：10000 盐酸肾上腺素、高渗钠-肾上腺素溶液（HSE）、猪源纤维蛋白凝胶（镜下喷洒）、聚桂醇注射液等。

（3）高频电刀、APC 仪器、一次性高频电凝止血钳等。

（4）不同型号的止血夹。

（5）透明帽：在空间小、操作活动度受限的部位配合透明帽使用，会取得更好的效果。

（6）两路吸引（一路连接内镜，一路吸引血液、黏液）、内镜注水装置、弯盘、口垫、护理垫等。

2. 出血判断

（1）症状：呕血、黑便、便血等。

（2）周围循环衰竭征象：头晕、心悸、面色苍白、心率增快、血压降低等。

（3）辅助检查结果：血常规、粪便隐血试验等。

（4）出血病情严重程度分级（表 2-8-2）。

表 2-8-2　出血病情严重程度分级

分级	失血量（mL）	血压（mmHg）	心率（次/分）	血红蛋白（g/L）	症状	休克指数（心率/收缩压）
轻度	＜500	基本正常	正常	无变化	头昏	0.5
中度	500～1000	下降	＞100	70～100	晕厥、口渴、少尿	1.0
重度	＞1500	收缩压＜80	＞120	＜70	肢冷、少尿、意识模糊	＞1.5

3. 患者准备

（1）患者按普通内镜检查常规行术前准备，有循环衰竭征象者，如心率＞120 次/分，收缩压＜12.0 kPa（90 mmHg）或基础收缩压降低＞4.0 kPa（30 mmHg）、血红蛋白＜50 g/L等，应先迅速纠正循环衰竭后再行内镜检查。

（2）监测生命体征：行鼻导管给氧，危重患者内镜检查时应进行血氧饱和度和心电、血压监护。

（3）建立多条静脉通道：无论患者是否行静脉麻醉，均应保持静脉通道通畅。必要时建立中心静脉通路或外周静脉导管双通路，以进行输血、补液等治疗。外周静脉留置针尽量置于患者右手上，以便静脉给药。

（4）保持患者呼吸道通畅：为防止术中误吸，必要时需行气管插管。

（5）检查前 5～10 min 指导患者口服盐酸利多卡因胶浆：一方面去除附于黏膜上的泡沫，使视野更加清晰；另一方面，起到口咽部局部浸润麻醉作用，减轻内镜对咽部的刺激。

（6）如胃内有大量积血，可插入胃管，反复以生理盐水洗胃，直至抽出液体基本透明澄清。

（7）沟通：做好患者和家属的术前沟通记录、知情同意书的签字等工作。

（8）体位准备：协助患者取左侧卧位，两腿屈曲，上身保持 90°侧立，必要时可增加靠垫置于患者背后进行辅助，以利于术中胃内液体经口流出，避免误吸。

（9）固定好牙垫，弯盘妥善放置于患者口角处。

四、术中配合

内镜下止血疗效迅速且确切,应作为治疗的首选。治疗时要保持良好的内镜视野。如果创面出血较快、出血量较大,一定要保持沉着与冷静,积极准备好需要的器械,快速配合操作医生进行内镜下冲洗,保证视野清晰。常用的内镜止血方法包括以下 3 种。

1. 药物局部注射止血 药物注射一般选用 1:10 000 肾上腺素盐水、高渗钠-肾上腺素溶液(HSE)、聚桂醇注射液等,其优点为简便易行。确保内镜注射针伸缩自如。配置完成后使用内镜治疗注射针围绕出血部位或血管残端周围多点注射,注射针管腔内充满药液,注射针处于收针状态。每次注射量 2~3 mL/点。注射部位的血管会发生收缩,组织肿胀,亦起到压迫止血效果。

(1)药物配置:根据医嘱进行药物的配置,药液配置应选用 10~20 mL 的注射器。

1) 1:10 000 肾上腺素盐水:18 mL 生理盐水+2 mL 盐酸肾上腺素(图 2-8-1)。

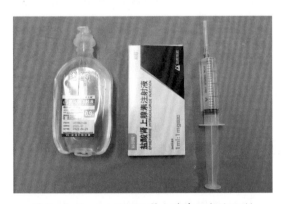

图 2-8-1 1:10 000 肾上腺素注射液配制

2)高渗钠-肾上腺素溶液:高渗钠可延长肾上腺素局部的作用时间,且可使周围组织水肿,血管壁纤维蛋白变性及血栓形成。肾上腺素:高渗氯化钠以 1:9 比例进行配置。

3)聚桂醇注射液:又名 1%乙氧硬化醇,化学名称为聚氧乙烯月桂醇醚,是目前临床常用的硬化剂。使用 10 mL 注射器抽吸 5 mL 生理盐水+5 mL 聚桂醇注射液,配置成 10 mL 药液

(图 2-8-2)。

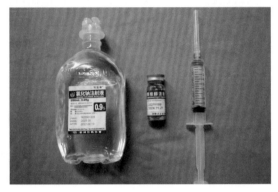

图 2-8-2 聚桂醇注射液配制

(2)进镜观察出血程度及位置,待确定出血部位后快速由钳子管道内插入内镜注射针。

(3)将事先已经预充 2.0 mL 药液的注射针准确插入出血点周围后,内镜护士按照相应顺序注入药液,至黏膜发白为止。一边注射,一边口头大声报出注射药液总量,遵医嘱用量注射完毕后,边注射边退针芯(图 2-8-3)。

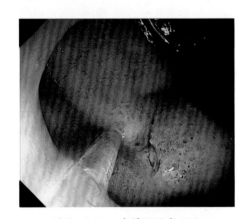

图 2-8-3 内镜下注射止血

(4)1:10 000 肾上腺素盐水溶液可于出血灶周围分 4 点注射,每点注量 2 mL,总量不超过 10 mL。

(5)高渗钠-肾上腺素溶液一般通常每个点注射 0.5~2 mL 到溃疡基底部的出血征象内及周围黏膜,一般需进行多点注射,直至出血点周边发白、变硬为止。总量一般不超过 10 mL,亦可直接注入血管中而无明显不良反应。

(6)聚桂醇在出血血管旁注射后能使血管

周围纤维化,通过压迫血管达到止血目的。注射总量一般控制在2 mL以内。注射深度不超过黏膜下层,注射硬化剂后形成溃疡,血凝块脱落后有继发性出血等风险。

2. 热凝止血　热凝止血包括高频电凝、氩离子凝固术(APC)、热探头、微波等方法,止血效果可靠,但需要一定的设备与技术经验。高频电凝止血适用于较粗的裸露血管残端出血,APC适用于弥漫性的微小血管渗出性出血(图2-8-4和图2-8-5)。

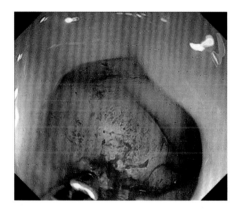

图2-8-4　内镜下高频电止血

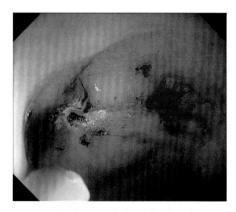

图2-8-5　内镜下APC止血

3. 机械止血　机械止血主要采用各种止血夹,尤其适用于活动性出血,但对某些部位的病灶难以操作。对于周边组织质地较好者,如血管原因出血、息肉并发出血、溃疡出血等均可采用钛夹止血(图2-8-6)。

(1)进镜观察出血程度及位置,待确定出血部位后选择合适大小的金属钛夹,快速由钳

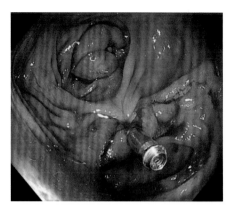

图2-8-6　内镜下钛夹夹闭止血

子管道内插入钛夹释放装置。

(2)伸出钛夹时内镜下视野要有足够的空间,防止戳坏创面或将夹子顶坏。

(3)调节钛夹头部到与出血部位相垂直的位置,对准出血部位两侧收紧继而释放钛夹。

(4)钛夹将整根出血血管连同附近组织紧箍,截断血流。

(5)使用第一枚止血夹时,尤其要求夹闭准确,可提高止血成功率。其效果相当于外科止血钳和血管缝合,有机械压迫作用,止血效果确切。且因钳夹组织少,钳夹不会导致产生溃疡,或使原有溃疡损伤加重,一段时间后,钛夹会自动脱落。

4. 猪源纤维蛋白凝胶镜下喷洒止血

(1)凝胶装置:由猪源纤维蛋白黏合剂和一次性使用无菌混合喷药装置组成,需根据产品说明书进行配置。由纤维蛋白原与凝血酶作用,形成稳定的可溶性纤维蛋白网格、网络红细胞及其有效成分。

(2)配置流程(图2-8-7)

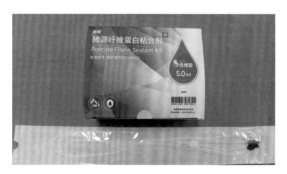

图2-8-7　猪源纤维蛋白凝胶与内镜下专用导管

1）猪源纤维蛋白凝胶需在使用前半小时从 4 ℃冷柜内取出，于常温下进行复温。

2）检查包装产品外包装是否完好，是否在有效期范围内，合格后方可使用。

3）取出红色 1 号瓶、红色 2 号瓶、蓝色 3 号瓶和蓝色 4 号瓶，并取出一次性无菌混合喷药装置。红色主体胶冻干粉主要成分为纤维蛋白原，主体胶溶解液主要成分为氯化钠；蓝色催化剂冻干粉主要成分为凝血酶，催化剂溶解液主要成分为氯化钙。

4）将含有双腔推液器的附件包二打开倒在无菌操作台上，等待进行后续操作。

5）打开内含两个带穿刺杯的无菌注射器的附件包一，配置主体胶溶解液。打开 1 号瓶和 2 号瓶的瓶盖，将带穿刺杯的注射器插入红色 2 号瓶中，45°抽尽瓶内所有液体后与红色 1 号瓶的主体胶冻干粉混匀至完全溶解。检查瓶内冻干粉被全部溶解后，45°将溶液抽入注射器内，旋下穿刺杯，更换软针头待用。

6）将带穿刺杯的蓝色注射器插入蓝色 3 号瓶中，45°抽尽瓶内所有液体后与蓝色 4 号瓶的催化剂冻干粉混匀至完全溶解。检查瓶内冻干粉被全部溶解后，45°将溶液抽入注射器内，旋下穿刺杯，更换软针头待用。

7）取出双腔推液器和全部附件，将推液器拉至相应刻度，打开底部支架备用。

8）取下主体胶溶解液的软针头套管，分别将红色注射器内配置好的主体胶溶液、蓝色注射器内配置好的催化剂溶液，顺着管壁缓缓注入双腔推液器相应颜色的注射器内。

9）收起双腔推液器支架，顺时针方向旋转鲁尔接头，取下漏斗，安装双腔内镜导管，导管的蓝色端连接蓝色注射器，导管红色端连接红色注射器，备用。

10）配置完成后药液为 10 mL，配置完成的 4 h 内可以使用，建议在胶体配置好的 1 h 内使用完毕以最大限度确保胶体的使用效果。

11）内镜双腔导管长度为 180 cm，容积为 0.87 mL。

（3）内镜下止血喷洒流程（图 2-8-8）

1）连接内镜双腔导管，快速伸入内镜钳子

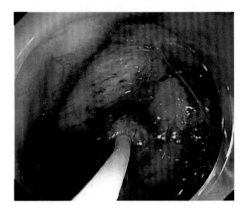

图 2-8-8　内镜下凝胶喷洒

管道内。

2）转动患者体位，使出血病灶位于重力下方，便于胶体附着创面。

3）开始滴胶于创面。滴涂时适当后退内镜，与创面保持 0.5～1 cm，可以防止生物蛋白凝胶堵住钳子管道先端开口。

4）滴涂完成后，在拔管前，再向导管内注入 2 mL 空气，以免拔管时导管前端黏滞的胶体堵住钳子管道。

5）凝胶在黏膜表面的作用时长 3～5 s 成胶，10 s 止血，1～2 周吸收。

有相关临床证据表明，在药物注射治疗的基础上，联合一种热凝、机械或凝胶喷洒止血方法，可以进一步提高局部病灶的止血效果。内镜护士及时提供止血附件器械，准确使用止血夹、注射器，可以缩短止血时间，有效止血；止血过程中，动作要轻柔，避免粗暴过大，防止器械对组织损伤，诱发新的出血。

五、并发症及其处理

内镜下止血治疗操作正确、处理得当，很少有并发症发生，有下述几种情况。

1. 疼痛　疼痛多见于注射高渗盐水及硬化剂。

2. 出血　出血多因止血方法的选择及操作不当。注射硬化剂之不良反应有溃疡形成、血凝块脱落后继发性出血、菌血症等。激光止血治疗技术难度大，尤其是十二指肠内很难正确对准溃疡，对血管性出血单纯凝血后可能造成更严重的出血。

3. 局部坏死与穿孔　注射高渗盐水和硬化剂过量、过深,与注射剂量成正比,如超过正常最大剂量,坏死将扩大,最终可导致穿孔、胃肠壁坏死。激光治疗可引起一些严重的并发症,如胃肠道穿孔、出血及胃肠胀气等。造成胃肠穿孔的主要原因:①选择功率过大;②一次电凝时间过长,穿孔发生率约为1%。

4. 全身不良反应　全身不良反应很少发生。去甲肾上腺素可以导致心动过速、血压升高,降低浓度、减少剂量通常可避免不良反应发生。组织黏合剂可导致栓塞,硬化剂注射可继发感染等。

六、术后护理

术后应充分和患者及家属沟通,做到医患沟通、护患沟通一致,嘱患者绝对卧床休息,配合治疗护理工作。护士除密切监测生命体征变化外,还要观察患者呕吐物、黑便量,有无头晕、意识淡漠或烦躁、皮肤湿冷等再出血的危险信号,及时发现病情变化,避免耽误抢救时机。

(黄茜　张燕霞)

参考文献

[1] Gerson LB, Fidler JL, Cave DR, et al. ACG clinical guideline: diagnosis and management of small bowel bleeding [J]. Am J Gastroenterol, 2015,110(9):1265 – 1287.

[2] 中华内科杂志社,中华医学杂志社,中华消化杂志社,等. 急性非静脉曲张性上消化道出血诊治指南(2015,南昌)[J]. 中华消化杂志,2015,35(12):793 – 798.

[3] Odutayo A, Desborough MJ, Trivella M, et al. Restrictive versus liberal blood transfusion for gastrointestinal bleeding: a systematic review and meta-analysis of randomised controlled trials [J]. Lancet Gastroenterol Hepatol, 2017,2(5):354 – 360.

[4] 中华医学会消化内镜学分会结直肠学组,中国医师协会消化医师分会结直肠学组,国家消化系统疾病临床医学研究中心.下消化道出血诊治指南[J]. 中华消化内镜杂志,2020,37(10):685 – 695.

第九章　肝硬化食管、胃底静脉曲张内镜下治疗的护理配合

　　肝硬化是一种慢性消化系统疾病,在全球致命性疾病中位列第十一。50％的肝硬化患者有食管胃底静脉曲张,其中食管静脉曲张破裂出血病死率可高达30％,是肝硬化患者首要的死亡因素。因此,如何有效预防和治疗肝硬化食管静脉曲张破裂出血已成为研究的热点。近年来,伴随着内镜技术的成熟与发展,内镜下治疗逐步成为主流治疗方法,常用的内镜下治疗手段包括套扎治疗术、硬化剂治疗术与组织胶硬化剂治疗术。

第一节　套扎治疗术

　　内镜下套扎治疗术于1986年由美国学者首次提出,通过机械途径阻断曲张静脉的血流,使其缺血缺氧形成血栓及坏死组织,静脉壁因缺血坏死形成炎症,炎症再次升级变成溃疡,溃疡修复后最终变成瘢痕或纤维化,从而达到预防和止血的目的。套扎术后的患者病死率明显降低,再出血风险降低,不良反应较少,具有较高的可行性及安全性,是内镜下治疗及预防食管静脉曲张的一线治疗方案。

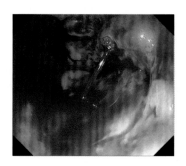

图 2-9-2　食管静脉曲张破裂出血

一、适应证

　　原则上各种原因所致的肝硬化门静脉高压症引起的食管静脉曲张出血和可能发生出血的病例均为内镜套扎术的对象(图2-9-1和图2-9-2)。

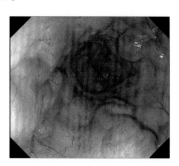

图 2-9-1　食管静脉曲张

二、禁忌证

　　(1) 有严重的肝、肾功能障碍,大量腹水、重度黄疸。

　　(2) 肝性脑病≥2级不能配合者。

　　(3) 曲张静脉>2 cm或曲张静脉细小者。

　　(4) 食管静脉曲张与胃静脉曲张相通,且胃静脉曲张>2 cm。

　　(5) 乳胶过敏者。

　　(6) 食管狭窄扭曲。

三、患者术前准备

　　(1) 术前禁食6~8 h,行麻醉治疗的患者术前2 h禁水。

　　(2) 检查前5~10 min指导患者口服盐酸

利多卡因胶浆：一方面去除附于黏膜上的泡沫，使视野更加清晰；另一方面，起到口咽部局部浸润麻醉作用，减轻内镜对咽部的刺激。

（3）协助患者取左侧卧位，两腿屈曲，上身保持90°侧立，必要时可增加靠垫置于患者背后进行辅助，以利于术中胃内液体经口流出，避免误吸。

（4）建立两条静脉通路，进行输血、补液等治疗，留置针尽量置于患者右手上，以便静脉给药。

（5）连接心电监护仪，吸氧，固定好牙垫，弯盘置于患者口角处，或一次性治疗巾，保护床单位。

（6）患者无麻醉禁忌时，择期手术患者常规在静脉麻醉中进行套扎术，对于出血风险高或有活动性出血的急诊患者，需行气管插管。

四、手术器械准备

（1）内镜：通常选择管腔通道为3.2 mm的注水内镜，大孔道的注水内镜便于进行镜下视野冲洗和吸引胃内液体（图2-9-3）。

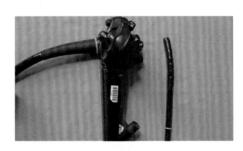

图2-9-3　治疗内镜

（2）吸引：安装两路吸引，一路连接内镜，另一路备用，当患者口腔分泌物多或出现套扎部位出血，患者呕吐或呕血等意外时立即启用（图2-9-4）。

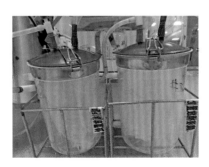

图2-9-4　双路吸引

（3）注水装置（图2-9-5）、连接管、冲洗液（生理盐水、无菌水）、50 mL注射器、三腔二囊管（图2-9-6）。

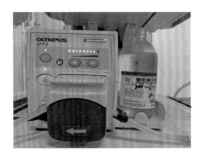

图2-9-5　注水装置

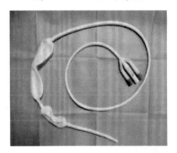

图2-9-6　三腔二囊管

（4）套扎器：套扎器有单发和多发，目前多连发套扎器已取代单连发套扎器，常用的有国产套扎器与进口套扎器。

五、手术配合流程

1. 进胃镜　观察静脉曲张程度及位置，之后退镜安装套扎器。

2. 套扎器的安装方法　以Boston套扎器与Cook套扎器为例阐述。

（1）Cook套扎器的安装：Cook 6环套扎器包括装载导管、扳机线、手柄、套筒和冲洗针头。

1）检查控制手柄外观，将水柄置于"Two-Way"位置。将装载导管插入套扎器手柄（图2-9-7）。

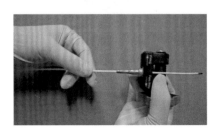

图2-9-7　插入装载导管至套扎器手柄

2）若使用 Olympus 内镜，将橡胶帽盖留在活检孔道上，拉底帽盖上的插塞，将装载导管插入内镜活检孔道（图 2-9-8）。

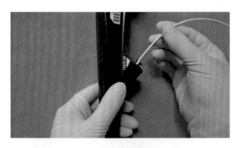

图 2-9-8　插入装载导管至内镜活检孔道

3）将扳机线接到装载导管末端的钩子上，在扳机线结与钩子之间留出大约 2 cm，通过内镜往上回撤装载导管与扳机线并通过手柄拉出（图 2-9-9）。

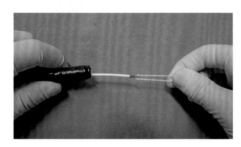

图 2-9-9　扳机线挂钩

4）将扳机线置入手柄轴杆上的狭槽内，并往下牵拉，直至线结位于狭槽孔内，按顺时针方向缓慢旋转手柄，将扳机线缠绕到手柄轴杆上直至线拉紧（图 2-9-10）。

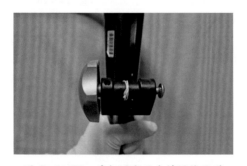

图 2-9-10　手柄固定至内镜活检孔道

5）无菌水湿润内镜头端，将套筒接到内镜头端，扳机线拉紧，使用手掌大鱼际将套筒顶紧直至内镜下看见倒数第二个白色套扎环，扳机

线镜下显示位于 5 点、11 点位置（图 2-9-11 和图 2-9-12）。

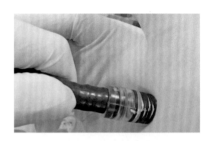

图 2-9-11　顶紧套筒

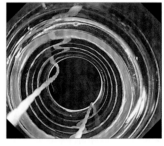

图 2-9-12　扳机线位于 5 点、11 点位置

（2）Boston 套扎器安装：Boston 7 环套扎器组成部件包括内镜扣搭、牵引导丝、牵引导丝环、弹性带、拉环、冲洗管。

1）取下内镜活检帽将牵引导丝插入内镜活检孔道内（图 2-9-13），使用内镜扣搭将手柄固定到内镜上（图 2-9-14）。

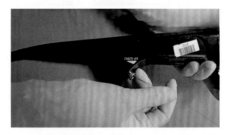

图 2-9-13　将牵引导丝插入内镜活检孔道内

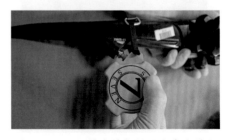

图 2-9-14　将内镜扣搭固定在内镜上

2）将拉环穿入牵引导丝环内并拉直（图2-9-15）。

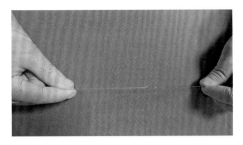

图2-9-15　将拉环穿入牵引导丝环内

3）将内镜插入部取直顺时针旋转手柄上的塑料卷轴，牵引导丝绕在塑料卷轴上，牵引导丝拉紧直至弹性带套在胃镜头端（图2-9-16）。

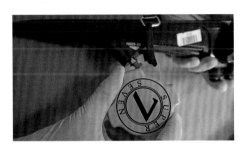

图2-9-16　旋转塑料卷轴

4）推动结扎部件，直到内镜末端顶住套扎部件圆柱体的刚性部分。使用手掌大鱼际将套筒顶紧直至镜下显示倒数第二环（图2-9-17），牵引导丝线位于7点到11点位置（图2-9-18）。拉动标签，小心去除热缩包装。

3. 润滑内镜和套筒外部，医生再次进镜完成套扎。

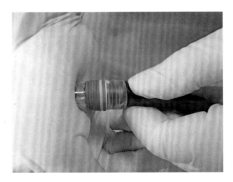

图2-9-17　顶紧套筒

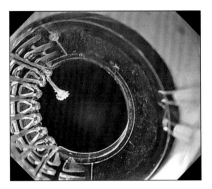

图2-9-18　牵引导丝位于7点到11点位置

六、治疗原则

（1）套扎曲张静脉时，应自齿状线向口侧依次进行套扎，套扎完第一个点之后，旋转45°左右，向上提2～3cm，自下而上呈螺旋式套扎，尽量减少套扎器往返于套扎过的食管，以免引起静脉的机械切割。

（2）套扎时避免同时套扎2根曲张静脉，同时避免对表面溃疡、出血灶等局部血管进行套扎。

（3）套扎环数可根据食管曲张数量及程度而定，但套扎位点必须在不同水平面上，否则食管容易发生术后局部狭窄。

（4）套扎前充分显露欲套扎的曲张静脉，将套筒全方位与之接触，持续负压吸引将曲张静脉吸入套筒内，视野变为一片红色，顺时针旋转手柄，完成套扎，持续负压吸引2秒后放松，确保套扎球饱满，套扎环不会脱落（如图2-9-19和图2-9-20）。

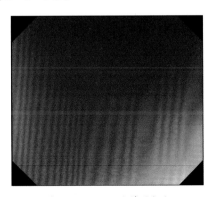

图2-9-19　吸引至红视

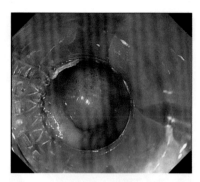

图 2-9-20 完成套扎

（5）若遇到吸引不利，视野不能完全变红，往往是因为套筒贴黏膜过紧，适当退镜或调整内镜前端方向可使视野突然变红。

（6）首次套扎推荐套扎术为 6~12 枚，第二次治疗需要完全套扎所有可见的曲张静脉。

七、注意事项

（1）安装套扎器时一定要充分顶紧套筒，确保套筒与内镜连接紧密，密闭性良好，以免造成术中吸引时漏气。

（2）调节负压吸引至 0.02~0.07 kPa，确保吸引力良好。

（3）套扎过程中，若出现视野不清晰或套扎环脱落，可用 50 mL 注射器抽取空气或生理盐水连接灌洗器进行冲洗。

（4）护士密切观察患者的血氧饱和度、呼吸及面色变化，对于食管有活动性出血的患者，立即抬高床头 40°，保持患者侧卧，头偏向一边，及时吸引清理患者口腔分泌物，避免误吸。

八、术后常见并发症及其处理

内镜下食管静脉曲张套扎术的安全性良好，其并发症发生率为 2%~10% 或以下。常见的并发症有以下几种。

1. 溃疡　套扎后的溃疡通常发生在套扎部位，黏膜缺血、坏死脱落后，溃疡相对较小，比较表浅，且无症状，极少有疼痛与出血，而且修复较快。

2. 食管狭窄　食管狭窄发生率为 2%，一般没有症状，可适当应用解痉药物，严重者可行内镜下食管狭窄扩张术。

3. 胸痛　套扎后胸痛少见，发病机制尚不清楚。可适当使用抑酸剂来缓解。

4. 发热　患者术后会有轻度发热，体温一般在 38 ℃ 以下，3~5 日可恢复正常。若发热持续 1 周以上或体温不断升高，应疑为并发感染，应予以抗感染治疗。

九、术后康复指导

1. 生命体征监护　术后应严密监测患者血压、脉搏及一般情况，术后不用鼻胃导管。

2. 饮食指导　饮食因素是导致食管静脉曲张破裂再出血的重要因素，因此科学饮食对于术后康复有积极的临床意义。术后 24 h 需禁食，禁食期间可给予静脉营养支持；如 24 h 后未出现异常情况，可逐步由流质饮食过渡到正常饮食。进食时应细嚼慢咽，多食用富含维生素、容易消化的食物，禁止食用粗糙、坚硬、辛辣、油炸食物等。

3. 休息与活动指导　术后 72 h 内绝对卧床，可将床头抬高 40°左右，防止发生胃酸反流。术后 72 h 后可根据情况坐起来，术后 1 周内为套扎环脱落期，应限制活动，以防发生局部溃疡出血；术后 1 周后可逐渐锻炼下床活动；术后 1 个月后可从事一些轻体力劳动，避免大幅度弯腰、提重物等；保持肠道通畅，防止用力排便，以防腹压升高而引起出血。

4. 随访与复查　内镜下食管静脉曲张套扎术后应休息 12~14 日再行第 2 次套扎，直至曲张静脉根治。根治后一般应于 3~4 个月后进行首次复查。若有静脉曲张复发，亦予以再套扎直至根治。根治后每年进行胃镜复查。

第二节　硬化治疗术

硬化治疗术是指通过内镜下的硬化剂注射使静脉血管及周围黏膜组织在化学作用下产生无菌性炎症，1 周后组织坏死形成溃疡，10 日后肉芽组织形成，3~4 周纤维化闭塞静脉腔，形成一层致密的纤维组织,闭塞静脉血管。研究表明,硬化治疗是食管静脉曲张的有效治疗技术,急诊止血率达81.6%～96.8%,硬化治疗后5年与10年的生存率明显提高。

一、适应证(图2-9-21)

(1)食管静脉曲张的二级预防。

(2)外科手术后食管静脉曲张破裂再出血。

(3)内镜下套扎治疗术中大出血。

(4)急性食管及食管胃交界处曲张静脉破裂出血。

(5)重度食管静脉曲张有出血史者,全身情况不能耐受外科手术。

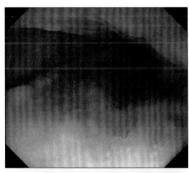

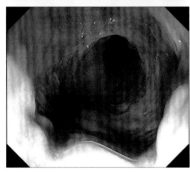

图2-9-21　食管静脉曲张

二、禁忌证

(1)严重心肺功能不全者。

(2)失血性休克在加压灌注下仍不能纠正。

(3)肝昏迷出现精神症状不能配合内镜检查者。

(4)血气、电解质重度紊乱。

三、患者术前准备

同套扎治疗术患者。

四、手术器械准备

1. 注射针　通常选用23G或25G的注射针(如图2-9-22),宜选针头细的针,以减少退针时穿刺点出血。一般针头直径≤0.5 mm,长度≤5.0 mm,斜面尽可能短。

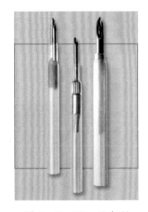

图2-9-22　注射针

2. 硬化剂　硬化剂聚桂醇,又称1%乙氧硬化醇,属于聚乙烯月桂醇醚类化合物,是国际公认的、目前应用最广泛的硬化治疗药物。聚桂醇静脉内注射可迅速破坏血管内皮,形成血栓,从而阻塞血管,达到止血目的;静脉旁注射,通过压迫,降低血管内血流速率及压力,起到止血作用。

3. 注射器　10 mL、20 mL注射器若干备用。

4. 其他用物　内镜、吸引、注水装置、急救物品等用物准备同套扎术治疗。

五、手术配合流程(视频3)

视频3　肝硬化食管、胃底静脉曲张内镜下栓塞治疗术的护理配合

1. 进胃镜　观察静脉曲张程度及位置,决定硬化剂注射剂量。

2. 硬化剂注射步骤(以 Boston 注射针注射为例描述)　根据医嘱使用 10 mL 注射器抽吸聚桂醇(图 2-9-23)→拔除注射针鞘卡(图 2-9-24)→来回推动注射针外鞘,检查注射针针芯进出是否正常(图 2-9-25)→连接注射针预充管(图 2-9-26)→回收针芯,递针给医生插入内镜活检孔道(图 2-9-27)→对准曲张静脉进针,推注聚桂醇(图 2-9-28)→使用 1 mL 聚桂醇一边推注一边退针,进行针眼封堵(图 2-9-29)。

3. 其他曲张静脉　同法注射。

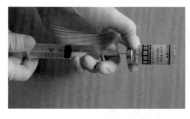 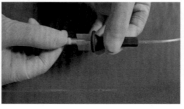 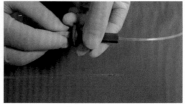

图 2-9-23　抽吸聚桂醇　　　图 2-9-24　拔除鞘卡　　　图 2-9-25　检查针芯

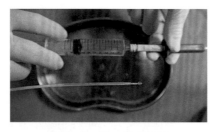 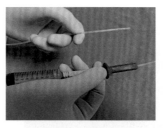

图 2-9-26　预冲针管　　　　　　　图 2-9-27　递针

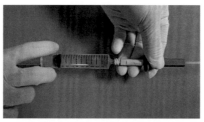 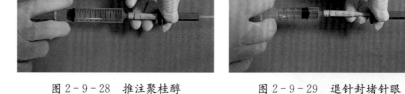

图 2-9-28　推注聚桂醇　　　　　图 2-9-29　退针封堵针眼

4. 注射完毕　观察曲张静脉有无出血,退镜。

六、治疗原则

静脉曲张硬化治疗注射方法有 3 种:曲张静脉内注射法、曲张静脉旁注射法和静脉内-静脉旁联合注射法,临床以静脉内注射法为主。对较小的曲张静脉宜选择血管内注射,而对较粗的曲张静脉宜选择静脉内-静脉旁联合注射法,先曲张静脉旁注射以压迫曲张静脉,随后再行曲张静脉内注射。

1. 曲张静脉内注射

(1)自贲门以上 2 cm 的食管下段曲张静脉开始注射,曲张静脉硬化注射点遵循食管壁自下而上、螺旋向上分布原则。

(2)针头刺入曲张静脉内,每次注射 1~4 点,每支血管注入 3~10 mL 硬化剂为宜。

(3)一次总量一般不超过 40 mL,之后依照血管的具体情况减少剂量。

2. 曲张静脉旁注射

(1)将针头刺入曲张静脉旁的黏膜下,每点注射硬化剂约 1 mL,以注射局部出现灰白色隆起为标准。

（2）以同样手法注射曲张静脉的对侧。

3. 曲张静脉内-静脉旁联合注射法

（1）先行曲张静脉旁注射。

（2）在已被硬化的曲张静脉两旁注射针眼之间直接刺入曲张静脉内，在血管内注入 3～5 mL 聚桂醇。

七、注意事项

（1）抽取硬化剂：聚桂醇容易产生泡沫，使用注射器抽取时，尽量选用大号针头，同时不可向瓶内注入空气，避免产生更多的泡沫。

（2）将注射针递给医生时，必须抵住注射针外鞘，始终保持针头回纳状态，避免针头划破钳子管道。

（3）为防止硬化剂喷溅进入眼睛，必要时操作者可佩戴护目镜或防护面屏。

（4）注射要点

1）穿刺血管的角度以小于 45°角刺入为宜，刺入不宜过深。

2）控制注射深度，静脉旁注射时，为黏膜下层，绝对避免深入固有肌层，以免造成肌层坏死或穿孔；静脉内注射，不得刺破静脉腔。

3）推注硬化剂速度应快，15 s 内完成较好，使局部达到较高的药物浓度。

（5）注射后出血的处理

1）使用 1：10 000 去甲肾上腺素冰盐水冲洗出血点。

2）注射后不要急于拔针，使用注射针外鞘抵住针眼，停留片刻。

3）将内镜插入胃腔，按压内镜吸引按钮持续吸引，通过镜身起到压迫止血作用。

4）在内镜前端安装透明帽，注射后使用透明帽对针眼进行压迫，压迫时间约 5 min。

八、术后常见并发症及其处理

1. 出血　穿刺点渗血通过上述方法处理一般会自行停止。如曲张静脉破裂较大出血，可再次行硬化治疗或组织胶栓塞止血。

2. 穿孔　发生率一般较低，常因针头过粗或过长刺入过深引起，一旦发生，立即行胃肠减压引流。

3. 食管狭窄　见于长期反复硬化治疗患者，血管旁注射容易发生。此类患者可使用球囊扩张治疗。

4. 溃疡　发生率为 22%～78%，一般无症状，可自行愈合。

5. 其他　胸骨后疼痛、吞咽哽噎感和发热等较为常见，一般于术后 2～3 日自行消失。

九、术后康复指导

（1）密切监测患者生命体征。

（2）禁食、补液 1 日，术后 1 周以流质、半流质饮食为主，术后 8～10 日逐步过渡到软食。

（3）术后卧床休息 1～2 日，之后可下床进行轻微的活动，避免剧烈运动和过多体力劳动。

（4）胸骨后肿胀、疼痛，一般持续 24～72 h，可给予镇痛治疗。

（5）发热：注射后 1～3 日可能部分患者发热，一般低于 38.5 ℃，定时监测患者体温变化，酌情给予抗生素治疗。

（6）密切观察患者有无出血、穿孔、食管狭窄等并发症的发生。

（7）术后 3～6 个月复查胃镜，如未见明显曲张静脉，则每年复查一次胃镜。

第三节　栓塞治疗术

内镜下栓塞治疗术是经内镜向血管内注入硬化剂和组织胶，注射后形成的固体黏合剂可使血管完全塌陷、闭塞、消失，从而达到治疗静脉曲张、出血的目的。近年来内镜下曲张静脉内注射组织黏合剂达到良好的临床疗效，已在临床上广泛使用，日本甚至将其列为治疗食管胃底静脉曲张的首选方法。

一、适应证（图 2-9-30）

（1）急性食管胃底静脉曲张破裂出血。

（2）食管胃底静脉曲张有红色征或表面糜烂且有出血史者。

（3）罕见异位静脉曲张出血者。

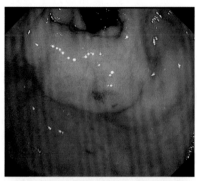

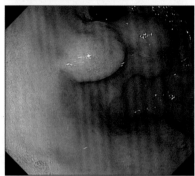

图 2-9-30 胃底静脉曲张

二、禁忌证

（1）多层螺旋 CT 门静脉血管成像显示有胃-肾分流者。

（2）有消化道内镜检查禁忌证者，如血压不平稳、血红蛋白低于 50 g/L、高度脊柱畸形、巨大憩室等。

（3）出血性休克未纠正者。

（4）肝性脑病≥Ⅱ期患者。

（5）伴严重肝、肾功能障碍，大量腹水者。

三、患者术前准备

同套扎治疗术患者。

四、手术器械准备

（1）内镜：选择 3.2 mm 腔道带副送水的内镜。

（2）注射针：通常选用 23 G 或 22 G 的注射针。

（3）栓塞剂：市场上的栓塞剂有多种，下面以医用胶与外科胶为例进行阐述，医用胶在阴离子（血液或体液中的 OH^-、NH_2^- 等）作用下，可快速固化，从而封堵血管，阻断血流，达到栓塞止血的目的；外科胶具有优良的止血及黏合特性，在潮湿的环境下与活体组织相接触时，会迅速聚合，产生一种具有高度牵张阻力的弹性薄膜，能促使组织牢固黏合。

（4）硬化剂：聚桂醇注射液，每支 10 mL。

（5）250 mL 生理盐水，10 mL 注射器、5 mL 注射器与 2 mL 注射器若干备用，医用丙酮。

（6）其他用物：吸引、注水装置、急救物品等用物准备同套扎术治疗。

五、手术配合流程

1. 进胃镜 观察静脉曲张程度及位置，决定硬化剂与组织胶注射剂量。

2. 采用三明治夹心法进行组织胶注射 下面以"聚桂醇-组织胶-生理盐水"注射方法为例，讲解操作步骤。

（1）抽吸药液：根据医嘱抽吸聚桂醇、组织胶与生理盐水（图 2-9-31）。

（2）送针：将抽吸好的聚桂醇注射液连接在注射针末端，预充满注射针管腔（图 2-9-32），保持针头处于回纳状态递针给医生插入内镜活检孔道（图 2-9-33）。

（3）注射：医生对准靶点曲张静脉快速进针后（图 2-9-34），护士回抽见血（图 2-9-35），依次推注聚桂醇和组织胶（图 2-9-36 和图 2-9-37），最后使用生理盐水进行针眼封堵（图 2-9-38）。

（4）拔针：注射完毕后，医生可使用注射针外鞘抵住注射针眼片刻，再缓慢拔针（图 2-9-39）。

3. 其他位点 必要时再次给予其他位点的组织胶注射。

4. 注射完毕 观察曲张静脉有无出血，退镜。

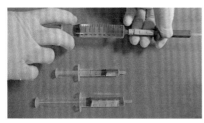
图 2-9-31　抽吸药液

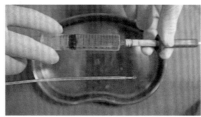
图 2-9-32　预冲针管

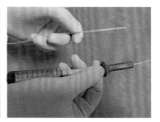
图 2-9-33　递针

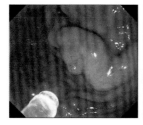
图 2-9-34　对准靶点

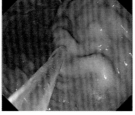
图 2-9-35　进针后回抽见血

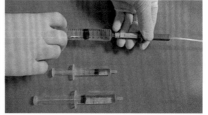
图 2-9-36　推注聚桂醇

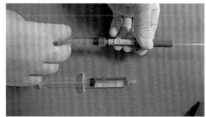
图 2-9-37　推注组织胶

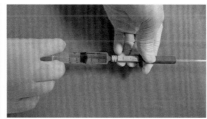
图 2-9-38　推注生理盐水

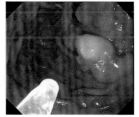
图 2-9-39　拔针后观察

六、治疗原则

（1）内镜下栓塞治疗首选静脉内注射，如注射至静脉旁，可造成溃疡形成，加大术后出血风险，术中可通过注射器回抽见血，判断注射针是否刺入静脉内。

（2）注射部位的选择：①静脉壁较厚的可选择静脉较隆起的部位进针；②静脉壁较薄且压力较大时，选择静脉球近基底部进针；③有血泡征及血栓时选择其旁 1 cm 内进针。

（3）注射剂量：通常选择多点小剂量注射法，每点组织胶的剂量控制在 0.5~2 mL，单点注射剂量及使用组织胶总量越大，异位栓塞发生风险越大。

（4）注射完毕后，可使用注射针外鞘轻触曲张静脉，通过曲张静脉的硬度判断栓塞效果。如曲张静脉未完全变硬，仍需追加注射组织胶。

七、注意事项

（1）抽吸药液：通常使用 10 mL 注射器抽吸聚桂醇、2.5 mL 注射器抽吸组织胶、5 mL 注射器抽吸生理盐水；生理盐水剂量为每管 3~4 mL；为了便于术中快速的交换，抽吸好的药液一律卸下针头。

（2）注射过程中需做到"三快一慢"，即医生进针、护士推注、聚桂醇与组织胶及生理盐水交换快，护士退针要慢。

（3）拔针后出血的处理：少许渗血通常会自行停止，必要时可给予去甲肾上腺素冰盐水（2 mL 去甲肾上腺素＋500 mL 冰生理盐水）进行冲洗；如为大出血，可立即在原注射点附近再行组织胶注射。

（4）组织胶遇血容易发生凝固，为防止注射针堵塞，每注射一点需更换一根新的注射针。

（5）注射完毕后，如注射针表面覆盖有组织胶，需将胃镜带针管一起退出，用纱布将注射针头端擦干净，再用注射器持续回抽，将注射针从内镜活检孔道拔出，防止胶接触镜头或堵塞活检孔道。

（6）内镜的处理：使用后的内镜应立即送清洗消毒室测漏和清洗消毒；如果有组织胶附着在内镜表面或活检孔道，可使用湿纱布反复擦拭或用丙酮浸泡后再擦拭及刷洗。

八、术后常见并发症及其处理

1. 异位栓塞　发生率低，一旦发生可导致严重后果，偶有门静脉、肠系膜静脉、肺静脉栓塞。

2. 排胶出血　大多数患者在组织胶注射后1~2周开始排胶，一般不会出血，少数患者存在术后排胶出血情况，这可能与曲张静脉未完全闭塞、患者免疫力低、胃内炎症渗出过多等因素有关。术后1周、2周、1个月定期胃镜复查，发现排胶部位炎症反应重或排胶溃疡形成，可早期进行抑酸护胃治疗，预防排胶出血。

3. 其他　发热、胸痛、腹胀、腹痛、感染等治疗后并发症较常见，一般予以对症处理。

九、术后康复指导

（1）术后卧床，避免用力，保持排便通畅，减少咳嗽、屏气等增加腹压的动作。

（2）禁食24~48 h后可进流质饮食。

（3）加强支持治疗，术后常规应用质子泵抑制剂和胃黏膜保护剂，适当应用抗生素预防感染，必要时应用降低门静脉压力药物。

（4）密切观察患者有无头晕、胸闷、气促等，监测血压、脉搏及血红蛋白水平，观察有无出血、发热及败血症等并发症的发生。

（张燕霞　马久红）

参考文献

［1］中华医学会外科学分会脾及门静脉高压外科学组.肝硬化门静脉高压症食管、胃底静脉曲张破裂出血诊治专家共识（2019版）［J］.中华消化外科杂志,2019,18(12):1087-1093.

［2］唐川康,文成丽,何晓彬,等.胃镜下组织胶注射治疗肝硬化胃静脉曲张破裂出血的疗效评价［J］.中国内镜杂志,2017,23(2):81-86.

［3］Chen HB, Tang SH, Qin JP, et al. Safety and efficacy of tissue adhesive injection in the treatment of gastric fundus variceal bleeding［J］. Medical journal of National Defending Forces in Southwest China, 2014,24(12):1294-1297.

［4］Reiberger T, Puspok A, Schoder M, et al. Austrian consensus guidelines on the management and treatment of portal hypertension (Billroth Ⅲ)［J］. Wien Klin Wochenschr, 2017,129 Suppl 3:S135-S158.

［5］赵婷,李权春,宋晓,等.多学科协作护理模式在肝硬化上消化道出血患者中的应用［J］.中华现代护理杂志,2019,25(17):2184-2187.

［6］曹寰.探讨内镜下行食管静脉曲张套扎术治疗肝硬化致上消化道出血术中配合及护理对策［J］.护理园地,2020,13:111.

［7］曲永萍,陆以霞,王晨,等.无痛胃镜下食管静脉曲张套扎术的配合及护理［J］.中国实用护理杂志,2011,27(13):25-27.

［8］时之梅,陆蕊,王淑萍,等.医用胶"夹心"注射法联合套扎经内镜治疗食管胃底静脉重度曲张的护理配合［J］.护士进修杂志,2016,31(3):245-247.

［9］郭庆涛,马超,李明明,等.改良硬化治疗对Le,g型食管胃静脉曲张破裂出血的疗效和安全性［J］.中华消化杂志,2019,39(6):409-411.

［10］Rengasamy S, Ali SM, Sistla SC, et al. Comparison of 2 days versus 5 days of octreotide infusion along with endoscopic therapy in preventing early rebleed from esophageal varices: a randomized clinical study［J］. Eur J Gastroenterol Hepatol, 2015,27(4):386-392.

［11］Crisan D, Tantau M, Tantau A. Endoscopic management of bleeding gastric varices-an updated overview［J］. Curr Gastroenterol Rep, 2014,16(10):413.

［12］曹传坤,孔德润,肖婷.内镜下精准食管静脉曲张断流术的前瞻性研究（附180例报告）［J］.中国内镜杂志,2018,24(5):103-108.

第十章 内镜下痔硬化治疗术的护理配合

痔是全球性的常见肛肠疾病之一,而又以内痔最为常见,占痔人数的59.86%。内痔是齿状线以上,直肠末端黏膜下的静脉丛迂曲扩张、充血而形成的柔软团块,其中也包含一些增生的结缔组织,不同患者内痔中结缔组织含量不一致。内痔的主要临床表现为出血、脱出、肛周潮湿、瘙痒,可并发血栓、嵌顿、绞窄及排粪困难。内镜下硬化注射治疗的基本原理是将硬化剂注射到痔核黏膜下或痔核组织中,通过硬化剂的渗透,硬化剂与痔核组织中的微小血管密切接触,导致痔血管闭塞、痔核组织纤维化,从而达到止血和改善脱垂等作用。该方法安全、有效,是临床常用的内痔治疗方法,对推动内痔微创治疗的发展有重要的作用。

一、内痔的分级与治疗方法

1. 分级 见表2-10-1和图2-10-1～图2-10-4)。

表2-10-1 内痔的Goligher分级

分级	表现
Ⅰ度	明显的血管充血,但不脱垂
Ⅱ度	痔在用力时从肛门脱垂,但可自行还纳
Ⅲ度	痔在用力时从肛门脱垂,不能自行还纳,需要人工还纳
Ⅳ度	痔持续脱垂不能复位,出现慢性炎症改变,黏膜萎缩溃疡易见

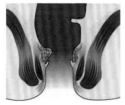
图2-10-1 Ⅰ度痔

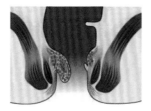
图2-10-2 Ⅱ度痔

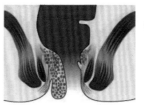
图2-10-3 Ⅲ度痔

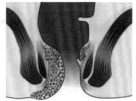
图2-10-4 Ⅳ度痔

2. 治疗方法

(1) Ⅰ度和Ⅱ度内痔:由于痔核体积相对较小,主要位于肛管以上直肠下端壶腹部,当内镜在直肠反转倒镜时视野广阔,能够看清痔核全貌,注射角度可调范围大,黏膜下或痔核内注射率高。

(2) Ⅲ度内痔:痔核体积相对较大,脱垂明显,因此仅倒镜注射硬化剂难以全面渗透到痔核全部,结合顺镜在痔核脱垂部位注射能够一次性将硬化剂均匀注射到痔核全部。

二、适应证

(1) Ⅰ～Ⅲ度内痔伴有内痔相关症状(表2-10-1)。

（2）Ⅰ~Ⅲ度内痔经饮食及药物等保守治疗无效。

（3）内痔手术后复发，肛门反复手术后不能再次手术。

（4）高龄、高血压、糖尿病和严重的系统性疾病，不能耐受外科手术。

（5）不愿接受外科手术。

三、绝对禁忌证

（1）Ⅳ度内痔、混合痔及外痔。

（2）Ⅰ~Ⅲ度内痔伴有嵌顿、血栓、溃烂、感染等并发症。

（3）严重心、脑、肺、肝、肾衰竭不能耐受内镜治疗。

（4）伴有肛周感染性疾病、肛瘘、放疗史及炎症性肠病活动期等。

（5）硬化剂过敏者。

（6）妊娠期妇女。

四、相对禁忌证

（1）精神障碍患者。

（2）产褥期患者。

（3）伴有结直肠肿瘤患者。

五、患者术前准备

（1）内痔联合结肠镜诊疗患者须进行肠道准备，可参照《中国消化内镜诊疗相关肠道准备指南》（2019，上海）；若为单纯的内痔硬化治疗，灌肠即可。

（2）嘱患者携带血常规、凝血功能、心电图等检查结果，建议内痔治疗前行全结肠镜检查，并携带肠镜报告。

（3）核对患者姓名、性别、检查项目等基本信息；检查患者知情同意书是否已签字。

（4）评估患者既往病史及现病史，询问患者是否服用抗凝药物。

（5）评估患者肠道准备情况，若不合格，及时采取补救措施。

（6）更换一次性结肠镜检查专用裤（图2-10-5），床尾垫一次性医用垫。

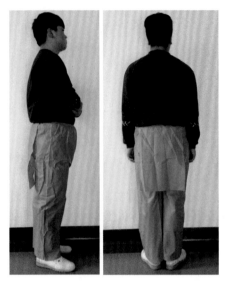

图2-10-5　肠镜专用裤（左：侧面；右：后面）

（7）体位：采取左侧卧位，双腿微曲（图2-10-6）。

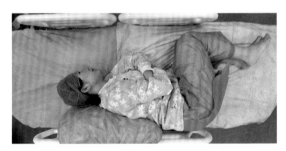

图2-10-6　治疗体位

（8）进镜前应充分润滑肛门，如有内痔脱垂，先将脱垂部位还纳，避免进镜时擦伤内痔导致出血、疼痛等，术前进行仔细的肛门指检（图2-10-7和图2-10-8）。

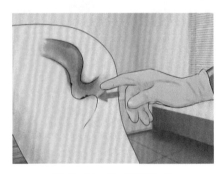

图2-10-7　润滑肛门

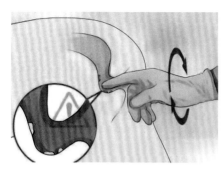

图 2-10-8　肛门指检

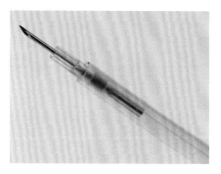

图 2-10-10　注射针

六、手术器械准备

1. 常规用物　灭菌注射用水、一次性换药碗、注射器(50 mL)、清洁纱布、一次性治疗巾、床侧预处理用物。

2. 专科用物

(1) 聚桂醇注射液(图 2-10-9):主要成分为聚氧乙烯月桂醇醚(药物规格:100 mg:10 mL,浓度为 1‰),是目前国内唯一获国家食品药品监督管理总局(CFDA)批准的可用于"静脉腔内、黏膜下化学消融"的专业硬化剂,具有硬化和止血的双重作用,是一种对血管、组织刺激反应较小的硬化剂。

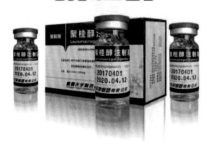

图 2-10-9　聚桂醇

(2) 内镜用注射针:建议选用出针长度 4～6 mm 的黏膜注射针,有助于减少错位注射,临床通常选用 23 G 或 25 G 的注射针(图 2-10-10),宜选针头细的针,以减少退针时穿刺点出血,一般针头直径≤0.5 mm。

(3) 其他用物:透明帽、10 mL 注射器(建议使用 2 mL 或 5 mL 注射器)、亚甲蓝注射液、20 mL 注射器、三通阀。

3. 设备

(1) 内镜:胃镜或肠镜(因在齿状线附近进行操作,建议使用胃镜,方便操作)。

(2) 内镜测试:将胃镜连接光源和主机,调好白平衡,检查内镜的图像、注气/注水、吸引功能、内镜角度均正常。

(3) 内镜工作站测试:检查内镜工作站、计算机图像储存系统、打印机、病理条码打印机功能均正常。

七、手术配合流程

(1) 遵医嘱,内镜前端安装透明帽。

(2) 医生进镜观察内痔痔核的大小及位置,决定硬化剂注射剂量。

(3) 原液硬化剂准备:遵医嘱抽取 10 mL 聚桂醇注射液(建议每 10 mL 聚桂醇中加 1 滴亚甲蓝,约 50 μL,显色)。

(4) 泡沫硬化剂制备采用 Tessari 技术:现配现用,操作前临时制备,取 20 mL 注射器两支和三通阀一个(图 2-10-11);一支注射器抽取硬化剂原液 4 mL,另一支注射器抽取空气 16 mL,连接三通后,反复快速来回抽吸 20 次,制成 20 mL 泡沫硬化剂,呈白色均匀细微泡沫样外观(图 2-10-12)。

(5) 硬化剂注射步骤(以 Boston 注射针注射为例描述):根据医嘱抽吸硬化剂或泡沫硬化剂备用(图 2-10-13)→拔除注射针鞘卡(图

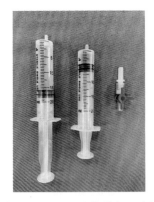

图 2-10-11 注射器和三通阀

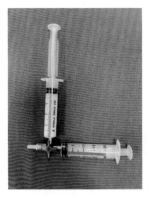

图 2-10-12 两端注射器来回推注 20 次

2-10-14)→来回推动注射针外鞘,检查注射针针芯进出是否正常(图 2-10-15)→连接注射针预充管(图 2-10-16)→收回针芯,将针递给医生插入内镜活检孔道(图 2-10-17)→对准曲张静脉进针,遵医嘱推注聚桂醇(图 2-10-18)→一边推注,一边报数,医生退针,进行针眼封堵(图 2-10-19)。

(6)相同方法注射其他痔核。

(7)注射完毕后观察痔核注射点有无出血,如注射点出血予以透明帽压迫 10～20 s 止血,退镜。

(8)注射完毕可用中指指腹进行局部按摩,促使硬化剂均匀分布在痔核。

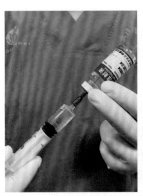

图 2-10-13 抽吸药液

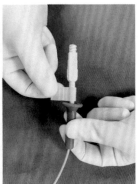

图 2-10-14 拔除鞘卡

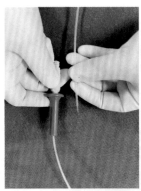

图 2-10-15 检查针芯

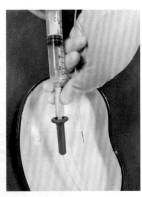

图 2-10-16 预冲针管

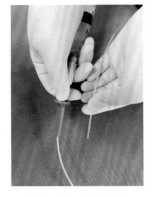

图 2-10-17 递针

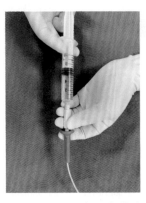

图 2-10-18 推注聚桂醇

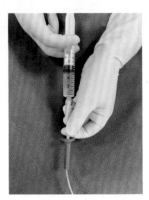

图 2-10-19 退针,封堵针眼

八、治疗原则

（1）Ⅰ～Ⅱ度内痔，痔核体积相对较小，此时选择痔核齿状线上方，单个痔核单点注射能够渗透全部痔核（图2-10-20～图2-10-22）。

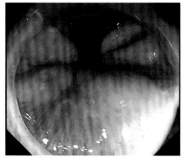 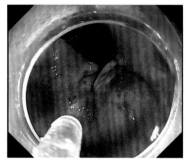 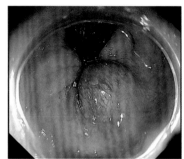

图2-10-20　暴露痔静脉（Ⅱ度）　　图2-10-21　注射硬化剂（Ⅱ度）　　图2-10-22　观察注射点（Ⅱ度）

（2）Ⅲ度内痔，痔核体积相对较大，脱垂明显，单个痔核单点注射硬化剂难以全面渗透到痔核全部，多点注射能将硬化剂均匀注射到全部痔核（图2-10-23～图2-10-25）。

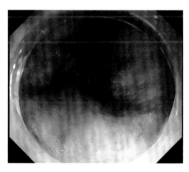 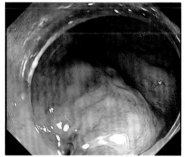 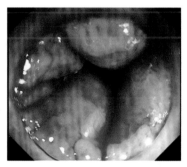

图2-10-23　暴露痔静脉（Ⅲ度）　　图2-10-24　注射硬化剂（Ⅲ度）　　图2-10-25　观察注射点（Ⅲ度）

（3）具体注射点数要根据痔核大小、部位、注射后硬化剂弥散范围和患者能耐受的程度决定。

（4）在硬化剂原液中加入少量亚甲蓝作为示踪剂，能够在注射过程中观察硬化剂弥散范围便于掌握硬化剂注射剂量。

（5）一般来说硬化剂原液每点注射剂量为0.5～1.5 mL，一次治疗硬化剂总量通常不超过10 mL；泡沫硬化剂由于被空气稀释，具有安全性好的特点，注射剂量可适当增加；过量注射硬化剂容易导致直肠或肛门深溃疡、术后疼痛等并发症。

九、注意事项

（1）配合护士把握内镜注射针进出针速度，随时报告注射量、注射阻力感觉。

（2）一次性内镜注射针，针腔细小、长，助手操作时把握好内镜注射针出、收针速度，出针要快，收针要慢，出、收针指令必须准确、迅速。

（3）推注力度适中（建议使用2 mL或5 mL注射器推注），避免压力过大导致注射针手柄部与注射器连接处爆开导致药液渗漏、喷溅。

（4）每个痔核点第一次推注时首先要慢推，主要是观察药液有无溢出，来判断硬化剂是否准确注入痔核黏膜下或痔核组织中；并同时关注药液推注是否顺畅。

（5）硬化注射时在齿状线口侧进针，避开齿状线是减轻注射时和术后肛门疼痛及不适的技巧。

（6）清醒状态治疗时要注意患者疼痛反应

和耐受情况,防止过量注射或错位注射。

(7) 硬化剂注射后行手指按摩可增加硬化剂对痔核的渗透,以提高疗效。

(8) 如使用胃镜做内镜下内痔治疗,建议胃镜做灭菌处理。

十、术后常见并发症及其处理

1. 术后出血 少量出血者,局部应用消炎止血软膏;大出血,需要急诊内镜止血,严重者需要外科缝扎。

2. 外痔血栓形成 局部消炎镇痛膏和坐浴,疼痛严重者可于痔局部涂抹含有麻醉镇痛成分的药物,如丁卡因及利多卡因等;伴血栓嵌顿且经保守治疗无效时需要外科手术。

3. 肛门部不适 肛门坠胀、疼痛、肛门水肿等症状可温水坐浴,症状严重者可使用外用治疗痔的药物或止痛剂。

4. 尿潴留 短暂尿潴留者,给予局部热敷;严重尿潴留者酌情导尿处理。

十一、术后护理

(1) 普通诊疗患者,协助患者慢慢坐起,指导患者去更衣室更换衣裤。

(2) 无痛诊疗患者,立即为患者盖好被褥,保护患者隐私,协助麻醉医生将患者推至复苏室进行复苏。

(3) 内镜的床侧预处理遵照 WS 507—2016《软式内镜清洗消毒技术规范》的相关要求,取下内镜送至清洗消毒室;若使用一次性附件,应及时销毁,不得重复使用。

(4) 嘱患者注意休息,不要剧烈运动,出现任何不适随时就诊。

(5) 整理床单位,一次性使用物品及时更换,保持诊疗室的清洁。

十二、术后康复指导

(1) 术后注意休息,术后当晚卧床避免直立体位,24 h 内避免久坐、站,尽量避免用力排便,1 周内避免重体力劳动。

(2) 术后可饮水,前 3 日进食少渣饮食,避免辛辣刺激饮食,避免饮酒等。

(3) 保持大便通畅,便秘或大便坚硬患者适当服用缓泻剂软化大便。

(4) 保持肛门清洁,勤清洗,健康人群无需预防性应用抗生素。

(5) 年老体弱、免疫力低下及肛周有慢性炎症患者,术后酌情应用抗生素。

(6) 使用抗凝或抗血小板药物的患者,建议至少在术后 5 日再恢复服用。

(7) 术后疼痛明显时可考虑使用镇痛剂,非甾体抗炎药物是常用的镇痛药。

(王青 刘军)

参考文献

［1］伍间开,张瑞.结肠镜下内痔硬化注射治疗的护理配合[J].首都食品与医药,2016,5:93-94.

［2］中国医学会消化内镜分会内痔协作组.中国消化内镜内痔诊疗指南及操作共识(2021)[J].中华消化内镜杂志,2021,38(9):676-687.

［3］黄宏春,张海波,孟敏,等.透明帽辅助内镜下泡沫硬化剂治疗内痔的初步研究[J/CD].中华结直肠疾病电子杂志,2020,9(6):621-624.

［4］中华医学会外科学分会结直肠肛门外科学组,中华中医药学会肛肠病专业委员会,中国中西医结合学会结直肠肛门病专业委员会.痔临床诊治指南(2006版)[J].中华胃肠外科杂志,2006,9(5):461-463.

［5］中国中西医结合学会大肠肛门病专业委员会.中国痔病诊疗指南(2020)[J].结直肠肛门外科,2020,26(5):519-532.

内镜下消化道狭窄扩张术是指在内镜直视下或借助内镜引出导丝，放置扩张器，达到扩张狭窄的消化道管腔的治疗方法。它主要用于食管、胃、肠道及胆道狭窄的治疗，包括探条扩张和气囊扩张两种方式。根据患者病情不同，可做择期手术或姑息性手术（适用于不能切除的肿瘤晚期患者）。

第一节　内镜下食管狭窄扩张术

食管由于呈管状结构，在黏膜发生良、恶性病变或较大损伤时，极易发生狭窄，其发生率约为 1.1/10 万人年，与年龄呈正相关。根据狭窄性质，食管狭窄分为食管良性狭窄和食管恶性狭窄。食管良性狭窄常由食管大面积病变内镜黏膜下剥离术（ESD）后、外科术后吻合口狭窄、溃疡性病变、化学腐蚀、放射性损伤或食管下括约环（Schatzki 环）等原因引起，食管恶性狭窄常见于食管癌，也可由非食管恶性肿瘤外压导致，且 50％ 以上患者由于远处转移、一般状况差等原因，已无法接受外科手术进行根治性切除，需姑息治疗来缓解吞咽困难的症状。食管扩张术适用于治疗食管症状性阻塞疾病，它对大多数反流性狭窄、恶性病变狭窄、失弛缓症都适用。除此之外，进行过吻合术、硬化剂治疗、放疗及由腐蚀剂引起狭窄的患者，包括食管缩窄环患者也常常行食管扩张术。具有弥漫性食管痉挛或其他动力学异常的患者，当保守疗法失效时偶尔可能会考虑行食管下段括约肌扩张术。

一、适应证

（1）食管炎性狭窄。

（2）食管术后吻合口狭窄。

（3）先天性食管狭窄（如食管环、食管蹼）。

（4）功能性食管狭窄（贲门失弛缓症）等。

（5）晚期食管癌或贲门癌梗阻。

（6）瘢痕性食管狭窄：如化学灼伤后、反流性食管炎所致的瘢痕狭窄，放疗后、手术后、外伤或异物引起损伤后的狭窄等。

二、禁忌证

（1）狭窄伴有重度急性炎症者。

（2）有瘘管和深部溃疡、狭窄部位有较大的憩室者。

（3）内镜检查无法观察到的狭窄部位或视野不清者。

（4）伴有气腹或腹膜炎体征的上消化道穿孔者。

（5）不能配合治疗的精神病患者。

（6）患者一般情况差、心肺功能不全不能耐受手术者。

三、患者术前准备

（1）完善相关检查，详细告知手术方法、效果及风险，签署知情同意书，抗凝和抗血小板药物至少停用 7 日。口服抗凝药的患者有潜在出血倾向，这会对内镜操作带来困难，术前患者需测凝血功能。

（2）操作者应充分了解食管狭窄的病因、

部位、特点及手术方式。常规行食管 X 线钡餐、内镜检查及病理学检查。

（3）术前禁食水 12h，避免术中呕吐引起误吸。失弛缓症患者可能需要更长的空腹时间或进行食管灌洗。

（4）检查前 5～10 min 指导患者口服去泡剂或盐酸利多卡因凝胶，能显著去除胃肠道内泡沫，利于视野清晰。

（5）建立静脉通路，留置针尽量置于患者右手上，以便静脉给药；连接心电监护仪，吸氧。

（6）一些能耐受扩张术的患者只需局部麻醉，而许多患者因不能耐受需静脉麻醉。

（7）患者取左侧卧位。

四、手术器械准备

1. 选择常规内镜 必要时选择管腔通道为 3.2 mm 的注水内镜，大孔道的注水内镜便于进行镜下视野冲洗和吸引液体。

2. 安装两路吸引 一路连接内镜，另一路备用，当患者口鼻分泌物多或出现术中出血较多时立即启用。

3. 扩张用器械 主要分为两种类型，即探条扩张器和球囊扩张器。

（1）探条扩张器：有金属、聚乙烯或聚乙烯化合物制的扩张器，常用的是中空性扩张器，导丝可插入，大小分别为 5 mm、7 mm、9 mm、11 mm、13 mm 和 15 mm（图 2-11-1）。前端呈钝圆及锥形，便于进入狭窄段，有不透光标志，可在内镜下和 X 线引导下进行。

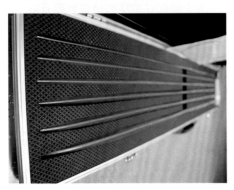

图 2-11-1 扩张探条

（2）球囊扩张器：有两类，一类为经内镜活检孔道插入的水囊扩张器，另一类为导丝引导不能通过内镜活检孔道的大气囊，有多种型号，但是需要与配带压力表的专用加压注射器连接，通过加压监测水囊或气囊内压力来确定气囊的扩张直径。

4. 其他器械 斑马导丝硬质导丝（图 2-11-2）、压力泵、注射器等。

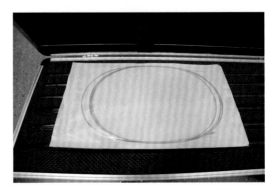

图 2-11-2 硬质导丝

5. CO_2 送气装置 CO_2 的吸收速度为空气的 150 倍，可有效减少皮下气肿及气胸的发生。

五、手术配合流程

1. 探条扩张 在内镜下和(或)X 线下进行。

（1）常规进入内镜，经内镜活检孔道插入导丝，直视下将导丝的前段越过狭窄段置入胃腔内，并观察狭窄段上缘距门齿距离，退出内镜保留导丝，保持导丝不能移位（图 2-11-3）。

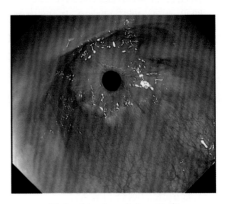

图 2-11-3 吻合口狭窄

（2）根据狭窄的大小，选择适当大小的探条。探条可用润滑剂润滑，套入导丝，并沿导丝慢慢将扩张器圆锥送入（图2-11-4），在X线透视下直至圆柱部端通过狭窄段，或根据狭窄段距门齿的距离判断探条插入的深度是否通过狭窄部，在狭窄处停留数分钟后退出探条，但保留导丝位置不变，如此，依次增加扩张器直径，使狭窄部分渐渐扩开。

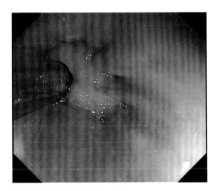

图2-11-4 插入扩张探条

（3）扩张完毕后，扩张器连同导丝一起退出。

（4）再次进镜复查。观察扩张的程度、创面有无损伤、活动性出血等（图2-11-5）。

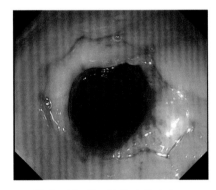

图2-11-5 扩张后的吻合口

2. 水囊扩张

（1）水囊扩张导管由高弹力橡胶制成，具有高强度扩张和回缩功能，可通过改变水囊内的压力来改变水囊的直径，直径为6～20 mm，长度为5～10 mm，可以通过导丝或不通过导丝（图2-11-6）。

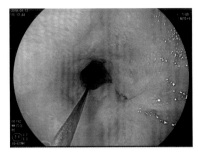

图2-11-6 导丝插入狭窄段

（2）内镜下找到狭窄部位，根据狭窄程度选择合适的水囊，经活检孔道插入水囊，当水囊插入狭窄段，使水囊中部位于狭窄最窄的部位。用压力泵缓慢向水囊注入造影剂或无菌生理盐水逐渐增压（图2-11-7），使压力保持3～8个大气压进行逐级扩张，水囊持续扩张2～3 min，逐级扩张2～3次（图2-11-8）。扩张结束后抽出水囊中的造影剂或生理盐水，将球囊导管退回内镜活检孔内。

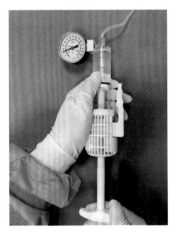

图2-11-7 水囊加压

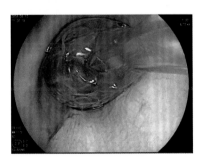

图2-11-8 水囊扩张

（3）若扩张有效,内镜可顺利通过狭窄部位,观察有无活动性出血及穿孔,对应处理。

（4）水囊在扩张时可能会滑出狭窄段,加压打水囊时,固定好镜身和水囊导管,使扩张后的水囊位于狭窄段进行有效的扩张。

（5）水囊加压时,患者会感到局部胀痛,减压后可缓解,术中注意观察患者耐受状态。

3. 气囊扩张（图2-11-9～图2-11-11）

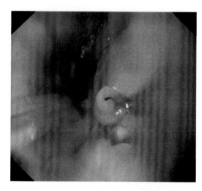

图2-11-9 贲门狭窄

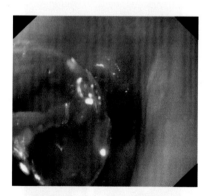

图2-11-10 贲门气囊扩张

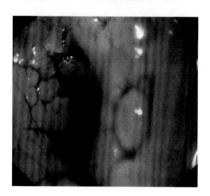

图2-11-11 扩张后贲门松弛

（1）不能通过内镜活检孔的气囊直径分别为3 cm、3.5 cm和4 cm,有不透X线3个标志,扩张时使中间的标志位于狭窄处。它主要用于贲门失弛缓症的扩张治疗。

（2）将软头硬质导丝通过活检孔,使导丝头端通过贲门送至胃腔内,退出内镜保留导丝,保持导丝不能移位。

（3）沿导丝送入扩张气囊,确定气囊位置,可在X线监视下使气囊中部位于贲门区域,或者在内镜直视下将气囊置入贲门狭窄处。然后注气,使气囊内压力达到40 kPa（300 mmHg）,维持1 min后放气,共2～3次,每次间隔2～3 min,扩张后一起退出气囊和导丝。

（4）气囊在扩张时可能会滑出狭窄段进入胃内,加压打气时,固定好镜身和气囊导管,使扩张后的气囊位于贲门狭窄处进行有效的扩张。

（5）若扩张有效,内镜通过贲门顺利,胃底反转可见贲门明显松弛,观察撕裂创面有无活动性出血,少量渗血无需处理,出血明显可喷洒止血药物即可。

六、注意事项

（1）术前确定病变性质、部位、长度、手术方式等情况。

（2）三种操作均应在导丝导引,内镜直视下和（或）X线监视下进行,以确保安全。

（3）探条扩张原则为由小至大,动作轻柔、切勿粗暴,当阻力较大时,不可强行用暴力通过,应检查原因。

（4）水囊或气囊扩张时,注水及注气压力应视患者耐受情况而定,若没有达到压力标准,但患者疼痛难忍应停止注水/注气。

（5）扩张治疗后,常规胸腹部X线透视及摄片,或吞服碘化油造影,以排除穿孔并发症及了解扩张的疗效。

七、术后常见并发症及其处理

1. 食管穿孔 可出现剧烈胸痛、皮下气肿或纵隔气肿等,对于食管小穿孔可以通过禁食、胃肠减压、抗感染、肠外营养等保守治疗,必要时内镜下修补,较大的穿孔应及时进行外科修补。

2. 出血　食管狭窄扩张后一般均有少量出血,创面表面渗血多可以自行停止,无需进行处理。活动性出血可通过喷洒止血药物、内镜下进行电凝、氩气凝固等方法进行止血,局部血管破裂出血可通过金属夹止血。

3 感染　发生机会较少,但不可忽视扩张创面引起局部感染及反流误吸导致的呼吸道感染,一旦发生应积极处理。

4. 反流性食管炎　发生率较高,主张治疗后常规抗反流治疗。生活中,应避免暴饮暴食,少进油腻食物。常规服用制酸剂及黏膜保护剂。

5. 狭窄复发及再狭窄　食管狭窄扩张造成食管撕裂,创伤的修复可能造成食管再狭窄,可使用质子泵抑制剂、胃黏膜保护剂及促胃肠动力药进行治疗预防再狭窄,狭窄后也可再行扩张。肿瘤组织向腔内过度生长亦可引起再狭窄,应再用探条及球囊扩张治疗。

八、术后康复指导

(1) 术后卧床 1 日,避免用力咳嗽,防止加重出血。

(2) 告知患者可能出现由于扩张治疗导致狭窄部水肿,可能会出现吞咽困难不能缓解,2~3 日后症状可缓解。

(3) 饮食指导:术后常规禁食 6 h 后,无特殊不适可进冷流食 1 日,并逐渐进软食,指导患者少食多餐,细嚼慢咽,不可进食油炸、冷硬食物。在进食过程中选择坐位,确保食物在重力条件下顺利通过食管狭窄位置。

(4) 休息及卧位指导:餐后避免卧床,餐后 2 h 及睡前需要将床头抬高 $15°\sim30°$,防止胃内食物反流。

(5) 术后常规使用抑酸剂、止血药物、黏膜保护剂,预防性使用抗生素。

(6) 术后注意监测患者生命体征,观察是否出现咳嗽、胸部疼痛、呕血、发热及黑便等症状。发现异常及时报告医师,采取相应处理。

(7) 使用抗凝或抗血小板药物的患者,建议在术后 5 日再恢复使用。

参考文献

[1] 郑晓英. 食管扩张术临床应用指南[J]. 国外医学(消化系疾病分册),2004,3:189.
[2] 丁姗姗. 内镜下食管狭窄扩张术的护理配合与体会[J]. 当代临床医刊,2020,33(1):57-58.
[3] 中华医学会消化内镜学分会消化内镜隧道技术协作组,中国医师协会内镜医师分会,北京医学会消化内镜学分会. 中国食管良恶性狭窄内镜下防治专家共识(2020,北京)[J]. 中华消化内镜杂志,2021,38(3):173-185.
[4] 杨寿芳,宋雅琼. 内镜食管扩张术及支架植入术治疗食管狭窄的护理体会[J]. 微创医学,2018,13(5):691-692.

第二节　内镜下肠道狭窄扩张术

内镜下球囊扩张治疗结直肠狭窄是一种操作简单、安全、有效的方法。特别是对结直肠良性狭窄,球囊扩张治疗是首选的治疗方法,但需长期随访,必要时可重复进行扩张,可以使良性狭窄患者延迟或避免手术治疗。

一、适应证

(1) 大肠术后吻合口狭窄和痔上黏膜环切术后吻合口狭窄。

(2) 炎症性狭窄包括克罗恩病、溃疡性结肠炎、肠结核等。

(3) 放射性肠炎引起的肠腔狭窄。

(4) 结肠恶性狭窄的治疗。

(5) 大肠病变行 ESD 术后大肠狭窄等。

二、禁忌证

(1) 同结肠镜检查。

(2) 肠腔狭窄长度过长、狭窄弯曲度过大。

(3) 狭窄部位有严重炎症、瘘道、溃疡或较大憩室。

（4）患者病情不能耐受手术。

三、患者术前准备

（1）完善相关检查，详细告知手术方法、效果及风险，签署知情同意书，抗凝和抗血小板药物至少停用 7 日。口服抗凝药的患者有潜在出血倾向，这会对内镜操作带来困难，术前患者需测凝血时间。

（2）操作者应充分了解肠道狭窄的病因、部位、特点及手术方式。常规行钡剂灌肠、内镜检查及病理学检查。

（3）术前禁食，胃肠减压，检查前同常规肠道准备，不全梗阻者，术前可低压灌肠 2～3 次，完全梗阻者则不需做肠道准备，备好吸引器防止梗阻解除后大量粪水涌出，影响下一步治疗。

（4）建立静脉通路，留置针尽量置于患者右手上，以便静脉给药；连接心电监护仪，吸氧。

（5）一些能耐受扩张术的患者只需局部麻醉，而许多患者因不能耐受需静脉麻醉。

（6）患者取左侧卧位。

四、手术器械准备

1. 电子肠镜 尽量选择管腔通道为 3.7 mm 的注水内镜，大孔道的注水内镜便于进行镜下视野冲洗、吸引液体。

2. 安装两路吸引 一路连接内镜，另一路备用，便于解除梗阻后吸引粪水。

3. 球囊扩张导管（CRE） 可通过活检孔道，直径为 15～25 mm，长度为 5～10 mm（图 2-11-12）。

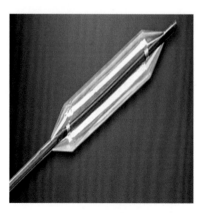

图 2-11-12 球囊扩张导管

4. 其他器械 斑马导丝、压力泵、注射器等（图 2-11-13）。

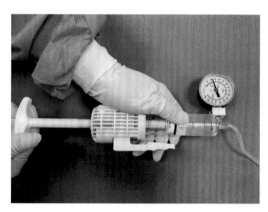

图 2-11-13 压力泵

5. CO_2 送气装置 CO_2 的吸收速度为空气的 150 倍，可有效减少腹胀及气腹的发生。

五、手术配合流程

（1）可在内镜下和（或）X 线下进行。

（2）常规进镜，肠镜下找到大肠狭窄部位，根据狭窄程度、压力的大小选择合适的球囊扩张。

（3）经活检孔道插入冲水管，注入水溶性造影剂，观察狭窄部位的大小、形态及长度（图 2-11-13）。

（4）低位狭窄可以在内镜直视下扩张，高位狭窄必须在 X 线监视下进行扩张。

（5）将斑马导丝经过内镜活检孔插入狭窄部口侧，将 CRE 球囊润滑后沿导丝置入大肠狭窄部，使球囊中部位于狭窄最窄处，用压力泵缓慢向球囊注入造影剂或无菌生理盐水逐渐增压，使压力保持 3～8 atm（1 atm＝101.3 kPa）进行逐级扩张，球囊持续扩张 2～3 min 逐级扩张 2～3 次。抽出球囊中的造影剂或生理盐水，将球囊导管退回内镜活检孔内（图 2-11-14～图 2-11-16）。

（6）若扩张有效，即有粪水和气体排出，内镜可以通过狭窄部，观察扩张后狭窄部创面，有少量渗血，无需处理，若出血明显，可局部喷洒止血药即可。

（7）球囊在扩张时可能会滑出狭窄段，加

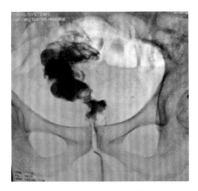

图 2-11-14　狭窄段 X 线造影

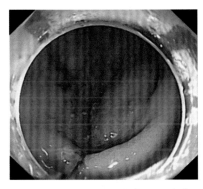

图 2-11-15　置入球囊扩张导管

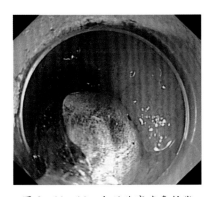

图 2-11-16　大肠狭窄球囊扩张

压注水时,固定好镜身和球囊导管,使扩张后的球囊位于狭窄段进行有效的扩张。

（8）球囊加压时,患者会感到局部胀痛,减压后可缓解,术中注意观察患者耐受状态。

六、注意事项

（1）术前确定病变性质、部位、长度、手术方式等情况。

（2）应在导丝导引,内镜直视下和（或）X

线监视下进行,以确保安全。

（3）在插入球囊扩张导管时应保持导丝末端盘绕和拉紧,保持导丝位置固定。

（4）术中用生理盐水反复冲洗以获得良好视野,减少盲目操作。

（5）术中控制治疗过程中的注气量,预防肠穿孔。

（6）插入球囊扩张导管时,遇到阻力大时不可强行进入。

（7）扩张期间注意患者反应,如有异常应立即停止注气并抽出气体和水。

七、术后常见并发症及其处理

1. **肠道穿孔**　由于操作不当导致机械性损伤,如盲目操作、注气过多、扩张力量过大;肠道本身疾病导致肠壁结构薄弱,如结肠憩室、炎症性肠病等。一旦出现肠道穿孔,患者即感到下腹部持续疼痛,X 线下可见游离气体或腹膜后积气,且腹部肠管胀气。

处理:对于较小或不完全的肠道穿孔,如果患者症状较轻,可采取非手术治疗,给予禁食水、胃肠减压、营养支持和维持水电解质平衡。对于较大穿孔,患者症状、体征较重,需立即外科手术。

2. **肠道出血**　大肠狭窄扩张后,狭窄部位黏膜及创面撕裂或局部血管破裂造成出血,患者会出现便血或粪便带血。

处理:少量血便可暂时不处理,如出血量增加,立即行内镜检查,找到出血部位,给予局部喷洒止血药物、电凝或氩离子凝固术等内镜下止血措施。出血量较大时,给予补液、应用止血药物等,如仍不能有效止血,患者病情加重应立即进行手术。

3. **再次狭窄**　注意观察粪便情况,如果排便不畅考虑饮食不当引起便秘、粪便嵌塞或狭窄部水肿增生,应寻找再狭窄的原因,对症治疗或再次扩张。

八、术后康复指导

（1）休息指导:术后患者卧床休息 1 日,术后观察患者有否排血便、黑便、腹痛、腹胀等症状。密切观察生命体征变化。如有上述情况发生,及时报告医生。

(2)饮食指导:术后排便2h后先给予流质饮食,第2日给予半流质,逐渐过渡到软食,进食营养丰富、清淡易消化饮食,少食多餐,禁食生、冷、硬、辛辣刺激食物,避免纤维素多的食物,进食后观察有无腹胀、腹痛等不适,保持大便通畅。

(3)术后使用肠黏膜保护剂、止血药物,预防性使用抗生素。

(4)心理护理:嘱患者保持心情愉快,注意休息,适当活动,避免剧烈活动和劳累。若出现便血、腹痛、腹胀、肛门停止排便排气等症状,及时就医。

(5)使用抗凝或抗血小板药物的患者,建议在术后5日再恢复使用。

(胡宗益 刘军)

参考文献

[1] Ferlitsch A., Reinisch,程妍. 内镜下球囊扩张术治疗克罗恩病肠道狭窄的安全性与有效性[J]. 世界核心医学期刊文摘(胃肠病学分册),2006(10):23-24.

[2] 时雯琳,金世柱,王丽霞,等. 内镜下克罗恩病合并肠道狭窄治疗研究[J]. 胃肠病学和肝病学杂志,2019,28(8):853-856.

[3] 谭玉勇,张洁,王强,等. 内镜下切开术与球囊扩张治疗乙状结肠及直肠术后难治性吻合口良性狭窄的对比研究[J]. 中华消化内镜志,2016,33(12):829-833.

[4] 黄唯. 内镜联合X线肠道支架置入对结肠癌伴急性肠梗阻临床疗效分析[D]. 蚌埠医学院,2021.

第十二章　内镜下消化道支架置入术的护理配合

第一节　食管支架置入术

食管良恶性肿瘤的首要症状是食管狭窄，导致患者不能进食、进行性消瘦，严重影响患者生活质量和生存时间，发现时常为中晚期而失去手术时机。目前多采用介入治疗、食管内支架置入术，可有效解除食管梗阻症状、明显改善进食情况、提高生活质量，其创伤微小、见效迅速、临床效果好，近年来在临床已广泛应用。

一、适应证

（1）无法手术切除的食管恶性梗阻。

（2）食管气管瘘。

（3）食管穿孔。

（4）纵隔恶性肿瘤导致食管外压性梗阻。

（5）食管癌术后恶性吻合口瘘。

二、禁忌证

（1）无法纠正的凝血功能障碍。

（2）心肺功能障碍无法耐受手术。

（3）败血症。

（4）严重气道受压的风险，为相对禁忌，可同时置入气管支架。

（5）颈段食管癌，为相对禁忌，因支架置入后有较高的移位率及难以忍受的异物感。

三、患者术前准备

（1）完善相关检查，详细告知手术方法、效果及风险，签署知情同意书，抗凝和抗血小板药物至少停用7日。口服抗凝药的患者有潜在出血倾向，这会对内镜操作带来困难，术前患者需测凝血时间。

（2）操作者应充分了解食管狭窄的病因、部位、特点及手术方式。常规行食管X线钡餐、内镜检查及病理学检查。

（3）术前禁食禁水12 h，避免术中呕吐引起误吸。失弛缓症患者可能需要更长的空腹时间或进行食管灌洗。

（4）检查前5～10 min指导患者口服去泡剂或盐酸利多卡因胶，能显著去除胃肠道内泡沫，利于视野清晰。

（5）建立静脉通路，留置针尽量置于患者右手上，以便静脉给药；连接心电监护仪，吸氧。

（6）一些能耐受扩张术的患者只需局部麻醉，而许多患者因不能耐受需静脉麻醉。麻醉时取左侧卧位。

四、手术器械准备

1. 选择常规内镜　必要时选择管腔通道为3.2 mm的注水内镜，大孔道的注水内镜便于进行镜下视野冲洗和吸引液体。

2. 安装两路吸引　一路连接内镜，另一路备用，当患者口鼻分泌物多或出现术中出血较多时立即启用。

3. 其他器械　斑马导丝或导引钢丝、压力泵、注射器等。

4. CO_2送气装置　CO_2的吸收速度为空气的150倍，可有效减少皮下气肿及气胸的发生。

五、手术配合流程

（1）在内镜下和（或）X线下进行，患者取左侧卧位，内镜进入食管后，见肿瘤组织上缘，根据狭窄程度来判断。常规备两根导丝，若导丝可以顺利越过狭窄部，则不需要切开刀引导；若狭窄段常规手段无法通过，可能需要切开刀引导下的导丝插入手法。

（2）具体操作为医生控制内镜在病变上缘，护士从钳子管道送入导丝，透视下见导丝盘在胃内，退镜，交换导丝。选择合适规格的支架，并与操作医生再次核对支架规格型号。沿导丝置入金属支架，支架前段需要肠镜胶润滑，过咽部嘱患者仰颏抬头。支架到达合适位置后，内镜再次进入，在直视下确认释放器刻度及支架上缘标记在狭窄上缘 2 cm，拧开安全锁，双眼盯住支架标记在狭窄上缘 2 cm 保持不动，右手固定支架释放器，左手缓慢拉放支架（图 2-12-1）。

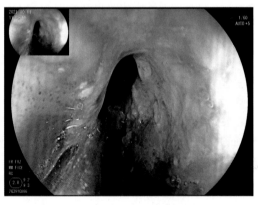

图 2-12-1 插入释放器

（3）释放过程中支架位置偏移可以整体移动支架，确保支架到达准确位置。完全释放支架后回拉释放器内芯，确保内芯完全回收后与导丝一并带出患者体外。支架狭窄边缘外露长度上下 1～2 cm 为宜（图 2-12-2）。释放完毕，医生再次确认支架位置是否理想（图 2-12-3），如位置偏低，则利用异物钳上移支架。

六、注意事项

（1）术前确定病变性质、部位、长度、手术

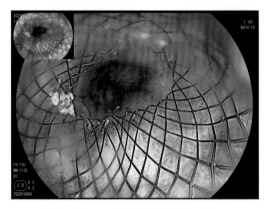

图 2-12-2 支架下缘超过狭窄 2 cm

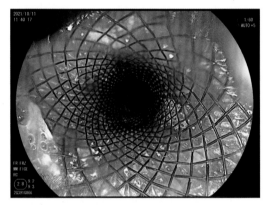

图 2-12-3 张开后的支架

方式等情况。

（2）操作均应在导丝下导引，内镜直视下和（或）X线监视下进行，以确保安全。

七、术后常见并发症及其处理

1. 术中技术失败 术中技术失败率（包括支架定位错误和置入失败）小于 1%，如支架定位不准确，可取出重新放置。

2. 胸痛 胸骨后疼痛是食管支架置入后最常见的症状，一项前瞻性队列研究报道显示，将近 2/3 的恶性吞咽困难患者在支架置入后的前 2 周内出现剧烈疼痛。胸痛多与支架扩张压迫食管壁、局部组织水肿、邻近组织受压和胃酸反流局部炎症反应有关，术前使用食管平滑肌松弛剂（如山莨菪碱）有助于缓解疼痛，如疼痛评分高，需使用阿片类镇痛药缓解症状，持续疼痛无法缓解，患者不能耐受者需移除支架。

3. 支架移位　与裸支架相比，覆膜支架移位更常见。移位原因包括支架直径偏小、长度偏短、支架置入位置不当、支架置入后患者剧烈呕吐等。恶性食管狭窄支架置入需选择合适的食管支架直径及长度，嘱患者术后避免进食过冷、过热、多纤维或硬的食物，可以采用具有抗移位特性的新型支架如钛镍合金双层支架、支架两端膨大呈喇叭状支架等，或内镜下缝合技术将支架固定在食管壁以减少支架移位。支架轻度移位，可内镜下使用异物钳调整位置，或同轴插入另一个覆膜支架重叠覆盖以确保食管原狭窄的整个长度都被支架覆盖。如果支架已完全移位可通过内镜下回收，若支架移位导致消化道梗阻症状或肠穿孔，则必须手术移除支架。少数患者移位的支架可自行排出体外。

4. 胃食管反流　胃食管反流发生率约为7%，其临床表现为不同程度的反酸、烧心、胸骨后疼痛等症状。尤其食管下段和胃食管结合部支架置入术后，食管丧失蠕动功能，失去了食管下括约肌和贲门的抗反流作用，食管功能下降，导致胃酸反流，形成反流性食管炎，患者症状更加明显。嘱患者少食多餐、饭后 2 h 不宜平卧、休息时取半卧位，应用质子泵抑制剂、胃黏膜保护剂等可改善症状，也可选用抗反流支架减少胃食管反流的发生。

5. 复发梗阻　复发梗阻发生率约为 31%，主要原因：①肿瘤组织向内生长或向支架两端过度生长，术前选择支架覆膜区上下两端应超过肿瘤 20 mm 以减少肿瘤进展嵌入支架的发生。如发生复发梗阻，可通过内镜下激光、微波或氩气刀或放疗、局部注射化疗药物等处理，或采用"支架内支架技术"，置入第二个更长的支架覆盖狭窄段以恢复管腔通畅性。②由于支架的局部压迫和长期刺激，食管蠕动与支架两端的剪切力导致肉芽组织增生或瘢痕挛缩形成再狭窄，可通过球囊扩张缓解，也可采取"支架内支架技术"。③食物阻塞，支架置入后无正常食管的节律性蠕动，若患者进食大块粗糙、黏性强、纤维条索状的食物，则食物可能停滞于支架管腔造成再梗阻，可通过反复行食管冲洗或内

镜下异物取出术处理。④支架移位。

6. 出血　支架置入术后少量出血，通常是自限性的，发生率为 3%～8%，主要原因是肿瘤局部破裂出血、食管黏膜撕裂出血等，食管支架两端膨胀张力压迫食管可致局部缺血、坏死、溃疡。支架置入后迟发性大出血，可由支架压迫食管及主动脉导致食管坏死穿孔、食管主动脉瘘引起。发生出血，需监测生命体征，可以给予抑酸、止血等治疗；如大出血，需尽快建立静脉通道，补充血容量、输血，必要时可内镜止血或介入止血，或外科手术治疗。

7. 食管穿孔　食管穿孔是食管支架置入术后严重的并发症，与肿瘤浸润程度密切相关，可由术中操作导丝穿透或食管扩张造成。急性穿孔主要表现为剧烈的胸痛、气促、呛咳、皮下气肿和液气胸等，如术中发生穿孔，必须置入覆膜支架。慢性食管穿孔多与肿瘤组织坏死或胃食管反流食管溃疡有关。若发生穿孔，应立即禁食水，行全胃肠外静脉营养，予以抗感染治疗，必要时可以考虑再次放置食管覆膜支架、放置胃肠营养管或经皮胃(空肠)造瘘。

8. 其他并发症　包括食管气管瘘、气管支气管受压性呼吸困难、感染、纵隔器官受压等，一般发生率较低。

八、术后康复指导

（1）术后卧床 1 日，避免用力咳嗽，防止加重出血。

（2）饮食指导：术后常规禁食 4～6 h 后，无特殊不适可进冷流食 1 日，并逐渐进软食，指导患者少食多餐，细嚼慢咽，不可进食油炸、冷硬、大块粗糙、黏性强、纤维素多的食物。在进食过程中选择坐位，确保食物在重力条件下顺利通过食管狭窄位置。

（3）休息及卧位指导：餐后避免卧床，餐后 2 h 及睡前需要将床头抬高 15°～30°，防止胃内食物反流。

（4）术后常规使用抑酸剂、止血药物、黏膜保护剂，预防性使用抗生素。对于胃食管交界区支架置入的所有患者，建议应用质子泵抑制剂预防/减少胃食管反流，或尽可能选用防反流

支架。

（5）术后注意监测患者生命体征，观察是否出现咳嗽、胸部疼痛、呕血、发热及黑粪等症状。发现异常及时报告医师，采取相应处理。

（6）使用抗凝或抗血小板药物的患者，建议在术后 5 日再恢复使用。

参考文献

［1］ 李琦,周广美,房立丽,等.22 例高龄食道癌患者食道支架置入术的护理[J].中国伤残医学,2012,20(12):160.
［2］ 中国医院协会介入医学中心分会,食管癌支架置入临床应用专家共识[J].中华介入放射学电子杂志,2020,8(4):291 - 296.
［3］ van Hooft JE. Self-expandable metal stents for obstructing colonic and extracolonic cancer: European Society of Gastrointestinal Endoscopy (ESGE) Guideline-Update 2020. [J]. Endoscopy, 2020,52(5):389 - 407.

第二节 十二指肠支架置入术

胃十二指肠梗阻是由胃、十二指肠及周围脏器恶性肿瘤侵蚀压迫引起，为临床常见病、多发病，主要表现为顽固性恶心、呕吐、腹胀及进食困难，患者全身情况较差，并发症及合并症较多。传统的外科处理方法风险较大，往往由于患者病情严重不能耐受或出现严重的术后并发症而应用受限。经内镜介入治疗消化道狭窄、梗阻性病变是近年来出现的一种微创技术，为传统手术不治或难治疾病开拓了新的治疗途径。

一、适应证

（1）十二指肠梗阻。
（2）十二指肠狭窄。
（3）十二指肠肿瘤。

二、禁忌证

同结肠镜检查。

三、患者术前准备

（1）完善相关检查，详细告知手术方法、效果及风险，签署知情同意书，抗凝和抗血小板药物至少停用 7 日。口服抗凝药的患者有潜在出血倾向，这会对内镜操作带来困难，术前患者需测凝血时间。

（2）术前禁食水 8h。下消化道病变患者检查前同常规肠道准备，部分无法常规肠道准备者清洁灌肠，有利于视野清晰。

（3）建立静脉通路，留置针尽量置于患者右手上，以便静脉给药；连接心电监护仪，吸氧。

（4）一些能耐受扩张术的患者只需局部麻醉，而许多患者因不能耐受需静脉麻醉。麻醉后取左侧卧位。

四、手术器械设备准备

1. 选择带副送水功能内镜　尽量选择管腔通道为 3.7 mm 的注水内镜，大孔道的注水内镜便于进行镜下视野冲洗、吸引液体、释放支架。

2. 安装两路吸引　一路连接内镜，另一路备用，麻醉过程中当患者口鼻分泌物多或立即启用。

3. 其他器械　选择合适型号的柱状扩张气囊、合适的导丝、合适型号的金属支架，特殊情况下备用切开刀或造影导管。

4. CO_2 送气装置　CO_2 的吸收速度为空气的 150 倍，可有效减少皮下气肿的发生。

五、手术配合流程

患者取左侧卧位，内镜进入胃十二指肠腔，观察狭窄部位、程度，在狭窄处注入造影剂，注入造影剂时可选择造影导管或乳头切开刀，在 X 线透视下了解病变阻塞范围、部位、程度。镜头对准狭窄口，从活检孔道插入黄斑马导丝至十二指肠水平段远端或近端空肠，退出内镜并保持导丝插入位置，在 X 线透视下，将选好的金属支架及置入器沿导丝送入狭窄部位,将支架后定位后逐步缓慢释放支架(图2-12-4)。

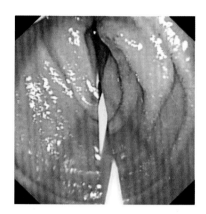

图2-12-4 插入导丝

部分患者用直视镜经内镜钳子管道方式置入,即循导丝将支架推送系统自内镜钳子管道插入狭窄部,越过狭窄段远端,借助X线透视和内镜直视,护士释放支架时,右手保持固定,左手往回拉,支架逐步释放,使支架远端超出狭窄段2cm,近端超出1~2cm,直视下内镜定位更加清晰,可提高释放成功率,完全释放支架后回拉释放器内芯,确保内芯完全回收后与导丝一并带出患者体外(图2-12-5和图2-12-6)。术毕,透视下再次确认支架位置。

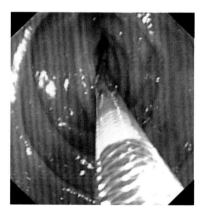

图2-12-5 沿导丝插入支架系统

六、治疗原则

与外科旁路手术相比,十二指肠支架置入治疗没有明显延长患者的生存时间,但患者住

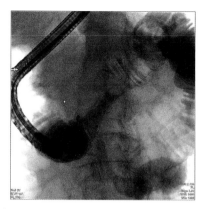

图2-12-6 X线下张开的支架

院时间、术后恢复进食时间明显缩短,支架置入能有效改善患者的生活质量。

七、注意事项

(1)十二指肠支架植入术后需对患者密切观察,定时测量脉搏、血压和体温。术后2h内需保证禁食水;手术后6h可少量多次食用半流质食物。

(2)患者使用的食物需以易消化的食物或营养均衡的食物为主。

(3)在手术完成以后,患者不得食用生冷食物、粗糙较硬、黏性强、纤维素多的固体食物。患者术后需要避免用力咳嗽或提取重物。

(4)如果胃内存有大量宿食,注意麻醉时误吸。

八、术后常见并发症及其处理

(1)十二指肠金属支架置入可能出现相关的出血、穿孔及脓毒血症等严重并发症,为防止十二肠穿孔,支架两端位置应避免与肠壁形成角度,近胃腔端常规留置出幽门口1cm合适。

(2)肺部感染、切口感染、炎性肠梗阻、穿孔、吻合口瘘,对症处理即可。

(3)支架移位或脱落,直视下调整位置或取出支架。如不能放置支架,则根据患者的情况进行紧急手术或限期手术。

九、术后护理

(1)术后观察患者有无排血便、黑粪、腹

痛、腹胀等症状。密切观察生命体征变化。如有上述情况发生，及时报告医生。

（2）鼓励患者养成良好的生活习惯。

（3）因支架完全扩张需2～3日，对于无出血、穿孔等严重并发症的支架置入成功患者，禁食6 h，静脉补液治疗，后逐渐恢复流质饮食及其他适当营养支持治疗，以优化全身状况。

十、术后康复指导

（1）术后注意休息，术后当晚避免直立体位及久坐。

（2）术后2 h无特殊不适可饮温水。

参考文献

[1] 周世振,徐义军,陈磊,等.胃-十二指肠梗阻合并胆道梗阻的支架治疗[J].中华消化内镜杂志,2020,37(8):605 - 608.

[2] 陈卫斌.十二指肠支架植入术联合三维适形放疗对恶性幽门梗阻患者GOOSS评分及生活质量的影响[J].淮海医药,2020,38(3):275 - 277.

[3] 张利,张荣春,罗辉,等.十二指肠恶性狭窄金属支架置入术后再次金属支架置入的影响因素研究[J].中华消化内镜杂志,2015,32(2):92 - 95.

[4] 姜中华,杨红梅,王正江,等.胆道、十二指肠支架置入治疗胆道合并十二指肠恶性梗阻[J].中国微创外科杂志,2014,14(12):1112 - 1115.

第三节 结肠支架置入术

结肠支架置入术是Dohmoto于1991年提出的一种缓解症状、减少造口手术需求的姑息治疗。Tejero等最先使用自膨胀金属支架（SEMS）进行手术前肠道减压，行择期手术治疗。结肠金属支架置入术在解除肠道梗阻后，缓解了肠壁扩张及水肿，有利于后期手术一期吻合，不仅降低术后并发症率及死亡率，并且避免结肠造口从而使他们的生活质量提高。姑息性治疗的患者是主要受益者，因为他们无法耐受更多侵入性手术，而且94%的急诊手术是可以避免的。在姑息治疗中使用结肠支架，既避免了手术和造口，又缩短了住院时间及姑息性化学治疗时间。欧洲胃肠内镜协会（ESGE）指南建议：①使用结肠支架作为选择性手术的桥梁，并不是左侧恶性结肠梗阻的标准治疗方法；②对于那些增加术后死亡率的因素如美国麻醉医师协会（American Society of Anesthesiologists, ASA）身体状况分级≥Ⅲ级和（或）年龄大于70岁以上，可以考虑使用SEMS作为左半结肠恶性肠梗阻急诊手术的替代方法。

一、适应证

（1）结肠术后吻合口狭窄。

（2）结肠良性狭窄的预防。

（3）结肠恶性狭窄的治疗。

二、禁忌证

同结肠镜检查。

三、患者术前准备

（1）完善相关检查，详细告知手术方法、效果及风险，签署知情同意书，抗凝和抗血小板药物至少停用7日。口服抗凝药的患者有潜在出血倾向，这会对内镜操作带来困难，术前患者需测凝血时间。

（2）术前禁食水8 h。下消化道病变患者检查前同常规肠道准备，部分无法常规肠道准备者清洁灌肠，有利于视野清晰。

（3）建立静脉通路，留置针尽量置于患者右手上，以便静脉给药；连接心电监护仪，吸氧。

（4）一些能耐受扩张术的患者只需局部麻醉，而许多患者因不能耐受需静脉麻醉。麻醉后取左侧卧位。

四、手术器械设备准备

1. 选择带副送水功能内镜 尽量选择管

腔通道为 3.7 mm 的注水内镜,大孔道的注水内镜便于进行镜下视野冲洗、吸引液体、释放支架。

2. 安装两路吸引　一路连接内镜,另一路备用,麻醉过程中当患者口鼻分泌物多或立即启用。

3. 其他器械　选择合适型号的柱状扩张气囊、合适的导丝、合适型号的金属支架,特殊情况下备用切开刀或造影导管。

4. CO_2 送气装置　CO_2 的吸收速度为空气的 150 倍,可有效减少皮下气肿的发生。

五、手术配合流程

患者取左侧卧位,内镜进入肠腔,观察狭窄部位、程度,在狭窄处注入造影剂,注入造影剂时可选择造影导管或乳头切开刀,在 X 线透视下了解病变阻塞范围、部位、程度。镜头对准狭窄口,从活检孔道插入黄斑马导丝至远端结肠,退出内镜并保持导丝插入位置,在 X 线透视下,将选好的金属支架及置入器沿导丝送入狭窄部位,将支架后定位后逐步缓慢释放支架(图 2 - 12 - 7)。

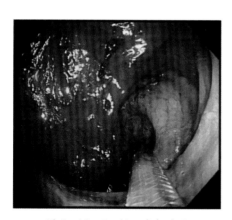

图 2 - 12 - 7　插入支架系统

部分患者用直视镜经内镜钳子管道方式置入,即循导丝将支架推送系统自内镜钳子管道插入狭窄部,越过狭窄段远端,借助 X 线透视和内镜直视,护士释放支架时,右手保持固定,左手往回拉,支架逐步释放,使支架远端超出狭窄段 2 cm,近端超出 1~2 cm(图 2 - 12 - 8 和图 2 - 12 - 9),直视下内镜定位更加清晰,可提高释放

成功率,完全释放支架后回拉释放器内芯,确保内芯完全回收后与导丝一并带出患者体外。术毕,透视下再次确认支架位置。

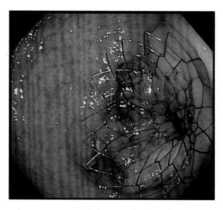

图 2 - 12 - 8　支架近端超过狭窄段 2 cm

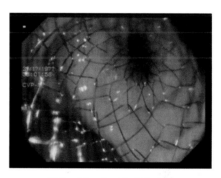

图 2 - 12 - 9　张开的支架

六、治疗原则

结肠支架置入术已广泛应用于晚期结直肠癌性梗阻的姑息性治疗,近年来也大量应用于年龄较大或美国麻醉医师协会(ASA)麻醉分级大于Ⅲ级患者的外科手术前的桥梁手术。

七、注意事项

(1)肠道扩张术后需对患者密切观察,定时测量脉搏、血压、体温。术后 2 h 内需保证禁食水;手术后 6 h 可食用半流质食物。

(2)患者使用的食物需以易消化的食物或营养均衡的食物为主。

(3)在手术完成以后,患者不得食用生冷食物及粗糙较硬的固体食物。患者术后需要避免用力咳嗽或提取重物。

八、术后常见并发症及其处理

（1）扩张术后发生穿孔的风险最高。术中发现的穿孔要及时进行处理。

（2）肺部感染、切口感染、炎性肠梗阻、穿孔、吻合口瘘，对症处理即可。

（3）支架移位或脱落，直视下调整位置或取出支架。如不能放置支架，则根据患者的情况进行紧急手术或限期手术。

九、术后护理

（1）术后观察患者有无排血便、黑粪、腹痛、腹胀等症状。密切观察生命体征变化。如有上述情况发生，及时报告医生。

（2）鼓励患者养成良好的生活习惯。

（3）部分患者术后会出现肛周疼痛、肛门坠涨感和里急后重等，与支架置入位置过低、支架的膨胀及异物刺激有关，一般 3～5 日症状消失；嘱患者短期内尽量卧床，少站立和行走，直到症状缓解。

（4）因支架完全扩张需 2～3 日，对于无出血、穿孔等严重并发症的支架置入成功患者，禁食 6 h，静脉补液治疗，后逐渐恢复流质饮食及其他适当营养支持治疗，以优化全身状况。

十、术后康复指导

（1）术后注意休息，术后当晚避免直立体位及久坐。

（2）术后 2 h 无特殊不适可饮温水。

（胡宗益 刘军）

参考文献

［1］崔君鹏,林美艺,吴华锦,等.支架植入时间对左半结肠癌伴急性梗阻患者术后生存率的影响[J].中国医科大学学报,2020,49(2):175-178.

［2］范海鹏,樊永强,周佳伟,等.结肠支架置入联合择期手术与急诊手术治疗梗阻性左半结肠癌远期预后的 Meta 分析[J].现代肿瘤医学,2020,28(17):3033-3039.

［3］时雯琳,金世柱,王丽霞.内镜下克罗恩病合并肠道狭窄治疗研究[J].胃肠病学和肝病学杂志,2019,28(8):853-856.

［4］韩加刚,王振军,戴勇,等.可扩张支架联合新辅助化疗后择期手术治疗梗阻性左半结肠癌的前瞻性、多中心、开放研究初步报告[J].中华胃肠外科杂志,2018,21(11):1233-1239.

［5］谭玉勇,张洁,王强,等.内镜下切开术与球囊扩张治疗乙状结肠及直肠术后难治性吻合口良性狭窄的对比研究[J].中华消化内镜杂志,2016,33(12):829-833.

［6］黄唯.内镜联合 X 线肠道支架置入对结肠癌伴急性肠梗阻临床疗效分析[D].蚌埠医学院,2021.

［7］肖定华,刘少俊,颜寒光,等.结直肠癌性梗阻外科手术前支架置入的临床应用[J].中南大学学报(医学版),2019,44(11):1238-1246.

［8］黄燕霞.结肠镜下直肠、结肠支架置入术的配合及护理[J].吉林医学,2015,36(4):793-794.

［9］王刚,毕聪,潘鑫.DSA 引导下自膨式金属支架治疗晚期左半结肠癌合并急性肠梗阻的临床分析[J].现代肿瘤医学,2020,28(12):2075-2079.

第十三章 坏死性胰腺炎清创引流术的护理配合

感染性胰腺坏死（IPN）及包裹性坏死（WON）是急性胰腺炎（AP）的严重局部并发症,病死率达32%。外科开腹手术是传统治疗胰腺坏死感染的重要措施,但外科手术存在着较高的并发症发生率与死亡率。随着内镜技术的发展,内镜下坏死组织清创术逐步取代外科开腹手术,成为治疗IPN的一线手段。1996年,Baron等首次报道内镜下经胃穿刺引流治疗胰腺坏死,随后发展为内镜下经胃或十二指肠进行胰腺坏死组织清创术,这是最早开展的经自然腔道内镜手术（NOTES）。近年来,经皮内镜下坏死组织清创术逐步开展,进一步扩大了IPN的清创范围。

一、适应证

（1）确诊或疑诊IPN。

（2）经积极保守治疗数周后仍存在持续性器官衰竭或持续不适。

（3）无菌性胰腺坏死存在器官压迫症状,包括胃流出道梗阻、肠梗阻或胆道梗阻。

（4）经超声内镜脓肿引流后,患者仍有腹痛或发热等感染症状,CT检查仍提示腹腔内大量坏死物。

（5）第一次引流时仍可看到大量坏死性感染物。

（6）IPN坏死腔的位置靠近体表,距离胃壁或十二指肠壁较远时宜选择经皮坏死组织清创术。

（7）CT和超声内镜证实包裹性坏死邻近胃或十二指肠,距离小于1 cm,宜选择经胃或十二指肠坏死组织清创术（图2-13-1和图2-13-2）。

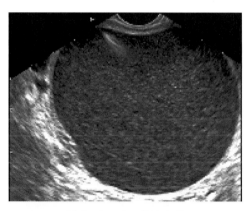

图2-13-1 超声内镜

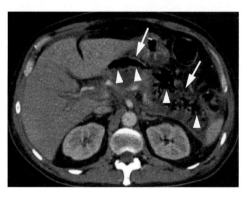

图2-13-2 CT

二、禁忌证

（1）凝血功能障碍、血小板减少及出血性疾病。

（2）严重心肺疾病、无法耐受手术操作者。

三、感染性胰腺坏死经胃内镜下清创术

1. 患者术前准备

（1）术前禁食6～8 h（包括暂停肠内营养）,

禁饮 2 h。

（2）术前 5～10 min 指导患者口服去泡剂或表面麻醉剂：一方面去除附于黏膜上的泡沫，使视野更加清晰；另一方面，起到口咽部局部浸润麻醉作用，减轻内镜对咽部的刺激。

（3）建立两条静脉通路，一路用于术中给药，另一路用于静脉补液。

（4）指导患者取平卧位，连接心电监护，配合麻醉医生行气管插管，以免术中发生误吸。

（5）插管结束后，为患者固定好牙垫并安置左侧卧位，两腿屈曲，上身保持 90°侧立，便于术中液体从口角流出。

2. 手术器械准备

（1）内镜（图 2-13-3）：首选灭菌、管腔通道为 3.2 mm 的注水内镜，降低感染风险，同时便于进行镜下脓腔的冲洗和吸引坏死组织。

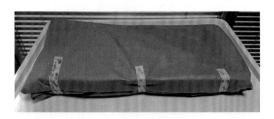

图 2-13-3 灭菌内镜

（2）吸引：安装两路吸引，一路连接内镜，另一路备用，便于吸引患者口腔内分泌物。

（3）注水装置：连接生理盐水与过氧化氢，用于坏死腔冲洗。

（4）灭菌敷料包与器械包各一个（图 2-13-4 和图 2-13-5），用于建立无菌手术台。

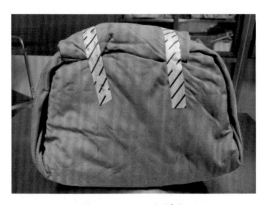

图 2-13-4 敷料包

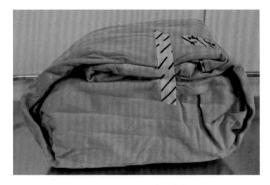

图 2-13-5 器械包

（5）灭菌二氧化碳水封瓶与二氧化碳气泵（图 2-13-6 和图 2-13-7）：术中使用二氧化碳代替空气，减少空气栓塞的发生。

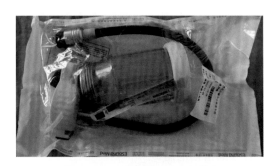

图 2-13-6 灭菌 CO_2 水封瓶

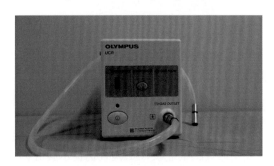

图 2-13-7 CO_2 气泵

（6）内镜下清创器械（图 2-13-8～图 2-13-10）：主要有异物钳、圈套器与网篮。

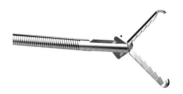

图 2-13-8 鳄鱼齿状异物钳

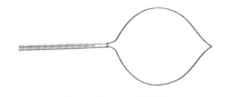

图2-13-9　圈套器

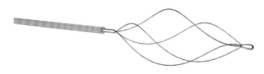

图2-13-10　网篮

（7）过氧化氢：使用过氧化氢灌洗，可促进坏死组织脱落。

（8）止血用物：备好高频电刀（图2-13-11）、热止血钳与夹子装置等用物，以便术中出血及时止血。

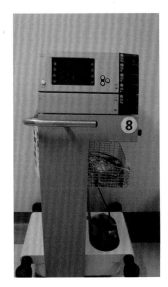

图2-13-11　高频电刀

3. **手术操作流程**　感染性胰腺坏死经胃内镜下清创术是在超声内镜引导下置入双猪尾支架、鼻囊管或金属支架后（一般在4周后）进行的一项内镜干预操作。传统的经胃内镜下置入双猪尾支架引流包裹性坏死容易阻塞，需经常更换，而且当需内镜下清除坏死组织时要再次行球囊扩张，操作次数多。为克服这一缺陷，

近5年来各种金属支架被广泛用于引流和辅助清创。目前，最常用的金属支架为双蘑菇头金属支架，具体清创步骤如下。

（1）配合医生铺设无菌台，降低手术感染风险。

（2）内镜进入前，确认关闭空气气泵，打开二氧化碳气泵。

（3）医生经口进镜观察坏死腔情况（图2-13-12）。

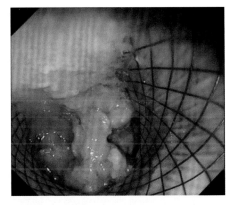

图2-13-12　进境观察坏死腔

（4）使用异物钳将双蘑菇头金属支架取出，放置于生理盐水中清洗后备用，也可不取出金属支架，直接清创（图2-13-13）。

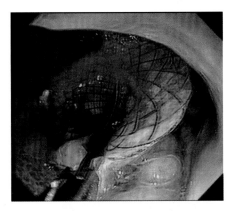

图2-13-13　取出金属支架

（5）再次进镜，使用异物钳、网篮、圈套器钳夹或套取坏死组织，将坏死组织放于胃内排出或取出体外（图2-13-14和图2-13-15）。

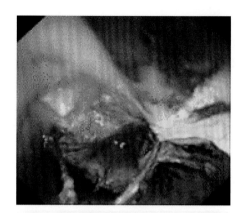

图 2 - 13 - 14 清除坏死组织

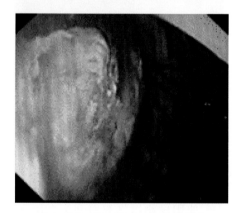

图 2 - 13 - 15 坏死组织置于胃内

（6）重复上一步骤，直至完全清除坏死组织或看见粉红色肉芽组织附着腔壁为止（图2 - 13 - 16）。

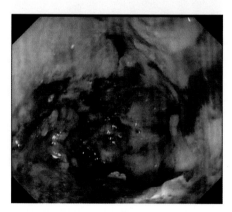

图 2 - 13 - 16 最后观察坏死腔

（7）使用过氧化氢冲洗脓腔，再使用生理盐水进行冲洗，观察有无活动性出血。

（8）取出坏死物后，放置鼻胆管方便冲洗。

（9）在清创过程中取出了双蘑菇头支架，如需再次清创，可使用圈套器再次将金属支架置入坏死腔（图 2 - 13 - 17）。

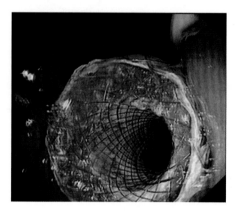

图 2 - 13 - 17 重新置入金属支架

四、感染性胰腺坏死经皮内镜下清创术

1. 患者准备

（1）术前禁食 6～8 h（包括暂停肠内营养），禁饮 2 h。

（2）建立两条静脉通路，一路用于术中给药，另一路用于静脉补液。

（3）指导患者取平卧位，连接心电监护，配合麻醉医生行气管插管，以免术中发生误吸。

（4）将患者靠近窦道一侧衣物脱去，充分暴露窦道处皮肤，以便术前消毒。

2. 手术器械准备　手术用物准备同感染性胰腺坏死经胃内镜下清创术。

3. 手术操作流程　感染性胰腺坏死经皮内镜下清创术患者需在清创前建立窦道。患者预先在 CT 或 B 超引导下经皮穿刺引流，放置猪尾管，扩张后更换猪尾管为双套管进行冲洗及引流，待双套管窦道形成后，再行内镜下坏死组织清创术，具体步骤如下。

（1）消毒窦道周围皮肤，取下双套管置于生理盐水中清洗干净消毒后备用。

（2）配合医生铺设无菌台，降低手术感染风险。

（3）内镜进入前，确认关闭空气气泵，打开二氧化碳气泵（图2-13-18）。

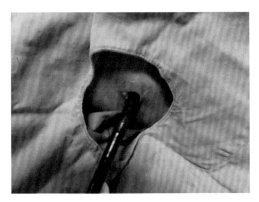

图2-13-18　进境观察

（4）医生进镜观察坏死腔情况。

（5）使用异物钳、网篮、圈套器钳夹或套取坏死组织，将坏死组织取出体外，全部收集于纱布上（图2-13-19和图2-13-20）。

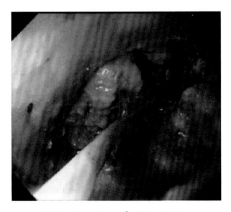

图2-13-19　清除坏死组织

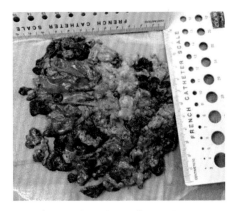

图2-13-20　收集坏死组织

（6）重复上一步骤，直至看见粉红色肉芽组织附着腔壁（图2-13-21）。

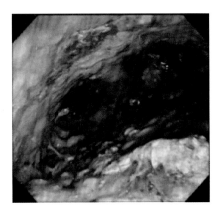

图2-13-21　最后观察坏死腔

（7）使用过氧化氢冲洗坏死腔，再使用生理盐水进行冲洗，观察有无活动性出血。

（8）清创结束后，将双套管放回于窦道中，回病房进行冲洗（图2-13-22）。

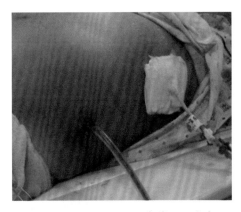

图2-13-22　放置双套管返回病房

五、手术配合注意事项

（1）清创开始前需确定清创窦道内径大于1 cm。

（2）使用空气进行内镜下清创会增加空气栓塞发生率，因此操作开始前，医生与护士必须共同核对，确认使用的气体为CO_2。

（3）鳄鱼齿状异物钳臂长，咬合力度大，适合钳取坏死组织，但同时也容易刮蹭肉芽组织导致出血，因此使用时需多进行冲洗，保持良好的内镜下视野,同时操作轻柔,避免夹伤肉芽组织(图2-13-23)。

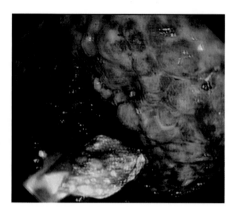

图2-13-23 异物钳夹取坏死组织

(4)对于团块状坏死组织,宜选用螺旋网篮套取,套取时确保网篮充分张开,医生持续吸引,同时往前送网篮,护士缓慢收拢网篮,收取力度保持适中,过度用力收取易导致坏死组织破碎,收取过松,易使坏死组织脱落(图2-13-24)。

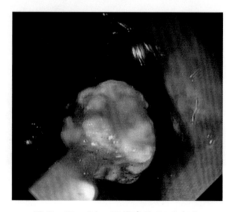

图2-13-24 网篮套取坏死组织

(5)对于大块状坏死组织,可使用圈套器套取后通电切割,分割成小块后再依次取出(图2-13-25)。

(6)使用圈套器放置金属支架时,圈套器尽量套取在金属支架边缘2 mm左右,跟随内镜进入坏死腔,确定支架位置合适,再松掉圈套器与支架分离,如套取支架过长,易导致圈套器与支架分离困难。

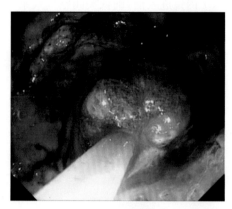

图2-13-25 圈套器套取坏死组织

(7)术中出血的应对:对于少量渗血,可使用冰生理盐水冲洗;如为动脉出血,可使用热止血钳电凝止血或金属夹夹闭止血;若持续出血无法止住,需行介入治疗或外科手术(图2-13-26~图2-13-28)。

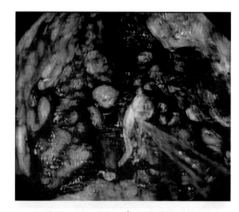

图2-13-26 喷洒冰生理盐水

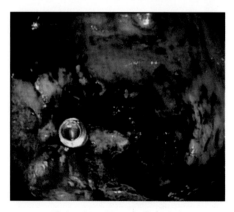

图2-13-27 金属夹止血

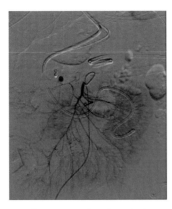

图 2-13-28　介入止血

（8）清创手术一般在 1～3 h，而且多数患者需经历数次清创，因此术前需充分评估患者皮肤情况。条件允许时，术中每隔 2 h 翻身一次，并在患者骨突处及受压部位使用水垫或气垫进行减压，术后再次观察患者皮肤颜色、质地与温度等。

六、术后并发症的观察与处理

内镜下清创的并发症包括出血、脏器穿孔、胰瘘、空气栓塞及败血症等。

1. 出血　出血是最常见的并发症，发生率在 18%。93% 的患者出血可通过内镜下电凝、注射等方式止血；7% 的患者需要血管造影（DSA）及栓塞术，栓塞无效时转手术缝扎止血或填塞止血。

2. 胰瘘　发生率约为 5%，保持支架引流通畅，大部分随坏死腔消失可自愈。

3. 穿孔及胃肠瘘　发生率约为 4%，保持引流通畅至关重要。

4. 脓毒症　坏死组织多、引流不畅者术后可发生脓毒症，应在使用广谱抗生素的同时，积极行内镜下坏死组织清创术。

5. 空气栓塞　较罕见，发生率约为 1%，重在预防，减少术中充气，使用 CO_2 充气可减少空气栓塞风险。

6. 其他　引流管脱落、支架易位，需及时重新放置等相应处理。

（张燕霞　马久红）

参考文献

[1] Banks PA, Bollen TL, Dervenis C, et al. Classification of acute pancreatitis — 2012: revision of the Atlanta classification and definitions by international consensus [J]. Gut, 2013, 62(1): 102-111.

[2] 何文华, 吕农华. 亚特兰大急性胰腺炎分类国际共识 2012 年修订解读[J]. 中国实用内科杂志, 2013, 33(9): 708-711.

[3] 中国医师协会胰腺病学专业委员会. 中国急性胰腺炎多学科诊治(MDT)共识意见(草案)[J]. 中华医学杂志, 2015, 95(38): 3103-3108.

[4] 朱勇, 何文华, 夏亮, 等. 内镜下经胃坏死组织清创术治疗重症急性胰腺炎并包裹性坏死的疗效初探[J]. 中华消化内镜杂志, 2015, 32(3): 187-190.

[5] Baron TH, DiMaio CJ, Wang AY, et al. American Gastroenterological Association clinical practice update: management of pancreatic necrosis [J]. Gastroenterology, 2020, 158(1): 65-75.

[6] van Brunschot S, van Grinsven J, van Santvoort HC, et al. Endoscopic or surgical step-uo approach for infected necrotising pancreatitis: a multicentre randomised trial [J]. Lancet, 2018, 391(10115): 51-58.

第十四章　内镜逆行阑尾炎治疗术的护理配合

内镜逆行阑尾炎治疗术（endoscopic retrograde appendicitis therapy，ERAT）是通过头端带有透明帽的结肠镜经盲肠内阑尾开口入路，在X线的监视下，予以阑尾插管、造影以明确阑尾炎诊断，同时解除阑尾管腔梗阻，引流脓液，冲洗管腔，从而控制炎症，并在管腔内置入引流管以保证阑尾开口通畅引流，避免因梗阻造成阑尾炎复发，达到治愈急性阑尾炎的目的。

一、适应证

ERAT技术主要针对急性单纯性阑尾炎及化脓性阑尾炎的患者，尤其适用于有粪石或管腔狭窄的患者（图2-14-1和图2-14-2）。

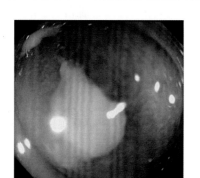

图2-14-1　化脓性阑尾炎

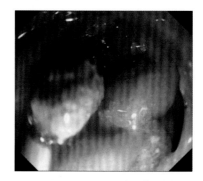

图2-14-2　阑尾粪石

二、禁忌证

（1）有肠镜检查禁忌证者。

（2）对疑似患有阑尾穿孔、坏疽等复杂性阑尾炎的患者建议手术切除治疗。

三、器械设备准备

1. 内镜　首选带副送水功能的肠镜，保持功能使用良好。

2. 附件　灭菌水封瓶与注水管、适配肠镜的透明帽、导丝、造影导管或一次性使用括约肌切开刀、胆道支架及导引系统、胆道支架、胆道取石球囊、取石网篮（图2-14-3~图2-14-7）。

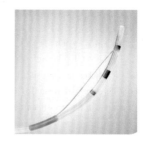

图2-14-3　一次性使用乳头括约肌切开刀

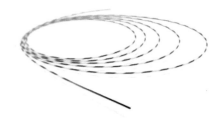

图2-14-4　导丝

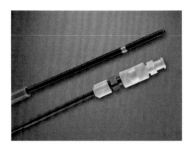

图 2-14-5 胆道支架导引系统

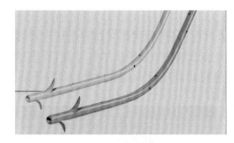

图 2-14-6 胆道支架

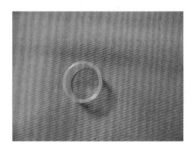

图 2-14-7 透明帽

3. 设备 二氧化碳(CO_2)气体灌注系统、X线机、工作站、监护仪器处于完好备用状态，氧气、吸引器及各种抢救设备、药品准备在位，电源连接完好。

4. 其他 无菌包(内有方盘1个、小药杯1个、换药碗1个、纱布、持物钳1把)、生理盐水500 mL、20 mL注射器数个、造影剂(碘佛醇50 mL:33.9 g或碘克沙醇100 mL:65.2 g)。

四、患者术前健康宣教

1. 心理护理 ERAT是一种新的微创内镜诊疗技术，患者及家属对其缺乏了解，加上治疗过程中可能产生不适感、担心预后等，患者存在不同程度的焦虑、恐惧心理。对患者及家属

采取一对一讲解，利用图片、视频等相关资料详细介绍ERAT治疗的方法和步骤，解释保留阑尾免疫功能的重要性，以及此治疗方法创伤小、恢复快等优点，解除患者的紧张情绪。通过治疗成功的案例简介树立患者战胜疾病的信心，鼓励患者接受并积极配合治疗。

2. 相关检查 完善感染性指标、血常规、凝血四项、心电图、胸部X线片等常规检查，并签署手术知情同意书。

3. 肠道准备 肠道清洁干净与否直接影响诊疗效果，术前准备同肠镜检查，检查前4~6 h进行肠道准备。检查前询问患者排便情况，如排泄物为无渣水样便，方可进行检查，如肠道准备欠佳，应再次清洁灌肠，确定肠道清洁后方可进行检查。

4. 其他 检查前需留置套管针，以便治疗检查时麻醉给药或抢救时快速静脉通道的建立。

五、术中护理配合

1. 手术环境 需在X线操作诊疗区进行，诊疗区配备空气消毒机。

2. 手术体位 协助患者取左侧屈膝位，双膝尽量向腹部屈曲，暴露臀部，注意保暖并保护患者隐私。透视时注意给予患者适当防护，一般透视时给患者取仰卧位。

3. 患者防坠床约束 患者手术时采取左侧卧位，由于X线机机床无床档，坠床手术风险大，须用专用约束带约束患者。

4. 手术流程(图2-14-8~图2-14-11)

(1)经内镜行阑尾腔插管。

(2)抽吸阑尾腔内的脓液，清理填塞物，行阑尾腔减压。

(3)内镜下逆行性阑尾造影。

(4)阑尾冲洗与取石的配合。

(5)放置阑尾支架。

5. 手术配合注意事项

(1)经内镜行阑尾腔插管

1)结肠镜前端安装透明帽，取适量肠镜胶润滑肛门及镜身，将装有透明帽的结肠镜自肛门插入。

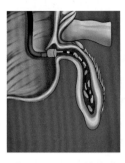
图 2-14-8 阑尾腔
插管

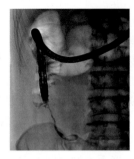
图 2-14-9 阑尾造影

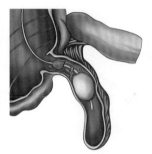
图 2-14-10 阑尾冲洗
与取石

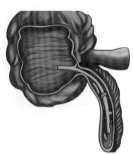
图 2-14-11 放置阑尾
支架

2) 过程中配合按压腹部,避免肠镜打襻,协助医生在镜身取直的状态下到达回肠末端,仔细观察回肠末端及回盲部黏膜,特别是阑尾内口及周围黏膜,并注意排除回肠末端及回盲部其他病变。

3) 观察阑尾开口处有无肿胀、溢脓、出血、粪石等情况。

4) 透明帽推开阑尾开口的 Gerlach 瓣后,协助固定肠镜,暴露阑尾腔(图 2-14-12),ERAT 使用的结肠镜无抬钳器,插管时导管伸出内镜头端之后无法以抬钳器调整其方向。

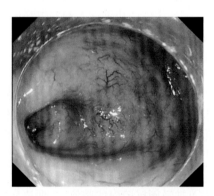
图 2-14-12 使用透明帽暴露阑尾腔

5) 造影导管无法靠近阑尾内口的情况下,尝试换用有弧度的 ERCP 一次性使用括约肌切开刀来接近阑尾内口。通过调节结肠镜角度钮配合旋转镜身,将阑尾内口调整到最便于操作的位置。在调节内镜仍无法达到满意的操作位置与角度时,可通过患者变换体位的方式尽可能将阑尾内口调整到最佳位置。

6) 器械护士应用造影导管-导丝(Se-lidinger)技术,对准阑尾开口轻柔地点插或旋转方式反复试插导丝,动作不可过猛,直至导丝无阻力且较顺利进入阑尾腔(图 2-14-13)。

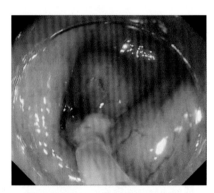
图 2-14-13 插入导丝

7) 注意:导丝应选择柔软、顺滑的亲水导丝,插入前,导丝要充分以无菌生理盐水或注射用水湿润,插导丝的时机和力度要掌握准确,切忌粗暴和过度用力,以免引起阑尾水肿、出血甚至穿孔。

(2) 阑尾腔减压:抽吸阑尾腔内的脓液。

导丝进入阑尾腔插管成功后,在 X 线透视下,确定造影导管或一次性使用括约肌切开刀(前端有 mark 标识)沿着导丝路径插入阑尾腔内,随即抽出导丝。20 mL 注射器外接造影导管或一次性使用括约肌切开刀,抽吸阑尾腔内脓液,以降低阑尾腔内压力。

(3) 内镜下逆行性阑尾造影(图 2-14-14)

1) 阑尾腔减压后,在 X 线透视下确保造影导管或一次性使用括约肌切开刀在阑尾腔内。

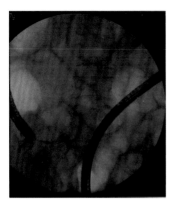

图 2-14-14 内镜下逆行性阑尾造影

2) 在 X 线监视下向阑尾腔内注入造影剂（生理盐水 1∶1 稀释），观察阑尾腔内径、内壁、走行等阑尾的形态特征，显示阑尾腔内的情况，如狭窄、充盈缺损等。

3) 测量阑尾内径及长度，从而明确阑尾炎诊断，并可排除非阑尾炎。

4) 注意：注射造影剂前，需排尽注射器内空气，以免气泡干扰造影结果；注射造影剂压力不可过大，防止阑尾腔内压力过高致患者疼痛，甚至穿孔。

(4) 阑尾冲洗与取石的配合：明确阑尾炎诊断后，针对造成阑尾腔梗阻的原因，选择不同的治疗方法。

1) 在 X 线透视下，导丝置换出造影导管或一次性使用括约肌切开刀，确保导丝在位，取石球囊沿着导丝进入阑尾腔内，并且越过粪石梗阻处，向球囊内注入一定压力的气体并锁住，护士边进导丝，医生边向外拉取石球囊，将梗阻的粪石由阑尾腔拉出（图 2-14-15）。

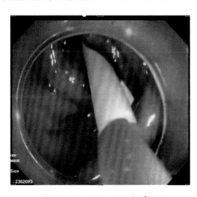

图 2-14-15 取出粪石

2) 如阑尾腔较大也可用过导丝取石网篮将粪石取出。可反复多次。此过程必须在 X 线透视下完成。

3) 使用生理盐水反复冲洗、抽吸，清除阑尾腔内的积脓及残余粪渣，直至流出液体清澈。对有细菌感染者，可采用甲硝唑进行冲洗。

4) 再次行阑尾腔造影，确定无粪石、无脓液，阑尾腔通畅。

(5) 放置阑尾支架引流放置支架的配合

1) 根据造影测量出的阑尾长度和内径，以及管腔梗阻的位置，选择支架的类型和长度。医生、巡回护士与器械护士三者协调配合，防止置放支架过程中导丝脱出。

2) 巡回护士固定肠镜，器械护士眼观内镜图像，同时用余光观察医生退导管速度，手上沿着退导管的反方向跟进导丝，确保内镜可视下阑尾开口处导丝固定不动。

3) 沿导丝置入胆道支架（图 2-14-16）。

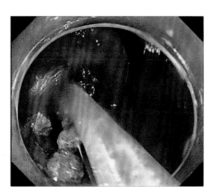

图 2-14-16 置入支架

4) X 线透视下，护士用一定的力量绷直导丝，使导丝有一定张力又不至于脱出，与医生送支架同步，直至支架置入到位，内镜下看到支架尾端，拔出导丝，引流通畅，从而解除腔内狭窄，利于阑尾腔引流。

5) 这一过程需根据 X 线影像图及手术医生的指令进行插拉操作，遇有阻力时不可强行通行。

6) 最后经 X 线透视确认支架在位，阑尾腔引流通畅后，退出结肠镜结束治疗（图 2-14-17）。

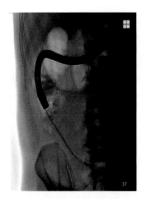

图 2-14-17 X 线透视确认支架在位

（6）待阑尾炎症消散后，内镜下取出阑尾支架，即可达到治愈阑尾炎的目的。

六、并发症的观察及护理

1. 出血 插管时会损伤阑尾周围的黏膜导致黏膜渗血，术后严密观察患者，有无便血、出冷汗、面色惨白、心率加快、血压下降等出血征象，准确记录粪便的颜色、性状及量，如有出血及时报告医生并协助处理，内镜下止血或手术治疗。

2. 穿孔 穿孔是最严重的并发症，插管时机械性的损伤可导致术后迟发性穿孔，严密观察患者腹部体征，腹痛的性质、部位、持续时间、诱发因素等。若患者出现腹痛应鉴别麦氏点压痛与穿孔疼痛的区别，必要时行腹部 X 线平片检查，一旦确定肠道穿孔，立即进行内镜下钛夹夹闭术或急诊外科手术。

3. 感染 主要表现为高热、寒战、白细胞计数及中性粒细胞增高，因此监测血常规变化，术后常规使用抗生素，4 h 测量 1 次体温并记录，如体温升高可先采取物理降温，再给予药物治疗。

七、病情观察及健康指导

1. 一般指导 术后常规禁食 24 h，术后第 2 日可进流质饮食，第 3 日可进软食，若恢复情况良好可在第 4、第 5 日进适量普食。饮食宜清淡，禁忌生冷刺激饮食，多食水果及蔬菜。保持大便通畅，以防支架脱落，保持良好的饮食卫生及生活习惯，避免暴饮暴食。

2. 休息与活动 术后应严格卧床 24 h，给予抗感染、止血、补液等对症治疗，注意休息，1 周内禁忌剧烈活动，2 周内避免重体力活动，餐后不做剧烈运动。

3. 用药指导 根据医嘱继续服用抗生素，连服 3 日，同时口服四联活菌 3 片，每日 3 次，连服 1 周。

4. 出院指导 1～4 周后门诊随访拔除支架，如有不适及时就诊。

（龚琳 马久红）

参考文献

[1] 闫小妮,厉英超,崔荣,等.内镜下逆行治疗急性阑尾炎的护理[J].全科护理,2015,23;2278-2279.

[2] 叶营,孙相钊,杨柳明,等.内镜逆行阑尾炎治疗术在急性非穿孔阑尾炎中的应用研究[J].中国临床研究,2016,6;741-745.

[3] 王敏,陈赫,范志宁.内镜下阑尾脓肿支架置入术[J].中华胃肠外科杂志,2017,20(12);1354.

[4] 刘冰熔,王宏光,孙相钊,等.内镜逆行阑尾炎治疗术应用多中心回顾性分析[J].中华消化内镜杂志,2016,33(8);514-518.

[5] 何可心,赵黎黎,范志宁.急性阑尾炎的内镜下诊治研究进展[J].中华消化内镜杂志,2017,34(7);522-526.

[6] 冯佳,冯子坛,孙蓉,等.超声监视肠镜下阑尾腔内冲洗术治疗急性阑尾炎的临床疗效[J].中华胃肠内镜电子杂志,2015,2(2);17-20.

[7] 朱峰毅,查秀芳,张国新,等.内镜逆行性阑尾炎治疗术治疗急性阑尾炎的历史,现状与进展[J].中国临床研究,2018,1(31);137-139.

[8] 黄志良,霍中华,束一鸣.内镜下逆行阑尾治疗术在急性阑尾炎治疗中的应用研究[J].临床外科杂志,2020,28(11);33-36.

反流性食管炎是由胃、十二指肠内容物反流入食管引起的食管炎症性病变，内镜下表现为食管黏膜的破损，即食管糜烂或食管溃疡。反流性食管炎可发生于任何年龄的人群，成人发病率随年龄增长而升高。西方国家的发病率高，而亚洲地区发病率低。这种地域性差异可能与遗传和环境因素有关。但近20年全球的发病率都有上升趋势。中老年人、肥胖、吸烟、饮酒及精神压力大是反流性食管炎的高发人群。

反流性食管炎的内镜治疗包括内镜下射频消融术、经口无切口胃底折叠术（TIF）和抗反流黏膜切除术（ARMS）。关于内镜下射频消融术的临床研究最多，且近20年的临床应用显示长期疗效较好。

食管射频消融术是通过热能作用于LES及贲门局部的神经肌肉组织，导致局部组织凝固性坏死，从而形成组织纤维化，增加LES压力及厚度，并减少一过性LES松弛发生的频率。同时，射频治疗可降低胃食管交界处顺应性，从而达到减轻反流性症状及减少相关并发症的效果（《2020年中国胃食管反流病内镜治疗专家共识》）。

一、适应证

（1）有证据提示患者存在胃食管反流，包括：①胃镜提示有反流性食管炎；②24 h食管pH监测提示病理性酸反流；③PPI诊断性治疗阳性。

（2）年龄在18～80岁。

（3）食管测压排除严重食管动力性疾病。

（4）无食管裂孔疝或疝囊小于2 cm。

二、禁忌证

（1）严重食管炎（食管炎洛杉矶分级为C级和D级）。

（2）食管裂孔疝大于2 cm。

（3）食管柱状上皮大于3 cm（Barrett食管）。

（4）合并有吞咽困难症状、食管狭窄、食管溃疡、食管胃底静脉曲张、自身免疫性疾病（如硬皮病等）、胶原血管病、凝血功能障碍等。

（5）使用心脏起搏器、心脏支架者、电极片附近有内置金属。

三、患者术前准备

（1）检查前需禁食8 h，禁饮4 h。

（2）检查前5～10 min指导患者去泡剂或表面麻醉剂，方便去除食管黏膜附着的泡沫，利于观察，也起到局部麻醉咽喉部作用，避免胃镜刺激。

（3）指导患者行左侧卧位，双腿屈膝，固定好约束带，打好床挡。

（4）将口垫置于患者口中舒适位置，固定良好建立静脉通路。

（5）辅助患者接好心电监护，密切观察生命体征，为全身麻醉做准备。

四、手术器械设备准备

1. 电子胃镜　通常选择3.2 mm腔道的带注水的内镜，大孔道注水胃镜利于进行镜下视野冲洗及吸引食管内液体（图2-15-1）。

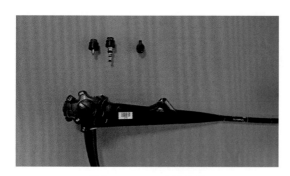

图 2-15-1 注水内镜

2. 纯水 8～10℃冷却液(纯化水或注射用水)可悬挂。

3. 负压吸引 通常压力选择 0.04 MPa。

4. 黄斑马导丝 用于引导射频消融导管进入食管。

5. 电极片 贴于患者两肩胛骨中间。

6. 射频消融发射器及导管 为患者食管提供射频消融治疗(图 2-15-2)。

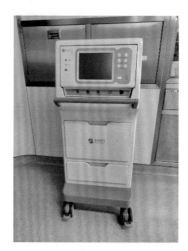

图 2-15-2 射频消融发射器

7. 泵 提供冷却水流动。

五、手术配合流程

(1) 胃镜下首先测量齿状线距门齿距离(图 2-15-3)。

(2) 通过胃镜活检孔道引入黄斑马导丝,将黄斑马导丝留置于十二指肠后撤出胃镜(图 2-15-4)。

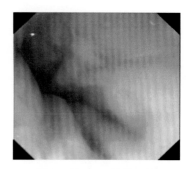

图 2-15-3 测量距离

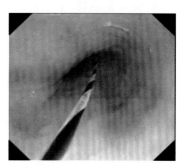

图 2-15-4 留置导丝

(3) 将射频消融导管接好在射频消融主机上,设置射频电极输出功率 20 W,输出温度 85℃,输出时间 60 s,接好冷却水泵。

(4) 沿导丝将射频消融导管引入食管(图 2-15-5)。

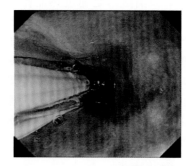

图 2-15-5 置入射频消融导管

(5) 将射频消融导管按 9 个治疗层面,每个层面间隔 0.5 cm,20 组治疗,共 80 个治疗点治疗,具体操作如下。

1) 顺行:每个层面两组治疗(电极针先出高挡位后,退回低挡位进行治疗),齿状线上方 3 个层面,齿状线 1 个层面,齿状线下方 3 个层面。

2）逆行：每个层面3组治疗（电极针出高档位进行治疗），贲门2个层面，层面1回拉至与齿状线位置相当，层面2回拉至齿状线上1 cm。具体如图2-15-6所示。

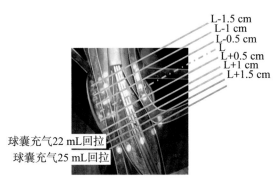

图 2-15-6 射频消融手术操作示意图

（6）操作完后将射频消融导管及黄斑马导丝从食管撤出（图2-15-7）。

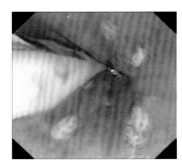

图 2-15-7 撤离射频消融导管及导丝

（7）撤出射频消融导管，插入胃镜观察各平面治疗处，见直径约0.3 cm黄白色黏膜热凝点分布均匀，黏膜无出血，撤出胃镜（图2-15-8和图2-15-9）。

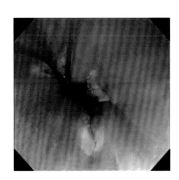

图 2-15-8 顺镜观察热凝点

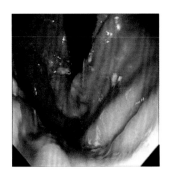

图 2-15-9 反转内镜观察

六、治疗原则

（1）射频电极在食管下括约肌部分进入肌层，进行射频消融治疗。

（2）发生器输出能量，通过导管电极作用于固有肌层，使固有肌层温度达到65～80 ℃（为65 ℃时胶原开始收缩），同时通过持续输注冷却液的作用使黏膜表面温度＜50 ℃，从而避免黏膜出现热损伤。

（3）每层8～12个射频治疗点，每隔0.5 cm一层，共9层，80个射频治疗点。

（4）射频消融治疗后，食管肌层蛋白重构，组织再生，迷走神经部分消融，食管下括约肌增厚和压力增加，防止反流。

七、注意事项

（1）操作前一定要再次确认冷却液是否接好，查看泵冷却水流动是否正常，以避免黏膜出现热损伤。

（2）进行射频消融时球囊的压力一定要控制好，确保射频电极进入肌层。

（3）手术过程中应避免患者发生呛咳，防止术中出现不必要的并发症。

（4）仔细观察射频消融导管的针和球，看看出针状态是否正常，球打气之后是否膨胀均匀。

八、术后健康指导

（1）患者在治疗后留院观察1日。

（2）术后12 h，患者开始进流食3日。

（3）当出现疼痛时，排除穿孔后可遵医嘱给予止痛处理（对乙酰氨基酚/可待因）；如果出现炎症情况可适量使用抗生素；同时继续进行4～8周的常规抑酸治疗（如艾司奥拉唑镁20 mg，早晚各一次）后停药。

（4）严密观察吞咽情况，几乎所有患者术后都存在不同程度的吞咽困难，进食减少，一般不需特别处理。术后3个月吞咽情况可恢复至正常状态。如果吞咽困难持续加重，需再次进行钡餐X线透视，了解食管情况，以便决定治疗方案。

（张勋 马久红）

参考文献

［1］李冠华,王维,马涛,等.胃食管反流病射频治疗的麻醉处理[J].中国医师杂志,2016,18(2):267-269.

［2］江文俊,周丽雅.胃食管反流病的内镜治疗[J].临床荟萃,2017,32(1):22-27.

［3］刘培培,孟茜茜,王洛伟.胃食管反流病针状射频消融的治疗进展[J].中国临床医生杂志,2018,46(5):20-23.

［4］刘静,高孝忠.内镜射频消融治疗胃食管反流病的研究进展[J].中华胃肠内镜电子杂志,2015,2(3):1-4.

［5］胡海清,令狐恩强.胃食管反流病内镜治疗现状[J].中华胃肠内镜电子杂志,2017,4(1):36-40.

［6］长蒙,温冰.难治性胃食管反流病的内镜治疗进展[J].中国医疗器械信息,2020,26(5):40-41.

［7］中华医学会消化病学分会.2020年中国胃食管反流病专家共识[J].中华消化杂志,2020,40(10):649-663.

［8］中医医师协会消化医师分会.2020中国胃食管反流病内镜治疗专家共识[J].中华消化内镜杂志,2021,38(1):1-12.

消化内镜护理专科培训阶梯教程

第三篇　高级篇

第一章　超声内镜检查术的护理配合

第一节　超声内镜检查

在内镜引导下,在消化道腔内对消化道及消化道周围的脏器进行超声扫描的检查方法,称为超声内镜检查术(EUS)。EUS 可以在距病灶最近的位置对病灶进行超声扫描,由于排除了体表进行超声检查可能遇到的种种干扰,并采用较高的探头频率,EUS 可清晰显示消化道壁及周围脏器的良恶性病变,对食管、纵隔、胃、十二指肠、胰胆系统和肾上腺等处的良恶性病变的定位、定性诊断和介入治疗均具有极高的价值。目前进行 EUS 的方法分为两类,一种是应用超声内镜进行检查,超声内镜是头端具有微型超声探头的一种内镜,通过操控这种内镜,不仅可以对疾病做相应诊断,还可以进行一系列的介入治疗;另一种方法是应用微探头(mini probe)进行检查,通过在内镜工作管道(或称钳道)将微探头插至消化道腔内,甚至胰胆管内,来进行超声检查,特别适于微小病变的早期诊断。

一、适应证

(1)判断消化道恶性肿瘤的侵犯深度、淋巴结和周围器官的转移。

(2)对胰腺疾病的诊断。

(3)黏膜下肿瘤、腔外压迫黏膜下肿瘤的诊断。

(4)肝管外胆管疾病。

(5)壶腹部的分期。

(6)贲门失弛症的诊断及鉴别诊断。

(7)巨大胃黏膜皱襞的鉴别诊断。

(8)胃腔内静脉曲张、静脉瘤的评估。

(9)针对食管周围肿瘤的 EUS 引导下细针穿刺吸取细胞学检查。

(10)对溃疡性病变的鉴别诊断,判断消化性溃疡的愈合与复发。

(11)针对胃周围的脏器和腹腔病变的 EUS 引导下细针穿刺吸取细胞学检查。

(12)各种需 EUS 介入治疗的疾病。

二、禁忌证

1. 绝对禁忌证

(1)严重心肺疾病,如重度心功能不全、重度高血压、严重肺功能不全、急性肺炎。

(2)食管化学性、腐蚀性损伤的急性期,极易造成穿孔。

(3)严重的精神病患者,患者往往不能良好地合作。

2. 相对禁忌证

(1)一般心肺疾病。

(2)急性上呼吸道感染。

(3)严重的食管静脉曲张。

(4)透壁性的溃疡。

(5)食管畸形、脊柱及胸廓畸形,因为大多超声内镜是接近侧视的斜视视野,所以有这些结构畸形的病例应慎重操作。

(6)有出血倾向者,如果以 EUS 穿刺为目的,出血倾向应属绝对禁忌。

三、患者术前准备

（1）超声胃镜术前禁食至少6 h，行无痛超声胃镜者禁水2～4 h及以上，有幽门梗阻、胃潴留的患者，遵医嘱适当延长禁食时间或进行胃肠减压。肠道准备参照《中国消化内镜诊疗相关肠道准备指南》（2019，上海），无痛超声结肠镜检查患者注意最后一次泻药喝完的时间距检查时间至少相距4 h。

（2）嘱患者携带既往超声胃镜报告单或肠镜报告单及相关检查结果。

（3）检查前15 min口服去黏液剂（如链霉蛋白酶）及去泡剂（如西甲硅油），以改善超声胃镜检查视野。

（4）超声胃镜检查前5 min给予1‰盐酸达克罗宁胶浆或1%利多卡因胶浆10 mL含服，或进行咽部喷雾麻醉，提高患者的耐受性。

（5）核对患者姓名、性别、检查项目等基本信息，检查患者知情同意书是否签字。

（6）评估患者既往病史及现病史，询问患者是否服用抗凝药物。

（7）评估患者是否有单个活动性义齿，若有，则取下妥善保管。评估患者肠道准备情况，若不合格，及时采取补救措施。更换一次性结肠镜检查专用裤，床尾垫一次性医用垫。

（8）对患者进行心理护理，安抚患者，消除患者的恐惧。

（9）超声胃镜检查体位：采取左侧卧位，双腿微曲，上身保持90°侧立，无痛患者必要时可增加靠垫置于患者背后进行辅助，以利于术中胃内液体经口流出，避免误吸；头部略微后仰；将一次性治疗巾置于患者下颌处，防止弄脏患者衣物；为患者戴上一次性口垫，松紧适度。超声肠镜体位：采取左侧卧位，双腿微曲。

四、检查器械设备准备

1. 内镜　环扫超声内镜和线阵超声内镜见图3-1-1和图3-1-2所示。

2. 吸引　安装两路吸引，一路连接内镜，另一路备用，当患者口腔分泌物多，呕吐或呕血等意外时随时可用启用。

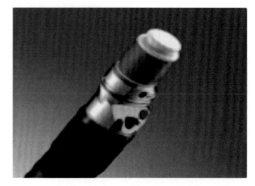

图3-1-1　环扫超声内镜

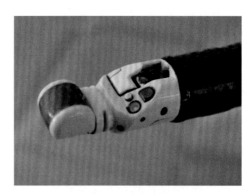

图3-1-2　线阵超声内镜

3. 其他器械　附送水连接管、冲洗液（生理盐水、无菌水）、50 mL注射器。

4. CO_2送气装置　CO_2的吸收速度为空气的150倍，可有效减少皮下气肿及气胸的发生。

5. 注水泵装置　将注水泵与附送水管连接，注水泵中装入足量的灭菌水，在使用前，确保水能顺利从注水泵流出。有条件机构宜使用恒温注水泵，以免因水温过低，导致患者出现不适等症状。

6. 超声内镜水囊　安装见下文"七、注意事项"中超声内镜水囊的安装和取下方法。

7. 超声内镜调试

（1）检查角度钮是否正常，如有异常，及时向医生汇报。

（2）调试抬钳器，是否呈正常抬起和降下状态。

（3）正确安装水囊（图3-1-3～图3-1-5）。

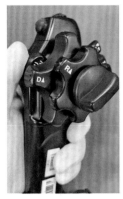
图3-1-3　按下抬钳器
控制钮

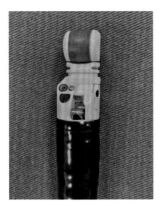
图3-1-4　抬起抬钳器

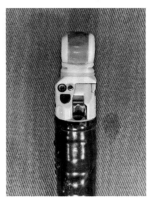
图3-1-5　装有水囊的
超声内镜

（4）安装内镜。

（5）试气和试水。超声内镜与胃镜不同：①堵住送气/送水按钮中央的小孔可以送气，按下此按钮到第1档（图3-1-6），可以冲洗物镜，也可送气。②完全按下即通过水囊中水囊管道注入无菌水（图3-1-7）。

（6）吸引状态正常：①按下按钮到第1档进行常规钳子管道吸引（图3-1-8）。②完全按下吸引按钮即通过水囊中的水囊管道吸引无菌水（图3-1-9），直至完全吸尽水囊中的水，并注意观察水囊内有无气泡。若有气泡存在，将超声内镜水囊内气泡调整至水囊管道开口的上方，反复充盈吸引，将囊内气泡吸尽，如有漏水应重新更换水囊。

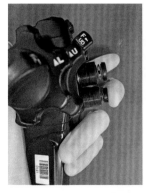
图3-1-6　按下送气/送水
按钮第1档

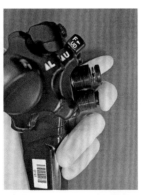
图3-1-7　完全按下送气/
送水按钮

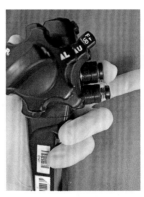
图3-1-8　按下吸引钮
第1档

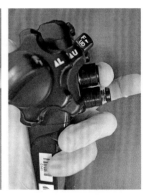
图3-1-9　完全按下吸
引钮

（7）测试图像：①调试内镜图像显示正常；②调试超声图像显示正常，特别需要关注医生进退内镜操作前，操作后，拆下超声内镜或探头驱动器时，须先冻结超声图像（图3-1-10），及时排查故障，以保证正常使用。

五、检查配合流程

（1）同胃镜检查。

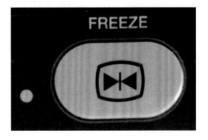
图3-1-10　冻结键

（2）超声内镜顺利通过咽喉部是检查成功关键。因超声内镜前端硬性部长、外径粗，因而插入较为困难，为顺利插入成功，当插镜至咽喉部时，采用托下颌法，将患者头充分后仰，暴露下咽，减小进镜角度，避免进镜损伤，开放气道，预防血氧饱和度下降，全身放松，做吞咽动作。无痛患者进镜前适当预判麻醉深度和效果。

（3）注水过程中密切注意患者有无呛咳、不适，固定患者头部，防止患者误吸，检查完毕提醒术者尽量将水吸尽，以防术后因注水过多引起患者腹痛和腹胀。

（4）胆道与胰腺疾病检查配合：胆道与胰腺疾病检查需将超声内镜探头进入十二指肠球部乃至降段，因该区肠腔狭小弯曲多变，因而患者反应大、感觉不适、恶心、呕吐明显，此时嘱患者做深呼吸，全身放松，以减轻症状，及时处理呕吐物，注意观察口垫有无脱落，防止咬损内镜。如无痛患者，应密切观察患者生命体征变化。

六、术后护理

（1）超声胃镜离开患者口腔后，普通超声胃镜检查患者，立即帮患者取下口垫，协助患者将口腔周围的黏液擦拭干净，年老体弱患者嘱患者卧床休息数分钟后再协助患者下床；无痛超声胃镜患者，松开口垫的卡扣，禁止暴力取下口垫，应立即拉上床档，避免患者坠床，并协助

麻醉医生将患者推至复苏室进行复苏。

（2）内镜的床侧预处理遵照 WS 507—2016《软式内镜清洗消毒技术规范》的相关要求；水囊应一人一更换，不得重复使用。

（3）整理床单位，一次性使用物品及时更换，保持检查室的清洁。

七、注意事项

（1）超声内镜检查过程中需要注入一定量的水，护士应密切观察患者的血氧饱和度与心率等指标，如操作过程中患者出现呛咳反应、血氧饱和度下降应立即抬高患者下颌，抽吸口腔内分泌物，预防误吸，直到血氧饱和度恢复正常。

（2）检查中应全程使用 CO_2，因 CO_2 的吸收速度为空气的 150 倍，可有效减少皮下气肿及气胸的发生。

（3）超声内镜水囊的安装和取下

1）检查水囊：确认没有小孔、膨胀、变色或其他异常情况。如发现异常，请换用新的水囊。

2）安装：将水囊前端插入水囊安装器的安装口，将水囊后系带套在水囊安装器外侧的嵌槽内，将内镜先端部插入水囊安装器，直到内镜先端部接触道水囊的前端，将水囊安装器后系带套入内镜的水囊安装嵌槽中，将水囊安装器从内镜上取出（图 3-1-11）。

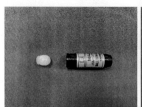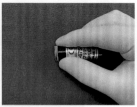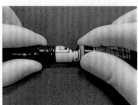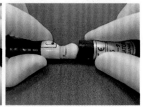

图 3-1-11 超声水囊的安装步骤

3）取下水囊：使用洁净的无绒布轻轻擦干水囊表面，从背面或侧面用指腹揭起水囊（图3-1-12），取下水囊后，确认超声换能器的表面没有划伤。如果有划伤，请停止使用，并与厂家工程师联系。

4）在安装和取下水囊时有 4 个注意点：

①安装水囊要灭菌操作，握住插入部时请勿握住超声换能器；②请勿用力挤压超声换能器；③请勿将水囊与可能会划伤超声换能器表面的设备一起取用，如活检钳等；④取下水囊时，要将水囊内水吸尽，请勿将超声换能器表面和水囊挤在一起，以上操作可能导致超声换能器损

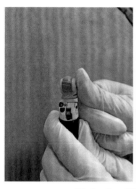
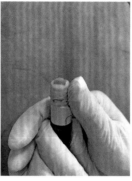

图 3-1-12　取下水囊

坏和超声图像的异常。

八、术后常见并发症及其处理

1. 误吸　胃腔内注水过多可造成误吸,尤其是患者静脉麻醉下更容易发生,也极容易造成误吸。针对这一问题,检查室应具备相应的应急预案和抢救设备。

2. 消化道穿孔　较小穿孔行胃肠减压,禁食 2~3 日等保守治疗后创口自行闭合。明显穿孔可行内镜下闭合术,必要时行外科手术。

3. 消化道大出血　少量出血无需特殊处理,如出血量大在内镜下用热止血钳电凝出血

点止血,也可用钛夹夹闭等其他方法止血。

4. 心血管意外和脑血管意外　立即采取相应抢救措施。

5. 咽喉部损伤、咽喉炎、喉痉挛和皮下气肿　比较少见。

6. 贲门黏膜撕裂　出血量大在内镜下金属夹夹闭等其他方法止血。

九、术后康复指导

(1)指导患者检查后可进温良流质及半流质饮食,以减少对胃黏膜的刺激,具体进食水时间建议如下:询问患者咽喉部无麻木等症状后,超声胃镜检查患者半小时后可进食水,无痛超声胃镜检查患者 2h 后可进食水,取活检患者原则上 2h 后可进食水,也可根据具体情况适当延长进食水时间。

(2)嘱患者不适随诊,无痛超声胃镜和超声肠镜检查嘱患者当日不可从事驾车等精细运动。

(3)告知超声肠镜患者检查后可出现腹痛,与操作过程中向肠腔内注气有关,嘱患者适当走动,排气后腹痛可缓解,若腹痛严重或持续较长时间无缓解,应及时就诊。

第二节　超声内镜引导细针穿刺抽吸术

超声内镜引导细针穿刺抽吸术(EUS-FNA)是指在超声内镜引导下,用超声穿刺针对消化道管壁或周围器官、组织进行穿刺抽吸,从而获得细胞或组织的技术(图 3-1-13)。

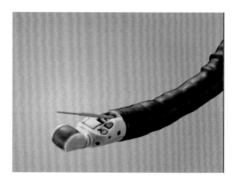

图 3-1-13　超声细针穿刺活检

一、适应证

(1)胰腺癌及术前分级。

(2)胰腺炎性肿块。

(3)胰腺神经内分泌肿瘤。

(4)胰腺囊性病变。

(5)怀疑慢性胰腺炎。

(6)胰腺及胰腺周围大部分区域,如胆总管下段和肾上腺病变。

(7)腹膜后淋巴结及占位。

(8)后纵隔淋巴结及占位。

(9)消化道黏膜下肿瘤或可疑消化道管壁增厚。

(10)局灶性肝实性占位。

(11)直肠周围盆腔占位。

二、禁忌证

1. 绝对禁忌证

（1）严重心肺疾病，如重度心肺功能不全、重度高血压、严重肺功能不全、急性肺炎。

（2）食管化学性、腐蚀性损伤的急性期，极易造成穿孔。

（3）严重的精神疾病患者，患者往往不能很好地合作。

（4）有出血倾向者。

2. 相对禁忌证

（1）一般心肺疾病。

（2）急性上呼吸道感染。

（3）严重的食管静脉曲张。

（4）透壁性溃疡。

（5）食管畸形、脊柱及胸廓畸形。

三、患者术前准备

（1）同 EUS 检查。

（2）手术患者常规在静脉麻醉中进行 EUS-FNA 术，对于出血风险高或有活动性出血的急诊患者，需行气管插管。

四、手术器械设备准备

1. 内镜　线阵超声内镜。

2. 安装两路吸引　一路连接内镜，另一路备用，当患者口鼻分泌物多或出现术中出血较多时立即启用。

3. CO_2 送气装置　CO_2 的吸收速度为空气的 150 倍，可有效减少皮下气肿及气胸的发生（图 3-1-14）。

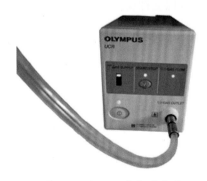

图 3-1-14　二氧化碳气泵

4. 其他器械　水囊、无菌干纱布、无菌生理盐水纱布、生理盐水、载玻片、液基细胞瓶、95% 乙醇及病理固定盒、注射器等。

5. 超声穿刺针　根据病灶的不同选择不同型号的穿刺针，穿刺针常用型号包括 19 G、22 G 和 25 G。19 G 穿刺针用来进行 EUS 引导下的介入治疗。管径粗、硬度高，内镜穿刺角度大时操作困难，适合囊肿囊液的抽吸，通过专用细胞刷、激光共聚焦探头、导丝等利于导入各种治疗器械；22 G 穿刺针用来获取组织标本进行诊断。管径和硬度适中，常用于穿刺胰腺占位和腹腔、胸腔病变及黏膜下病变。25 G 穿刺针一般用于胰腺癌诊断，以细胞学诊断为主。弹性及操控性较好，对组织损伤较小、获取的标本混杂的血细胞较少，适用于穿刺角度大、肾上腺病变及一些血供较丰富部位，22 G 或 25 G 适合于经十二指肠穿刺操作。当进行囊性病变穿刺，如果怀疑囊液可能为黏液性，选择 19 G 更利于吸取囊液（图 3-1-15）。

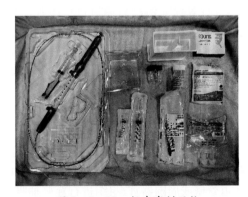

图 3-1-15　超声穿刺用物

五、手术配合流程

（1）同超声内镜检查。

（2）注意无菌操作：操作医生及护士穿无菌手术衣，戴无菌手套，协助医生先使用超声内镜确定病灶部位，准备专用 EUS-FNA 无菌手术包，严格执行无菌操作，避免污染。

（3）先对患者行超声内镜检查，显示病变，并选择合适的穿刺位置，应用彩色多普勒功能扫查穿刺区域内的血管，以避免误伤血管，确定穿刺位置，打开穿刺针；再次确认穿刺针型号，查看使用参数及有效期,确认包装完整无漏气,无潮湿可以使用,再将穿刺针各锁定归到"0",取下活检阀门,以抛物线方式将穿刺针递给医生,避免弯折,医生调节穿刺外鞘长度,使之处于合适的长度并固定,将针芯上提 0.5 cm(图3-1-16)。当穿刺针刺入病灶后,解除手柄上的锁,推进穿刺针约 1 cm 直至在声像图上见到抵住消化道壁的针尖,需将枕芯插回原来的位置,将针道内混入的不需要的组织排出,在超声图像上针尖显示为线状强回声,并可有金属产生的"彗星尾"。将针芯向前推,推出穿刺针内的组织,提前准备好负压注射器,通常给 10 mL 负压,也可以用一次性注射器代替。

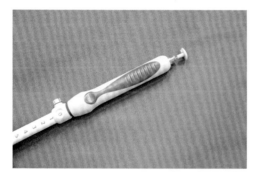

图 3-1-16 针芯上提 0.5 cm

(4)穿刺的方法

1)负压法:穿刺成功后,直接拔除针芯接5/10 mL 负压(图3-1-17),在血液或分泌物较少的情况下,可以获得较好的组织实现病理诊断,负压过高会增加穿刺组织血染量,比如淋巴结穿刺时,过多的血染会影响穿刺标本,建议使用低一点的负压。

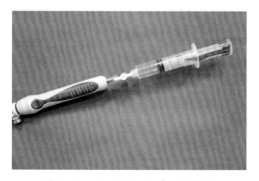

图 3-1-17 接 5 mL 负压注射器

2)微负压法:操作者穿刺成功后,助手在穿刺过程中,随操作者提插获取标本频率,上提针芯(图3-1-18),使针内始终保持一定量的负压便于吸引活检组织。拔针芯太慢,造成负压极低,不利于吸引,拔针芯太快,造成负压过大或穿刺后期无负压的状况。

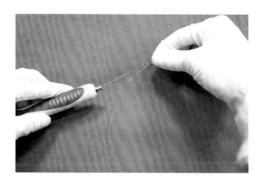

图 3-1-18 匀速拔出针芯

3)湿压法:直接将穿刺针内注入无菌生理盐水(图3-1-19),当穿刺成功后,直接接负压针抽吸。

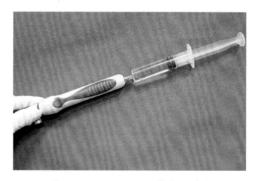

图 3-1-19 注入无菌生理盐水

这种方法不仅可以润滑针内壁,便于抽吸,也可以提供较为温和的负压,避免负压过大造成组织过度血染,同时也是一个低创伤的穿刺方法。

(5)穿刺操作完毕后,协助医生关闭负压注射器,左手拿一块无菌盐水纱布(图3-1-20),右手缓慢地将针芯拔出,防止黏液或血液喷溅,再次推入针芯阻塞管腔。将针芯盘圈,直径大于 10 cm,关闭并取下负压注射器(图3-1-21和图3-1-22)。

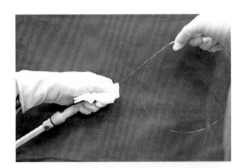

图 3-1-20　拔针芯时左手用无菌盐水纱布擦拭

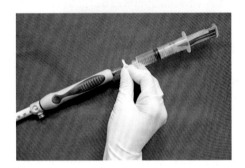

图 3-1-21　关闭负压注射器

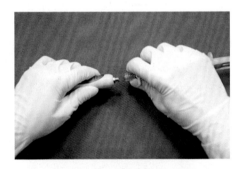

图 3-1-22　取下负压注射器

（6）标本处理：用穿刺针的内芯将组织推至载玻片，若有组织条用无菌镊钳到病理活检瓶内，及时送检（图 3-1-23）。用 5 mL 生理盐水将剩余的细胞组织推送到液基细胞瓶内，盖好备检（图 3-1-24）。再将载玻片上的组织与另一载玻片轻压平拉，干燥数秒后，将玻片置入盛有 95% 乙醇固定盒内固定，做好标记（图 3-1-25）。

六、治疗原则

（1）可根据标本的需求选择是否使用针芯，若使用针芯，如用球形头针芯的针，则需后

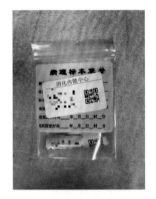

图 3-1-23　病理组织条

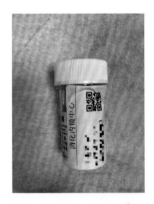

图 3-1-24　液基培养液

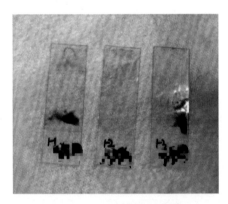

图 3-1-25　涂片细胞学

退针芯几毫米，使针尖锐利，需将针芯插回原来的位置，将针道内混入的不需要的组织排出，然后彻底拔出针芯；如使用楔形头针芯的针，直接拔出针芯。

（2）连接已准备好的负压注射器，打开负压阀。在 EUS 的监视下，保持针尖在病灶中，来回提插。为了提高穿刺阳性率，在提插操作

中每次进针时稍微更改穿刺方向,使穿刺路径在病变内形成扇形。

(3)由于病变组织特性的不同,同样的提插次数可能取材量甚微,也可能大量混血,甚至抽取物进入注射器。因此,建议第一针穿刺提插 10 次,如果取材量较大,下一针减少至 5 次,如果取材量较少,下一针可以增加到 20 次。另外,病变质地较韧的取材量大,可适当减少提插次数。病变质地较软可适当增加次数。如果第一次混血较多,第二次应适当减少提插次数。

(4)如果使用负压,则缓慢释放负压,向消化管道内注入少量气体,以减少穿刺部位的液体,然后快速收回针尖,并拔针。

(5)对 EUS-FNA 取得的组织进行处理,根据用于组织学评估和细胞学评估选择相应的处理方法。

观察取材量,决定是否重复操作和重复操作时在组织内提插的次数,原则上应重复 2～3 次操作。如有快速现场病理评估(ROSE)的帮助,可判断取材是否充足,增加 EUS-FNA 的准确性。

(6)标本的处理

1)组织学评估的标本处理:制备组织学检查标本的方法包括使用空气或针芯将吸取物缓缓推到玻片上或将吸取物推入生理盐水中后,取出组织条浸入福尔马林中。福尔马林体积应为组织块总体积的 5～10 倍,固定时间室温下 3～24 h,最长不超过 48 h,送检至病理科进行分析。如组织块过小,应先放置于小块滤纸中,并滴伊红对组织进行染色,组织着色后放入固定液保存。

2)细胞学评估的标本处理

A. 涂片:可以使用传统的直接涂片方法,或使用液基细胞学方法。直接涂片是把针道内物质直接推送到玻片上,然后均匀的薄薄的推在玻片上。涂片可以晾干或使用 95％乙醇固定。没有固定的组织具有潜在的生物危害,应当妥善处理。制备的涂片通常根据需要进行吉姆萨染色或巴氏染色。针道冲洗物储存在运送培养基中以便进一步检测,包括特殊染色、免疫细胞化学检测、微生物研究、流式细胞学检查或分子检测。对于液基细胞检测,吸取的组织应保存在装有固定液或运送液介质的小瓶内。可适用于液体量多而细胞量少的囊性肿块抽吸液,起到富集细胞的作用。

B. 染色:①Diff-Quik 染色,涂片后不需固定,自然干燥,在干燥玻片样本上直接用 Diff-Quik 染液染色,此方法快速简单,常用于现场分析。②巴氏染色,涂片后立即将玻片样本放置于 95％乙醇中固定,浸泡 30 min 后行巴氏染色。巴氏染色因能很好呈现出细胞核特征而广泛应用于细针穿刺细胞学诊断,其对鳞状细胞癌诊断尤其重要。③HE 染色,组织学切片常用染色,也可应用于细胞学。涂片后立即将玻片样本放置于 95％乙醇中固定,浸泡 30 min 后染色。

3)细胞蜡块(CB):细胞蜡块是标本离心后通过福尔马林固定,石蜡包埋,切片后进行常规染色或一些辅助检测,包括免疫组化和基因检测。用于细胞蜡块的组织可以是常规涂片以外的剩余组织或专门留取的组织。细胞蜡块是涂片检查的补充检查,并不能替代涂片。

(7)ROSE 的应用:根据肉眼所见来评估 EUS-FNA 取得的组织量是否足够进行细胞学评估是不可靠的。由于肿瘤周围结构复杂,EUS-FNA 可能过多地抽吸到无代表性的组织,如抽吸到过多的血液、肿瘤周边的正常组织、肿瘤内部的坏死组织等,从而干扰正常的诊断。有 ROSE 的帮助,可在操作过程中及时发现细胞取材量不足或缺乏代表性,这样术者可以重复进行 FNA 以提高阳性率。没有 ROSE 的情况下多次穿刺造成的针尖弯曲及目标组织移位是造成较多穿刺次数准确度下降的原因。对于淋巴结、肝和胰腺囊性病变的结论相对一致:推荐淋巴结、肝 3 次;胰腺实性病变至少 5 次;胰腺囊性病变 1 次。即便是相同的穿刺次数,由于操作方法不同,结果也可出现差异,如采用扇形穿刺手法,扩大了穿刺范围,有助于提高穿刺阳性率。

(8)操作时,尽量减少穿刺针造成种植的可能,比如提插完成后负压要尽量缓慢释放,避免因为注射器的惯性将部分针内细胞推至针外,退针时要快速,等等。

（9）尽量减少种植转移可能带来的后果,如对胰头癌进行 EUS-FNA 时,尽可能选择在十二指肠进行,因为在行胰头十二指肠切除手术时,种植部位一般也在切除范围内。对食管和胃癌周围的淋巴结穿刺时,尽可能选择在切除的范围内进针。

（10）当 EUS-FNA 的结果对治疗方案的选择影响不大时,如手术探查已不可避免的病例,不推荐行 EUS-FNA。

（11）有文献报道,在将标本从针腔内推出时,使用缓慢注入空气推送优于采用针芯推送。

七、注意事项

（1）在穿刺完成后护士注意观察穿刺点有无渗血情况,若出现渗血则应立即提示医生进行处理。

（2）当穿刺操作完毕后护士应主动将患者头偏向一侧,擦拭口腔及清洁鼻腔内分泌物,以防止误吸;患者进入复苏室观察期间,护士应严密监测意识、心率、呼吸、恶心、呕吐等情况,第一时间向医生反映,遵循医嘱予以相应处理措施。

（3）对于细胞学评估,为减少混血可考虑不使用负压或使用较小负压(如在穿刺过程中进行慢提针芯操作)。如果想提高取材量,可采用针道内预先充满生理盐水的方式替代空气负压来提高穿刺组织量(湿法)。

（4）穿刺过程中,如果负压注射器内有血液出现,因提醒操作者终止穿刺。

（5）有研究证明,使用负压并不一定能够提高诊断效率,因而在操作者没有特殊要求的情况下,可以首先使用微负压,如组织量不理想或组织血染不明显时再增加 5/10 mL 负压或使用湿压法。

（6）穿刺完毕后,应及时关闭负压阀门,避免拔出针头时吸引到其他组织。

八、术后常见并发症及其处理

1. 感染 是 EUS-FNA 常见并发症。为降低术后感染并发症,并不是所有疾病穿刺前都需要预防性使用抗生素,除经直肠 FNA 需要预防性使用抗生素外,其他实性病变或淋巴结穿刺无须常规预防性使用,但胰腺或纵隔的囊性病变 FNA 因可能会增加感染等并发症的发生率,建议对于囊性病变预防性抗生素使用。

2. 出血 少量出血无须特殊处理,如出血量大在内镜下用热止血钳电凝出血点止血,或者其他方法止血。

3. 急性胰腺炎 发生率较低。

4. 胆汁性腹膜炎和针道的种植转移 在囊病变中发生率要高一些,穿刺术后的菌血症很少见。

5. 穿孔 食管或十二指肠穿孔,极小穿孔者行胃肠减压,禁食 2～3 日等保守治疗后创口自行闭合。明显穿孔者可行内镜下闭合术。

九、术后康复指导

1. 生命体征监护 术后应严密观察患者的意识、血氧饱和度、心率、脉搏、呼吸、血压,并做好记录,如有异常及时配合医生处理。

2. 饮食指导 6 h 后可适当食用半流质食物,指导患者注意饮食的合理搭配,要富有营养,易消化,少进油腻食物或刺激性强的食物,同时少量多餐、细嚼慢咽,避免暴饮暴食。

3. 休息与活动指导 保持绝对卧床 8 h,病情稳定后患者取半卧位,可使膈肌下降,利于呼吸,减轻切口张力缓解疼痛。禁止患者做扩胸、剧烈抬头等颈胸部大幅度运动,避免用力咳嗽、用力大便等增加腹压的动作,以免引起伤口疼痛。

4. 随访与复查 术后 3 个月、6 个月及 1 年后复查胃镜,检查穿刺部位恢复情况,之后可每隔一年复查一次胃镜。

十、术后护理

（1）操作结束后,为患者取下口垫,将口腔周围的黏液擦拭干净,松开口垫的卡扣,禁止暴力取下口垫,应立即拉上床档,避免患者坠床,并协助麻醉医生将患者推至复苏室进行复苏。

（2）超声内镜的床侧预处理遵照 WS 507—2016《软式内镜清洗消毒技术规范》的相

关要求;水囊及穿刺针应一人一更换,不得重复使用。

（3）整理床单位,一次性用物、耗材及时分类处理,必要时毁形,保持检查室的清洁。

第三节　超声内镜引导胰腺假性囊肿引流术

目前,在超声内镜引导下能开展的介入治疗项目较多,如 EUS 引导胰胆管造影及引流、EUS 引导胆囊穿刺引流、EUS 引导的各种注射及消融治疗、EUS 引导胰腺囊肿引流、EUS 引导腹腔神经丛阻滞,以及 EUS 基础上的各种内镜治疗和人体自然腔道手术等。

1992 年 Grimm 等率先开展 EUS 引导下胰腺假性囊肿穿刺引流并获得成功。此后,EUS 引导胰腺假性囊肿胃置管引流术逐步发展成熟,目前已取代了外科手术及传统引流术,成为胰腺假性囊肿的一线治疗方法,具有创伤小、并发症少、费用低等优点。按引流方法将 EUS 引导下胰腺假性囊肿引流术分为:①EUS 引导经胃支架置入引流术;②EUS 引导下经胃鼻囊肿管引流术;③EUS 引导下经胃支架置入术与胃鼻囊肿管联合引流术。

超声内镜引导胰腺假性囊肿引流术是指在超声内镜引导下,将穿刺针刺入假性囊肿内,通过置入导丝将引流支架置入囊肿内,行囊肿与胃或十二指肠造瘘,引流假性囊肿内囊液的技术。

一、适应证

（1）出现压迫症状。

（2）囊内感染形成胰腺脓肿。

（3）囊肿形成时间大于 6 周且囊壁完整成熟。

（4）囊肿直径大于 6 cm。

（5）囊肿与胃壁紧邻,距离不超过 1 cm。

二、禁忌证

（1）严重凝血功能障碍者。

（2）全身状况差及不能配合者。

（3）囊肿壁与胃腔距离超过 1 cm 者。

（4）囊肿内有较多分隔。

（5）囊肿邻近大血管,尤其合并动脉瘤。

（6）囊内出血。

（7）可疑癌变。

三、患者术前准备

（1）完善相关检查,详细告知手术方法、效果及风险,签署知情同意书,抗凝和抗血小板药物至少停用 7 日。

（2）术前禁食 48 h,禁水 6 h。

（3）检查前 5～10 min 指导患者口服去泡剂或盐酸利多卡因胶,能显著去除胃肠道内泡沫,利于视野清晰。

（4）建立静脉通路,留置针尽量置于患者右手上,以便静脉给药;连接心电监护仪,吸氧,固定好牙垫。

（5）患者常规仰卧位行气管插管全身麻醉,麻醉后取左侧卧位、仰卧位和仰卧右肩抬高位。

四、手术器械设备准备

1. 常规准备　设备器械检查同第一章第一节。超声穿刺包、灭菌注射用水、一次性换药碗、注射器(50 mL)、清洁纱布、一次性治疗巾、无菌手套、水囊、造影剂高频电发生器、CO_2 送气装置、床侧预处理用物等。

2. 治疗用物

（1）穿刺针:需要采用 19 G 穿刺针,可通过 0.025 in 的导丝,宜采用治疗型 19 G 穿刺针,可以通过 0.035 in 的导丝。

（2）导丝:一般选用 0.035 in 的导丝。

（3）扩张器:7～10 Fr 胆道扩张探条、10 mm 球囊扩张器,或者采用管型囊肿切开刀和三腔针型切开刀。

（4）引流管(双猪尾塑料支架):一般采用 8.5 Fr 以上的内引流支架,禁止直型引流管,当假性囊肿得到充分引流后会明显缩小,直型引流管可能会刺破肠壁或囊肿壁造成穿孔。建议采用双猪尾管,推荐采用硅胶的双猪尾管,质地较软。采用硅胶双猪尾管时,需注意 10 Fr 的硅胶双猪尾管需要采用 3.8 mm 以上管道,否则通过极为困难。如果需要做鼻囊肿外引流的,一般使用鼻胆管引流管。

(5)金属支架(覆膜金属支架/双蘑菇头金属支架)(图 3-1-26):金属支架与塑料支架相比,避免了重复多根置入的操作步骤,降低了支架阻塞的风险,进而减少了术后重复引流的可能。同时,借助金属支架在胃壁与囊肿壁之间形成的成熟窦道可以进行囊肿内的清创治疗。

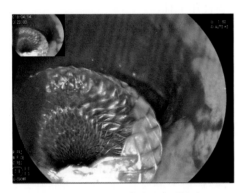

图 3-1-26 双蘑菇头金属支架

3. 设备准备

(1)内镜:3.8 mm 腔道以上的线阵超声内镜。

(2)内镜测试:将超声内镜连接光源和主机,调好白平衡,安装水囊,检查内镜的图像、注气/注水。

(3)吸引功能均正常:安装两路吸引,一路连接内镜,另一路备用,当患者口腔分泌物多、呕吐或呕血等意外时立即启用。

(4)内镜工作站测试:检查内镜工作站、计算机图像储存系统、打印机、病理条码打印机功能均正常。

(5)X 线仪器设备正常。

五、手术配合流程

(1)患者取左侧卧位,全身麻醉或静脉麻醉。

(2)协助医生利用 EUS 确定囊肿的位置(图 3-1-27)、大小、囊壁的厚度、囊液是否均质及囊肿邻近部位的血管情况,选择囊肿向胃

或十二指肠压迫部位,或囊肿与胃壁或十二指肠壁紧贴处为穿刺部位(图 3-1-28)。

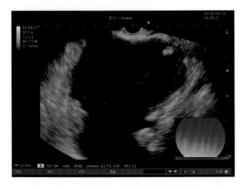

图 3-1-27 超声下囊肿位置

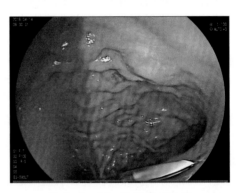

图 3-1-28 选择穿刺位置

(3)确定穿刺点,取下活检阀门,安装穿刺针,拔出针芯 0.5 cm,需将针芯插回原来的位置,将针道内混入的不需要的组织排出,穿刺针经胃壁刺入囊液后感觉有明显落空感,表明穿刺针进入囊肿(图 3-1-29)。如果穿刺有困难也可以采用针型切开刀接高频电设备,调节参数进行电切,然后完全拔出针芯,接负压注射器

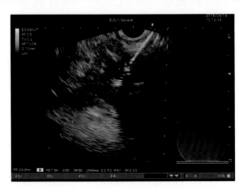

图 3-1-29 插入穿刺针

抽囊液,抽取少量留取囊液,送生化及细胞学检查,但是如果囊肿不大,不能抽太多,以防囊肿迅速缩小给支架置入增加困难,可向囊内注入造影剂,使之显影,注射时在彩色血流图上可以见到针尖处的彩色信号。

(4)沿穿刺针插入导丝,使导丝在囊肿内盘曲2~3圈。拔出穿刺针的同时将导丝留置于囊肿内,沿导丝将扩张探条或扩张球囊插入,扩张组织针道至与引流管外径相当,经胃做囊肿引流或囊肿壁较厚,探条往往很难插入,可采取管型囊肿切开刀通电行穿刺点切开(图3-1-30),扩大针道,也可以采用三腔针型切开刀扩张针道,到达胃壁后保持视野清晰,护士拉直导丝,使囊肿切开刀垂直插入,顶着胃壁后边切开边向前推进,直至进入囊腔有落空感,退出切开刀。注意:高频电设备,选择合适电切模式,如果采用的是 ERBE 高频电设备,应选择(Endocat-Ⅰ)模式。

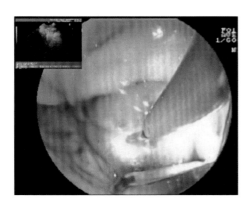

图3-1-30　插入囊肿切开刀

(5)针道扩张后,可根据情况选择合适的支架置入囊腔。

1)置入双猪尾塑料支架(图3-1-31~图3-1-33):囊液清澈时可循导丝置入单根塑料支架引流,通常选7~10 Fr猪尾塑料支架。将支架装在推送器上,沿导丝置入支架及推送器,在X线下见推送器内芯进囊肿内后,分离内芯和推送管。术者将支架推入囊肿内,护士应拉住内芯,支架放置适当后,拔出导丝和内芯,待超声内镜管道内的支架猪尾部分安全推送至胃内后,再退出推管,防止支架脱出。可见囊液流

出。如囊肿较大,可置入两根塑料支架。如需置两根支架,可沿扩张针道再置一根导丝,先对针道进行充分扩张,再沿一根导丝置入7 Fr塑料支架后拔除这根导丝,再重复置入导丝,沿导丝置入10 Fr支架,防止置入第二枚支架时把第一枚支架推入囊肿腔内。如果欲置入多根引流管,可以在扩张针道后,在囊肿内先送入多根导丝,再分别沿导丝置入内引流管。但如果采用硅胶双猪尾支架时,由于3.8 mm管道限制,不能预留多根导丝。如果采用细工作管道超声内镜,穿刺针进入囊肿内需留置导丝,退出超声内镜,沿导丝置换入大工作管道内镜,如治疗型胃镜或治疗型十二指肠镜,再在大工作管道内镜下进行扩张针道和置入引流管的操作。

如果同时直接置入两根导丝,除先对针道进行充分扩张外,一定先沿一根导丝置入7 Fr支架,退出一根导丝后,再沿导丝置入10 Fr支架,避免3.8 mm管道内有一根导丝存在的情况下,先置10 Fr支架,支架会嵌顿在超声内镜管道内。

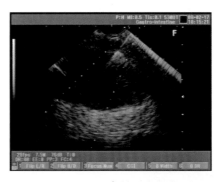

图3-1-31　穿刺针插入病灶

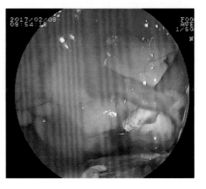

图3-1-32　插入支架释放器

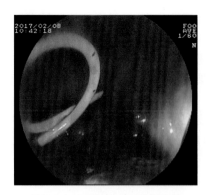

图 3-1-33 置入双猪尾支架

2) 置入覆膜金属支架:如囊液较黏稠或有少量坏死物时,可行单根金属支架引流,多采用胆道覆膜金属支架。不能采用无覆膜金属支架,因容易发生胰液渗漏。胆道覆膜金属支架易发生移位或脱落入囊肿或胃腔内,可于金属支架内再置入双猪尾支架以防支架移位或脱落。但如果使用的是具有热切割功能的一体式吻合支架,在 EUS 引导下直接对准囊肿通电进行造瘘,置入器前端进入囊肿时即可释放支架前端,随后释放支架近端(图 3-1-34)。整个过程无需使用穿刺针、导丝及囊肿切开刀。如需置入覆膜金属支架无需扩张,沿导丝插入金属支架,在 X 线透视下释放支架,内镜下见支架末端留于胃腔 1 cm 以上。

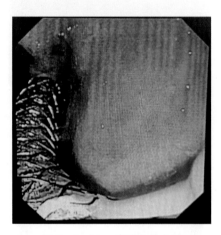

图 3-1-34 覆膜金属支架

3) 置入双蘑菇头金属支架:如囊液黏稠、有较多坏死物并可能需要内镜下囊肿清创时,应在 X 线监视下沿导丝推送支架使支架远侧端

进入囊腔(图 3-1-35),先缓慢释放支架远侧端,当看到支架远侧端在囊腔内呈蕈伞状张开后(图 3-1-36),向外牵拉支架输送器,使囊肿贴近胃。然后应在内镜观察下再缓慢释放支架的近端,当在内镜下看到支架口呈蕈伞状张开,并可见到囊液流出,提示支架释放成功(图 3-1-37)。这时,X 线下显示支架两端的双蕈伞完全打开、支架位置良好。

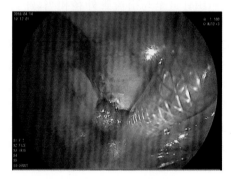

图 3-1-35 推送支架

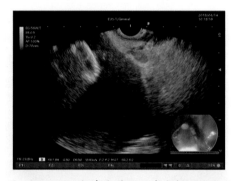

图 3-1-36 超声内镜下观察支架远端张开

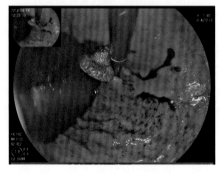

图 3-1-37 囊液流出,支架释放成功

(6)置入鼻囊肿引流管:如果囊肿液黏稠或并发感染时,建议同时置入鼻囊肿引流管。

可沿导丝置入鼻囊肿引流管,保持其在位的情况下退出内镜,将引流管经鼻腔引出、固定并连接负压吸引器。必要时可经鼻囊肿引流管进行囊肿的冲洗引流。

(7)囊肿内清创:对于一部分坏死物较多的患者,可能需要长期、反复多次的内镜下清创治疗。当然由于囊肿内肉芽组织血运极为丰富,组织松软,易出血,而且内镜下止血较为困难,因此对囊肿内清创治疗应当慎重进行。

六、治疗原则

(1)穿刺针伸出针尖时,在超声影像上再次识别针尖位置,穿刺针应避开胃肠壁及囊肿壁的血管。在超声影像指导下,将针刺入囊腔内,尽量使针头与囊壁垂直。如果穿刺困难,应先进行探条扩张后,再用囊肿切开刀接高频电进行切开,当有明显落空感,表明穿刺针已进入囊腔。

(2)支架引流不畅,则需在脓腔内置入鼻胆管进行引流;借助胃镜观察支架位置是否恰当,引流管通畅情况,穿刺部位有无活动性出血。密切观察引流液的性状、颜色及引流量,确保引流管通畅,避免脱出、弯折,必要时给予反复冲洗;依据细菌培养结果选择合适的抗菌药物;根据引流情况择期取出支架及引流管。

(3)为提高手术的疗效和安全性,一方面需要提高临床医生的操作熟练度,另一方面还需要做到操作的精确性,以避免刀具垂直穿刺或左右晃动,以有效减少或控制并发症的发生。

七、注意事项

(1)预防感染:准备专用 EUS-FNA 无菌手术包、灭菌生理盐水、使用的治疗内镜、水封瓶、冲洗管路等可复用的相关附件采用宜环氧乙烷灭菌;患者颌下垫无菌治疗巾;操作医生及护士穿无菌手术衣;附件车上套无菌袋并放置无菌附件挂钩;高频电刀连接线套无菌手套保持无菌。连接内镜应在手术开始前,必要时两人操作,一人持镜,另一人安装内镜,注意保持内镜的无菌。

(2)超声内镜引导下支架置入成功后,观

察引流效果,若囊液引流通畅、引流口无明显渗血,如胃腔内有大量囊液流出,护士应抬高床头,密切观察患者的血氧饱和度与心率等指标,一旦发现血氧饱和度下降应立即抬高患者下颌,抽吸口腔内分泌物,预防误吸,直到血氧饱和度恢复正常。

(3)置入导丝应使之在囊腔内盘 2~3 圈,以防止导丝在器械交换时滑脱出囊腔。

(4)扩张针道时,应调整超声内镜的前端及抬钳器,尽量使扩张导管或球囊或囊肿切开刀垂直进入囊腔,这不仅方便力量的推送、针道的扩张,而且可以防止囊肿切开刀斜着切开胃壁周围间隙而不进入囊腔。

(5)合并食管胃底静脉曲张的患者不适合行鼻囊肿引流管置入。

(6)应缓慢释放双蘑菇头金属支架,释放完支架远侧端后应立即向外提拉支架输送器,使支架内口紧贴囊壁,然后再释放支架近侧端,否则可能导致整个支架进入囊腔。术中因各种原因导致支架释放不成功或支架在囊腔外释放时,应及时终止手术,拔出支架,妥善处理好创面。

八、术后常见并发症及其处理

1. 出血　是经胃十二指肠壁途径内镜引流术术后最严重的并发症。可以通过操作前用彩色多普勒功能检查血管来避免,由于胃壁血管丰富,经胃穿刺胰腺假性囊肿时易伤及血管,刺入穿刺针待囊液流出后腹腔内及胃肠部位的张力缩小,易导致周围血管骤然舒张发生破裂出血。密切观察患者有无脉搏细速、烦躁、冷汗、意识障碍等出血表现;同时时刻关注鼻囊肿引流管引流液的颜色、性状及量。

2. 囊内感染　PPC引流术后继发感染因素主要有术中操作不当、囊内坏死组织继发(图 3-1-38)、置入金属支架后诱发感染等。囊肿感染可同时留置鼻囊肿引流管冲洗。有时为了预防出现囊肿感染可同时置内引流管和鼻囊肿引流管。假性囊肿壁薄、直径小者,建议观察一段时间,再考虑行内引流术,以免过早治疗后造成胰瘘。

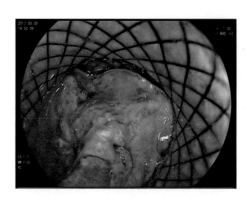

图 3 - 1 - 38　囊内组织继发堵塞支架

3. 穿孔、急性腹膜炎　在胰腺假性囊肿(PPC)为紧贴胃壁或其他消化道管壁时,一旦发生穿孔,囊液会直接进入腹腔,进而导致急性腹膜炎。术后应密切观察患者体温变化,腹部有无压痛、反跳痛、板状腹及血淀粉酶,必要时行腹部 CT 检查,及时发现问题并向医生汇报。

九、术后康复指导

1. 生命体征监测　术后应严密观察患者的意识、血氧饱和度、心率、脉搏、呼吸、血压,并做好记录,如有异常及时配合医生处理。监测术后 3 h、12 h、24 h 血淀粉酶、血常规。术后应用生长抑素类制剂,不仅可以预防并发症,也有利于囊肿的消退。

2. 饮食指导　禁食水 24 h,24 h 后患者无恶心、呕吐及腹部异常体征,血实验室指标正常,可进食无脂流质饮食,3 日后逐渐过渡至低脂半流质饮食,指导患者注意饮食的合理搭配,要富有营养,易消化,少进油腻食物或刺激性强食物,同时少量多餐、细嚼慢咽。

3. 鼻囊肿引流管指导　持续生理盐水及抗生素冲洗,保留 1 周,囊肿无明显感染时可以将其拔出。如发现囊肿无明显变化时可复查胃镜,检查支架管有无脱落及阻塞,必要时更换。

4. 休息与活动指导　患者术后取半卧位,可使膈肌下降,利于呼吸,减轻切口张力缓解疼痛。禁止患者做扩胸、剧烈抬头等颈胸部大幅度运动,避免用力咳嗽、用力大便等增加腹压的动作,以免引起伤口疼痛。

5. 随访与复查　术后定期 B 超或 CT 观察囊肿大小变化,引流的假性囊肿通常 1 周至数周后囊肿可明显缩小或消失;有些陈旧的囊肿(1 年以上的),囊肿张力低,引流缓慢,囊肿消退时间长,有时要数月后囊肿才能消失。其间应复查内镜,观察支架在消化管内状态。如果是金属支架,不适合长时间留置,1～2 个月为宜;如果 2 个月后囊肿没有消失,可更换塑支架继续引流。

(吴云星　刘军)

参考文献

[1] 孙思予.电子内镜超声诊断及介入技术[M].北京:人民卫生出版社,2011.

[2] 王萍,徐建鸣.消化内镜诊疗辅助技术配合流程[M].上海:复旦大学出版社,2016.

[3] 金震东,李兆申.消化超声内镜培训教程[M].北京:人民卫生出版社,2018.

[4] 葛楠,孙思予,金震东.中国内镜超声引导下细针穿刺临床应用指南[J].中华消化内镜杂志,2017,34(01):3 - 13.

[5] 潘丽云,李秀梅,陈光毅,等.超声内镜引导下细针穿刺活检术应用全程护理的效果探讨[J].基层医学论坛,2020,24(30):4363 - 4365.

[6] 丁震,金震东.内镜超声引导下细针穿刺抽吸术的方法和价值[J].中华消化内镜杂志,2019,36(9):645 - 648.

[7] 王丹松,齐峰.超声内镜引导下支架置入引流术治疗感染性胰腺坏死[J].中国卫生标准管理,2020,11(1):38 - 40.

[8] 王金金,刘鑫钰.超声内镜引导下支架置入引流术治疗感染性胰腺坏死的临床价值[J].国际消化病杂志,2018,38(4):276 - 280.

[9] 中国医师协会超声内镜专家委员会.中国内镜超声引导下细针穿刺抽吸/活检术应用指南(2021,上海)[J].中华消化内镜杂志,2021,38(5):337 - 360.

第一节 基本操作步骤

内镜黏膜下剥离术（ESD）是目前胃肠道早癌及癌前病变的新型微创方法，它是指在内镜下使用高频电刀与专用器械，将胃肠道病灶（包括胃肠道早期肿瘤）与其下方正常的黏膜下层逐步剥离，以达到将病灶完整切除的目的。随着内镜器械不断发展，ESD已成为消化道早期癌症及癌前病变的首选治疗方法，在避免外科手术及保留器官的同时，对病灶进行治愈性的整块切除。目前该技术已日益普及，ESD术不断发展，对内镜中心的护士，不在技术、器械的掌握、并发症的处理及优质护理等方面提出了更高的要求。

一、适应证

1. 消化道巨大平坦息肉（图 3-2-1 和图 3-2-2） 直径大于 2 cm 的胃肠道宽基息肉和无蒂息肉。

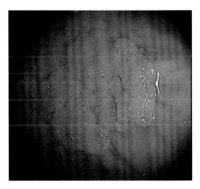

图 3-2-2 平坦息肉(2)

2. 早期胃肠道癌 ESD 治疗消化道早期肿瘤的适应证为无淋巴结转移，无论病灶位置及大小如何，均能应用 ESD 切除。在日本，ESD 已被确立为上消化道早期肿瘤内镜切除的标准方法。目前 ESD 治疗早期胃癌的适应证如下。

（1）分化型黏膜内癌、无溃疡发生（图 3-2-3）。

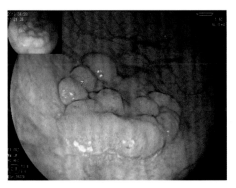

图 3-2-1 平坦息肉(1)

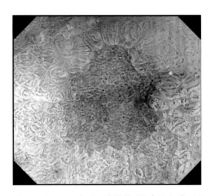

图 3-2-3 分化型早期胃癌(无溃疡)

（2）溃疡、分化型黏膜内癌，病变直径<30 mm（图 3-2-4）。

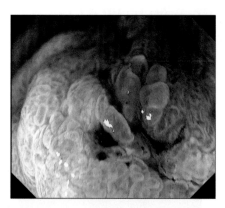

图 3-2-4 分化型早期胃癌（溃疡）

（3）sm1 浸润分化型腺癌，无溃疡发生，无淋巴即血行转移，病变直径小于 30 mm。

（4）低分化型黏膜内癌，无溃疡发生，病变直径<20 mm。

对于年老体弱，有手术禁忌证或疑有淋巴结转移的黏膜下癌可视为相对适应证。

3. 消化道黏膜下肿瘤（SMT） 是指一大类消化道上皮以下组织起源的实体肿瘤，包括平滑肌瘤、间质瘤、脂肪瘤、神经源性肿瘤、类癌、异位胰腺、囊肿、静脉瘤等，对于直径>2 cm 的黏膜下隆起可行 ESD 治疗。

二、相对禁忌证

（1）病变隆起试验阴性（基底部注射生理盐水后局部无明显隆起），提示病变基底部的黏膜下层与肌层间有粘连，肿瘤可能已浸润至肌层组织。

（2）心脏、大血管手术术后服用抗凝剂、血液病、凝血功能障碍者，在凝血功能没有得到纠正前，请谨慎 ESD 治疗。

三、患者术前准备

（1）胃 ESD 术前禁食至少 6 h，禁水至少 2 h，有幽门梗阻、胃潴留的患者，遵医嘱适当延长禁食时间或进行胃肠减压。肠道准备参照《中国消化内镜诊疗相关肠道准备指南》（2019，上海），结肠 ESD 患者喝完最后一次泻药的时间距检查时间至少相距 4 h。

（2）嘱患者携带既往胃镜和超声胃镜报告单（或肠镜报告单）及相关检查结果。

（3）检查前 15 min 口服去黏液剂及去泡剂，以改善胃镜检查视野。

（4）术前 5 min 给予 1%盐酸达克罗宁胶浆或 1%利多卡因胶浆 10 mL 含服，或进行咽部喷雾麻醉，提高患者的耐受性。

（5）核对患者姓名、性别、检查项目等基本信息，检查患者知情同意书是否签字。

（6）评估患者既往病史及现病史，询问患者是否服用抗凝药物。

（7）评估患者是否有单个活动性义齿，若有，则取下妥善保管。评估患者肠道准备情况，若不合格，及时采取补救措施。更换一次性结肠镜检查专用裤，床尾垫一次性医用垫。

（8）对患者进行心理护理，安抚患者，消除患者的恐惧。

（9）体位：上消化道病变患者常规仰卧位行气管插管全身麻醉，麻醉后取左侧卧位，必要时可增加靠垫置于患者背后进行辅助，具有提高患者舒适度和降低手术操作难度的优势以利于术中胃内液体经口流出，避免误吸；头部略微后仰；将一次性治疗巾置于患者下颌处，防止弄脏患者衣物；为患者戴上一次性口垫，松紧适度。结肠 ESD 体位：采取左侧卧位，双腿微曲。

四、手术器械设备准备

1. 常规用物 按照胃镜及结肠镜 EMR 配合流程的准备用物。

2. 专科用物

（1）高频电刀装置、氩气装置、注水装置、连接管、冲洗液（生理盐水或无菌水）、治疗碗、清洁刷、棉签等。

（2）各类附件：黏膜切开刀（图 3-2-5 和 3-2-6）、海博刀（图 3-2-7）、热止血钳（图 3-2-8）、注射针、圈套器、金属夹、喷洒管、异物钳、尼龙绳、注射器等。

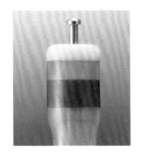

图 3-2-5　Dual 刀

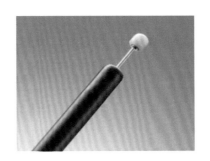

图 3-2-6　IT 刀

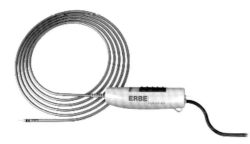

图 3-2-7　海博刀

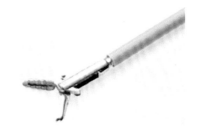

图 3-2-8　热止血钳

（3）常用染色剂：根据医生医嘱选择染色剂，如靛胭脂（图 3-2-9）、卢戈碘、甲紫（图 3-2-10）、醋酸（图 3-2-11）。

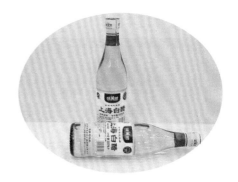

图 3-2-11　白醋

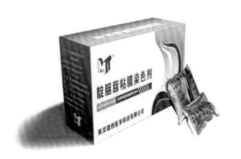

图 3-2-9　靛胭脂染色剂

（4）黏膜下注射液：生理盐水、盐酸肾上腺素、甘油果糖、透明质酸钠、亚甲蓝（图 3-2-12）等。

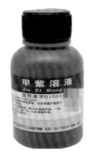

图 3-2-10　甲紫溶液

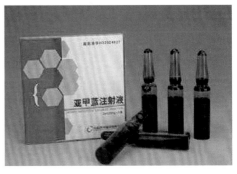

图 3-2-12　亚甲蓝注射液

（5）透明帽：根据不同内镜型号和病变特点，选择不同型号的透明帽（图3-2-13）。确保安装到位。

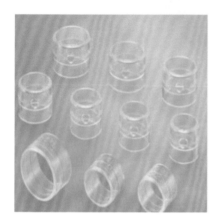

图3-2-13　透明帽

（6）ESD专用标本盒（图3-2-14和图3-2-15）：用于标本的展开、固定和测量。

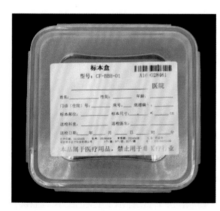

图3-2-14　标本盒

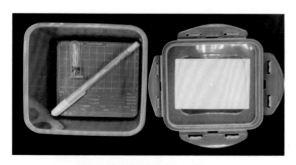

图3-2-15　标本盒套件

3. 设备准备

（1）内镜：根据不同的检查部位及项目可选择以下内镜。

1）具有副送水功能：OLympus GIF-Q260和PCF-Q260J1。

2）双道双弯内镜：OLympus GIF-2TQ260M。

3）放大内镜：OLympus GIF-H260Z。

尽量选择管腔通道为3.2 mm的注水内镜，大孔道的注水内镜便于进行镜下视野冲洗和吸引液体。

（2）内镜测试：将内镜连接光源和主机，调好白平衡，安装透明帽，检查内镜的图像、注气/注水。

（3）吸引功能均正常：安装两路吸引，一路连接内镜，另一路备用，当患者口腔分泌物多，呕吐或呕血等意外时立即启用。

（4）CO_2送气装置：CO_2的吸收速度为空气的150倍，可有效减少皮下气肿及气胸的发生。

（5）内镜工作站测试：检查内镜工作站、计算机图像储存系统、打印机、病理条码打印机功能均正常。

五、手术配合流程

1. 染色和标记　先充分暴露病灶，用无菌水充分冲洗观察病灶范围，明确病灶边界，仔细观察病灶的部位、大小和形态，结合术前影像学检查如超声胃镜、CT、染色和放大内镜（图3-2-16和图3-2-17）检查等确定病灶的范围、性质和浸润深度，距病灶边缘3～5 mm处进行电凝标记；注意电凝功率宜小，尤其是在食管、结

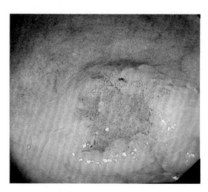

图3-2-16　染色内镜图像

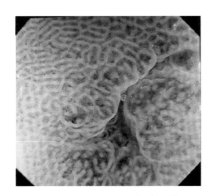

图 3-2-17　放大内镜图像

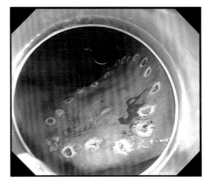

图 3-2-20　标记

直肠等部位。

　　根据需要对病变喷洒黏膜染色剂进行染色,食管病变使用卢戈碘液对食管黏膜染色(图3-2-18),染色后及时冲洗吸净,避免对黏膜造成灼伤,胃及结肠常用靛胭脂进行染色(图3-2-19),标记时用氩气刀或黏膜切开刀对病灶边缘外标记(图3-2-20),黏膜切开刀标记时应将刀头收回鞘管,避免消化道穿孔。

　　2. 黏膜下注射(图3-2-21)和黏膜切开(图 3-2-22)　胃病变选择刀头长度为2.0 mm的黏膜切开刀,食管和肠道病变选择1.5 mm的黏膜切开刀,黏膜切开前在内镜前端安装透明帽。在病灶边缘标记点外侧进行多点黏膜下注射,使病变及病变旁部分正常黏膜充分隆起,与肌层分离,有利于ESD完整地切除病灶,而不容易损伤固有肌层,减少穿孔和出血

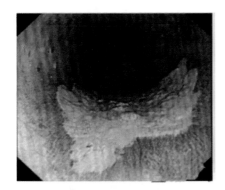

图 3-2-18　碘染色

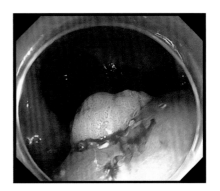

图 3-2-21　黏膜下注射

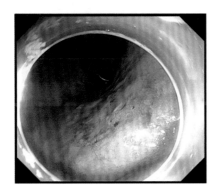

图 3-2-19　靛胭脂染色

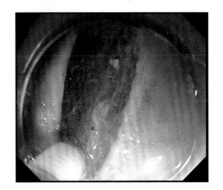

图 3-2-22　黏膜切开

等并发症的发生;分别在病变口侧端及肛门侧端沿标记点外侧弧形切开黏膜至黏膜下层,沿标记点或标记点外侧缘,切开病变周围部分黏膜,再深入切开处黏膜下层,切开周围全部黏膜。

3. 黏膜下剥离　在进行剥离前判断病灶抬举情况,必要时需反复黏膜下注射维持,病灶充分抬举,将黏膜与固有肌层完全剥离,一次完整切除病灶(图3-2-23)。

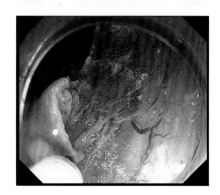

图3-2-23　黏膜剥离

4. 创面处理　对剥离后创面上所有可见血管进行预防性止血,对局部渗血点进行充分止血,渗血部位使用止血钳(图3-2-24)、氩气凝固术,对于局部剥离较深或肌层有裂隙者使用金属夹夹闭。必要时可用钛夹部分夹闭创面或以生物止血流体膜喷洒。喷洒流体膜时应使创面位于最低位置,匀速喷洒,避免流体膜流动到其他部位(图3-2-25)。

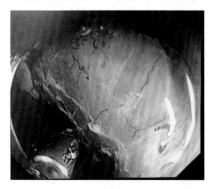

图3-2-24　止血钳处理创面

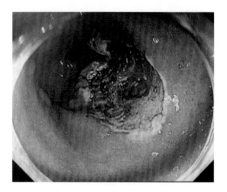

图3-2-25　处理后创面

5. 标本处理　用标本专用针将标本充分展开显示标记点后钉于固定板上,标记口侧和肛门侧,拍照留取图片后立即放入10%福尔马林溶液中进行组织固定(图3-2-26)(详见第四节)。

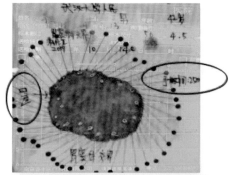

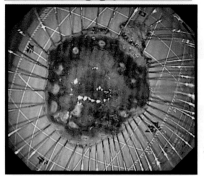

图3-2-26　标本的固定

六、治疗原则

(1) 标记应在病变边界外侧0.5 cm处,在口侧或肛门侧处做双标记。

（2）黏膜下注射时应将黏膜充分隆起，沿标记点外侧 0.5 cm 弧形切开病变口侧端及肛门侧端周围正常黏膜至黏膜下层。

（3）反复注射黏膜注射液充分抬举病变，渐进式逐步切开病变两侧直至完整将病变切除，过程中对出血点进行电凝止血等处理。

（4）对创面局部渗血点以热止血钳进行充分止血，如发生小的穿孔以钛夹夹闭穿孔部位，创面较大又不能钛夹夹闭时可以用生物止血流体膜喷洒。对于近环周及术后创面较大的病变，可进行激素注射或支架置入，预防术后狭窄的形成。

七、注意事项

1. 预防感染　准备专用 ESD 无菌手术包（图 3-2-27 和图 3-2-28）、使用的治疗内镜、水封瓶（图 3-2-29）、冲洗管路等可复用的相关附件（采用环氧乙烷灭菌）、灭菌生理盐水；患者颌下垫无菌治疗巾（图 3-2-30）；操作医生及护士穿无菌手术衣；附件车上套无菌袋并放置无菌附件挂钩（图 3-2-31）；高频电刀连接线套无菌手套保持无菌（图 3-2-32）。连接内

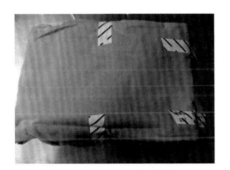

图 3-2-27　密封无菌包

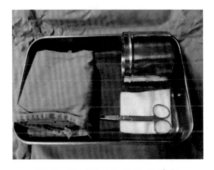

图 3-2-28　打开后无菌包

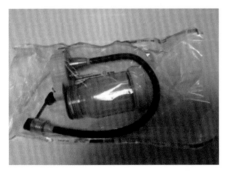

图 3-2-29　灭菌的水封瓶

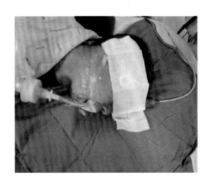

图 3-2-30　垫无菌巾

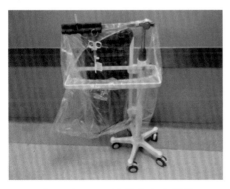

图 3-2-31　附件车套无菌袋

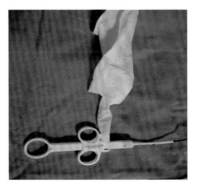

图 3-2-32　电刀连接线套无菌手套

镜应在手术开始前,必要时两人操作,一人持镜,另一人安装内镜,注意保持内镜的无菌。

2. 透明帽安装　选择透明帽规格与内镜匹配,透明帽应高出内镜先端部 3～4 mm,透明帽固定时可使用无菌防水贴加固,以防使用过程中透明帽脱落(图 3-2-33)。

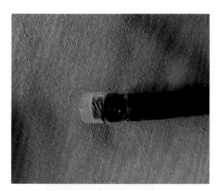

图 3-2-33　固定透明帽

3. CO_2 装置的使用　使用 CO_2 气泵的同时需关闭内镜主机的气泵,否则使用的将是 CO_2 和空气的混合气体。手术中不能使用内镜主机气泵,以免造成空气栓塞。

4. 黏膜下注射液配制　内镜隧道技术一般选择生理盐水(NS)＋肾上腺素＋染色剂,配制方法:NS 250 mL＋1‰盐酸肾上腺素 3 mg＋亚甲蓝 0.3 mL 或靛胭脂 8 mL,染色剂颜色深浅可以根据医生的习惯加减。目前临床上较常见的黏膜注射液还有透明质酸钠,透明质酸钠最佳的注射浓度为 0.4%,可将透明质酸钠加入适量剂量的 NS＋肾上腺素＋染色剂混合液中。因其能在黏膜下保留较长时间,使黏膜下层有较好的隆起效果,减少术中出血和穿孔,提升切除效率。

5. 黏膜下注射　应根据穿刺的部位来选择注射针的长度,一般胃壁较厚,选择针尖长 4 mm 的注射针;胃以外的消化道管壁比较薄的器官,选择针尖 3 mm 的注射针。注射开始时,少量注射并通过隆起确认针尖已经到达黏膜下层,然后开始缓慢注入,于病灶边缘标记点外侧进行多点黏膜下注射。遵医嘱出针,针头刺入黏膜下后注射,一般每点 2 mL 使黏膜足够抬高,边注射边观察黏膜隆起效果,注射结束收针

后再退出钳道。注射时由病灶远端标记点至近端标记点黏膜下注射。若先行近端标记点黏膜下注射,则病灶抬举后会影响远端标记点黏膜下注射的操作,如发生穿透、渗漏或隆起位置错误,及时停止注射。

手术过程中应反复小剂量注射,充分抬举黏膜,反复进出钳子管道要及时将针尖收回鞘管,以免损伤周围组织及钳道。特别要警惕医生可能会突然将针头收入内镜中,此时应立即直接将针头收入鞘管。隧道内黏膜注射时可将针头收回鞘内顶住黏膜下进行注射,可减少出血。透明质酸钠含凝胶成分,注射前应充分摇匀,避免堵塞针头,选用 10 mL 或 5 mL 注射器注射,可提升注射速度。

6. 黏膜分离　根据病变情况及医生操作习惯选择黏膜切开刀,调节内镜电外科工作站模式和参数,再根据操作医生的医嘱选择合适的 ESD 切开刀,递上 ESD 切开刀或 Hook 刀沿标记点外侧切开黏膜,如使用 Hook 刀切割过程中刀尖应朝上,注意出刀的长度或方向。使用 Hook 刀时,按医生要求旋转手柄来改变钩子方向。使用 Flex 刀时,按医生要求决定出刀长度,记住手柄上刻度,确保每次出刀长度一致,避免损伤肌层,左右转动手腕可调整刀尖方向;电切时不能伸缩电刀,以免穿孔;黏膜切开刀进出钳子管道时应收回刀尖,避免损伤钳道。黏膜切开刀使用后刀头有焦痂或血迹,导致切割力变差,应及时使用纱布擦拭。

随着内镜电器器械的开发和市场应用,目前越来越多的医生选择具有一体化切开电凝注射功能的切开刀,可以节省时间,减少出血,提高手术效率。如南京微创公司的黏膜切开刀,既有切割功能,又有注射功能。在开始使用前用注射器冲洗注射通道,可减少电切时发生焦痂使注射通道堵塞。切开黏膜开始分离黏膜过程中,可不更换注射针,直接从注射通道注射液体,可使用 5 mL 或 10 mL 注射器手动注射,也可连接配套的注射泵注射。术中如果发生注射通道堵塞,可使用配套的细针疏通。在操作中随时注意是否有穿孔现象,注意腔内注气较多与腹腔内积气的区别(详见第二节)。

7. 术中止血

（1）术中发现出血应及时止血，使用生理盐水冲洗（可使用冰盐水或去甲肾上腺素生理盐水），及早找到出血点。出血量小用刀头电凝，出血量大用止血钳电凝。术中发现裸露的血管应及时干预，小血管用刀头电凝，粗大血管用止血钳电凝。电凝时可根据需要调节至柔和电凝模式。

（2）止血时先牢牢抓住出血点，冲洗抓持区域并确认血液没有流出再通电。通电后不要立即松开，停留数秒待热量冷却，蛋白质凝固，血管完全凝固后慢慢打开止血钳。止血时应远离黏膜侧，避免损伤黏膜（图 3-2-34 和图 3-2-35）。

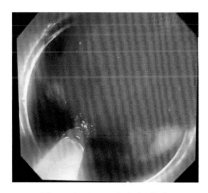

图 3-2-34　止血钳止血

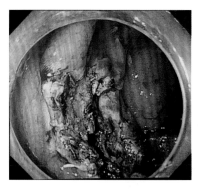

图 3-2-35　止血后的创面

8. 保持视野的清晰　术中反复电切电凝有时易导致消化道内产生烟雾，出血时反复冲洗导致的消化道积气积液应及时吸净，随时保持内镜下视野清晰，层次分明，若见小血管，可直接 ESD 切开刀电凝止血。若出血，及时冲洗找出出血点，用热活检钳对准血管断端钳夹提起后电凝止血，因为冲洗后找出的出血点很快会再次被血迹淹没，因此护士配合动作要迅速。同时由于操作时间较长，消化道的黏液及血液导致内镜镜面模糊，应及拔出内镜使用乙醇纱布或棉签顺喷嘴方向擦拭镜面，确保镜面清晰。

9. 创面处理　小血管用热活检钳、APC 等电凝治疗。对于可见裂孔和腔外脂肪者，应用金属夹缝合裂孔。对于局部较深、肌层分离等创面，应用金属夹对缝创面可减小创面张力，预防穿孔（图 3-2-36 和图 3-2-37）。

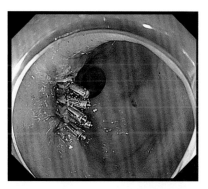

图 3-2-36　金属夹处理创面

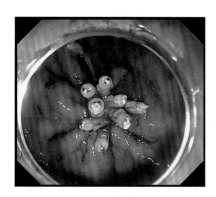

图 3-2-37　金属夹联合尼龙绳

10. 助手注意要点　①反复、足够剂量黏膜下注射。护士在切开刀与注射针交换时动作应干净利落，并且注意及时清洁刀头的焦痂。做好无缝衔接。②根据实际情况调整内镜电外科工作站参数。

八、术后常见并发症及其处理

可参考本章第三节。

1. 气体相关并发症 包括皮下气肿、气胸、纵隔积气及气腹等，必要时可行 X 线检查，评估积气量。处理方法：①皮下气肿，轻度皮下气肿，由于 CO_2 可自行弥散吸收，无须特殊处理；如发生中重度皮下气肿，应及时报告医生，行穿刺放气或者小切口切开放气。②大量气胸、纵隔积气，血氧饱和度低于 90% 者，建议及时联系相关科室行胸腔闭式引流术。③气腹，在右侧腹中部行腹腔穿刺排气，过程中注意皮肤消毒。

2. 穿孔（图 3-2-38 和图 3-2-39） 极小穿孔行胃肠减压，禁食 2～3 日等保守治疗后创口自行闭合。明显穿孔可行内镜下闭合术。

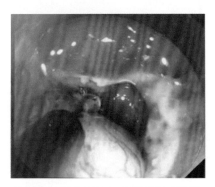

图 3-2-38 剥离过程中穿孔

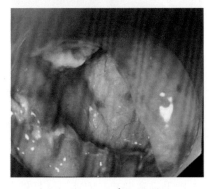

图 3-2-39 穿孔的创面

3. 迟发性出血 出血是内镜治疗常见的并发症，尤其是大面积黏膜剥离患者，术后可能出现创面出血。少量出血无需特殊处理，术中对发现裸露的血管应进行预防性止血，如出血量大，在充分冲洗辨清出血点后，在内镜下用热止血钳电凝出血点止血，或者其他方法止血。

4. 感染 主要包括肺部感染及创面感染。术后注意观察患者咳嗽、咳痰及体温变化，使用抗生素。做好预防措施：术中坚持全程无菌观念，术中充分吸引积液，以保持管腔清洁。

5. 狭窄 大多发生在大面积食管病变内镜治疗术后，患者会出现恶心、吞咽困难等临床症状，一般经多次内镜下探条扩张术或内镜下球囊扩张术后症状均可缓解。

九、术后康复指导

1. 生命体征监护 术后应严密观察患者的意识、血氧饱和度、心率、脉搏、呼吸、血压，并做好记录，如有异常及时配合医生处理。

2. 饮食指导 一般当天禁食。大病灶 ESD 后禁食时间酌情延长。之后冷流质 24 h，半流质 3 日，软食 2 周。指导患者注意饮食的合理搭配，要富有营养，易消化，少进油腻食物或刺激性强食物，同时少量多餐、细嚼慢咽，避免暴饮暴食。

3. 休息与活动指导 严格卧床 24 h，病情稳定后患者取半卧位，可使膈肌下降，利于呼吸，减轻切口张力缓解疼痛。嘱患者禁止做扩胸、剧烈抬头等颈胸部大幅度运动，避免用力咳嗽、大便用力等增加腹压的动作，以免引起伤口疼痛。避免运动和劳累，避免较长时间的热水沐浴。

4. 用药指导 遵医嘱术后应用制酸剂、黏膜保护剂、抗生素、营养支持等。高血压患者，术后血压应维持在正常范围内，以免血管扩张而出血。

5. 留置胃管行胃肠减压者 应做好胃管的护理。观察胃管是否在胃内，是否通畅，引流液的色、质、量等，出现异常及时报告医生处理。

6. 随访与复查 注意患者腹痛、腹胀主诉和皮下气肿、出血、穿孔等体征，及时报告医生处理，如有必要，再次配合医生内镜下治疗术后 3 个月、6 个月及 1 年后复查胃镜，检查手术部位恢复情况及有无复发，如果未发生复发情况，之后可每隔一年复查一次胃镜，同时需化验肿瘤标志物及行胸腹部 CT 等影像学检查。如果出现病理提示切除标本基底或侧切缘阳性、低分化或未分化鳞状细胞癌，以及术后复发时建议患者再次行内镜或外科手术治疗。

十、术后护理

（1）操作结束后，为患者取下口垫，将口腔周围的黏液擦拭干净，松开口垫的卡扣，禁止暴力取下口垫，应立即拉上床档，避免患者坠床，并协助麻醉医生将患者推至复苏室进行复苏。

（2）内镜的床侧预处理遵照 WS 507—2016《软式内镜清洗消毒技术规范》的相关要求，不得重复使用。

（3）整理床单位，一次性用物、耗材及时分类处理，必要时毁形，保持检查室的清洁。

第二节　常用器械和附件的选择与使用技巧

内镜黏膜下剥离术（ESD）作为内镜下治疗消化道病变的微创手术，其技术日趋发展成熟，临床普及度不断提高，器械附件也越来越多，作为内镜助手，我们应该熟悉 ESD 常用器械及附件的型号特点及优缺点，掌握相关使用技巧，配合医生顺利完成手术。

一、常用切开刀的型号特点及优缺点

1. IT 刀（奥林巴斯 KD-610/611）　见图 3-2-40 和图 3-2-41。

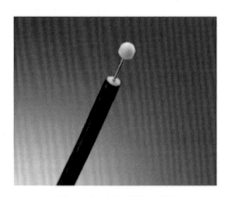

图 3-2-40　KD-610

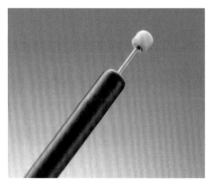

图 3-2-41　KD-611

代表"带绝缘头的高频切开刀"，为最早、最常使用的切开刀，针状刀先端为陶瓷绝缘部，有效长度为 1 650 mm，刀丝长度为 4 mm，电极为 0.7 mm×3 mm。

2. ITknife nano（KD-612）　见图 3-2-42。

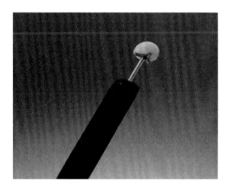

图 3-2-42　KD-612

3. Hook 刀（奥林巴斯 KD-620）　见图 3-2-43。

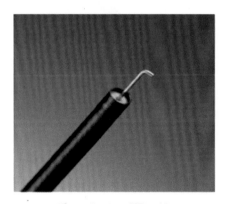

图 3-2-43　KD-620

Hook 刀前端为 L 形先端,有效长度为 1650 mm,刀丝长度为 4.5 mm,钩形刀头长度为 1.3 mm,旋转功能和先端的 L 形设计实现了纵向和横向的切开和剥离。

4. Flex 刀(奥林巴斯 KD - 630) 见图 3 - 2 - 44。

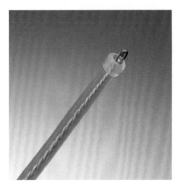

图 3 - 2 - 44 KD - 630

Flex 刀由套管和螺旋状刀丝组成,刀丝和外鞘均采用柔软材质,头端为环状,有效长度为 1 650 mm,刀丝长度可调节,刀丝宽度为 0.8 mm。

5. TT 刀(奥林巴斯 KD - 640) 见图 3 - 2 - 45。

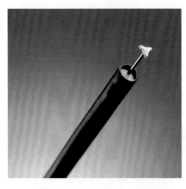

图 3 - 2 - 45 KD - 640

TT 刀是一种头端为三角形金属的切割刀,其有效长度为 1 650 mm,刀丝长度为 4.5 mm,三角头的宽度约为 1.8 mm,厚度约为 0.4 mm,与被切割的黏膜平行。主要特点是能在切割过程中,无需旋转切开刀改变切割方向也可从理想方向切割黏膜。

6. Dual 刀(奥林巴斯 KD - 650) 见图 3 - 2 - 46。

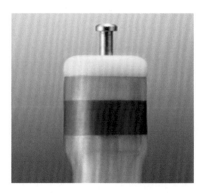

图 3 - 2 - 46 KD - 650

Dual 刀是 Flex Knife 的二代产品,实现一把刀完成 ESD 术的全过程,可大大节约手术时间,并可降低患者的医疗费用,刀丝长度可调节,伸出和收回的状态是固定的,降低了穿孔的风险。

7. DualKnife J(KD - 655) DualKnife J 是以缩短手术时间、提高手术安全性为目标,在保持 DualKnife 原有优势性能的基础上,增加注液功能的新一代产品。

8. 海博刀 见图 3 - 2 - 47～图 3 - 2 - 49。海博刀分为 I 型、T 型、O 型三种型号,标记、黏膜下隆起、切开黏膜下剥离、止血等内镜切除步骤均可由海博刀独立完成,无需更换附件,显著缩短手术时间。

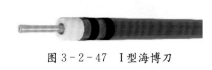

图 3 - 2 - 47 I 型海博刀

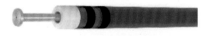

图 3 - 2 - 48 T 型海博刀

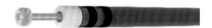

图 3 - 2 - 49 O 型海博刀

海博刀操作步骤如下。

（1）海博刀可用于病变的标记、黏膜下注射及病变边缘切开、剥离、电凝止血等。

（2）操作前，根据操作者要求依次摆放电切/电凝脚踏开关、黏膜下注射脚踏开关、内镜下注水脚踏开关和内镜图像采集脚踏开关。

（3）操作前，将现配制的黏膜下注射液和连接管连接并排液。将泵插入水分离模块上与连接管连接后充注（图3-2-50）。根据病灶部位调节注射压力参数。

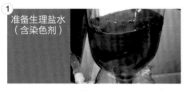
① 准备生理盐水（含染色剂）

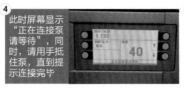
④ 此时屏幕显示"正在连接泵请等待"，同时，请用手抵住泵，直到提示连接完毕

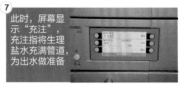
⑦ 此时，屏幕显示"充注"，充注指将生理盐水充满管道，为出水做准备

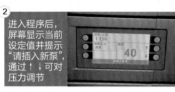
② 进入程序后，屏幕显示当前设定值并提示"请插入新泵"，通过↑↓可对压力调节

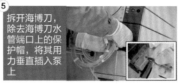
⑤ 拆开海博刀，除去海博刀水管端口上的保护帽，将其用力垂直插入泵上

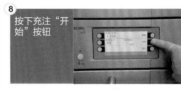
⑧ 按下充注"开始"按钮

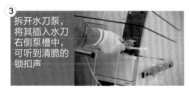
③ 拆开水刀泵，将其插入水刀右侧泵槽中，可听到清脆的锁扣声

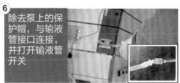
⑥ 除去泵上的保护帽，与输液管接口连接，并打开输液管开关

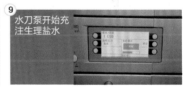
⑨ 水刀泵开始充注生理盐水

图3-2-50 海博刀操作步骤

（4）根据操作者要求选择海博刀手柄型号，并将手柄与机器和泵连接，根据病灶部位调节电切/电凝参数。

（5）操作中，递送海博刀手柄时勿弯折，听从操作者指挥出刀和收刀。

（6）当热活检钳和海博刀交替使用时，助手要及时切换内镜电外科工作站的模式。

二、操作前、中、后如何规范使用切开刀

1. 操作前拆包注意事项

（1）检查使用耗材包装是否完整，有无破损、漏气、潮湿等。

（2）检查耗材的型号是否正确、参数、范围、长度、管道内径及有效期等。

（3）开包前再次与医生确定耗材型号再拆包，开包后，检查耗材功能是否良好、刀头有无破损、弯折等。

（4）将耗材盘圈直径大于20 cm放于右手中，左手捏住耗材先端5 cm，递于医生手中。

2. 操作中的使用要点

（1）一助左手拿块纱布，动作均匀，轻柔传送附件，右手以抛物线方式推送。

（2）调节好电刀指数常用参数后，连接电缆线，将电刀脚踏放于医生脚下。

（3）操作中与医生配合默契，多沟通，注意力高度集中。

（4）如需换附件，一助右手抽出附件，左手捂住活检口，防止黏液喷溅，盘圈直径至少大于20 cm，将附件先端慢慢抽出，放于生理盐水中进行刷洗，除去先端分泌物；二助立即拿另一附件及时传递给医生，做到无缝衔接。

3. 操作后的注意事项

（1）手术后清点使用附件数目与实际数目是否相匹配。

（2）一次性附件，一用一抛弃。

三、切开剥离的使用技巧和配合要点

1. 切开

（1）针状刀、Hook刀、Dual刀、TT刀等均

可使用,注意切换高频电发生器的模式和参数。

(2) 切开过程中有小出血或见小血管时,可不必更换器械,直接切开刀电凝止血。

(3) 对于 Hook 刀,需根据操作者的要求,通过旋转刀柄来调整钩子方向。一般钩子的方向与基底方向垂直朝上。

2. 剥离

(1) Hook 刀、IT 刀、Dual 刀、TT 刀、FD-411Q/UR 等均可使用。可根据实际情况调整高频电发生器的参数。

(2) 剥离过程中会不断追加黏膜下注射,保持解剖结构层次清晰。助手在切开刀与注射针交换时动作应迅速。

(3) 注意出刀的长度或方向。使用 Hook 刀时,按操作者要求旋转手柄来改变钩子方向。使用 Flex 刀时,按操作者要求决定出刀长度,记住手柄上刻度,确保每次出刀长度一致。

(4) 随时保持视野清楚,有意识地预防出血,防止因出血影响手术视野。剥离过程中有小出血或见小血管时可不必更换器械,直接电凝止血。

(5) 传递器械空隙时,及时快速高效地清理器械头端的焦痂。可使用小碗内盛生理盐水纱布和小刷。

(6) 助手要理解医生的切割思路及剥离方向。配合时必须思想集中、聚精会神,确保与操作医生的默契配合。平时多观摩手术,多积累经验,提前预估可提高传递器械的准确度和速度。

第三节 常见并发症及其处理

内镜黏膜下剥离术(ESD)是早期消化道肿瘤微创治疗的重要方式,但其技术难度大、操作耗时长,并可能导致出血、穿孔和狭窄等不良事件。

近年来,随着筛查理念和内镜技术的普及,我国消化道早期癌症的检出率不断提高。ESD 作为内镜下治疗消化道病变的微创手术,其技术日趋发展成熟,临床普及度不断提高,多项国际指南和共识均推荐 ESD 作为早期胃癌、食管癌及其癌前病变,扁平、凹陷及侧向发育型结直肠病变的首选治疗方式。然而 ESD 较内镜下黏膜切除术(EMR)技术难度大、操作耗时长,对内镜操作者要求更高。不良事件发生率也较 EMR 更高,部分严重不良事件甚至可危及患者生命或严重影响生活质量。因此,正确认识和规范防治 ESD 相关不良事件对于提升我国 ESD 开展质量和推进消化道癌早诊早治工作具有重要意义。

一、常见并发症

1. 出血 出血是 ESD 治疗过程中最常见的不良事件,包括术中出血和迟发性出血。术中出血是指 ESD 手术过程中操作引起的任何出血(图 3-2-51);迟发性出血是指 ESD 术中充分止血的情况下,术后人工溃疡灶所致的出血(图 3-2-52)。目前不同研究对迟发性出血的定义不尽相同,大部分研究将其定义为 ESD 术后人工溃疡明显出血且需要再次内镜下止血的情况。

以下术后迟发性出血的标准,可供临床实践及研究参考,具体为:①出现呕血、黑便、头晕等不适症状;②血红蛋白下降>20 g/L;③血压下降>20 mmHg(1 mmHg=0.133 kPa)或心率增加>20 次/分;④胃镜检查提示 ESD 术后溃疡出血(Forrest Ⅰ型/Ⅰa、Ⅱb 型),以上指标至少满足 2 项。

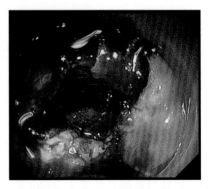

图 3-2-51 术中出血(1)

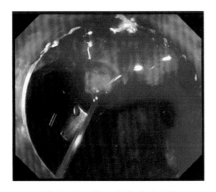

图 3-2-52　术中出血(2)

2. 穿孔　穿孔是指胃肠道管壁穿破,导致胃肠道腔内与腹腔或胸腔相通的状态,是 ESD 最严重的不良事件,若未及时处理可出现严重气腹、纵隔气肿或腹膜后气肿及弥漫性腹膜炎等。穿孔根据发生的时间可分为术中穿孔和迟发性穿孔,术中穿孔(图 3-2-53)指 ESD 手术操作直接导致的穿孔;而迟发性穿孔(图 3-2-54)指 ESD 手术期间无穿孔,ESD 术后即刻无症状或游离气体存在,而术后突然出现腹膜刺激症状或胸痛,或术后腹部 X 线平片、胸腹部 CT 提示有游离气体存在的情况。

3. 狭窄　ESD 术后狭窄(图 3-2-55~图 3-2-57)指 ESD 术后瘢痕纤维组织增生导致消化道管腔直径变小,影响消化道内容物正常通过的情况。

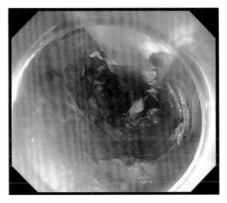

图 3-2-55　食管 ESD 术后创面

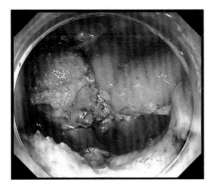

图 3-2-53　术中穿孔

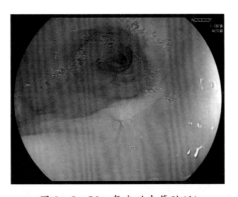

图 3-2-56　复查时食管腔(1)

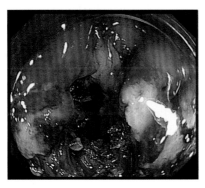

图 3-2-54　迟发性穿孔

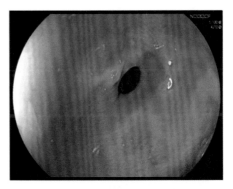

图 3-2-57　复查时食管腔(2)

二、不同部位并发症及其处理

1. 食管病灶

（1）出血：食管 ESD 术后出血发生率较低，其处理原则与上消化道出血一般相同。

（2）穿孔：食管 ESD 术中采用 CO_2 注气可显著减少术后纵隔气肿。

（3）狭窄：①食管 ESD 术后黏膜缺损＞3/4 食管周径是术后狭窄的高危因素；②食管 ESD 术后黏膜缺损＞3/4 食管周径者，应采取措施预防食管狭窄；③内镜下球囊扩张术可预防并治疗 ESD 术后食管狭窄。

2. 胃部病变

（1）术中出血：①胃部 ESD 术中出血的危险因素包括病灶位于胃部中上 2/3 和病灶直径＞30 mm。②ESD 过程中对发现裸露的血管应进行预防性止血。③ESD 术中出血在充分冲洗辨清出血点后应首选内镜下电凝止血（图 3-2-58 和图 3-2-59），必要时内镜下应用止血夹止血。

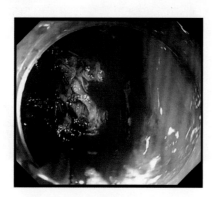

图 3-2-58 内镜下电凝止血(1)

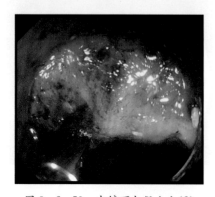

图 3-2-59 内镜下电凝止血(2)

（2）迟发性出血：①胃部 ESD 术后迟发性出血的危险因素包括使用双联抗血小板药、慢性肾病或血液透析、心脏疾病、病灶直径＞20 mm、切除样本直径＞40 mm、平坦/凹陷性病灶、病理为癌、手术时间长于 60 min。②ESD 操作结束后对可见血管进行内镜下预防性止血可降低迟发性出血风险，但应避免过度重复电凝。③胃部 ESD 术后 4～8 周建议应用质子泵抑制剂（PPI）预防迟发性出血胃部 ESD 术后在 PPI 基础上联用胃黏膜保护剂促进人工溃疡愈合。④ESD 术后常规二次内镜诊治无益于降低 ESD 迟发性出血发生率。胃部 ESD 术中穿孔的危险因素包括病灶位于胃上半部分、病灶直径＞30 mm、溃疡型病灶或存在黏膜下浸润、手术时间长于 2 h。

（3）术中穿孔：①大部分胃 ESD 术中穿孔可首先尝试内镜下夹闭。②采用 CO_2 代替空气注气可能降低术后胃肠积气和气腹症相关不良事件发生率。

（4）迟发性穿孔：ESD 术后迟发性穿孔需协同相应外科医生制订治疗方案，如穿孔较小、感染不明显可尝试内镜下夹闭配合内科保守治疗。

（5）狭窄：①胃部 ESD 病灶靠近贲门、幽门，术后黏膜缺损＞3/4 环周或切除纵向长度＞5 cm 需警惕术后狭窄。②内镜球囊扩张术可有效治疗大部分胃 ESD 术后狭窄。

3. 结直肠病灶

结直肠 ESD 的疗效和安全性已得到广泛验证。结直肠 ESD 术后迟发性出血发生率为 2%、穿孔发生率为 4%，迟发性出血发生率低于胃部病灶 ESD。

（1）迟发性出血：①结直肠 ESD 术后迟发性出血的危险因素包括病灶部位位于直肠、病灶直径＞40 mm 和服用抗血小板药物。②结直肠 ESD 术后迟发性出血应首选内镜止血。

（2）穿孔：结直肠 ESD 术中穿孔大部分可首先尝试早期内镜下夹闭。

（3）狭窄：①结直肠 ESD 术后黏膜缺损大于周径 90% 者需警惕术后狭窄。②内镜球囊扩张术可有效治疗大部分结直肠 ESD 术后狭窄。

第四节 手术标本的规范化处理

针对各类消化内镜技术的特点,规范地获取和处理标本,才能做出完整、准确而规范的病理学诊断 ESD 是消化道早期癌症治疗的标准方法。ESD 标本的病理学检查要求不同于黏膜活检标本,不仅需确定病变的组织学类型,而且更应提供黏膜水平及垂直切缘状态、浸润深度、是否有淋巴管和血管侵犯等信息。

ESD 标本的处理如下。

1. 充分伸展标本,应保持病灶完整性(图 3-2-60~图 3-2-62) 在 ESD 标本边缘用不锈钢细针完整地固定于泡沫塑料或橡胶板上,将整个标本充分展开,暴露病变。需注意标本伸展的程度应与本身的生理状态相当,不要过分牵拉而破坏标本的完整性,以免影响病理组织学观察。如病变距切缘很近,局部可不用

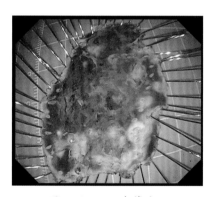

图 3-2-60 食管病灶

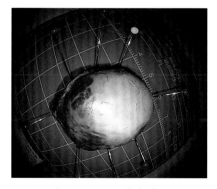

图 3-2-61 胃体病灶

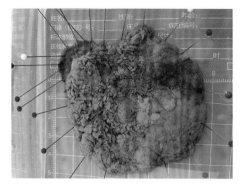

图 3-2-62 直肠病灶

固定针,以免影响病理组织学观察切缘情况。还应注意生锈的、较粗的固定针会腐蚀标本边缘,影响切缘病变情况的判断,而且生锈的物质沉着在黏膜表面,也会影响病理组织学观察。在伸展固定 ESD 标本的泡沫塑料或橡胶板上,应在标本周围标记该标本在体内的相对位置,如口侧、肛门侧、前壁、后壁等,便于病理组织学观察的结果,与内镜表现相对照。

2. 及时恰当固定标本,避免标本干燥(图 3-2-63) ESD 标本在体外暴露的时间过长会造成黏膜组织过度干燥,黏膜上皮会发生形态学改变,造成病理诊断的偏差。因此,切除的标本应及时浸没于 10% 中性甲醛溶液中,并将标本固定 12~48 h,过短或过长的固定时间都会对标本的后续处理造成影响。

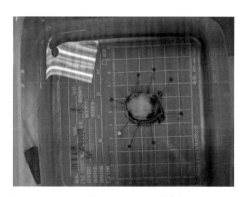

图 3-2-63 标本全浸没于 10% 中性甲醛溶液

3. 提供信息齐全的病理学检查申请单(图 3-2-64) 简明扼要的病史、内镜下病变的表现和分型、既往活检的病理诊断等信息有助于病理医生明确检查重点。

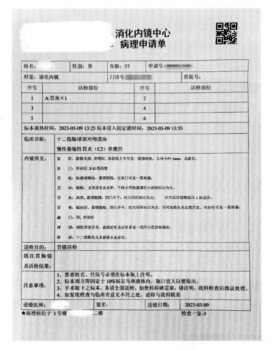

图 3-2-64 病理申请单

(吴云星 刘军)

参考文献

[1] 王萍,徐建鸣.消化内镜诊疗辅助技术配合流程[M].上海:复旦大学出版社,2016.

[2] 汪鹏,谢静,王雷,等.中国消化内镜活组织检查与病理学检查规范专家共识(草案)[J].中华消化内镜杂志,2014,31(09):481-485.

[3] 程芮,李鹏.胃内镜黏膜下剥离术围术期指南[J].中国医刊,2017,52(12):12-24.

[4] 中国内镜黏膜下剥离术相关不良事件防治专家共识意见(2020,无锡)[J].中华消化内镜杂志,2020,37(6):390-403.

第三章 隧道内镜技术的护理配合

隧道内镜技术（TE）发源于内镜黏膜下剥离术（ESD）和经自然腔道内镜手术（NOTES），是指在内镜下于消化道黏膜层和固有肌层之间建立一条通道，通过该通道进行一系列的诊疗操作，包括对黏膜层、固有肌层及穿过固有肌层到消化道管壁外进行诊断和治疗。

TE拓展了消化内镜治疗的适应证，为很多疾病的治疗提供了新的方式。常见的隧道内镜技术包括隧道法内镜黏膜下剥离术、经口内镜食管下括约肌切开术、经口内镜幽门括约肌切开术、隧道法内镜黏膜下肿物切除术及经黏膜下隧道憩室间嵴切开术。

第一节 隧道法内镜黏膜下剥离术

隧道法内镜黏膜下剥离术（ESTD）是治疗消化道黏膜层疾病的一种治疗方式，适用于大面积消化道病变。目前，ESTD以对食管病变的治疗为主，同时也被尝试应用在胃及结直肠病变的治疗当中。

一、适应证

（1）横径＞2 cm的食管、胃和结直肠早期癌症及癌前病变（图3-3-1）。

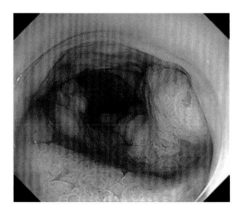

图3-3-1 结肠癌早期

（2）病变的环周程度大于1/3，且长度大于2 cm（图3-3-2）。

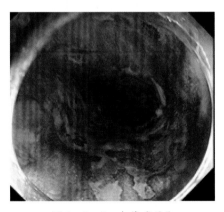

图3-3-2 食管癌早期

（3）食管、胃和结直肠黏膜下病变，无淋巴结转移或腹腔转移者。

二、禁忌证

（1）伴有其他肿瘤。
（2）凝血功能异常者。
（3）无法配合手术患者。
（4）合并严重心、肝、肾、肺器质性功能障碍者。
（5）合并食管静脉曲张者。

三、患者术前准备

（1）完善相关检查，详细告知手术方法、效果及风险，签署知情同意书，抗凝和抗血小板药物至少停用 7 日，不能停用的药请相关专科会诊，给予替代方案。

（2）术前至少禁食 8 h，禁水 2 h。

（3）上消化道病变患者检查前 5～10 min 指导患者口服去泡剂或盐酸利多卡因胶，能显著去除胃肠道内泡沫，利于视野清晰；下消化道病变患者做好充分的肠道准备。

（4）建立静脉通路，留置针尽量置于患者右手背部或右手臂下 1/3，以便静脉给药；连接心电监护仪，吸氧。

（5）上消化道病变患者常规取仰卧位行气管插管全身麻醉，麻醉后取左侧卧位、仰卧位或仰卧右肩抬高位。其中选择仰卧右肩抬高位具有提高患者舒适度和降低手术操作难度的优势。下消化道患者取左侧卧位后行静脉全身麻醉。

（6）预计手术时间≥2 小时，可提前使用防压力伤软垫。

四、手术器械设备准备

1. 选择带副送水功能内镜　尽量选择管腔通道为 3.2 mm 的注水内镜，大孔道的注水内镜便于进行镜下视野冲洗和吸引液体。

2. 安装两路吸引　一路连接内镜，另一路备用，当患者口鼻分泌物多或出现术中出血较多时立即启用（图 3 - 3 - 3）。

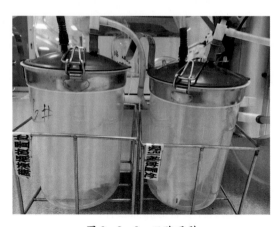

图 3 - 3 - 3　双路吸引

3. CO_2 送气装置（图 3 - 3 - 4）　CO_2 的吸收速度为空气的 150 倍，可有效减少皮下气肿及气胸发生。

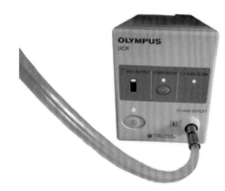

图 3 - 3 - 4　CO_2 送气装置

4. 其他器械　高频电刀装置、氩气装置、注水装置、连接管、冲洗液（生理盐水、无菌水）、亚甲蓝注射液，盐酸肾上腺素注射、注射器等。

5. 各类附件　透明帽、注射针、黏膜切开刀、海博刀、热活检钳、金属夹等（图 3 - 3 - 5～图 3 - 3 - 10）。

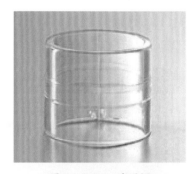

图 3 - 3 - 5　透明帽

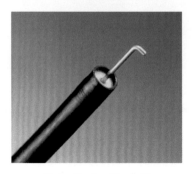

图 3 - 3 - 6　Hook 刀

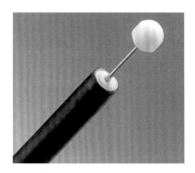

图 3-3-7　IT 刀

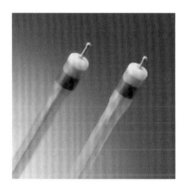

图 3-3-8　Dual 刀

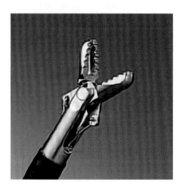

图 3-3-9　热止血钳

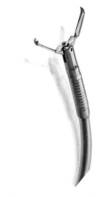

图 3-3-10　金属夹

五、手术配合流程

1. 染色和标记　根据需要对病变喷洒黏膜染色剂进行染色(图 3-3-11),食管病变使用卢戈碘液对食管黏膜染色后及时冲洗吸净,避免对黏膜造成灼伤;标记时用氩气刀或黏膜切开刀对病灶边缘外标记(图 3-3-12),黏膜切开刀标记时应将刀头收回鞘管,避免消化道穿孔。

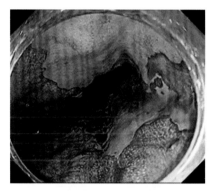

图 3-3-11　碘染

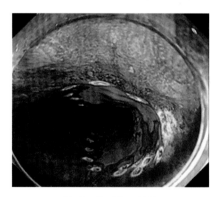

图 3-3-12　标记

2. 黏膜下注射和黏膜切开　胃病变选择刀头长度为 2 mm 的黏膜切开刀,食管和肠道病变选择 1.5 mm 的黏膜切开刀,黏膜切开前在内镜前端安装透明帽。在病变边界进行黏膜下注射,使病变及病变旁部分正常黏膜充分隆起(图 3-3-13),分别在病变口侧端及肛门侧端沿标记点外侧弧形切开黏膜至黏膜下层(图 3-3-14)。

3. 建立隧道　从病变口侧的黏膜切口进入黏膜下隧道,逐步分离黏膜下层(图 3-3-15),

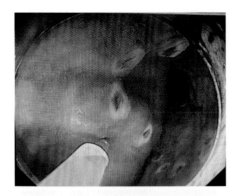

图 3-3-13　注射

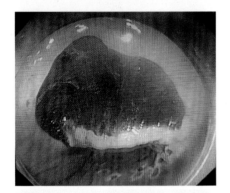

图 3-3-14　切开

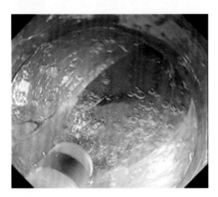

图 3-3-15　剥离

直至与肛门侧切口连通。使用 Hook 刀切割过程中注意刀尖方向及深度，避免损伤肌层，电切时不能伸缩电刀，以免穿孔。

4. 切开隧道侧边　从病变口侧向肛门侧逐渐切开隧道两侧的黏膜，使病灶逐渐整块剥离。

5. 创面处理　对局部渗血点进行充分止血，必要时可用止血夹或组织夹夹闭创面（图

3-3-16）或以生物蛋白胶填充（图 3-3-17）。填充蛋白胶时应使创面位于最低位置，匀速喷洒，避免蛋白胶流动到其他部位。

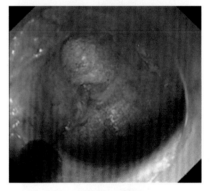

图 3-3-16　电凝止血

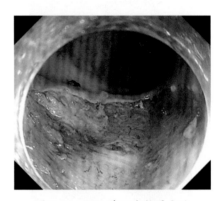

图 3-3-17　喷洒生物蛋白胶

6. 标本处理　用细针将标本充分展开显示标记点后钉于固定板上，标记口侧和肛门侧（图 3-3-18），拍照留取信息立即放入 10% 中性甲醛缓冲液中进行组织固定。

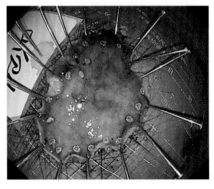

图 3-3-18　标本固定

六、治疗原则

（1）标记应在病变边界外侧 0.5 cm 处，在口侧或肛门侧处做双标记。

（2）黏膜下注射时应将黏膜充分隆起，沿标记点外侧 0.5 cm 弧形切开病变口侧端及肛门侧端周围正常黏膜至黏膜下层。

（3）建立隧道后，反复注射黏膜注射液充分抬举病变，渐进式逐步切开病变两侧直至完整将病变切除，过程中对出血点进行电凝止血等处理。

（4）对创面局部渗血点以热止血钳进行充分止血，如发生小的穿孔以止血夹或组织夹夹闭穿孔部位，创面较大又不能使用止血夹夹闭时可以用生物蛋白胶填充。对于近环周及术后创面较大的病变，可进行激素注射或支架置入，预防术后狭窄的形成。

七、注意事项

1. 预防感染　准备专用 ESD 无菌手术包（图 3-3-19）、使用的治疗内镜、水封瓶（图 3-3-20）、灭菌生理盐水、冲洗管路等可复用的相关附件采用环氧乙烷灭菌；患者颌下垫无菌治疗巾（图 3-3-21）；操作医生及护士穿无菌手术衣；附件车上套无菌袋并放置无菌附件挂钩（图 3-3-22）；使用灭菌高频电刀线连接附件（图 3-3-23）。连接内镜应在手术开始前，必要时两人操作，一人持镜，另一人安装内镜，注意保持内镜的无菌。

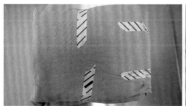
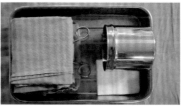
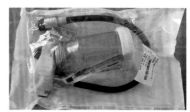

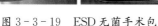

图 3-3-19　ESD 无菌手术包　　　　　　　图 3-3-20　水封瓶

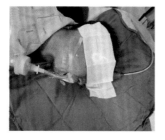
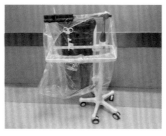
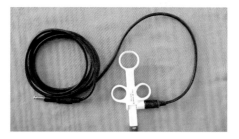

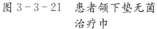

图 3-3-21　患者颌下垫无菌　　图 3-3-22　附件车　　图 3-3-23　高频电刀线套无菌手套
　　　　　　治疗巾

2. 透明帽安装　选择透明帽规格与内镜匹配，透明帽以高出内镜先端部 3～4 mm（图 3-3-24），透明帽固定时使用无菌防水贴加固，以防使用过程中透明帽脱落。

3. CO_2 装置的使用　使用 CO_2 气泵的同时需关闭内镜主机的气泵，否则使用的将是 CO_2 和空气的混合气体。手术中不能使用内镜主机气泵，以免造成空气栓塞。

4. 黏膜下注射液配制　内镜隧道技术一般选择生理盐水（NS）＋肾上腺素＋染色剂，配制方法：NS 250 mL＋1‰ 盐酸肾上腺素 3 mg＋亚甲蓝 0.3 mL 或靛胭脂 8 mL（图 3-3-25 和图 3-3-26），染色剂颜色深浅可以根据医生的习惯加减。目前临床上较常见的黏膜注射液还有透明质酸钠，透明质酸钠最佳的注射浓度为0.4%，可将透明质酸钠加入适量剂量的 NS＋

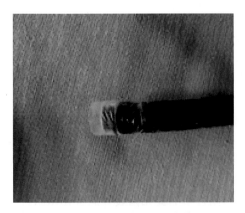

图 3-3-24　透明帽的安装

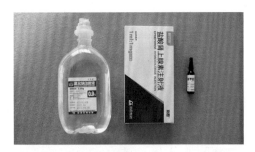

图 3-3-25　黏膜下注射液配制用物

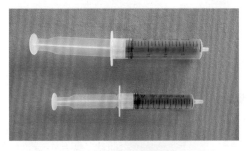

图 3-3-26　抽吸好的黏膜下注射液

肾上腺素＋染色剂混合液中。因其能在黏膜下保留较长时间，使黏膜下层有较好的隆起效果，减少术中出血和穿孔，提升切除效率。

5. 黏膜下注射　应根据穿刺的部位来选择注射针的长度，一般胃壁较厚，选择针尖长 4 mm 的注射针；胃以外的消化道管壁比较薄的器官，选择针尖 3 mm 的注射针。注射开始时，少量注射并通过隆起确认针尖已经到达黏膜下层，然后开始缓慢注入。边注射边观察黏膜隆起效果，如发生穿透、渗漏或隆起位置错误，及时停止注射。

手术过程中应反复小剂量注射，充分抬举黏膜，反复进出钳子管道要及时将针尖收回鞘管，以免损伤周围组织及钳子管道。特别要警惕医生可能会突然将针头收入内镜中，此时应立即直接将针头收入鞘管。隧道内黏膜注射时可将针头收回鞘内顶住黏膜下进行注射（图 3-3-27），可减少出血。透明质酸钠含凝胶成分，注射前应充分摇匀，避免堵塞针头，选用 10 mL 或 5 mL 注射器注射，可提高注射速度。

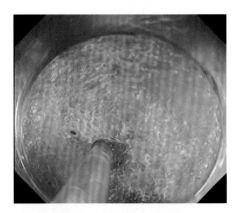

图 3-3-27　黏膜下注射

6. 黏膜分离　根据病变情况及医生操作习惯选择黏膜切开刀，如使用 Hook 刀切割过程中刀尖应朝上（图 3-3-28），避免损伤肌层，左右转动手腕可调整刀尖方向（图 3-3-29）；电切时不能伸缩电刀，以免穿孔；黏膜切开刀进出钳子管道时应收回刀尖，避免损伤钳子管道。黏膜切开刀使用后刀头有焦痂或血迹，导致切割力变差，应及时使用纱布擦拭。

随着内镜电器器械的开发和市场应用，目前越来越多的医生选择具有一体化切开电凝注射功能的切开刀，可以节省时间，减少出血，提高手术效率。如南京微创公司的黏膜切开刀，既有切割功能，又有注射功能。在开始使用前用注射器冲洗注射通道，可减少电切时发生焦痂使注射通道堵塞。切开黏膜开始分离黏膜过程中，可不更换注射针，直接从注射通道注射液体，可使用 5 mL 或 10 mL 注射器手动注射，也可连接配套的注射泵注射。术中如果发生注射通道堵塞，可使用配套的细针疏通。

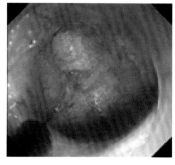

图 3-3-28 Hook 刀刀尖向上

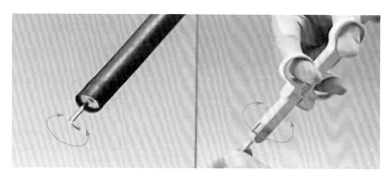

图 3-3-29 Hook 刀刀头调节方法

7. 术中止血

（1）术中发现出血及时止血，使用生理盐水冲洗（可使用冰盐水或去甲肾上腺素生理盐水），及早找到出血点。出血量小用刀头电凝，出血量大用止血钳电凝。术中发现裸露的血管应及时干预，小血管用刀头电凝，粗大血管用止血钳电凝（图 3-3-30）。电凝时可根据需要调节至柔和电凝模式。

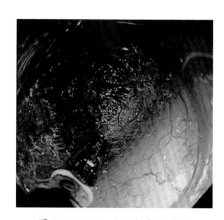

图 3-3-30 止血钳电凝止血

（2）止血时先用器械牢牢抓住出血点，然后冲洗抓持区域并确认血液没有流出，再通电。通电后不要立即松开，停留数秒待热量冷却，蛋白质凝固，血管完全凝固后慢慢打开止血钳。止血时应远离黏膜侧，避免损伤黏膜。

8. 保持视野的清晰
术中反复电切电凝有时易导致消化道内产生烟雾，出血时需反复冲洗导致消化道积气、积液，应及时吸净，保持内镜下视野清晰。同时由于操作时间较长，消化道的黏液及血液导致内镜镜面模糊，应及时拔出内镜使用乙醇纱布顺喷嘴方向擦拭镜面，确保镜面清晰。

八、术后常见并发症及其处理

1. 气体相关并发症 包括皮下气肿、气胸、纵隔积气及气腹等，必要时可行 X 线检查，评估积气量。处理方法：①皮下气肿，轻度皮下气肿，由于 CO_2 可自行弥散吸收，无须特殊处理；如发生中重度皮下气肿，应及时报告医生，行穿刺放气或小切口切开放气（图 3-3-31）。②大量气胸、纵隔气肿，血氧饱和度低于 90% 者，建议及时联系相关科室行胸腔闭式引流术。③气腹，在右侧腹中部行腹腔穿刺排气，过程中注意皮肤消毒。

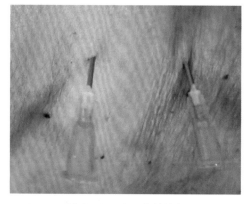

图 3-3-31 穿刺排气

2. 穿孔 迟发性穿孔发生率较低，极小穿孔行胃肠减压，禁食 2～3 日等保守治疗后创口自行闭合。明显穿孔可行内镜下闭合术。

3. 迟发性出血 出血是内镜治疗常见的

并发症,尤其是大面积黏膜剥离患者,术后可能出现创面渗血。少量出血无需特殊处理,如出血量大在内镜下用热止血钳电凝出血点止血,或者其他方法止血。

4. 感染 主要包括肺部感染及创面感染。术后注意观察患者咳嗽、咳痰及体温变化,使用抗生素。术中主要做好预防措施:术中坚持全程无菌观念,术中充分吸引积液,保持管腔清洁。

5. 狭窄 狭窄大多发生在大面积食管病变内镜治疗术后,患者会出现恶心、吞咽困难等临床症状,一般经多次内镜下探条扩张术或内镜下球囊扩张术后症状均可缓解。

九、术后康复指导

1. 生命体征监护 术后应严密观察患者的意识、血氧饱和度、心率、脉搏、呼吸、血压,并做好记录,如有异常及时配合医生处理。

2. 饮食指导 术后禁食水3日、第4日如无不适可进全流质饮食,逐步过渡到半流质饮食、软食、普食。禁食禁水期间予以静脉抑酸、预防性广谱抗生素、营养支持等治疗。指导患者注意饮食的合理搭配,要富有营养,易消化,少进油腻食物或刺激性强食物,同时少量多餐、细嚼慢咽,避免暴饮暴食。

3. 休息与活动指导 严格卧床24 h,病情稳定后患者取半卧位,可使膈肌下降,利于呼吸,减轻切口张力缓解疼痛,减少胃酸反流(食道、胃手术者取半卧位)。禁止患者做扩胸、剧烈抬头等颈胸部大幅度运动,避免用力咳嗽、用力大便等增加腹压的动作,以免引起伤口疼痛。

4. 随访与复查 术后3个月、6个月及1年后复查胃镜或结肠镜,检查手术部位恢复情况及有无复发,如果未发生复发情况,之后可每隔一年复查一次胃镜或结肠镜,同时需化验肿瘤标志物及行胸腹部CT等影像学检查。如果出现病理提示切除标本基底或侧切缘阳性、低分化或者未分化鳞状细胞癌,以及术后复发时建议患者再次行内镜或外科手术治疗。

第二节 经口内镜食管下括约肌切开术

经口内镜下食管括约肌切开术(POEM)是一种通过隧道内镜进行肌切开的微创新技术,2008年首次用于贲门失弛缓症的治疗。目前POEM已被公认为贲门失弛缓症的有效疗法,相较于口服药物、内镜下肉毒素注射和外科手术等贲门失弛缓症的传统治疗方法,POEM操作安全且近期治疗效果确切。

一、适应证

(1)临床症状、食管钡餐X线造影、食管测压和上腹部CT检查等,确诊为贲门失弛缓症(图3-3-32和图3-3-33)。

(2)术前接受过其他治疗的患者,不作为排除指标。

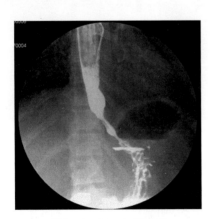

图3-3-32 钡餐造影

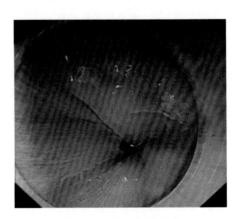

图3-3-33 内镜检查

二、禁忌证

（1）合并食管静脉曲张者。

（2）凝血功能异常者。

（3）无法配合手术患者。

（4）合并严重心、肝、肾、肺器质性功能障碍者。

（5）食管黏膜下层严重纤维化无法成功建立黏膜下隧道者。

（6）食管放疗。

（7）食管下段或食管胃交界部（EGJ）有明显炎症或巨大溃疡者。

三、患者术前准备

（1）完善相关检查，详细告知手术方法、效果及风险，签署知情同意书，抗凝和抗血小板药物至少停用 7 日，必须服用不能停用的药物请相关专科会诊给予替代方案。

（2）术前禁食至少 48 h，禁水 6 h。

（3）检查前 5～10 min 指导患者口服去泡剂或盐酸利多卡因胶，能显著去除胃肠道内泡沫，利于视野清晰。

（4）建立静脉通路，留置针尽量置于患者右背部或右手臂下 1/3，以便静脉给药；连接心电监护仪，吸氧，固定好牙垫。

（5）患者常规取仰卧位行气管插管全身麻醉，麻醉后取左侧卧位、仰卧位和仰卧右肩抬高位。

（6）预计手术时间≥2 h，提前使用防压力伤软垫。

四、手术器械设备准备

同 ESTD。

五、手术配合流程

1. 术前情况　麻醉前，胃镜下用生理盐水冲洗并清理食管腔，保证食管及胃腔内无食物残留（图 3-3-34）。

2. 黏膜下注射（图 3-3-35）和黏膜切开（图 3-3-36）　由于食管壁较薄弱，选择刀头长度为 1.5 mm 的黏膜切开刀，黏膜切开前在

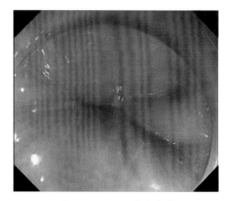

图 3-3-34　清洗食管

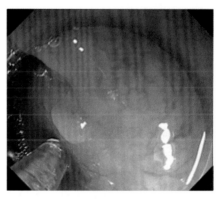

图 3-3-35　黏膜下注射

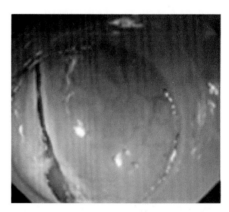

图 3-3-36　黏膜切开

内镜前端安装透明帽。通常在 EGJ 以上 8～10 cm 处的食管后壁行黏膜下注射，使黏膜充分隆起后切开；黏膜切开开口建立在相对平坦处，建立隧道后，避免迷失方向和误伤隧道黏膜。

3. 建立隧道（图 3-3-37）　经隧道开口将内镜置入至食管黏膜下层，建立黏膜下隧道直至贲门下 2～3 cm；黏膜分离时反复小剂量注

射黏膜注射液，充分抬举黏膜下层；如使用 Hook 刀，应将刀头转向左上或右上，避免损伤黏膜层。

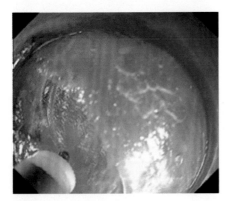

图 3-3-37 建立隧道

4. 肌切开（图 3-3-38） 一般在 EGJ 上方 6 cm 处纵行切开食管环形肌，直至 EGJ 下方 2 cm 处。内镜直视下切开环形肌过程中动作轻柔，尽量避开血管，如有渗血，及时冲洗并吸引，保持视野清晰，必要时电凝止血。对创面止血后退镜至食管腔，观察黏膜层是否完整及内镜是否可顺利通过贲门。如黏膜层有损伤使用止血夹或组织夹夹闭，保持隧道的密闭。

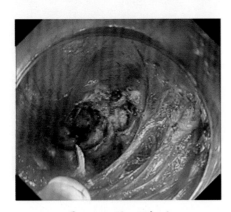

图 3-3-38 肌切开

5. 封闭隧道（图 3-3-39） 封闭隧道前将隧道及食管腔内的气液体吸净，选择尾端较短的夹子严密夹闭隧道口后退镜。止血夹或组织夹夹闭时夹开口方向与隧道口方向垂直，如方向不佳，应小幅度旋转调整方向，避免打开的金属夹在食管腔内打转而损伤食管黏膜。收夹

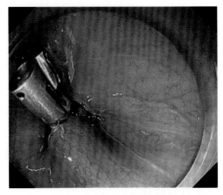

图 3-3-39 封闭隧道

时动作缓慢，以免金属夹滑脱或造成黏膜撕裂。

六、治疗原则

（1）黏膜下注射和黏膜切开在 EGJ 以上 8～10 cm 处的食管壁黏膜下注射黏膜注射液将黏膜抬举，用黏膜切开刀将黏膜沿食管长轴方向切开。黏膜切开有纵切开、横切开和倒 T 切开三种切开方式，切开长度为 1～1.5 cm，以内镜能顺利进入黏膜下层为宜。

（2）黏膜下隧道一般在黏膜下层和固有肌层间隙之间，可减少术中出血，分离黏膜过程中对出血点进行电凝止血等处理。

（3）GEJ 部位判断：有 4 种判断方法。

1）术前测量门齿到贲门的距离，以此判定内镜在隧道中的位置。

2）根据血管形态、走行判定，食管下段至贲门区域血管呈格栅状，贲门下区域血管呈短粗、多分支状，并可见串珠状血管（图 3-3-40）。

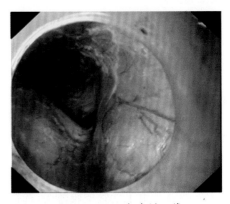

图 3-3-40 串珠样血管

3）从隧道内退出内镜,反转观察肛门侧黏膜发白的位置是否达到贲门下 2 cm 左右(图 3 - 3 - 41)。

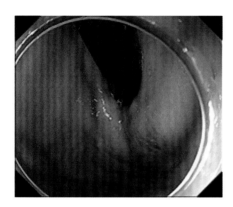

图 3 - 3 - 41 反转内镜观察

4）隧道建立至食管下括约肌(LES)附近时,食管管腔变窄,进入胃部后,管腔变宽,完成肌切开后,LES 附近阻力消失。

5）术前在 EGJ 肛门侧端注射亚甲蓝注射液,术中依靠颜色的变化判定隧道终点。

(4）肌切开目前临床上应用较广泛的为全层肌切开和渐进式全层肌切开。①全层肌切开:将狭窄部至贲门的环行肌及纵行肌全部切开;②渐进式全层肌切开:从肌切开起点至隧道末端,肌切开的深度由浅入深,切开部分环行肌—切开全部环行肌—全层肌切开。一般从 GEJ 上方 6 cm 切至 GEJ 下方 2 cm。

(5）封闭隧道时使用多枚止血夹或组织夹从肛门侧至口侧由远而近逐步夹闭隧道口,夹朝一个方向依次严密夹闭,特别是黏膜和黏膜肌层较厚者。

七、注意事项

同 ESTD。

八、术后常见并发症及其处理

1. 黏膜损伤 黏膜破损易发生于贲门等部位,术中完成隧道内肌切开和充分止血后,使用金属夹封闭损伤创面,同时可喷洒生物蛋白胶,必要时留置胃肠减压;术后迟发性穿孔者,可导致纵隔或腹腔感染,感染较局限或患者一般状况较好时,可选择保守或内镜下治疗,必要时可联系外科会诊。

2. 气体相关并发症 同 ESTD 患者。

3. 迟发性出血 应立即行内镜下止血治疗。拔除隧道入口的止血夹,内镜进入隧道冲洗清理隧道腔,同时以止血钳电凝出血点,止血成功后再次夹闭隧道入口。

4. 感染 主要包括肺部感染、隧道内感染和纵隔感染。感染发生后,应仔细评估感染的具体部位、严重程度,合理选用抗生素,必要时加强引流。

5. 消化道瘘 发生率较低,术中保持隧道食管侧黏膜的完整性是预防消化道瘘的关键,因此应尽量避免对食管黏膜层的损伤。一旦发生食管瘘,可使用食管金属支架封闭瘘口,同时可行胸腔闭式引流及升级抗生素处理等。

6. 胃食管反流病 处理包括口服抑酸及促动力药物,严重者可加大 PPI 剂量。也可选择内镜下治疗,推荐选择贲门缩窄术,该术式为在 EGJ 处行黏膜圈套套扎及止血夹钳夹,黏膜可逐渐坏死并通过瘢痕修复,以达到贲门缩窄、防治反流的目的。

九、术后康复指导

1. 生命体征监护 同 ESTD。

2. 饮食指导 术后禁食水 2～3 日,2～3 日后如无不适可进全流质饮食,逐步过渡到半流质饮食、软食、普食。禁食水期间予以静脉抑酸、预防性广谱抗生素、营养支持等治疗,第 4 日开始口服 PPI,持续 8 周。指导患者注意饮食的合理搭配,要富有营养,易消化,少进油腻食物或刺激性强食物,同时少量多餐、细嚼慢咽、避免暴饮暴食,进食时尽量取坐位,餐后不宜平卧,避免一次大量进食固态食物,以免胃酸增多而引起反流症状。

3. 休息与活动指导 同 ESTD。

4. 随访与复查 术后 3 个月、6 个月复查胃镜、食管钡餐和食管测压,检查贲门阻力情况及食管排空能力。如果未发生复发情况,之后可每隔一年复查一次。

第三节　经口内镜幽门括约肌切开术

　　胃轻瘫以延迟性胃排空为主要特征,临床症状包括恶心、呕吐、腹胀、餐后饱胀、早饱和腹痛。受 POEM 操作原理启发,2013 年,Khashab 等为胃轻瘫患者施行了经口内镜幽门括约肌切开术(G-POEM 或 POP),G-POEM 原理及操作与 POEM 类似,目的在于通过切断幽门肌来缓解幽门的限制,使胃十二指肠蠕动波能够将食物运送到十二指肠,从而治疗胃轻瘫。

　　先天性肥厚性幽门狭窄是由于幽门环肌肥厚、增生,使幽门管腔狭窄而引起的机械性幽门梗阻,其发病率高居先天性消化道畸形首位。若得不到有效治疗常并发脱水、电解质紊乱及酸碱平衡失调、生长发育迟缓、营养不良、贫血、肺炎、败血症等,严重者危及生命。G-POEM 可以切断肥厚的幽门环肌,缓解幽门狭窄。

一、适应证

　　(1) 正规药物治疗无效。
　　(2) 拒绝或不耐受支架植入。
　　(3) 外科手术的难治性胃瘫患者。
　　(4) 先天性肥厚性幽门狭窄。

二、禁忌证

　　(1) 凝血功能异常者。
　　(2) 无法配合手术患者。
　　(3) 合并严重心、肝、肾、肺器质性功能障碍者。

三、患者术前准备

　　同 ESTD。

四、手术器械设备准备

　　同 ESTD。

五、手术配合流程

　　1. 术前清洗　麻醉前,胃镜下用生理盐水冲洗并清理胃腔,保证胃腔内清洁无食物残留(图 3-3-42)。

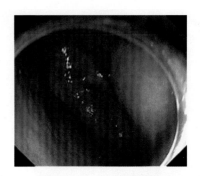

图 3-3-42　清洗胃腔

　　2. 黏膜下注射(图 3-3-43)和黏膜切开　黏膜切开前在内镜前端安装透明帽,选择刀头长度为 2 mm 的黏膜切开刀,在距幽门 3~5 cm 胃窦处行黏膜下注射混合液并行黏膜切开。

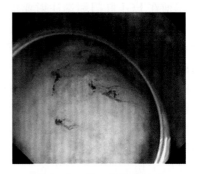

图 3-3-43　黏膜下注射

　　3. 建立隧道(图 3-3-44)　内镜经隧道开口将内镜置入至胃窦黏膜下层,建立黏膜下隧道至十二指肠球部黏膜。分离时应靠近肌层

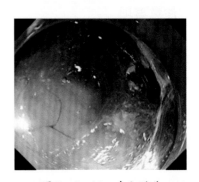

图 3-3-44　建立隧道

进行黏膜下层分离,并反复行黏膜下注射,避免损伤黏膜层。

4. 肌切开 在幽门环形肌近侧 2~3 cm 处切开肌层,内镜直视下切开环形肌时尽量避开血管,如有渗血,及时冲洗并吸引,保持视野清晰,必要时电凝止血。

5. 封闭隧道 隧道关闭前观察腔内有无积气积液,清除干净后用止血夹或组织夹夹闭黏膜切口。

六、治疗原则

(1)选择距幽门 3~5 cm 胃窦前壁、后壁或胃大弯侧处为黏膜切口,黏膜下注射混合液以抬举黏膜下层,取纵向切口。

(2)隧道建立过程中可通过反复黏膜下注射混合液抬举黏膜下层进行标记,以便在黏膜表面观察隧道建立方向是否正确。

(3)幽门肌层的切口多选择在幽门环形肌近侧 2~3 cm 处,在进入十二指肠球部 0.5 cm 处终止。肌层切开方式有幽门括约肌完整切开和选择性环形肌切开两种术式,纵向完整切开肌层,保证纵行肌或浆膜层的完整性。

(4)关闭隧道开口:将隧道内气液体吸净,电凝处理创面出血点和细小血管,多枚止血夹或组织夹对缝隧道开口。

七、注意事项

同 ESTD。

八、术后常见并发症处理

1. 黏膜损伤 使用止血夹或组织夹封闭

损伤创面,同时可喷洒生物蛋白胶,必要时留置胃肠减压;术后迟发性穿孔者,感染较局限或患者一般状况较好时,可选择保守或内镜下治疗,必要时可联系外科会诊。

2. 气体相关并发症 同 ESTD 患者。

3. 迟发性出血 应立即行内镜下止血治疗。拔除隧道入口的止血夹,内镜进入隧道冲洗清理隧道腔,同时以止血钳电凝出血点,止血成功后再次夹闭隧道入口。

4. 感染 主要包括肺部感染、隧道内感染。感染发生后,应仔细评估感染的具体部位、严重程度,合理选用抗生素。术中主要做好预防措施:术中坚持全程无菌观念,术中充分吸引积液,保持管腔清洁。

九、术后康复指导

1. 生命体征监护 同 ESTD。

2. 饮食指导 术后禁食水 2~3 日,2~3日后如无不适可进全流质饮食,为防止止血夹或组织夹移位或脱落,一般要求患者进食 2 周半流质饮食。然后逐步过渡到半流质饮食、软食、普食。禁食水期间予以静脉抑酸、预防性广谱抗生素、营养支持等治疗,给予高剂量 PPI,持续 4~8 周。指导患者注意饮食的合理搭配,同时少量多餐、细嚼慢咽,避免暴饮暴食,避免一次大量进食固态食物,以免胃酸增多而引起反流症状。

3. 休息与活动指导 同 ESTD。

4. 随访与复查 术后 3 个月、6 个月复查胃镜或上消化道钡餐,检查胃排空能力及幽门阻力情况。检查有无复发,如果未发生复发情况,之后可每隔一年复查一次。

第四节 隧道法内镜黏膜下肿物切除术

隧道法内镜黏膜下肿物切除术(STER)是治疗消化道固有肌层肿瘤(SMT)的一种新兴的内镜治疗技术,是衍生于 POEM 的一种内镜下手术方式。SMT 传统的治疗方式外科手术创伤较大,新兴的内镜黏膜下挖除术(ESE)和内镜全层切除术(EFR)没有保持黏膜的完整性,有可能导致穿孔、感染、术后狭窄等并发症的发

生。STER 创伤小,且通过黏膜下隧道的建立,保留了黏膜的完整性,进而降低了穿孔、感染等并发症的发生率,为 SMT 的治疗提供了一种新的选择。

一、适应证

直径≤5 cm 的消化道固有肌层肿瘤(图

3-3-45)。

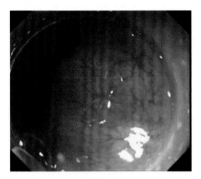

图 3-3-45　食管肿瘤

二、禁忌证

（1）合并其他恶性肿瘤。

（2）凝血功能异常者。

（3）无法配合手术患者。

（4）合并严重心、肝、肾、肺器质性功能障碍者。

（5）腔外生长型病灶及内镜下切除困难病灶。

三、患者术前准备

同 ESTD。

四、手术器械设备准备

同 ESTD。

五、手术配合流程

1. 术前清洗　协助医生在内镜下寻找肿瘤并定位（图 3-3-46），同时冲洗干净此处腔道。

2. 黏膜下注射（图 3-3-47）和黏膜切开

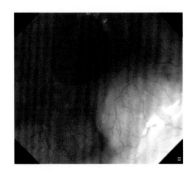

图 3-3-46　肿瘤定位

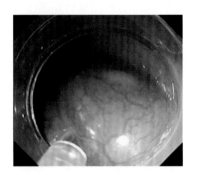

图 3-3-47　黏膜下注射

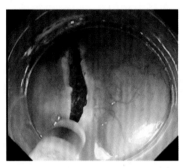

图 3-3-48　黏膜切开

（图 3-3-48）　胃病变选择刀头长度为 2 mm 的黏膜切开刀，食管病变选择 1.5 mm 的黏膜切开刀，黏膜切开前在内镜前端安装透明帽。通常在肿瘤上缘口侧 3～5 cm 处行黏膜下注射，使黏膜充分隆起后再行黏膜切开。

3. 建立隧道（图 3-3-49）　内镜经隧道开口将内镜置入至黏膜下层建立隧道，反复小剂量注射黏膜注射液，不断分离黏膜下层直至病变暴露（图 3-3-50），隧道越过肿瘤 1～2 cm 处。

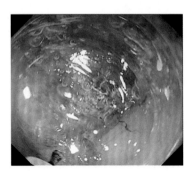

图 3-3-49　建立隧道

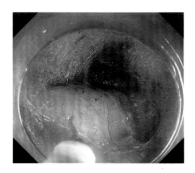

图 3-3-50　暴露病变

4. 剥离瘤体(图 3-3-51)　沿肿瘤周围分离固有肌层,逐步剥离瘤体。剥离瘤体使可选择 IT 刀,刀体前端为绝缘头,可以提高剥离效果,避免损伤周围组织。

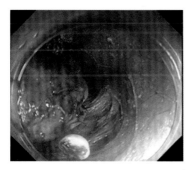

图 3-3-51　剥离瘤体

5. 取出瘤体(图 3-3-52)　通常用圈套器或吸引取出瘤体,对直径小于 1.5 cm 的瘤体可吸引取出,内镜前端吸住瘤体后持续吸引并缓慢退镜,避免吸引力不足瘤体丢失。对于直径大于 1.5 cm 的瘤体用圈套器套住瘤体随内镜带出体外,圈套器应尽量套住瘤体中间部分,套住大瘤体后出咽喉处时应将患者头略后仰,

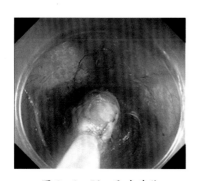

图 3-3-52　取出瘤体

形成自然弧度利于瘤体取出。对于巨大瘤体无法取出者,可将瘤体在腔内电切成两部分再分别取出。

6. 关闭隧道开口(图 3-3-53)　同 POEM。

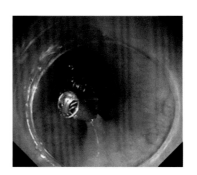

图 3-3-53　关闭隧道开口

六、治疗原则

(1)选择距离肿瘤上缘口侧直线距离 3～5 cm 处黏膜做横向或纵向切口,行黏膜下注射,使黏膜抬举良好,切开黏膜。

(2)建立黏膜下隧道:从隧道入口沿黏膜下层自上而下分离,建立隧道,暴露病变,隧道越过肿瘤 1～2 cm。

(3)沿肿瘤周围分离固有肌层,使瘤体包膜完整,逐步剥离瘤体,完整切除瘤体。

(4)小瘤体可吸引取出;大瘤体可以通过圈套器取出。

七、注意事项

同 ESTD。

八、术后常见并发症及其处理

同 POEM。

九、术后康复指导

1. 生命体征监护　同 ESTD。
2. 饮食指导　同 POEM。
3. 休息与活动指导　同 ESTD。
4. 随访与复查　术后 3 个月、6 个月复查胃镜和超声内镜,检查有无复发,如果未发生复发情况,之后可每隔一年复查一次。

第五节 经黏膜下隧道食管憩室间嵴切开术

食管憩室是指先天性或获得性因素引起的食管管壁全层或部分向腔外呈盲袋样的病理性膨出,临床上按发生的部位分为咽食管憩室(又称 Zenker 憩室)、食管中段憩室和膈上憩室(膈上远端 4~10 cm 食管)。无症状或轻微症状的食管憩室不需要治疗,对于症状较重的食管憩室,可通过手术、硬式内镜或软式内镜进行治疗。常规软式内镜治疗食管憩室时,同时切除了形成憩室间嵴的黏膜和肌纤维,有一定的穿孔发生率。近年,有学者通过经黏膜下隧道憩室间嵴切开术(STESD)治疗食管憩室,相较于常规内镜治疗,STESD 的优势在于可在切除憩室间嵴的同时保护黏膜的完整性,可能有助于减少穿孔和纵隔炎的发生。

一、适应证

(1)根据食管造影、胃镜及临床表现明确诊断为食管憩室。

(2)有典型症状,包括但不限于吞咽困难、反流、异物感等,排除其他食管动力障碍疾病(如贲门失弛缓症)。

二、禁忌证

(1)无症状或轻微症状的食管憩室。

(2)凝血功能异常者及无法配合手术患者。

(3)合并严重心、肝、肾、肺器质性功能障碍者。

三、患者术前准备

同 ESTD。

四、手术器械设备准备

同 ESTD。

五、手术配合流程

1. 术前清洗 协助医生在内镜下用生理盐水冲洗清洁食管和憩室,如憩室内有固体食物残渣,可用异物钳取出。

2. 黏膜下注射和黏膜切开 距憩室间嵴上方 3 mm 处行黏膜下注射使黏膜充分隆起,黏膜切开刀纵行切开黏膜层。选择刀头长度为 1.5 mm 的黏膜切开刀,黏膜切开前在内镜前端安装透明帽。

3. 建立隧道 用黏膜切开刀沿固有肌层表面分离黏膜下层,充分暴露憩室间嵴,沿着憩室间嵴两侧继续分离,逐步建立黏膜下隧道至憩室底部处。过程中反复小剂量注射黏膜注射液,使黏膜充分隆起,避免损伤食管黏膜。

4. 横断间嵴 充分暴露憩室间嵴,配合医生在内镜直视下自上而下切断憩室间嵴肌层。手术过程中应及时发现视野内可能会电切到的血管,尤其是较粗的血管应采取预止血措施,及时利用热止血钳进行止血。

5. 关闭隧道开口 同 POEM。

六、治疗原则

(1)术前清洗 胃镜观察食管憩室具体位置,以及与食管管腔的相对关系。如憩室内大量食物残留,则用大量生理盐水冲洗清洁食管和憩室,并吸尽残留液体。

(2)距憩室间嵴上方 3 m 处行黏膜下注射混合液,纵向切开黏膜层建立隧道入口,显露黏膜下层。

(3)分离黏膜下层,建立黏膜下"隧道",直至食管憩室间嵴部肌层。

(4)完整暴露憩室间嵴,在胃镜直视下用 Dual 刀在间脊中间横断肌层至憩室底部。

(5)关闭隧道开口:关闭隧道前将内镜退出黏膜下隧道,在食管内观察确认憩室间嵴塌陷,憩室间嵴切开效果满意。将隧道内气液体吸净,多枚止血夹或组织夹对缝隧道开口。

七、注意事项

同 ESTD。

八、术后常见并发症及其处理

同 POEM。

九、术后康复指导

1. 生命体征监护　同 ESTD。

2. 饮食指导　同 POEM。

3. 休息与活动指导　同 ESTD。

4. 随访与复查　术后 3 个月、6 个月复查胃镜,检查有无复发,如果未发生复发情况,之后可每隔一年复查一次。

(万小雪　马久红)

参考文献

［1］冯拥璞,高野,辛磊,等.隧道内镜技术的临床应用进展［J］.中华消化内镜杂志,2021,38(3):248-252.

［2］刘华兰.内镜经黏膜下隧道食管肿瘤剥离术围术期的护理对策及临床价值［J］.中外医学研究,2019,17(31):107-109.

［3］李琴,李春花,王雷,等.贲门失弛缓症病人行经口内镜下食管环形肌切开术的护理［J］.全科护理,2014,12(19):1756-1757.

［4］中华医学会消化内镜学分会超级微创协作组,中国医师协会内镜医师分会,北京医学会消化内镜学分会.中国贲门失弛缓症诊治专家共识(2020,北京)［J］.中华消化内镜杂志,2021,38(4):256-275.

［5］叶玲,李国华,晏静,等.内镜黏膜下隧道肿瘤切除术适用的上消化道平滑肌瘤直径大小研究［J］.现代肿瘤医学,2020,28(23):4111-4114.

［6］孙萍胡,丁小云.经内镜黏膜下隧道憩室间脊切开术治疗食管憩室的临床初探［J］.世界华人消化杂志,2020,28(19):959-963.

［7］文清德,刘海娴,蒋雪丽,等.内镜经黏膜下隧道憩室中隔离断术治疗食管巨大憩室患者1例的护理配合体会［J］.临床医药文献电子杂志,2019,6(70):118-119.

［8］李荣,黄留业.不同隧道开口法经口内镜下肌切开术治疗贲门失弛缓症的效果评价［J］.中国内镜杂志,2021,27(4):14-19.

［9］张丹枫,王豆,陈巍峰,等.经黏膜下隧道憩室间脊切开术治疗食管憩室患者的生存质量分析［J］.中国临床医学 2020,27(3):448-452.

第四章 内镜逆行胰胆管造影的护理配合

第一节 胰胆管系统基本解剖结构与影像学特点

一、胰管系统

胰腺是重要的消化及内分泌器官。它位于上腹部,横跨于第1、2腰椎水平,可分成头部、体部和尾部三部分,其间无明显界限,大致肠系膜上静脉内缘的右侧部分为头部,其余部分分为两等份,分别为体部和尾部。胰头的后下方呈钩状突起,环绕肠系膜上动、静脉,称为钩突部。胰头后面上外侧部的沟内有胆总管通过,有时胆总管穿行于胰腺实质内,因此当胰头肿大时,可影响胆总管的通畅。胰体呈三棱形,略向后弯曲。胰尾是胰腺左端狭细的部分,其末端钝尖,常与脾门紧密相连。胰管位于胰腺实质内,接近胰的后面,是运输胰液的通道。

(一)解剖结构

主胰管又称 Wirsung 管,横贯整个胰腺,沿途收集各胰腺小叶的分支胰管,其管径自尾向头部逐渐变粗,在十二指肠降段的后内侧壁内与胆总管汇合后开口于十二指肠主乳头,偶有主胰管与胆总管分别开口于十二指肠壁。副胰管又称 Santorini 管,位于胰头上部主胰管的上方,胆总管的前面,主要收集胰头部胰液。副胰管一般由主胰管分出,走行多呈弓状弯曲,开口于十二指肠乳头的右上方约 2 cm 处的副乳头。

根据胰管胚胎起源的不同,副胰管与在其之后的一段主胰管又合称为背侧胰管,剩余的一段胰头部主胰管称为腹侧胰管(图 3-4-1)。

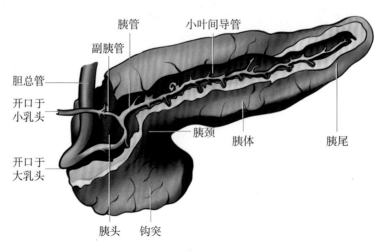

图 3-4-1 正常胰腺结构示意图

（二）影像学特点

主胰管走向可有多种形态类型，通常依据主胰管的行程路径分为 4 型（图 3-4-2）。

1. 下降型　最常见，占 66％，主胰管自胰尾到胰头缓慢下行。

2. S 型　占 16％，胰头部主胰管呈 S 形弯曲。

3. 垂直型　占 10％，胰头部主胰管下行近乎垂直，平行于胆总管。

4. 环型　占 8％，胰头部主胰管弯曲呈环状。

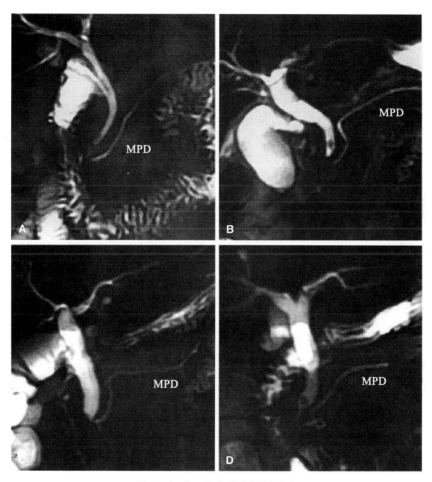

图 3-4-2　主胰管（MPD）走行
A. 下降型；B. S 型；C. 垂直型；D. 环型

据竹本忠良等统计，胰管的长度平均值男性为 17. 2 cm±1. 9 cm，女性为 16. 1 cm±1. 6 cm；主胰管在壶腹部与胆总管形成共通管，平均长度为 7. 4 mm±1. 5 mm。陈敏章测得国人主胰管的长度为 16. 095 cm±2. 996 cm。主胰管的长度在临床上不十分重要，但在严重的慢性胰腺炎，由于胰腺实质萎缩可见胰管长度缩短，在胰体、尾部有肿瘤者由于肿瘤浸润或压迫也可见胰管明显缩短。主胰管头部、体部和尾部的平均口径大致分别为 4 mm、3 mm、2 mm。其大小与注射造影剂的剂量（充盈程度）、患者年龄及性别有关。一般微细胰管显影者的主胰管比单纯主胰管显影者大，男性比女性大，50 岁以上者比中青年大。但是，造影时，一般胰管直径超过 5 mm 被认为是"扩张"。

副胰管一般较主胰管细，一般报道 1/3 显影，平均长度为 2. 42 cm±0. 49 cm，最大直径为 1. 4 mm±0. 6 mm。海军军医大学第一附属医院(上海长海医院)统计副胰管显影率为58.33%,长度为2.4 cm±1.2 cm,直径为1.5 mm±0.5 mm。副胰管走行可分为3型(图3-4-3):

Ⅰ型,副胰管与主胰管几乎呈直线走向(57.1%);Ⅱ型,环绕主胰管(10.2%);Ⅲ型,主胰管呈直线走向,副胰管类似其分支(32.7%)。

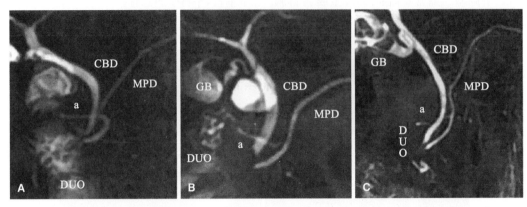

图3-4-3 副胰管走行

A. 副胰管与主胰管(MPD)几乎呈直线走向;B. 环绕主胰管;C. 主胰管呈直线走向,副胰管类似其分支。CBD:胆总管;DUO:十二指肠;GB:胆囊;MPD:主胰管

(三)注意事项

(1)胰管造影采用的造影剂不得过于稀释,否则影响胰腺病变的显示。应在透视下观察到尾部胰管已显示后摄片,摄片的同时还应保持一定的注射压力,否则容易造成后部胰管病变的假象。

(2)反流到胃内的造影剂在胃大弯皱褶内形成的影像与胰管有些相像,应注意鉴别。

(3)胰管造影切忌速度过猛或压力过高,以及过量造影剂,否则容易造成胰腺腺泡显影,增加术后发生胰腺炎的危险,此外还应避免反复多次胰腺造影。

二、胆管系统

胆道系统由各级胆管和胆囊组成,具有输送、储存和浓缩胆汁的功能。胆管起始于肝汇管区的胆小管,它们相互汇合,逐渐形成小叶间胆管和左、右肝管,在肝门处汇合成肝总管,胆囊通过胆囊管与肝总管汇合成胆总管。

(一)解剖结构

胆囊通常位于右锁骨中线和第9肋软骨交叉处,借结缔组织连接,附着于肝的胆囊窝内,长7~9 cm,宽2.5~3.5 cm,容量为35~40 mL,可分为底、体和颈三部。底部突出在肝下缘,通

常指向前下方,贴近十二指肠和横结肠,与前腹壁相连接。体部呈漏斗状,紧贴在肝的胆囊窝内。颈部在胆囊窝的最深处,常呈S形弯曲,与胆囊管相接处有一囊状凸出,称为哈德门袋,通常胆囊结石多藏在于此。胆囊的大小、形态和位置均有较大的变异,并且与胆囊内胆汁充盈情况和体位的改变有关。

胆管分为肝内胆管和肝外胆管,肝内胆管由胆小管、小叶间胆管和左、右肝管组成。左肝管平均长1.6 cm,右肝管平均长0.8 cm。左、右肝管直径为2 mm,肝内胆管在肝脏内呈树枝状分布,与相应门静脉伴行。肝外胆管分为以下几部分:①肝总管在门静脉右支起始部之前上方由左、右肝管汇合而成,长3~4 cm,直径为0.4~0.6 cm。在肝十二指肠韧带内下行,其左为肝动脉,左后方为门静脉。胆囊管由胆囊颈向左后下延续而成,长2.5~4 cm,直径为0.2~0.3 cm。胆囊管内的黏膜有螺旋式黏膜皱襞,有控制胆汁的出入功能。胆总管由肝总管和胆囊管汇合而成,长7~9 cm,直径为0.6~0.8 cm,管壁内含大量的弹力纤维,有一定的舒缩能力,胆总管在肝、十二指肠韧带内下行,位于门静脉之前,肝动脉之右侧,下段位于十二指肠第一段和胰腺头部之后,约2/3的人

贯穿胰腺头部,其余 1/3 在胰腺头部后面的沟内,末端到达十二指肠第二段的后内侧,在肠壁内扩大形成胆道口进入肠腔。约 70% 胆总管壶腹部和胰管互相汇合,构成同一出口,出口处有括约肌围绕,称为胆道口括约肌,出口的口径约为 0.9 cm(图 3-4-4)。

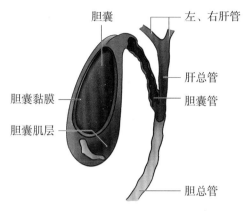

图 3-4-4　胆道系统结构示意图

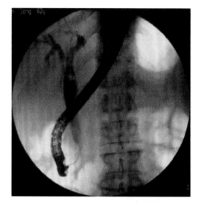

图 3-4-5　ERCP 下胆道显影情况

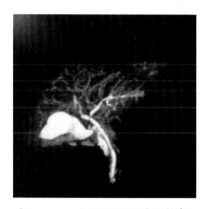

图 3-4-6　MRCP 下胆道显影情况

(二)影像学特点

PTC 或 ERCP 都能比较良好地显示胆管。正常胆管显影密度均匀,边缘光滑。肝内胆管表现为树枝状分布,走向自然,由小到大按一定比例形成左、右肝管,再汇合成肝总管。肝总管长 3～4 cm,内径为 0.4～0.6 cm,向下延续形成胆总管,胆总管末端与胰管汇合后共同开口于十二指肠乳头部。胆总管长 4～8 cm,内径为 0.6～0.8 cm。PTC 或 ERCP 检查一般胆囊都不容易显影,即使显影,充盈也不满意,达不到诊断要求。磁共振胆胰管成像(MRCP)多数胆囊都能清晰显示,正常胆囊内含有胆汁,表现为极高信号,信号均匀,边缘光滑。胆囊形状呈长圆形或梨形,长 7～10 cm,宽 3～4 cm,分为底部、体部、颈部,并和胆囊管相连。MRCP 肝内、外胆管显示率高达 90%～100%,所见胆系结构影像清晰,优于 PTC、ERCP、CT 检查,表现为边缘光滑整齐、均匀的高信号。MRCP 显示的胆囊和胆管大小、形态与 PTC 和 ERCP 相同(图 3-4-5 和图 3-4-6)。

(三)注意事项

(1)造影前导管内应严格排气,以免将气泡注入胆管中被误认为结石。造影时应在切开刀到达胆管合适位置后,再遵医嘱,自左、右肝管→肝总管→胆总管自下缓慢注入造影剂,以充分显影,及避免胆总管下段小结石被造影剂推至上段。

(2)十二指肠球部有时积留少量造影剂,会被误认为胆囊影像,前者位置靠内侧,形状多变,内含气体,在内镜吸引时会缩小或消失,应注意鉴别。

(3)十二指肠后段的胆总管受肠腔的压迫,往往造影剂存留少,影像较淡,勿将其视为梗阻性病变。

(4)胆总管末端由于乳头括约肌的运动变化,在摄片时影像多变,应注意动态观察其影像改变,勿将其误认为壶腹部占位。

三、ERCP 造影剂的选择与使用

随着医学科学技术的不断发展进步,造影

剂广泛应用于临床医学多学科多领域,如增强CT、冠状动脉造影、介入治疗及其他临床医学学科。其中以碘造影剂最为突出。

(一) 碘造影剂的分类与结构

现在医学上用的碘造影剂绝大多数为三碘苯环的衍生物,主要代表有两大类:①离子型碘造影剂,第一代含碘造影剂以泛影葡胺(图3-4-7)为代表,造影增强效果好。但因其毒副反应较大等多种缺陷,目前在临床中已很少应用。②非离子型碘造影剂,是在离子型造影剂结构上添加了羟基,去除了羧基、阳离子,使得造影剂的水溶性增加;降低了渗透毒性和神经毒性等副作用,是目前最常应用的碘造影剂。

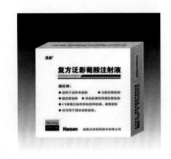

图3-4-7 泛影葡胺

非离子型碘造影剂按分子结构又分为单体造影剂和二聚体造影剂。第二代非离子型单体造影剂因其自身分子结构的原因又称为低渗性造影剂,如碘海醇(图3-4-8)等。低渗透性单体造影剂和水有较强的结合力,故可降低造影剂的黏度和毒性(渗透毒性、化学毒性和神经毒性),在临床应用过程中毒副作用概率小,合并不良反应少,明显优于第一代离子型碘造影剂,故目前在大多数医院影像科、介入科及冠状动脉造影治疗中应用最为广泛。以碘克沙醇(图3-4-9)为代表的第二代非离子型造影剂又称为等渗性造影剂,是一类二聚体造影剂,分子结构特殊,其最大特点就是在实验实施或临床运用过程中的安全性更高,不过因其价格较为昂贵、超过普通人可承受的范围,临床用量较少,不适合大众消费。

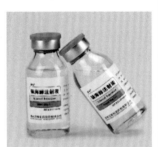 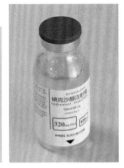

图3-4-8 碘海醇   图3-4-9 碘克沙醇

(二) 碘造影剂的过敏反应

目前离子型碘造影剂由于引起患者中毒、生物机体系统过敏及其他不良反应的发生率较高,加之机体耐受性差,所以其在临床医学应用空间越来越小。相比之下,非离子型碘造影剂似乎克服了离子型造影剂的大多数缺点,毒副反应小,对生物安全性高,机体的耐受性好,可用于各种血管造影检查。虽然碘过敏试验阴性,但是当人体内出现大剂量造影剂时,仍有发生过敏反应的可能。症状较轻者经休息饮水后症状缓解;症状较重者须紧急医疗干预,用抗过敏药与糖皮质激素、抗组胺受体阻滞剂等逐渐缓解;更为严重的情况,如过敏性休克、弥散性血管内凝血(DIC)、呼吸心搏骤停等导致患者死亡的临床事件的发生,国内已有造影剂过敏死亡的临床报道,虽然是少数个别案例,但也引起了相关部门的重视并作出相关决策。要求医学基础实验和临床医务工作者要对过敏反应有足够的认识。同时要求在发生此类过敏反应时要有预案并且做出及时正确的处理,最大限度地保证患者生命安全。

(三) ERCP造影剂的使用剂量与选择

在X线透视下注射碘造影剂,在显示屏见到胰管或胆管显影,可缓慢继续注射造影剂至所需管道显影,主胰管显影需要4~5 mL,常规胰管造影需要使用纯造影剂,这样能够更清晰地观察到胰管的走行,选择性胰管造影应适当掌握所用造影剂剂量及注射压力,不可过多。正常情况下,胆管充盈只需要10~20 mL,胆囊完全显影需要40~60 mL,而胆道造影需要将造影剂与生理盐水1:1稀释后注入胆道造影,这样能降低胆道胆管炎及胆囊炎的发生率。由于以碘克沙醇为代表的第二代非离子型造影剂具有更高的安全性,但其价格相对更加昂贵,可以选择在 70 岁以上的老年人及基础疾病较多的患者身上使用;而以碘海醇,以碘海醇为代表的第一代非离子型造影剂相对比较便宜,也具有相对较高的安全性,可以用于年轻人身上。

(张勋 黄茜)

参考文献

[1] Sinha R, Gardner T, Padala K, et al. Double-duct sign in the clinical context [J]. Pancreas, 2015,44(6):967-970.
[2] 柏树令.系统解剖学[M].7 版.北京:人民卫生出版社,2008.
[3] 王影鹤.磁共振胰胆管成像检查与常规腹部 CT 扫描在胆道系统结石患者诊断中的比较分析[J].实用医学影像杂志,2019,20(4):78-79.
[4] 李代兵,李建春,牟晓敏,等.磁共振平扫结合磁共振胆胰管造影在胰胆道系统疾病的应用[J].影像研究与医学应用,2018,2(8):119-120.
[5] 牛记军.碘造影剂不良反应[J].山西医药杂志,2016,45(6):648-651.
[6] 刘金梅.CT 增强扫描碘造影剂不良反应的预防及护理干预[J].中国医药科学,2017,(16):185-187.

第二节 常用器械和附件的选择与使用技巧

随着 ERCP 技术的不断发展,为了更好地提高 ERCP 技术的安全性和可靠性,ERCP 所用的器械也在不断改进和更新,正确地掌握和使用这些器械是 ERCP 护理配合的基本技能之一。下面介绍 ERCP 手术常用的器械及其使用技巧。

一、切开刀

切开刀的出现在 ERCP 发展史上具有里程碑意义,使逆行性胰胆管造影从单纯检查诊断中打开了 ERCP 治疗之门。乳头括约肌切开(EST)是治疗性 ERCP 的重要手段之一,切开刀的使用频率很高。

(一)切开刀的分类

切开刀分为弓形切开刀和针状刀两种类型。它用于十二指肠乳头括约肌切开术。

1. 弓形切开刀 弓形切开刀分为两腔(图3-4-10)和三腔(图3-4-11),两腔分别有切割和导丝两个腔;三腔有独立的三个腔,可分别用于切割、注射造影剂和插入导丝,省时简便。三腔弓形切开刀有可旋转与不可旋转切开刀,弓形切开刀目前已基本取代了造影导管,弓形切开刀可以调节刀丝高低配合导丝进行乳头插管和选择性肝内胆管插管。

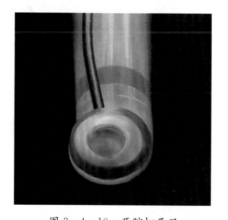

图 3-4-10 两腔切开刀

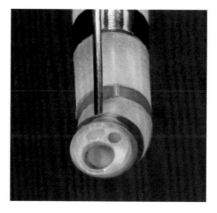

图 3-4-11 三腔切开刀

弓形切开刀由切割丝、插入部、接头部、手柄和导线构成(图3-4-12);切割丝是一根导电性能良好的金属丝,长度一般为20~30 mm,用于切割乳头,其外一般套有一高绝缘性的塑料保护膜,可防止电刀进入十二指肠乳头过深,造成切割穿孔的发生。切开刀插入头端有长有短(图3-4-13和图3-4-14),一般为5~7 mm;插入头端长切割时不易滑脱,主要用于乳头口较松的情况;插入头端短主要用于乳头开口小、不易插管的情况。

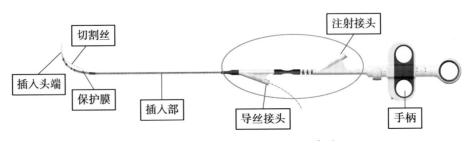

图3-4-12 三腔弓形切开刀示意图

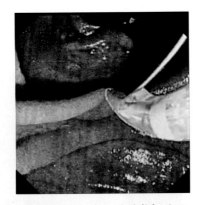

图3-4-13 插入头端长切开刀

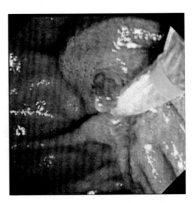

图3-4-14 插入头端短切开刀

2. 针状刀 针状刀为头端带有可伸缩的直电热钢丝的导管,伸出胆管内的钢丝似针尖状。它常用于乳头预切开术及开窗术;有两腔与三腔之分(图3-4-15),两腔可用于切割和

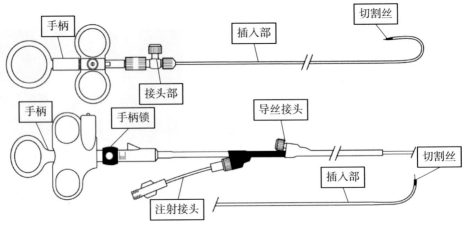

图3-4-15 两腔针状刀与三腔针状刀示意图

注射造影剂，主要由切割丝、插入部、接头部、手柄部组成；三腔可用于切割、插入导丝和注射造影剂；主要由切割丝、插入部、接头部、手柄锁、手柄组成。两腔针状刀直径较小，为 5 Fr，可通过 2 mm 以上的消化内镜；三腔针状刀直径为 7.5 Fr，可通过腔道不小于 2.8 mm 的消化内镜；切割丝长度为 4 mm。

（二）切开刀的使用方法与技巧

1. 弓形切开刀　使用前三腔切开刀需用生理盐水预冲洗。

（1）使用方法：浅插入，轻拉弓，短距离逐步切，避免"拉链式"操作，以防造成穿孔及出血。

1）浅插入（图 3-4-16）：将切开刀头端插入乳头开口，刀弓能抵住乳头开口皱襞即可，不易太深，也不能太浅。

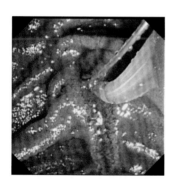

图 3-4-16　浅插入

2）轻拉弓（图 3-4-17）：将刀弓轻轻拉起，顶住乳头开口皱襞，张力不能太大。

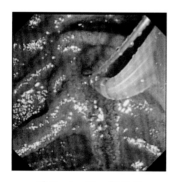

图 3-4-17　轻拉弓

3）短距离（图 3-4-18）：切割的时候不能一次性切割过长，切割宽度适量选择低位，一般选择 1 或 2，太高会导致电凝效果不佳，引起出血。

4）逐步切（图 3-4-18）：边切边观察切开效果，切开刀头边缘黏膜开始发白，说明已经开始切割，逐步轻拉刀弓，切至所需位置。

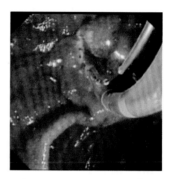

图 3-4-18　短距离逐步切

（2）使用技巧

1）高频电刀电极板贴紧肌肉丰富处，如小腿腓肠肌等，若有报警应检查高频电各连线的连接，切开刀没伸出内镜前不能踩踏板。

2）采用切凝混合电流，开始切开时采用 ENDO CUT I 模式，在切割到顶端时应小心，可采用 FORCED COAG 模式，以凝代切，可减少出血和术后胰腺炎的机会。一般建议 ENDO CUT I 模式下选择：效果 2，切割宽度 2，切割间隔时间 3；FORCED COAG 模式下选择：效果 2，功率为 60 W（图 3-4-19）。

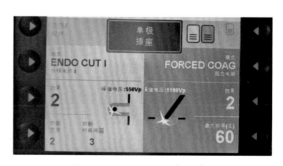

图 3-4-19　ERCP 常用参数

3）切开方向应在 11 点方向，保持适当的刀丝松紧度，先松后紧，切开过程中避免自主改变刀弓张力，造成过度切开（图 3-4-20）。

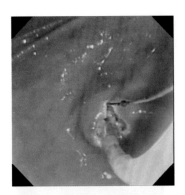

图 3-4-20 11点切开方向

4) 及时清除导丝上的炭灰及焦痂,整理切开刀使刀丝位于导管中间位。

2. 针状刀

(1) 使用方法

1) 下切法(图 3-4-21):乳头隆起部上方向下切割。

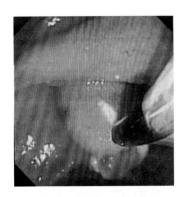

图 3-4-21 下切法

2) 上切法(图 3-4-22):乳头开口向乳头上方切割。

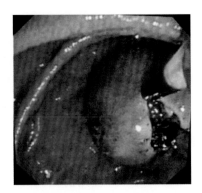

图 3-4-22 上切法

(2) 使用技巧

1) 针状刀针头一般外露 2~4 mm,保持固定。

2) 使用过后应及时清除针头上附着的焦痂。

3) 插管时,切记要将针头收回,否则容易造成胆道损伤甚至穿孔。

二、导丝

导丝为 ERCP 操作中最常用的配件,作用大,使用频率高,操作医生形象地将之比喻为"生命线",即 ERCP 操作如果导丝插入不成功,则整个操作无法进展和完成,使 ERCP 操作陷于失败的境地。一般 ERCP 用导丝长度为260~450 cm,直径为 0.025~0.035 in(1 in=2.54 cm),头端主要有直头、弯头、双头等,具有可视性、亲水性、绝缘性、清晰性等优点。各厂家生产的导丝也各具特色,常用的导丝主要有黄斑马导丝(Jagwire 导丝,图 3-4-23)、小丑导丝等(表 3-4-1)。

表 3-4-1 几种常用导丝的特性对比

项目	外径(in)	有效长度(cm)	头端类型	锥形头端(in)	亲水性头端(cm)	顺滑性
黄斑马导丝	0.025	260	直头	0.025~0.020	5	尚可
	0.025	450	直头	0.025~0.020	5	
	0.035	260、450	直头、弯头	0.035~0.027	5	
梦幻导丝	0.035	260、450	直头、弯头	0.035~0.027	10	顺滑
小丑导丝	0.025	260	直头	0.025~0.020	27	顺滑
	0.025	450	直头	0.035~0.027	27	

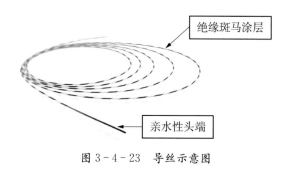

绝缘斑马涂层

亲水性头端

图 3 - 4 - 23　导丝示意图

（一）在 ERCP 中的用途

（1）配合插管，引导器械进入胆胰管（图 3 - 4 - 24）。

（2）ERCP 操作中保留导丝有利于各种器械的交换（图 3 - 4 - 25）。

（3）困难乳头插管时引导插管（图 3 - 4 - 26）。

（4）通过导丝与导管的配合将导丝超选到肝内胆管的分支或特定位置。

（5）通过导丝引导，将各类支架推送到预定部位（图 3 - 4 - 27）。

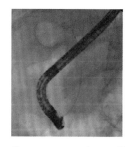
图 3 - 4 - 24　进入胆管保留导丝

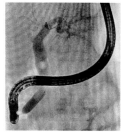
图 3 - 4 - 25　引导球囊进入胆管

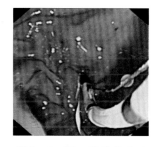
图 3 - 4 - 26　困难乳头双导丝插管

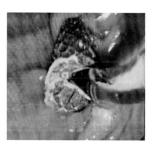
图 3 - 4 - 27　引导金属支架置入

（二）使用方法

导丝使用方法主要有 6 种，分别是：①直接插入法；②折叠圈入法；③导管弯曲法；④弓刀反弹法；⑤球囊辅助法；⑥头端成型法（图 3 - 4 - 28）。

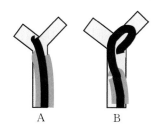
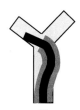
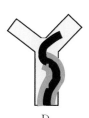
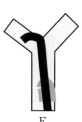
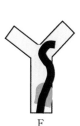

A　　　　　B　　　　　C　　　　　D　　　　　E　　　　　F

图 3 - 4 - 28　导丝使用方法示意图

A. 直接插入法；B. 折叠圈入法；C. 导管弯曲法；D. 弓刀反弹法；E. 球囊辅助法；F. 头端成型法

1. **直接插入法**（图 3 - 4 - 29）　将导丝直接或借助切开刀等插入到胆胰管内；一般行导丝插管都是通过方式完成的。

2. **折叠圈入法**　一般需要选择梦幻导丝，相对于普通黄斑马导丝的 5 cm 亲水涂层头端，它的亲水涂层头端长度为 10 cm，弯曲性更好，更容易折叠圈入。

3. **导管弯曲法**（图 3 - 4 - 30）　是通过在胆管内可以通过拉弓形切开刀的手柄让弓形切开刀头端弯曲后，再送导丝进入到指定位置。

4. **弓刀反弹法**（图 3 - 4 - 31）　是由于弓刀的方向与目标胆管方向相反，可以通过多走导丝让导丝通过胆管壁反弹到目标导管。

5. **球囊辅助法**（图 3 - 4 - 32）　通过注气控制取石球囊的直径大小控制导丝的方向，从而到达指定位置。

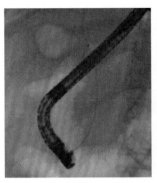 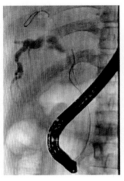 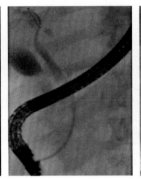 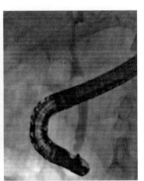

图 3-4-29　导丝直接插入　　图 3-4-30　导管弯曲插入　　图 3-4-31　弓刀反弹插入　　图 3-4-32　球囊辅助插入

6. 头端成型法　将导丝头端亲水涂层通过塑形，从而到达指定位置。

（三）使用技巧及注意事项

（1）由于绝大多数 ERCP 用导丝具有亲水性，导丝使用时需要用生理盐水润滑。

（2）导丝使用前需检查亲水性头端是否笔直，如弯曲需理直后再使用。

（3）使用前检查导丝的亲水头及导丝外皮，确保导丝的使用性能。

（4）插管时，导丝如与切开刀刀头成锐角或发生导丝头卡顿时，切记避免用力拖拽导丝，应先退切开刀，再轻轻操作导丝，避免导丝外皮刮脱或亲水头的拉断。

（5）检查结束后要复查导丝的亲水头端是否有脱落及外皮刮脱情况，及时报告医生。

三、球囊扩张导管

球囊扩张导管在 ERCP 中主要应用于内镜下十二指肠乳头括约肌扩张，在不破坏乳头括约肌及保持其完整性的前提下，用于扩大十二指肠乳头括约肌以通畅胆总管入口、方便器械进出、缓解狭窄和治疗相关疾病。

（一）分类

球囊扩张导管（图 3-4-33）分为逐级球囊扩张导管（图 3-4-34）与恒级球囊扩张导管（图 3-4-35）。逐级球囊扩张导管一般可有三级进行选择，可以更好地根据结石的大小选择合适的扩张层级，从而达到合适的扩张乳头的目的；恒级球囊扩张导管只有一个恒定的大小，它到达一定大小后，球囊不会随压力增大而变化。

（二）使用方法

根据结石大小选用不同规格的球囊扩张导管，使球囊中部位于乳头狭窄区，从球囊导管内注入与生理盐水按 1:1 稀释成的 50% 造影剂，用压力泵逐渐加压，使压力达 3～8 atm（1 atm＝101.3 kPa），扩张足够的时间达到乳头扩张的目的（图 3-4-36～图 3-4-38）。

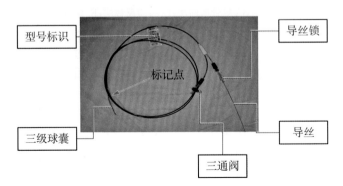

图 3-4-33　球囊扩张导管示意图

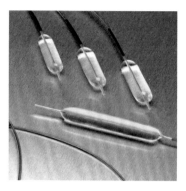

图 3-4-34　逐级扩张球囊

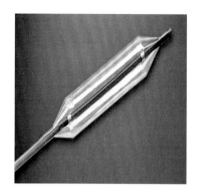

图 3-4-35　恒级扩张球囊

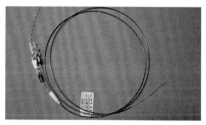

图 3-4-36　球囊扩张导管

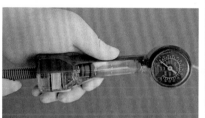

图 3-4-37　压力泵

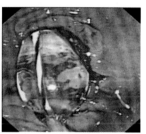

图 3-4-38　乳头扩张

（三）使用技巧及注意事项

（1）使用前导丝腔用生理盐水预冲洗。扩张时使用生理盐水与对比剂 1∶1 配比的混合液，勿使用气体，影响扩张的压力及传导。

（2）保持球囊中点位于乳头开口处，避免球囊向内或向外位移。

（3）内镜视野中应看到球囊的管轴部。

（4）根据球囊扩张导管标签逐步加压，切忌暴力跳跃加压。

（5）球囊扩张导管在较大工作钳子管道的治疗内镜可以直接收回，而在一般工作钳子管道（2.8 cm）的钳子管道使用后可能会发生无法从钳子管道撤回的情况，所以扩张一般选大腔道内镜。

（6）扩张球囊属一次性耗材，禁止重复使用。

四、取石网篮

取石网篮是 ERCP 中最为常见的取石器械，其导管前端有网篮、导管近端连接手柄，手柄可将网篮推出导管外和收回导管内。

（一）分类

取石网篮可根据网篮的结构分为：四线网篮、八线网篮、碎石网篮、过导丝网篮、旋转网篮等。临床操作过程中，可根据结石的性质和大小选择不同种类的网篮：小结石（<0.5 cm），八线网篮；中等大小结石（1 cm 左右），四线网篮；大结石（>1.5 cm），（一体式）碎石网篮；松软性结石，八线网篮（表 3-4-2）。

表 3-4-2　网篮的选择

结石性质	网篮选择	网篮形状
小结石（<0.5 cm）、松软性结石	八线网篮	

(续表)

结石性质	网篮选择	网篮形状
中等大小结石(0.5~1.5 cm)	四线网篮	
大结石(>1.5 cm)	(一体式)碎石网篮	

(二)取石网篮的使用技巧及注意事项

(1)根据结石的大小选择相应取石网篮,主要看网篮的形状、网篮的直径和是否选用或备用应急碎石器。

(2)检查取石网篮形状及开合功能。

(3)造影观察后套取结石,套取结石的顺序:先套取下段结石(图3-4-39),再套取上段结石(图3-4-40)。

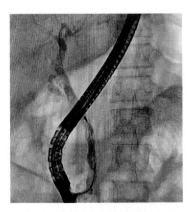

图3-4-39 先套取下段结石

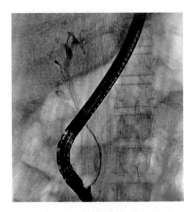

图3-4-40 再套取上段结石

(4)网篮越过结石后再张开,回拉并晃动网篮将结石陷入,回拉网篮使其处于半闭合状态;网篮钢丝变形应及时整修(图3-4-41和图3-4-42)。

(5)套取困难时可旋转网篮内芯,结石较大用弹性强的大网篮或碎石网篮(图3-4-43),结石较小选用小网篮或"花"型网篮(图3-4-44)。

(6)如对于乳头小切开、插入困难及肝内胆管选择性插入可选用过导丝网篮(图3-4-45和图3-4-46)。

(7)如取石过程中网篮嵌顿在胆管内,可选用紧急碎石器进行碎石,碎石过程中避免损伤胆道(图3-4-47和图3-4-48)。

(三)碎石网篮的安装方法

(1)顺时针旋拧BML手柄上的固定螺母,松开篮丝接头的释放按钮,将BML手柄上的控制开关旋至OFF,推进BML手柄的加压手柄到头,并将加压手柄的位置固定(图3-4-49)。

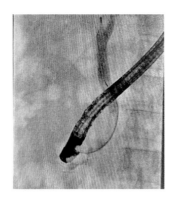

图 3-4-41 网篮越过结石

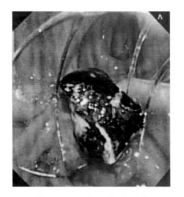

图 3-4-42 结石取出

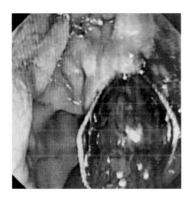

图 3-4-43 一体式碎石网篮取石

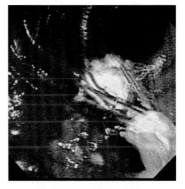

图 3-4-44 "花"型网篮取石

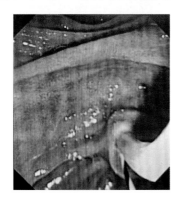

图 3-4-45 通过导丝进入胆管

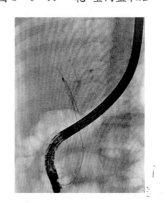

图 3-4-46 在胆管内打开网篮

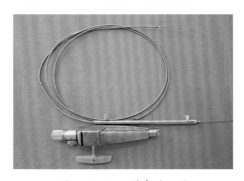

图 3-4-47 紧急碎石器

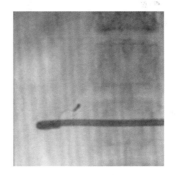

图 3-4-48 X线下碎石

（2）抽出篮丝套管，直至看到黑色标记。持握篮丝套管，直至看到黑色标记。持握篮丝套管的同时，将篮丝接头插入BML手柄的插入孔，推进至BML手柄到头。确认篮丝套管被固定（图3-4-50）。

（3）将外鞘的卡锁向前推入BML手柄的插入孔到头，将外鞘的箭头位置与BML手柄的黄色线对齐（图3-4-51）。

（4）顺时针旋拧BML手柄上的固定螺母，锁定篮丝接头的释放按钮（图3-4-52）。

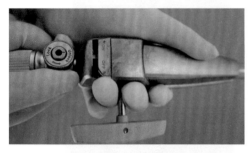

图3-4-49 顺时针旋转螺母并将控制开关旋至OFF

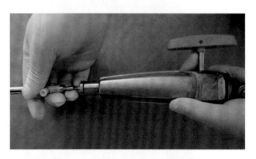

图3-4-50 将篮丝接头插入BML手柄的插入孔

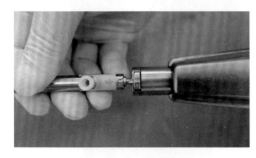

图3-4-51 固定卡锁

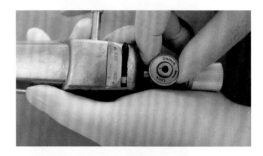

图3-4-52 旋拧螺母锁定篮丝接头

（四）碎石网篮的使用技巧

（1）使用前检查金属鞘管是否能完全盖住塑料管。

（2）网篮打开、收拢时应缓慢，动作轻柔，以免损伤胆管及器械。

（3）在胆管合适位置张开网篮。

（4）结石完全捕获后收紧网篮（图3-4-53）。

（5）金属鞘管旋钮固定至最上格并旋紧；在X线下观察金属鞘管头端是否已顶住结石（图3-4-54）。

（6）进行碎石时，将内镜抬钳器放松，缓慢旋转手柄上的转轮，避免损坏内镜及器械。

（7）碎石网篮应在胆总管中上段碎石（图3-4-55）。

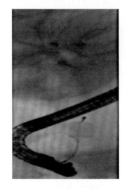

图3-4-53 碎石网篮抓取结石

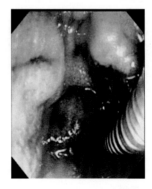

图3-4-54 顶紧金属鞘管

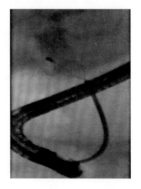

图3-4-55 固定金属管后碎石

（8）胆管多发结石先碎下段结石。

（9）大结石如一次不能完全碎成小块，可反复碎石。

（10）碎石时需在 X 线下观察碎石，适可而止，不可暴力碎石，以免损伤胆道引起穿孔、出血等并发症。

（五）紧急碎石器的使用

紧急碎石器是当用取石网篮进行胆管取石时，网篮嵌顿在胆管内不能取出，此时需要用到紧急碎石器。

1. 紧急碎石器的安装

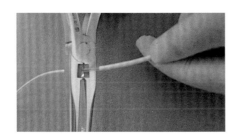

图 3-4-56 剪断网篮

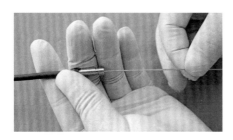

图 3-4-58 螺旋鞘管送入胆管

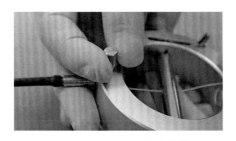

图 3-4-60 固定螺旋鞘管

2. 紧急碎石器的使用技巧（图 3-4-62～图 3-4-65）

（1）尽量保留网篮的有效长度，网篮剪断后需用一定力量拉住网篮钢丝，避免结石滑脱。

（1）网篮套住结石并固定，钢丝剪剪断网篮手柄，拔除网篮的塑料鞘管（图 3-4-56）。

（2）将网篮钢丝插入螺旋鞘管（图 3-4-57）。

（3）顺网篮钢丝将螺旋鞘管插到胆管（图 3-4-58）。

（4）将网篮钢丝缠绕至紧急碎石器手柄（图 3-4-59）。

（5）旋紧螺母，固定金属鞘管（图 3-4-60）。

（6）顺时针旋转手柄完成碎石（图 3-4-61）。

（7）碎石后改用普通网篮将结石取出。

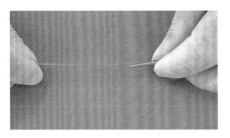

图 3-4-57 网篮钢丝插入螺旋鞘管

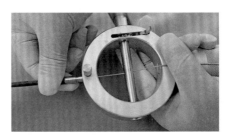

图 3-4-59 将网篮丝缠绕在中心轴

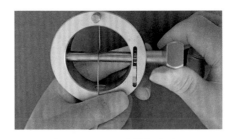

图 3-4-61 旋转把手碎石

（2）紧急碎石时需在 X 线下观察，确认紧急碎石器金属套管与网篮在同一水平面上方可转动手柄进行碎石。

（3）如需要较大力量转动手柄，应先暂停操作，在 X 线下观察后，确认碎石器与胆道结石的关系,在保证安全的前提下再进行操作。

（4）碎石器各旋钮、螺丝需拧紧,避免操作中出现松动。

（5）碎石时需在 X 线下观察碎石,适可而止,不可暴力碎石,以免损伤胆道引起穿孔、出血等并发症。

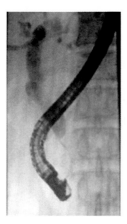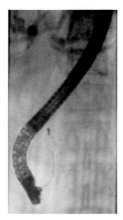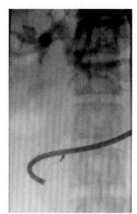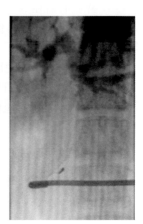

图 3-4-62　网篮进入胆管　　图 3-4-63　网篮套取结石　　图 3-4-64　拉到乳头口上金属外管　　图 3-4-65　转动旋钮进行碎石

五、鼻胆引流管

鼻胆引流管的作用是从胆管或左右肝管中引导胆汁到体外,缓解因胆汁聚集造成的胆道内压力。

（一）分类

临床上鼻胆引流管根据前端两种造型进行分类,前端呈猪尾型适合放置在胆总管内,称为胆总管鼻胆管(图 3-4-66);直线型适合放置在肝内胆管内,称为肝内鼻胆管(图 3-4-67)。

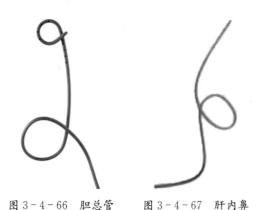

图 3-4-66　胆总管鼻胆管　　　图 3-4-67　肝内鼻胆管

（二）植入方法

（1）导丝将鼻胆管导引至引流部位。

（2）在透视下边插管边退出内镜,将鼻胆管从口腔引出。

（3）借助导管将鼻胆管从口中引出鼻孔,妥为固定。

（三）操作技巧

（1）胆管梗阻患者鼻胆管需超过梗阻部位,胆瘘患者鼻胆管需超过漏出部位,猪尾型需在胆总管盘圈后退镜。

（2）交换导丝时应与医生配合默契,避免导丝或鼻胆管脱出;导丝从鼻胆管中退出时动作应轻柔。

（3）退镜时需 X 线监视,护士轻轻托起内镜插入部。内镜完全退出后,左手固定鼻胆管,右手抓住内镜先端部以打圈法将内镜管道内的鼻胆管拔出,谨防鼻胆管脱出。

（四）鼻胆管的导引

1. 导引的方法　临床上常用的导引方法有两种,分别为手指夹取法和勾钓法(常用吸痰管或导尿管作为导引管,图 3-4-68～图 3-4-71)。

2. 导引的操作技巧

（1）将患者体位摆正,头尽量右侧。

（2）勾钓导管圈尽量弧度大,送入口腔,便于与咽后壁贴紧。

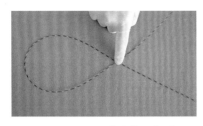

图 3-4-68 单纯导丝勾钓

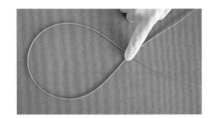

图 3-4-69 单纯鼻胆管勾钓

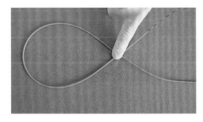

图 3-4-70 导丝联合鼻胆管勾钓

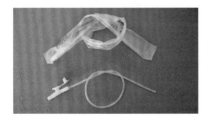

图 3-4-71 吸痰管作为导引管

（3）导引时鼻胆管应插入导引管约 5 cm，同时边送边拉，以免过咽喉时脱落。

（4）鼻胆管进入口腔部分时，用手指顶住鼻胆管，避免鼻胆管在咽喉部打圈或折屈。

（5）插管、送管时动作应轻柔、缓慢。

（6）抽取胆汁确定引流效果，鼻部、面部双重固定，采用蝶形固定方法。

（五）常见鼻胆管引流不畅原因及其处理

1. 鼻胆管堵塞　用少量空气或生理盐水冲洗后回抽。

2. 鼻胆管折屈　检查患者咽喉处有无导管打圈折屈，理顺后回抽。

3. 鼻胆管脱出　X 线透视确定，如脱出应拔除鼻胆引流管再次行 ERCP 植入。

六、扩张探条

扩张探条为 Teflon 塑料管，头端 3 cm 较细呈锥形，探条外径有 6 Fr、7 Fr、8.5 Fr、9 Fr、10 Fr、11.5 Fr；探条可通过导丝。它主要用于胆道狭窄部位的逐级扩张，便于内引流管等通过狭窄到达目标胆管（图 3-4-72 和图 3-4-73）。

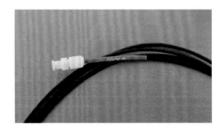

图 3-4-72 扩张探条

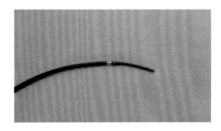

图 3-4-73 扩张探条头端

（一）使用方法

（1）使用前用生理盐水预冲洗。

（2）顺着导丝到达狭窄段，绷直导丝，使探条能够通过胆胰管狭窄段。

（3）在 X 线下观察探条头端进入深度。

（4）扩张原则：根据狭窄程度由低到高，探条通过狭窄段后可选择粗一级的探条继续扩张至所需的内径大小。

（二）使用技巧及注意事项

（1）扩张探条的选择可以根据胆胰管的狭窄程度由低到高逐级扩张。

（2）扩张时如探条进入困难，护士可以通过绷直导丝利于引导探条。

（3）探条扩张时切勿采用暴力、蛮力进行

操作,以免穿孔。

(三) 扩张探条的特征及优点

见表 3-4-3。

表 3-4-3 扩张探条的特征及优点

特征	优点
优质特氟龙材质导管	摩擦力小,胆管、胰管扩张专用
锥形头端	容易通过狭窄
单级系列或一根多级扩张	符合三步法原则,选择更多
导管材质 X 线下显影	方便观察
头端不透 X 线标记	方便定位,提示探条最粗部位是否已通过狭窄

七、内引流管

ERCP 下内引流管放置主要是为了保持胆汁或胰液引流,保障胆胰管通畅,预防胆管炎或胰腺炎的发生,内引流管材料可为聚乙烯、聚氨酯或聚四氟乙烯,外径为 5~10 Fr,长度为 3~15 cm;不同口径的支架需要与之配套的推送器,5~7 Fr 的推送器可以用弓形切开刀取代,8.5 Fr 以上的推送器除推送管外,还需有一 5~7 Fr 的内衬定位管;在推送管外有一保护倒刺的外管约 5 cm 长。

(一) 分类

根据内引流管放置于胆管和胰管可分为胆管内引流管(图 3-4-74)和胰管内引流管(图 3-4-75)。

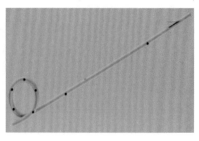

图 3-4-75 胰管内引流管

根据内引流管与推送管的情况内引流管可有一体式(图 3-4-76)和分体式之分(图 3-4-77)。

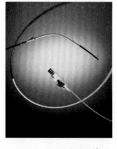

图 3-4-76 一体式胆管内引流管

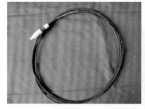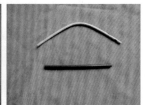

图 3-4-77 分体式胆管内引流管

根据内引流管的形态,又有弧形内引流管、圣诞树型内引流管和猪尾型内引流管之分(图 3-4-78~图 3-4-80)。

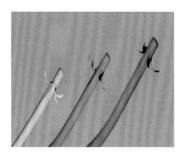

图 3-4-74 胆管内引流管

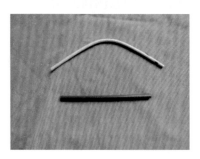

图 3-4-78 弧形内引流管

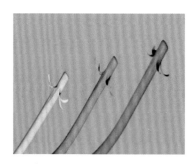

图 3-4-79 圣诞树型内引流管

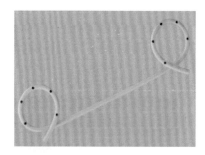

图 3-4-80 猪尾型内引流管

(二)内引流管的选择

1. **内镜钳道的大小选择** 根据引流需要选择不同的内引流管放入胆胰管内。内引流管的粗细以 Fr 为单位,1 Fr=0.33 mm,内镜钳子管道 3.2 mm 需选择小于 9 Fr 内置管;内镜钳子管道 4.2 mm 可放置 10~12 Fr 内引流管。5~7 Fr 内引流管推送器可选用单层管,一般情况下选择切开刀即可,大于 8.5 Fr 内引流管推送器需要有三层结构,应配备专门的推送器。

2. **内引流管长度的选择**

(1)测量法:运用扩张管、导丝等进行测量,一般选择内引流管的长度为内引流管倒刺之间的距离,要超过狭窄上缘至乳头口的距离。

(2)经验估计法:壶腹癌需要 4~5 cm 内引流管;胰头癌需要 7~9 cm 内引流管;至右肝管需要 10~12 cm 内引流管;至左肝管需要 13~15 cm 内引流管。

(三)使用方法

1. **胆管内引流管**

(1)分体式胆管内引流管

1)循导丝插入装好的胆管内引流管及推送器,保护管套,在后进入的内引流管侧翼与推送器连接处(图 3-4-81)。

2)经 X 线透视内引流管推送器导引导管至少有 2 个标记点进入到胆管内(图 3-4-82)。

3)断开推送器上锁定接头连接(图 3-4-83)。

4)绷直导丝和导引导管,将内引流管推入至胆管指定位置,然后撤离导丝及导引导管(图 3-4-84)。

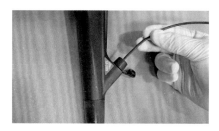

图 3-4-81 内引流管送入钳子管道

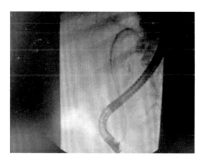

图 3-4-82 X 线透视下推送器位置

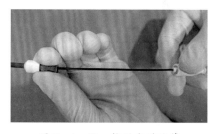

图 3-4-83 推送内引流管

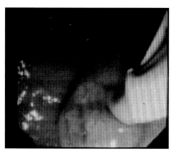

图 3-4-84 内引流管释放

（2）一体式胆管内引流管

1）将一体式胆管内引流管准备好，保护管套，在后进入的内引流管侧翼与推送器连接处。

2）循导丝插入一体式胆管内引流管至胆管。

3）在X线监视下，绷直导丝，将内引流管推入到胆管指定位置，后将导丝拔至一体式胆管内引流管导引导管内，再将导引导管与导丝一起缓慢拔出，至内引流管与导引导管连接线分离，最后撤离导丝与导引导管。

（3）胰管内引流管：胰管内引流管分为5 Fr和7 Fr两种型号，5 Fr不需要选用特定的推送管，只需借助乳头切开刀进行推送即可；7 Fr需用特定的推送管进行推送。

1）循导丝引导胰管内引流管经十二指肠镜钳子管道进入到胰管。

2）见到胰管内引流管后端银色标记点后，稍退镜，用切开刀推送胰管内引流管尾端出十二指肠钳子管道。

3）拔除导丝，让胰管内引流管尾端自动卷成猪尾型。

（四）配合技巧及注意事项

（1）放置胆管内引流管时，拧开接头，右手固定，绷直导引导管，推送导管和导引导管保持在一条直线上，形成一定的张力，左手向前推动胆管内引流管。

（2）胆管内引流管放置时需使用保护管，防止侧翼反折，卡在抬钳器处。

（3）胆管内引流管完全进入活检钳子管道后，滑动保护管至锁定接头端。

（4）胆管内引流管到达目标位置后，需缓慢撤出导引导管及导丝。

（5）放置胰管内引流管时，需绷直导丝，看到切开刀刀头将胰管内引流管推出十二指肠镜活检孔道后，方可撤出导丝。

（6）放置胰管内引流管时，导丝撤离不可过快，应缓慢匀速撤离，以防将胰管内引流管全部送入到胰管内造成内引流管移位。

（五）更换与拔除

内引流管放置后，有发生内引流管阻塞、移位、断裂及内引流管导致的肠道损伤等风险。

一般内引流管的平均通畅期在3~6个月。

1. 胆胰管癌患者 有腹痛、发热来院复诊，及时更换内引流管。

2. 结石患者 对于首次取石不成功的患者，塑料支架置入可以通过摩擦减小结石的大小并减少多发结石的数量，降低二次取石的难度并提高成功率。推荐3个月换一次内引流管。

3. 良性狭窄患者 导管通过狭窄困难时需分次逐级扩张，扩张后采用逐次递增置入多根内引流管或一次性置入多根内引流管，胆管内引流管需每3个月定期更换，疗程在1年以上，胰管内引流管更换的平均间隔时间为8~12个月（图3-4-85和图3-4-86）。

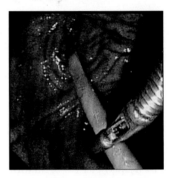

图3-4-85 胆管内引流管取出

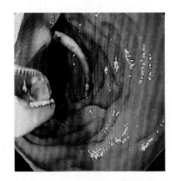

图3-4-86 胰管内引流管取出

八、胆道金属支架

胆道金属支架被用作安全有效地改善各种胆道狭窄疾病患者的生活质量，主要适用于无法根治的预计生存期>6个月的胆管恶性梗阻、良性狭窄及性质待定患者。胆道金属支架一般长度有4 cm、6 cm、8 cm、10 cm。口径有

6 mm、8 mm、10 mm,根据 MRI 或 MRCP 检查,了解肿瘤浸润的范围及程度,准备不同规格型号的金属支架。

道裸支架和胆道覆膜支架两种,其用途也有差异。一般而言,针对确诊为晚期的胆道系统疾病,首选胆道金属裸支架,而针对原因尚不清楚的胆道梗阻性疾病,则优先考虑胆道金属覆膜支架(图 3-4-87)。

(一)分类

胆道金属支架根据支架内有无覆膜分为胆

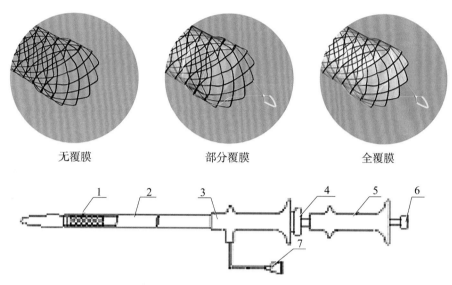

无覆膜　　　　部分覆膜　　　　全覆膜

图 3-4-87　胆道金属支架示意图

1:支架;2:输送管(由内管、中管和外管组成);3:前手柄;4:安全锁;5:后手柄;6:内管端口;
7:注液管组件

(二)使用方法

(1)金属支架顺导丝通过胆道狭窄处(图 3-4-88)。

(2)支架前端越过狭窄至少 1 cm,末端放置在肿瘤下方至少 2 cm。

(3)松开支架安全锁钮,右手固定内芯不动,左手缓缓匀速拉动外管,直至金属支架释放(图 3-4-89 和图 3-4-90)。

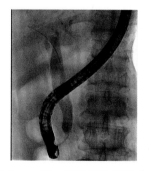
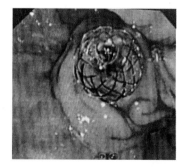
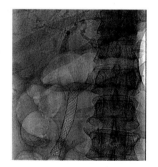

图 3-4-88　导丝越过下端狭窄　　　图 3-4-89　支架置入后内镜图　　　图 3-4-90　支架置入后 X 线图

(三)操作技巧及注意事项

(1)根据使用说明要求进行准备。

(2)向内管注入 5～8 mL 生理盐水便于导

丝插入,外层管内注入 5～8 mL 生理盐水,按摩支架部位使其充分浸润。

(3)胆管角度较大时将输送器前端弯曲,

绷紧导丝便于支架输送器插入。

（4）导丝要固定好，防止导丝在支架进入胆管但未越过狭窄段脱出。

（5）如果狭窄段过窄，需先用扩张探条扩至大于金属支架外径后，再置入金属支架至胆管内。

（6）X线透视下及时调整支架位置，避免支架移位，释放一半之前仍可收回，取出输送器时应固定外管避免提前释放。

（张勋　黄茜）

参考文献

［1］国家卫生健康委员会.胰腺癌诊疗规范（2018年版）［J］.中华消化病与影像杂志（电子版），2019,9（5）：224-240.

［2］李鹏,王拥军,王文海.ERCP诊治指南（2018版）［J］.中国实用内科杂志，2018,38（11）：71-102.

［3］席惠君,张玲娟.消化内镜护理培训教程［M］.上海：上海科学技术出版社，2014.

［4］双金权,翟启智,石向阳,等.经内镜逆行胰胆管造影术中不同取石器械对胆总管结石的疗效及安全性分析［J］.中华消化内镜杂志，2020,37（5）：357-360.

［5］汪鹏,潘骏,胡冰,等.中国ERCP技术发展历程——纪念ERCP技术临床应用50年［J］.中国实用内科杂志，2018,38（8）：7-10.

［6］Arlousk Y, Schastny A, Siatkouski A, et al. Minimally invasive treatment of pancreatic pseudocysts-Science Direct［J］. Pancreatology, 2019,19（S1）：S36-S37.

［7］Rizk MK, Sawhney MS, Cohen J, et al. Quality Indicators Common to All Gl Endoscopic Procedures［J］. The American Journal of Gastroenterology, 2015,110（1）：48-59.

［8］López-Picazo J, Parras F, ASD Río, et al. Quality indicators in digestive endoscopy: introduction to structure, process, and outcome common indicators［J］. Revista Espanola De Enfermedades Digestivas, 2017,109（6）.

［9］Luo H, Zhao L, Leung J, et al. Routine pre-procedural rectal indometacin versus selective post-procedural rectal indometacin to prevent pancreatitis in patients undergoing endoscopic retrograde cholangiopancreatography: a multicentre, single-blinded, randomised controlled trial［J］. Lancet, 2016,387（10035）：2293-2301.

［10］Uppal DS, Wang AY. Advances in endoscopic retrograde cholangiopancreatography for the treatment of cholangiocarcinoma［J］. World Journal of Gastrointestinal Endoscopy, 2015,7（7）：675.

第三节　SpyGlass子镜直视系统的应用和维护

SpyGlass系统是在胆道子母镜的基础上开发出来的一种胰胆管诊疗系统，可对胰胆管内病变进行直视观察，高清高分辨率显示病变，对于胰胆管诊断具有重要意义。SpyGlass系统也称SpyGlass直视系统（SDVS），它由主机系统和相关消耗性附件组成。主机系统类似于常用的内镜系统，包括主机、注水泵、摄像机、光源及显示器等组件。消耗性附件包括传送导管、光纤摄像头、活检钳、液电碎石探头和光动力治疗组件等组成。经过不断的更新和换代，现在的SpyGlass系统使用起来越来越简单且清晰度更高。

一、SpyGlass系统的发展

1. 第一代SpyGlass（图3-4-91～图3-4-94）　由传送导管和光纤摄像头组成。它可以直视胆管内的情况，但使用起来较繁琐，由于纤维光学成像清晰度较差。具体存在以下几个问题。

（1）图像质量不佳，主要原因在于光纤摄像头直径很小，其内的导光纤维数目有限，且每次操作时不可避免地会出现光纤的损坏，导致图像质量进一步下降。

（2）视角狭窄。

（3）传送导管和光纤摄像头是分开的，操作时需要组装。

（4）虽然具有自动冲洗功能，但SpyGlass系统的吸引功能仍有待进一步提高。

（5）光纤摄像头价格昂贵，且易损坏。

2. SpyGlass-DS直视系统　在第一代SpyGlass基础上做出了安装简便、易于使用、改善成像三大改进，它采用电子光学成像，让数字传感器和LED光源一体化，且价格相对于第一代要较为便宜（图3-4-95和图3-4-96）。

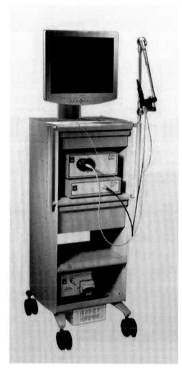

图 3-4-91　第一代 SpyGlass 整体结构

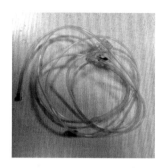

图 3-4-92　注水管

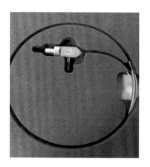

图 3-4-93　光纤

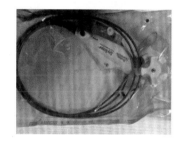

图 3-4-94　传送导管

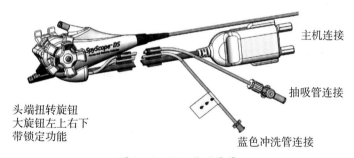

头端扭转旋钮
大旋钮左上右下
带锁定功能

主机连接

抽吸管连接

蓝色冲洗管连接

图 3-4-95　传送导管

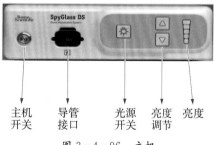

主机
开关

导管
接口

光源
开关

亮度
调节

亮度

图 3-4-96　主机

二、SpyGlass 系统的应用

SpyGlass 系统可以在胰胆管疾病的诊断和治疗中有重要作用,具体如下。

1. SpyGlass 系统在胆管疾病中的应用

(1)利用 SpyGlass 系统可在直视下观察胆管内结石,对较大的不易取出的结石,可通过液电碎石术探头碎石后再将其取出。

(2)利用 SpyGlass 系统可在直视下对于胆道狭窄性病变,以及肝门部狭窄的病变;也可在直视下插入导丝,使导丝通过狭窄部位的速度更快,成功率也更高,活检阳性率也更高。

(3)利用 SpyGlass 系统可在直视下对胆囊管进行导丝插入,成功后可放置胆囊支架并进行胆囊取石。

2. SpyGlass 系统在胰腺疾病中的应用

(1)利用 SpyGlass 系统在直视下观察胰管内结石大小,并进行取石,是其在胰腺疾病中的最基本的应用。

(2)SpyGlass 可在直视下或在 EUS 的配合下对于胰腺囊性或囊室性病变进行相关的活检。

3. SpyGlass 系统在其他疾病中的应用
在某些特殊的肠道疾病中,导丝无法通过狭窄,可在超声引导下穿刺,将导丝送入狭窄部的上方,进行扩张后进入 SDVS 并确认病变并取活检。

三、SpyGlass 系统使用的操作步骤

(1) 插入十二指肠镜至乳头水平并取直镜身,插管成功后,通过切开刀切开乳头(图 3-4-97 和图 3-4-98)或气囊扩张乳头(使乳头开口超过传送导管直径)。

(2) 将导丝留置在胆管内,通过导丝引导 SpyGlass 进入到胆管内(图 3-4-99 和图 3-4-100)。

(3) 将 SpyGlass 的手柄部分固定在十二指肠镜活检孔道下方处(图 3-4-101)。

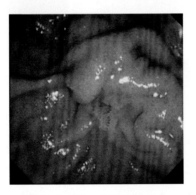

图 3-4-97 十二指肠乳头

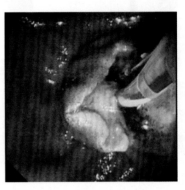

图 3-4-98 十二指肠乳头切开

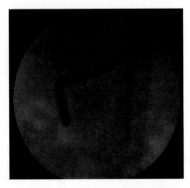

图 3-4-99 留置导丝

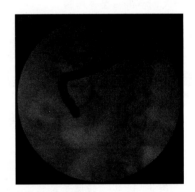

图 3-4-100 导丝导引 SpyGlass 进入胆管

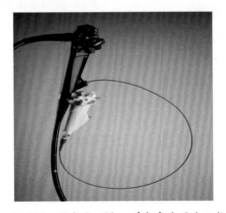

图 3-4-101 固定 SpyGlass 手柄部分于十二指肠镜

（4）退出引导导丝，同过调整十二指肠镜和 SpyGlass 操作手柄上的大小旋钮，以及直视系统的前进和后退来调整观察部位（图 3－4－102 和图 3－4－103）。

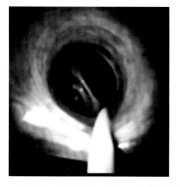

图 3－4－102 使用 SpyGlass 观察胆管(1)

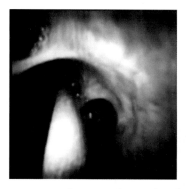

图 3－4－103 使用 SpyGlass 观察胆管(2)

四、SpyGlass 系统操作注意事项

SpyGlass 系统结构见图 3－4－104。

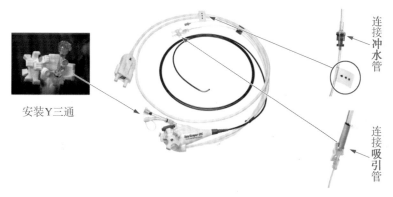

安装Y三通

连接冲水管

连接吸引管

图 3－4－104 SpyGlass 系统

（1）导管在导丝引导下进入胆管后可以先吸引，由于胆管内絮状物较多，需边注水边吸引来提高视野清晰度，要保证有效的水交换，避免胆管内压力过大引起逆行性感染，同时也要避免因过分吸引导致的胆管凹陷（图 3－4－105 和图 3－4－106）。

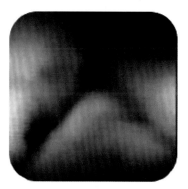

图 3－4－105 胆管凹陷

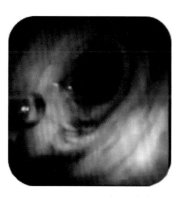

图 3－4－106 正常胆管情况

（2）使用抬钳器时，可以小角度抬导管，尽量避免大角度抬导管，以避免损伤导管先端部，导致图像故障。

（3）通过对导管角度钮的上、下、左、右进行调节，使胆管视野保持在正中状态，否则可能会造成影像边缘阴影，影响观察效果（图 3-4-107 和图 3-4-108）。

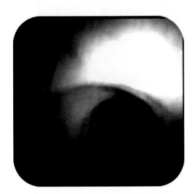

图 3-4-107 影像边缘阴影

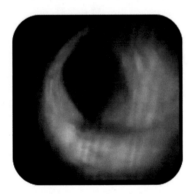

图 3-4-108 调节正常情况

（4）可调节主机上亮度按键，显示出适宜图像亮度。

（5）在导管沿导丝推进的时候，把主机上的光源开关关掉，避免光线过亮影响操作。

（6）导管固定在十二指肠镜时，导管的方向旋钮应该与十二指肠镜保持一致。

（7）导管放置或使用时圈起的直径不小于 15 cm，防止导管弯折。

（8）在活检钳腔道内注入生理盐水，附件进入更加顺畅。特殊情况时需要外置后再进入胆管。

（9）激光光纤在导管镜身内时切勿启动激光，以免损坏导管，在激光光纤或 EHL 探头至少位于远端终端 2 mm 以外时，再启动。

（10）导管在进出母镜时，需要将导管的操作旋钮复位且保持在放松状态。

（11）如果黄色的胆汁和结石已经呈现灰白色，应在监测器设置中调整 RGB 增益。

五、SpyGlass 直视系统使用后的维护

SpyGlass 直视系统建议一次性使用，但由于价格昂贵，如果重复使用，需进行严格再处理后才能使用，目前可采取清洗消毒后送消毒供应中心进行环氧乙烷灭菌再次进行使用。

在消化内镜中心进行清洗消毒时应注意以下几点。

（1）SpyGlass 及其注水管及活检钳使用完清洗消毒后送至供应室进行环氧乙烷灭菌。

（2）SpyGlass 直视系统最好专人专管、专人清洗，减少其损耗，增加其使用次数，降低使用成本。

（3）清洗时，操作部及连接部由于有电子元件，不能进水，不能将直视系统整体放置消毒液中进行浸泡消毒。

（张勋 马久红）

参考文献

［1］周硕,鲁正,吴华,等.肝内外胆管结石诊断与治疗方法的研究进展［J］.中国医师杂志,2016,(z1):254-256.

［2］张航,肖乐,邹洪,等.SpyGlass 直视化系统在胆管疾病诊断和治疗中的应用［J］.中国内镜杂志,2019,25(2):1-5.

［3］王伟,黄晓俊,王祥,等.ERCP 联合胆管腔内超声及胆管活检对胆管良恶性狭窄的诊断价值［J］.中国微创外科杂志,2018,18(8):677-681.

［4］张航,刘丹青,肖乐.ERCP 联合 SpyGlass 系统治疗高危胆囊结石合并继发胆总管结石可行性研究［J］.中国实用外科杂志,2018,38(11):1310-1313.

［5］王雨承,金杭斌,黄海涛,等.SpyGlass 内镜直视系统在胆胰管狭窄及胆管巨大结石中的诊治作用［J］.中华消化内镜杂

志,2020,37(9):632-637.

[6] Rainer F, Blesl A, Spindelboeck W, et al. A novel way to avoid reoperation for biliary strictures after liver transplantation: cholangioscopy-assisted guidewire placement [J]. Endoscopy, 2019,51(11):E314-E316.

[7] Arne B, Dina G, Markus B, et al. Digital single-operator cholangioscopy: a useful tool for selective guidewire placements across complex biliary strictures [J]. Surgical Endoscopy, 2018,33.

[8] Liu TC, Peng CL, Wang HP, et al. SpyGlass application for duodenoscope working channel inspection: Impact on the microbiological surveillance [J]. World Journal of Gastroenterology, 2020,26(26):3767-3779.

第四节 十二指肠乳头插管

内镜逆行胰胆管造影(ERCP)自1968年首次问世以来,开创了胆胰疾病新的治疗领域;随着医学材料科学、影像学及临床经验的积累,括约肌切开、扩张、引流等ERCP相关的治疗技术也逐渐开始涌现。历经近半个世纪的发展与推广,目前ERCP已经成为诊断和治疗胆胰疾病的重要手段。在某些胆胰疾病的治疗中,ERCP基本取代了外科手术,引导胆胰疾病诊治进入划时代的阶段。而ERCP成功的关键因素在于十二指肠乳头插管。

一、适应证

(1) 疑有胆管结石、肿瘤、炎症、寄生虫者或梗阻性黄疸且原因不明者。

(2) 胆囊切除或胆道手术后症状复发者。

(3) 临床疑有胰腺肿瘤、慢性胰腺炎、复发性胰腺炎(缓解期)或原因不明者。

(4) 怀疑有胆总管囊肿等先天性畸形及胰胆管汇流异常者。

(5) 原因不明的上腹痛怀疑有胆胰疾病者。

(6) 因胆胰疾病需收集胆汁、胰液或进行Oddi括约肌测压者。

(7) 因胰胆病变需进行内镜下治疗者。

(8) 胰腺外伤后怀疑胰胆疾病者。

(9) 胆管手术疑有外伤者。

(10) 怀疑胰腺有先天性变异者。

二、禁忌证

(1) 上消化道狭窄、梗阻,估计内镜不可能抵达十二指肠降段者。

(2) 有心肺功能不全等其他内镜检查禁忌者。

(3) 非结石嵌顿的急性胰腺炎或慢性胰腺炎急性发作期。

三、十二指肠乳头

胆管、胰管共同开口于十二指肠,在其降段形成一向腔内的突起称十二指肠乳头,也叫主乳头或大乳头(图3-4-109);通常在主乳头上方2cm左右,视野的右上方向有一副乳头,又称小乳头,是副胰管的开口(图3-4-100)。

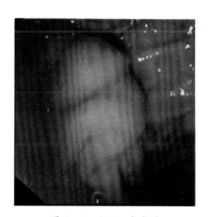

图3-4-109 主乳头

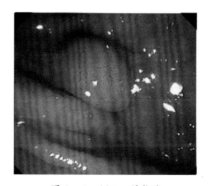

图3-4-110 副乳头

1. **解剖特点** 主乳头位于十二指肠内侧,距离幽门5~9cm,平均为7cm,距门齿的直镜距离为 55～65 cm。

乳头部又称壶腹部,由乳头部胆管、乳头部胰管、共同通道和十二指肠主乳头组成(图 3-4-111)。乳头括约肌称 Oddi 括约肌,由三部分组成:①胆管括约肌,为胆总管末端的环行肌,最强壮,可控制胆汁的排泄;②胰管括约肌,位于末端胰管,较薄弱,常不完全;③壶腹括约肌,控制胆管、胰管共同通道,由十二指肠的环行肌纤维组成。

胆管和胰管在乳头部的汇合分 3 种类型(图 3-4-112)。①分离型:无共同通道,胆管和胰管分别开口,占 15% 左右;②隔壁型:无共同通道,但胆管和胰管共同开口,约占 20%;③共通管型:具有共同通道,大致占 65%,其中短共通管型(≤2 mm)约占 30%,长共通管型(≥3 mm)占 35%。

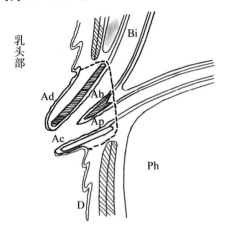

图 3-4-111　乳头部的结构与范围

Ab:乳头部胆管;Ac:共同通道;Ad:主乳头;Ap:乳头部胰管;Bi:胆管部;D:十二指肠;Ph:胰头部

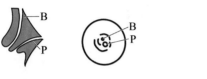

胆管上方开口

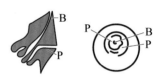

胆管中央开口

分离型

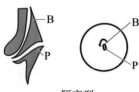

隔离型

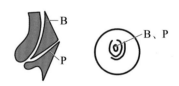

共通管型

图 3-4-112　胆胰管汇合类型及与主乳头的关系

B:胆管;P:胰管

2. 内镜下图像特点　乳头外观的大小形态可千变万化,较为多见的是半球形和椭圆形,扁平形较少见,此外还有其他罕见类型(图 3-4-113)。乳头的开口处多呈绒毛状或颗粒

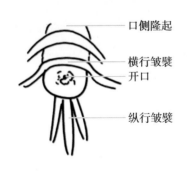

口侧隆起

横行皱襞

开口

纵行皱襞

绒毛型

颗粒型

裂口型

纵口型

单孔型

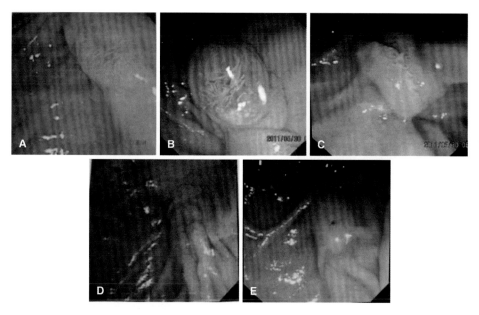

图 3-4-113 主乳头的基本形态及开口类型
A. 绒毛型；B. 颗粒型；C. 裂口型；D. 纵口型；E. 单孔型

状,开口上方多有一横行的皱襞称为横行皱襞,上方隐约可见一纵行的隆起叫口侧隆起,是末端胆管或共同通道在肠壁内走行形成,在乳头开口的下方有 1～3 条纵行皱襞,是辨认乳头及其开口的重要标记。副乳头较主乳头小,往往仅为一小半球形隆起,开口不明显。

四、十二指肠乳头插管的护理配合 (视频 4)

视频 4 十二指肠乳头插管的护理配合

1. 患者术前准备

(1) 术前禁食 6～8 h,禁水 2 h。

(2) 穿着适合摄片要求,去除金属物品及影响造影的物品。

(3) 左手留置静脉穿刺针以便静脉给药。

(4) 协助患者取俯卧位,头偏向右侧,头下垫薄枕,左手屈肘放置头旁,右手屈肘平放身侧皆可,头下垫无菌治疗巾并覆盖右手。

(5) 使用约束带保障患者安全,并于甲状腺处及下腹部盆腔部位置 X 线防护用品。

(6) 连接心电监护仪,吸氧,固定口垫。

(7) 目前 ERCP 的镇静镇痛/麻醉方案有以下几种:①镇静镇痛方式;②气管插管下全身麻醉;③非气管插管下静脉麻醉。

2. 手术器械设备准备

(1) 内镜:根据目的选择钳子管道为 3.7 mm或 4.2 mm 的十二指肠镜;胃肠道重建术后或可选用钳子管道为 3.2 mm 附送水胃镜或小肠镜,先端带透明帽。

(2) 附件:乳头切开刀、造影导管、各类导丝,必要时准备针状刀、金属夹、注射针等及后续治疗性附件(如取石网篮、乳头扩张球囊、胰胆管支架、鼻胆引流管等)。

(3) 造影剂:一般选用非离子型碘造影剂,与生理盐水按 1:1 浓度配置,抽入 20 mL 注射器备用,如管腔较小推注困难时可使用 10 mL注射器,因造影剂黏稠度大,不建议使用 50 mL注射器推注。

(4) 数字胃肠机或 C 臂机(图 3-4-114)。

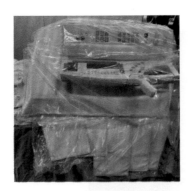

图 3-4-114　数字胃肠机

（5）心电监护仪、麻醉机、供氧装置、高频电刀、CO_2 气泵。

（6）常规内镜检查所需设备。

（7）安全防护措施：X 线计量仪及铅屏风、铅衣帽、铅围脖、防护眼镜等（图 3-4-115）。

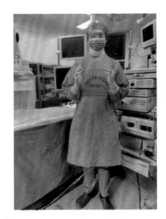

图 3-4-115　身着铅衣

（8）无菌手术包（图 3-4-116）：内备手术衣 2 件、治疗方盘 1 个、换药碗 1 个、药杯 1 个、纱布 4～6 块、橡皮管 1 根（约 3 cm 长，用于连接鼻胆引流管和引流袋）。

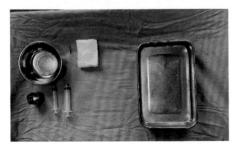

图 3-4-116　ERCP 无菌手术包

3. 手术流程

（1）常规十二指肠镜插入至十二指肠降部，找到十二指肠乳头，调整镜身位置——十二指肠乳头位于视野中央，距离镜头 2～3 cm。

（2）目前常用导丝引导插管，切开刀内置导丝靠近乳头后，手术医生调整切开刀的方向，切开刀插入乳头 2～5 mm，轴向正确后送入导丝（图 3-4-117），X 线透视确认在胆总管或胰管内，切开刀再循导丝进入（图 3-4-118）。

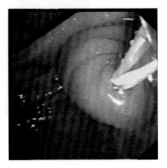

图 3-4-117　乳头插管

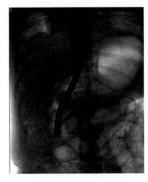

图 3-4-118　X 线透视进入胆管

（3）选择性胆管插管：胆管方向通常为 11 点，在乳头长轴偏左 1h 方向，切开刀先弓后平，如插管成功导丝进入胆管时有明显落空感（图 3-4-119）。

胆管11点
胰管1点
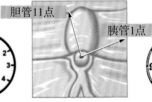

图 3-4-119　乳头插管方向

（4）选择性胰管插管：切开刀从正面垂直插入乳头开口，朝1点钟方向插管（图3-4-119）。

4. 配合要点

（1）操作前切开刀管腔内注无菌生理盐水（图3-4-120），置入导丝（图3-4-121），导丝可充分润滑，插入更加顺畅。

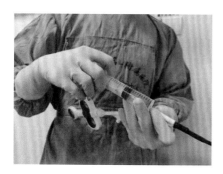

图3-4-120　注入生理盐水

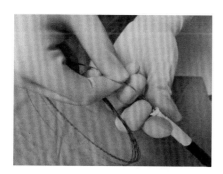

图3-4-121　置入导丝

（2）调节切开刀刀弓使刀头朝向胆管方向或利用可旋转切开刀微调（图3-4-122），可将刀弓重新塑形（图3-4-123）（根据情况将刀弓捏直、刀头扭转朝左或朝右），保持与胆管轴方向一致。

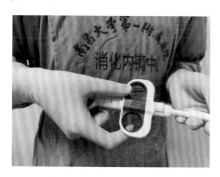

图3-4-122　旋转切开刀

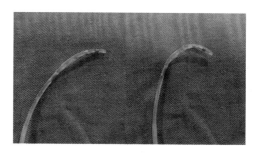

图3-4-123　刀弓塑性

（3）"插—拉"结合：右手示指与拇指持捏导丝点插，动作轻柔，注意手感，如遇阻力不可强行插入，左手持手柄拉弓调节方向，缓慢拉弓，刀头改变方向时右手持导丝快速点插，如有落空感则继续插入导丝。

（4）如插管方向正确，导丝遇阻力不能插入胆管时，可搓捏旋转导丝（图3-4-124）改变导丝头方向顺着胆管轴向进入胆管。

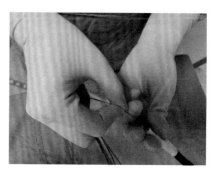

图3-4-124　搓捏旋转导丝

（5）如导丝在乳头内打圈甚至折返出乳头口，应缓慢回抽导丝且切开刀不宜顶太紧，否则导丝亲水头端容易变形甚至折断。

（6）乳头开口较小而切开刀不易插入或对准时，将导丝露出刀头端2～3 mm，导丝对准乳头口进入后引导切开刀紧贴乳头开口，再试探点插导丝。

5. 注意事项

（1）插管前要检查确认导丝亲水头及导丝外皮是否完好。

（2）导丝应由外往内逆时针盘圈，导丝尾端朝外，交换器械时导丝由外向内依次散开，避免打结，圈径大小一致；尾端尽可能握于掌中，至多超过10 cm，避免晃动导致触碰物品而污染

（图 3-4-125）。

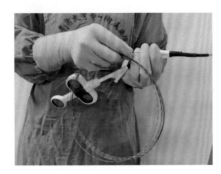

图 3-4-125 导丝盘圈握于手中

（3）插管时，导丝不能盲目推进，当亲水头头通过切开刀先端后应暂停插入，在X线监视下确定方向后再插入。

（4）导丝退出有阻力时不可强行用力拔出，应告知医生稍退出切开刀后导丝松动才能退出。

（5）每一次点插导丝都应完全撤回切开刀管腔内再重新插入，此时拉刀弓才能同时改变刀头及导丝头方向，否则刀头方向改变而导丝头方向不变或朝相反方向改变，且导丝头易折弯变形甚至折断。

（6）拉动切开刀刀弓时宜缓慢，不应过快、过猛。

（7）拉刀弓时防止刀丝断裂，未完全出活检钳道时不应拉弓，否则容易损伤活检钳腔道内皮。注意刀弓弧度，防止刀丝被抬钳器卡断。

（8）使用可旋转切开刀时注意旋转方向后及时复原，避免导管扭曲影响后续操作。

五、困难乳头插管的护理配合

2016年欧洲胃肠内镜协会发布的《ERCP乳头插管和括约肌切开技术临床指南》，在困难插管方面建议：在插管操作过程中，如存在以下4种情况之一，即插管尝试次数5次以上、插管时间5 min以上、导丝误进胰管1次以上或胰管注射造影剂1次以上，则可定义为困难插管。最新国际共识将困难插管定义为：常规ERCP主乳头选择性胆管插管时间＞10 min或尝试插管次数＞5次。当出现困难插管时应及时更改插管策略以提高插管成功率。

1. 困难插管因素

（1）憩室旁或憩室内乳头。

（2）乳头开口过小及狭窄。

（3）隆起部过长、胆总管下端过度弯曲狭窄。

（4）乳头位置异常、汇流异常。

（5）胃大部切除（毕Ⅱ式）。

（6）乳头部畸形。

（7）副乳头插管。

（8）带T形管、PTCD管患者乳头。

（9）放置胆道金属支架后。

2. 配合要点

（1）憩室旁或憩室内乳头插管（图 3-4-126～图 3-4-129）。

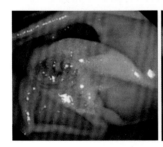

图 3-4-126 憩室旁乳头（1）

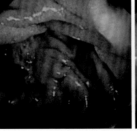

图 3-4-127 憩室旁乳头（2）

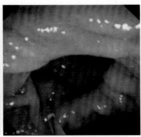

图 3-4-128 憩室内乳头（3）

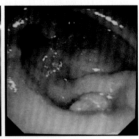

图 3-4-129 憩室内乳头（4）

1）憩室是造成困难插管常见的原因之一，憩室的大小、位置、数量均对插管造成影响，且憩室内常有食糜潴留，乳头不能很好地暴露；可通过以下方法暴露乳头开口。

A. 憩室内乳头可通过吸引，使开口外翻，或用切开刀顶压乳头根部使其开口外翻，利于插管(图 3-4-130)。

B. 利用金属钛夹牵拉憩室黏膜,将隐藏在憩室内的乳头暴露(图 3-4-131)。

C. 使用大钳子管道内镜同时置入导丝和 SpyGlass 活检钳顶压憩室黏膜,使开口暴露(图 3-4-132)。

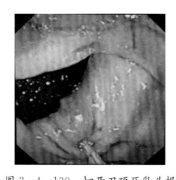 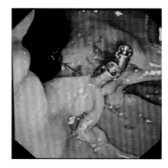 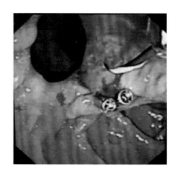

图 3-4-130　切开刀顶压乳头根部寻找乳头开口　　图 3-4-131　金属钛夹牵拉憩室黏膜,暴露乳头　　图 3-4-132　导丝牵引固定乳头

2) 判断胆管走行方向

A. 乳头开口在憩室腔中下和右下,对准开口,刀头不要挑得太高,建议使用转向刀调整方向。

B. 乳头开口在憩室腔左下,挑起乳头,用导丝轻轻试探。

3) 插入导丝时,如果进入胰管不要轻易退出,可采用导丝占据方法,胆管插管成功后保留导丝采用网篮取石,导丝可牵引固定乳头,使用网篮取石时尽量使用过导丝网篮。

(2) 位置异常乳头插管:通常有 3 种类型。①位置过浅,到球部或球降交界处;②位置过深,十二指肠下行角;③位置侧偏。

1) 仔细寻找乳头:乳头结构不典型,开口处有红色糜烂样改变或呈瘘口状,周围黏膜也常见糜烂(图 3-4-133)。

2) 乳头开口在球部或球降交界处,用前视胃镜,透明帽辅助(图 3-4-134)。

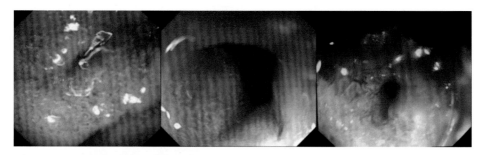

图 3-4-133　各种异位乳头开口

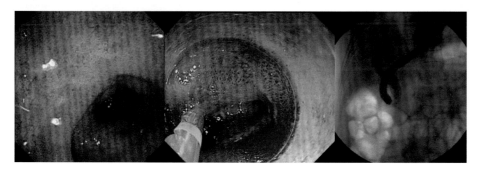

图 3-4-134　十二指肠球部前壁异位乳头插管

3）乳头在十二指肠下行角，可"长镜式"插管，尽量保持内镜与乳头"面对面"，插入导丝不可过快，防止将切开刀顶出开口。

4）乳头开口在侧面只能浅插管，插入一段，角度钮微调，再插，如此反复。

（3）"长鼻子"乳头插管

1）导丝插入要轻柔，否则易将切开刀顶出开口。

2）短距离旋转、捻入导丝，根据医生不断调整切开刀方向，反复尝试捻入导丝、打圈，导丝与切开刀逐步循腔进入，短缩乳头，将皱襞"套在切开刀上"。

3）与医生高度配合默契。

（4）乳头开口过小及狭窄者插管（图3-4-135）。

原因：先天解剖结构或由胆总管下段炎性及肿瘤所致。

1）看清乳头开口。

2）选用小导管（4Fr）及超滑细导丝（0.025in）。

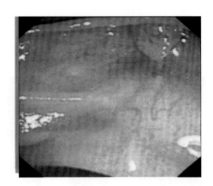

图3-4-135　开口过小乳头

3）导丝头端伸出1～2mm，循乳头开口捻入或点插。

4）浅插管后注入少量造影剂，判断方向及狭窄长度，根据X线影像试探导丝。

（5）乳头部畸形者插管：乳头部畸形有乳头顶部不平、充血、肿胀、皱襞松弛、结石嵌顿、肿瘤等多种情况，常导致乳头开口不易找到、看清（图3-4-136）。

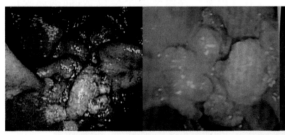

图3-4-136　各类畸形乳头

1）松弛的乳头首先要挑起松弛的皱襞查找开口；插管时不要试图一插到底就能成功，导丝打圈前进，边插边调整方向。

2）结石嵌顿乳头开口一般都朝向下方，可采用针形刀预切开，结石掉落后再插管。

3）乳头肿瘤：一般开口在溃烂部分中央偏上方，有时会有胆汁流出，严重溃烂时，胆胰管开口往往已分开，插入胰管后留置导丝，有利于胆管插入。

（6）胃大部切除（毕Ⅱ式）术后乳头插管：内镜到达十二指肠乳头的途径及方向与正常结构者相反，图像的上下方位与正常相反（图3-4-137）。

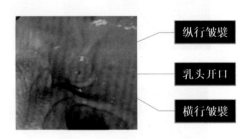

纵行皱襞

乳头开口

横行皱襞

图3-4-137　胃大部切除（毕Ⅱ式）术后乳头

1）多选择前视胃镜，透明帽辅助，透明帽贴近乳头可起到固定作用（图3-4-138）。

2）判断输入袢与输出袢，根据X线透视下影像判断，输入袢与输出袢，乳头位于输入袢。

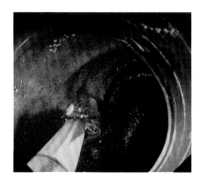

图 3 - 4 - 138　透明帽辅助插管

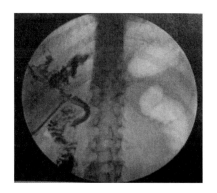

图 3 - 4 - 139　经 T 形管造影

3）选用直的导管或将切开刀反向成形（向右向下），或选择可旋转切开刀插管。

4）将导丝伸出切开刀头端，更易于进入胆胰管。

5）如导丝进入胰管，可先放置胰管支架，再插胆管，成功率较高。

（7）带 T 形管、PTCD 管患者乳头插管（图 3 - 4 - 139 和图 3 - 4 - 140）。

1）首先从 T 形管或 PTCD 管造影。

2）如不能从乳头插管成功，可选择对接法插管：一边从 T 形管或 PTCD 管插入导丝至乳头开口（反向）；一边将内镜插至乳头处，用活检钳夹住导丝头端，将导丝引出，然后再通过导丝插入切开刀等，使插管成功，在操作过程中要避免导丝对消化道黏膜的切割伤。

（8）放置胆道金属支架后患者乳头插管

1）支架下段开口露出乳头外，选用切开刀

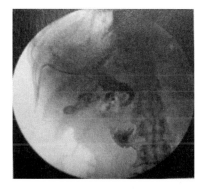

图 3 - 4 - 140　经 PTCD 管造影

或扩张管使用导丝反折法插入，导丝亲水头部分反折弯曲部向上进入裸支架内，避免导丝头钻入金属支架网眼内，待切开刀或扩张管越过金属支架后将导丝退回管腔内再重新插入（图 3 - 4 - 141～图 3 - 4 - 143）。

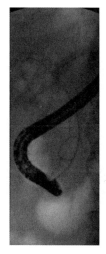

图 3 - 4 - 141　导丝反折
进入胆管

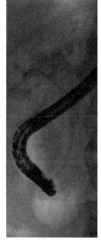

图 3 - 4 - 142　切开刀越过金属支架确定未穿网

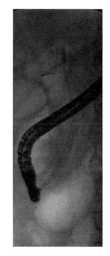

图 3 - 4 - 143　沿导丝置入
胆管支架

2）支架下段开口未露出乳头外，可先插入乳头，再根据X线影像在支架下方拉刀弓使导丝亲水头部分反折进入支架；或直接将导丝探入支架，再判断导丝是否从侧孔穿出，因导丝有时从我们视野所见支架后壁穿出，从X线平面上不能判断，随导丝插入扩张管或切开刀，如不能随导丝穿过支架，说明导丝从侧孔穿出，将导丝退入切开刀腔内，重新超选，反复尝试。

（阳桂红 马久红）

参考文献

［1］王向平,潘阳林,郭学刚.经内镜逆行胰胆管造影术的若干进展［J］.临床肝胆病杂志,2018,34(3):473-481.

［2］Testoni PA, Mariani A, Aabakken L, et al. Papillary cannulation and sphincterotomy techniques at ERCP: European Society of Gastrointestinal Endoscopy (ESGE) Clinical Guideline ［J］. Endoscopy, 2016,48(7):657-683.

［3］Liao WC, Angsuwatcharakon P, Isayama H, et al. International consensus Recommendations for difficult biliary access ［J］. Gastrointest Endosc, 2017,85(2):295-304.

［4］郑凤祥,卢劲瑜,邱荣金.括约肌切开刀直接插管和导丝引导插管在ERCP中的应用比较［J］.福建医药杂志,2020,42(5):55-57.

［5］Nakahara K, Okuse C, Suetani K, et al. Need for pancreatic stenting after Sphincterotomy in patients with difficult cannulation ［J］. World J Gastroenterol, 2014,20(26):8617-8623.

［6］杨娟,傅燕,石保平,等.胃肠病学和肝病学杂志［J］.2020,29(6):708-711.

［7］胡冰.ERCP临床诊疗图解［M］.2版.上海:上海科学技术出版社,2010.

第五节 内镜下十二指肠乳头括约肌切开术

内镜下乳头括约肌切开术（EST）是通过十二指肠镜到达十二指肠乳头开口，用切开刀通过高频电发生器将乳头括约肌切开，使开口扩大后进行各种内镜下治疗。

一、适应证

（1）胆总管结石（图3-4-144）。

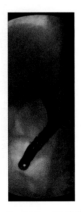

图3-4-144 胆总管结石

（2）胆总管下段良性狭窄。

（3）胆道蛔虫病。

（4）急性梗阻性化脓性胆管炎（图3-4-145）。

（5）胆源性急性胰腺炎。

（6）壶腹部肿瘤导致胆管梗阻,引起急性梗阻性化脓性胆管炎。

（7）胰管狭窄需置入胰管支架者。

（8）Oddi括约肌功能障碍,经测压证实压力明显升高者。

（9）其他。

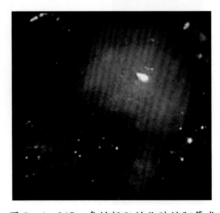

图3-4-145 急性梗阻性化脓性胆管炎

二、禁忌证

（1）全身情况极差，不能耐受内镜检查者（包括心、脑、肾、肝、肺功能严重衰竭者）。

（2）严重凝血功能障碍未能纠正者。有门静脉高压者应慎重。

（3）胆总管下端良性或恶性狭窄，其狭窄段经 ERCP 诊断超出十二指肠壁段很长，十二指肠镜下乳头括约肌切开术后达不到治疗目的。

三、患者术前准备

同 ERCP。

凝血功能检查：拟行 EST 的患者需行血小板计数、凝血酶原时间或国际标准化比值检测，检查的有效时间不宜超过 72 h，指标异常可能增加 EST 术后出血风险，应予以纠正。长期抗凝治疗的患者，在行 EST 前应考虑调整相关药物，如服用阿司匹林、非甾体抗炎药（NSAID）、活血中药、抗抑郁药物等，应停药 5～7 日；服用其他抗血小板凝聚药物（如氯吡格雷、噻氯匹定等），应停药 7～10 日；服用华法林者，经医生评估后是否采用低分子肝素或普通肝素。内镜治疗后再酌情恢复使用。

四、手术器械设备准备

（1）同 ERCP。

（2）CO_2 气体灌注系统。

（3）高频电刀，选择切割与凝固混合电流，比例为 3：1。

（4）冰生理盐水及止血药物、金属夹、注射针等。

五、手术配合流程

（1）按术者要求选择乳头切开刀，切开刀预置导丝交于术者，插管成功后在 X 线监视下将导丝插入胆管，术者循导丝将切开刀送入胆管行造影。

（2）注入造影剂前，首先排空管腔内的空气，以免影响造影效果，通过胆总管显影，观察并决定乳头切开长度。

（3）将切开刀送入乳头，调整切开刀的方向，选择 11 点到 1 点方向行乳头切开：胆管括约肌切开方向以 11 点到 12 点为佳，胰管括约肌切开切开方向以 12 点到 1 点为佳。

（4）切开过程中一定要注意手中切开刀钢丝的松紧度适宜，慢慢增加力度，不可突然松开或拉紧，导致无效切割或拉链式切开。

（5）切开过程中仅使 1/3 刀丝留在胆管内，充分暴露视野，乳头外侧刀丝不与黏膜接触，避免通电造成损伤。

（6）以拉式切开法最常用，切开长度一般不超过缠头皱襞。

（7）部分由于导丝未能插入胆管者可选择行针状刀乳头括约肌切开（图 3-4-146～图 3-4-149）。

六、切开长度选择

切开长度取决于结石的大小，超过 1.5 cm 大小的结石一般均须行大切开术。在临床工作

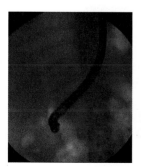

图 3-4-146　置入导丝

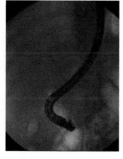

图 3-4-147　将切开刀送入胆管

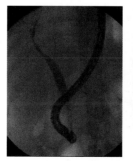

图 3-4-148　造影

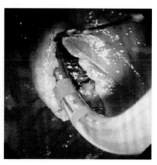

图 3-4-149　EST

中现在很多学者主张小切开大扩张,甚至可能不切开,尽可能保留乳头括约肌功能。

1. 大切开术 是指切开长度到达乳头部口侧隆起(图3-4-150)。

2. 中切开术 是指仅切开缠头皱裳(图3-4-151)。

3 小切开术 未切开缠头皱襞(图3-4-152)。

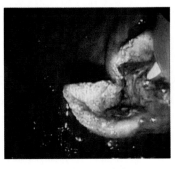 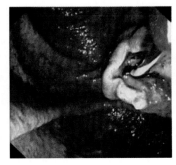 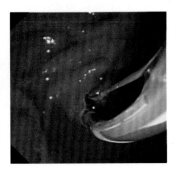

图3-4-150 大切开　　　图3-4-151 中切开　　　图3-4-152 小切开

七、注意事项

(1) 操作过程中手持刀柄保持刀丝呈原位状态,不随意拉动刀柄,防止损伤黏膜或内镜钳子管道。

(2) 乳头切开刀到位后准备切割时才接通高频电线,不可预先接通,防止误触发高频电而导致误伤。

(3) 如乳头在内镜视野下呈向左歪倒状,拉刀时切割方向不能调至满意位置,可将刀丝向刀弓左侧塑型,切割时推刀柄可使刀丝调至满意方向。

八、EST 术后出血的内镜下处理

出血是 EST 最常见也是 ERCP 最严重的并发症之一,其发生率在 0.3%~2%。出血包括早期出血及迟发性出血,早期出血指在操作过程中及操作结束时出血,迟发性出血是指操作后数小时甚至数周发生的出血。

(1) 使用混合电切模式较单纯电切模式可降低出血风险,切凝最佳比例为 3:1,术前一定要确认高频电刀参数。

(2) EST 早期出血处理措施

1) 局部使用冰去甲肾上腺素生理盐水喷洒,配置比例为 100 mL 冰生理盐水+8 mg 去甲肾上腺素。

2) 配置 1:10 000 盐酸肾上腺素液体环乳头周围的肾上腺素黏膜下注射(图3-4-153)。

3) 局部渗血可使用氩离子凝固术止血、电凝止血(图3-4-154)。

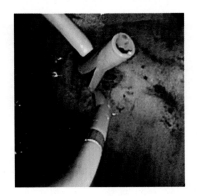 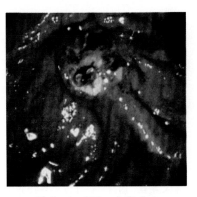

图3-4-153 注射止血　　　图3-4-154 电凝止血

4) 如靠近胆管开口处可选择局部球囊压迫止血(图3-4-155)。

5) 如有小动脉搏动性出血,可使用热电凝钳止血或金属夹夹闭止血,使用金属夹止血时注意抬钳器抬举时机,金属夹关节处易被抬钳器抬举损坏而影响使用(图3-4-156)。

6) 当十二指肠镜下钛夹止血操作困难时,可更换为带有透明帽的直视镜。

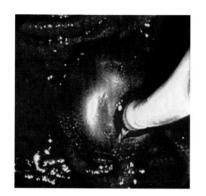 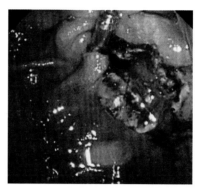

图3-4-155　球囊压迫止血　　　　　图3-4-156　钛夹止血

（阳桂红　马久红）

参考文献

[1] 李鹏,王拥军,王文海.中国ERCP指南(2018版)[J].中国医刊,2018,53(11):1185-1215.
[2] 程刚,田平,王照红,等.早期治疗性ERCP治疗急性胆源性胰腺炎的疗效分析[J].中国现代医生,2017,55(22):24-26.
[3] 张娅娟.内镜下逆行胰胆管造影术(ERCP)及十二指肠乳头切开取石术(EST)的护理措施乳头肌切开取石术的护理35例[J].中国美容医学,2012,21(12):427-428.
[4] 唐玲.急诊手术分布特点对护理人力资源管理的启示[J].护士进修杂志,2016,31(9):794-796.
[5] 尹梦欣.内镜下逆行性胰胆管造影及十二指肠乳头切开取石术的护理体会[J].实用心脑肺血管病杂志,2011,19(6):1024-1025.

第六节　十二指肠乳头括约肌预切开术

内镜下十二指肠乳头括约肌预切开术是指仅切开乳头隆起顶端和乳头开口之间的黏膜,主要用于常规ERCP胆胰管深部插管失败时采用的特殊插管技术,预切开也包括十二指肠开窗预切开技术,是目前用于困难的胆总管插管的两种主要的补救技术。

一、适应证

1. 乳头预切开　适用于患者有极强的ERCP指征,如怀疑胆道系统疾病,其他检查不能确诊者,明确胆道疾病需要ERCP治疗者,而胆胰管深部标准插管失败者。

2. 乳头开窗术　适用于乳头开口梗阻,如胆管结石伴壶腹部嵌、乳头部肿瘤正常途径插管失败者,毕Ⅱ式胃切除患者,经开口插管失败者。

二、禁忌证

1. 乳头预切开　不适用于扁平小乳头或位于巨大憩室内乳头。

2. 乳头开窗术　不适用于胆管末端无扩张、乳头背部低平的患者。

三、患者术前准备

（1）术前禁食8～12 h,行麻醉治疗的患者术前2 h禁水。

（2）检查前5～10 min指导患者口服盐酸

利多卡因胶浆或口服去泡剂等药物：一方面去除附于黏膜上的泡沫，使视野更加清晰；另一方面，起到口咽部局部表面麻醉作用，减轻内镜对咽部的刺激。

（3）协助患者取俯卧位，头偏向右侧，调试好高频电刀并连接好负极板贴于患者小腿肌肉丰满处。

（4）根据患者病情提前建立好一到两条静脉通路，必要时进行输血、补液等治疗，留置针尽量置于患者左手或左上肢上，以便麻醉医生静脉给药。

（5）连接心电监护仪，吸氧，固定好牙垫。

（6）患者无麻醉禁忌时，择期手术患者常规在静脉麻醉中进行 ERCP，患者有麻醉禁忌时在非麻醉下手术，必要时行气管插管。

四、手术器械设备准备

1. 内镜　Olympus TJF‑260V（4.2 mm）、Olympus JF‑260V（3.7 mm）十二指肠镜、Olympus GIF‑260J（3.2 mm）胃镜；根据患者结石大小、有无球部狭窄等情况选择合适内镜，毕Ⅱ式等一些患者则需要副送水功能 Olympus GIF‑260J（3.2 mm）胃镜安装透明帽进行手术。

2. 器械　同 EST；一次性使用针状乳头切开刀（HPC‑2）或一次性使用针状乳头切开刀（HPC‑3）。

3. 设备　数字胃肠机或 C 臂机、高频电刀、CO_2 气体灌注系统、灭菌水封瓶与注水管、吸引装置等。

4. 其他　备无菌包（内有纱布、方盘、小药杯、持物钳、换药碗）；生理盐水 500 mL、20 mL 注射器数个、造影剂（碘佛醇 50 mL∶33.9 g 或碘克沙醇 100 mL∶65.2 g）。

五、操作方法

1. 乳头预切开　使用针状刀采用上下切开法，上切开法从乳头开口切向乳头隆起顶端，下切开法从乳头隆起顶端略下方向乳头开口。

2. 开窗术　采用将针状刀直接刺入乳头隆起部，接通电流切开局部黏膜。

六、术中配合要点及注意事项

（1）切开前一次性使用针状乳头切开刀连接高频发生器，并检查高频发生器显示屏显示数据是否正常，调节好切凝的效果和功率。

（2）切开时如果壶腹部被十二指肠皱襞遮盖，应挑起悬垂肠壁，仔细观察壶腹部隆起部分走行方向。

（3）第一切完成后，后面切向同一方向，并慢慢沿胆管方向切开；不要随意调整外露针头，针头刺入深度 3～5 mm 逐层切开。

（4）当胆管开口暴露后，针头收回导管，用导丝配合导管小心进行胆管插管，预切开后在创伤的黏膜上寻找胆管开口，更应注意手感和插入方向，需导丝引导，动作轻软避免粗暴和盲目插管，以免引起水肿和出血。

（5）下切时与乳头开口轴向保持一致，切口应是一直线整齐切开，到乳头口处应及时中断电流以免切伤胰管引起胰腺炎。

（6）注意固定外露针头 3～5 mm，乳头视野清晰，上切到乳头隆起顶端及时中断电流，以免过度切开引起穿孔。

（7）对于结石嵌顿采用针状刀开窗时，应注意在乳头隆起顶端中点做纵行切开，应由浅至深逐层切开，直至触及结石扩大切口使结石脱出（图 3‑4‑157～图 3‑4‑159）。

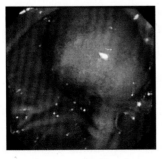
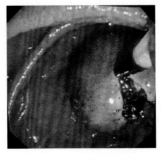
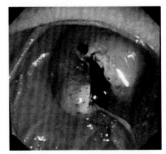

图 3‑4‑157　结石嵌顿　　　图 3‑4‑158　针状刀预切开　　　图 3‑4‑159　结石脱出

七、术后常见并发症及其处理

1. 出血 大部分预切开期间的出血可自行停止。如出血不停止,一般选择在出血区域喷洒去甲肾上腺素,这样既可以起到止血作用又可维持视野,便于预切开的操作。如果出现了大出血,须立即准备高频电止血钳等配合医生积极止血。

2. 胰腺炎 多为轻症胰腺炎,可在术后预防性应用抗生素和抑制胰液分泌的药物,注意观察有无腹痛、恶心、呕吐、发热等情况,及时检查血淀粉酶,仅有血淀粉酶升高者,经禁食等一般处理后2~3日可完全恢复。

3. 穿孔 术后应密切观察患者腹部症状及体征、精神状况。如疑有穿孔应立即行X线透视检查明确有无膈下游离气体,确定有无穿孔,如微小穿孔可首选保守治疗,予以禁食水,持续胃肠减压,静脉补液,使广谱抗生素治疗和鼻胆管引流,多数患者可在1周内愈合,若症状加重应及时行外科手术修补治疗。如穿孔较大,应首选内镜下进行闭合,缝合失败立即行外科手术修补。

八、术后护理

1. 生命体征监护 术后应严密监测患者血压、脉搏及一般情况,严密观察患者有无腹痛或黑粪等症状。

2. 饮食指导 根据患者具体情况术后禁食、流质饮食或正常饮食。

3. 运送与引流管固定指导 术后平车运送回病房,术后置入了支架或鼻胆管者嘱咐患者及其家属防止引流管脱出注意事项。

4. 随访与复查 术后必要时再次ERCP,取出支架或是行鼻胆管造影。

(龚琳)

参考文献

[1] Zhang Q, Han B, Xu J, et al. Needle knife precut papillotomy and fistulotomy for difficult biliary cannulation during endoscopic retrograde cholangiopancreatography [J]. Digestion, 2013,88(2):95 - 100.

[2] 席惠君,张玲娟. 消化内镜护理培训教程[M]. 上海:上海科学技术出版社,2014.

[3] 李兆申,张澍田. ERCP初级培训教程[M]. 北京:人民卫生出版社,2015.

[4] 胡冰,周岱云,龚彪. ERCP临床诊疗图解[M]. 上海:上海科学技术出版社,2004.

[5] 李鹏,王拥军,王文海. 中国ERCP指南(2018版)[J]. 中国医刊,2018,53(11):27 - 37.

[6] 王祥,于忆,刘子燕,等. 乳头括约肌切开术后迟缓出血的临床处理对策[J]. 中国内镜杂志,2010,16(005):548 - 550.

第七节 内镜下乳头柱状气囊扩张术

内镜下乳头柱状气囊扩张术(EPBD)又称内镜下乳头括约肌扩张术,是在不破坏乳头括约肌及保持其完整性的前提下,通过专用扩张球囊扩大十二指肠乳头括约肌以通畅胆总管入口、方便器械进出、缓解狭窄和治疗相关疾病的方法,可以避免因乳头切开造成可能的出血、穿孔的并发症。

一、适应证

(1) 胆总管结石:结石≤10 mm,年龄较轻需保留Oddi括约肌功能者。

(2) 胆总管结石:结石大小>10 mm 且≤20 mm、操作中取石困难、缩短取石时间者(图3-4-160)。

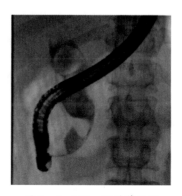

图3-4-160 胆总管结石

（3）困难乳头，如十二指肠乳头位于憩室旁或憩室内（图3-4-161）。

（4）有 EST 高危风险及禁忌证者。

（5）有解剖结构改变患者，如镜面人、胃大部切除术者，胆总管下端狭窄行内镜下 ERC 诊断者。

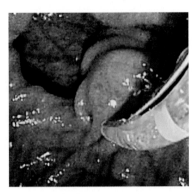

图 3-4-161　十二指肠乳头位于憩室旁或憩室内

二、禁忌证

（1）不能耐受内镜逆行性胆胰管造影检查和治疗者。

（2）直径＞1 cm 的胆总管结石及反复发作的胆管结石。

（3）胆总管下段重度瘢痕性狭窄。

（4）存在出凝血功能障碍者。

三、术前准备

1. 器械准备

（1）十二指肠镜：为在操作中能通过各类所需的柱状气囊及其他附件，因选择较大钳子管道的十二指肠镜，直径最好≥3.7 mm。

（2）吸引：安装两路吸引，一路连接内镜，另一路备用，当患者口腔分泌物多或出现出血等意外时立即启用。

（3）柱状气囊：根据胆总管造影后结果选择不同型号的柱状气囊（图3-4-162～图3-4-164）。

（4）压力泵：用于气囊加压时使用。

（5）其他：同 ERCP。

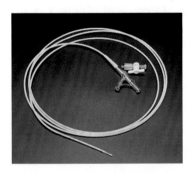

图 3-4-162　乐奥扩张球囊

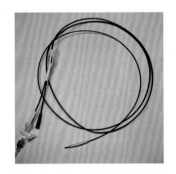

图 3-4-163　COOK 扩张球囊

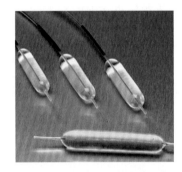

图 3-4-164　波科扩张球囊

2. 患者准备

（1）患者术前1日食少渣伴流质饮食，勿食纤维素饮食及含籽水果，手术前禁食6～8 h，禁水2 h。

（2）建立静脉通路，留置针尽量置于患者左手，以便静脉补液及给药。

（3）手术前5～10 min 指导患者口服盐酸利多卡因胶浆或去泡剂：一方面去除附于黏膜上的泡沫，使视野更加清晰；另一方面，起到口咽部局部表面麻醉作用，减轻内镜对咽部的刺激。

（4）手术前协助患者取俯卧位，头偏右侧，协助患者固定牙垫。

（5）连接心电监护仪，吸氧。

（6）给予心理疏导，缓解患者紧张情绪。

四、术中护理配合

（1）在进行 ERCP 插管、造影显影胆总管结石后，通过乳头切开刀将导丝插入胆总管及肝内胆管，进行十二指肠乳头预切开，切开的方向应与胆总管开口一致，一般小于0.5 cm 或不超过缠头皱襞。这样可以避免扩张时球囊对胰管的挤压,以避免胰管开口周围组织的损伤、水肿,减少胰腺炎等并发症的发生。

(2)退出乳头切开刀并留置导丝,通过导丝将柱状气囊导管插入,在X线及内镜观察下

将柱状气囊位置放在胆管括约肌位置上,柱状气囊要跨越胆总管末端整个狭窄段,扩张时要充分利用气囊中部有效部位,位置核实后即可进行扩张(图3-4-165和图3-4-166)。

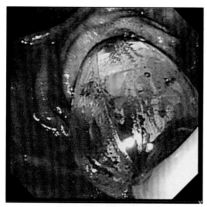

图3-4-165 内镜下乳头扩张

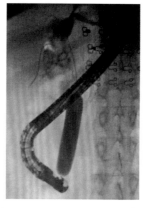

图3-4-166 X线下柱状气囊充分扩张

柱状气囊扩张的直径与扩张压力根据产品说明书指导进行,不同的气囊所扩张的压力不同,下面以Boston柱状气囊为例阐述柱状气囊的安装使用方法。

1)检查所有用物均处于完好备用状态,将柱状气囊导管内注入适量的生理盐水润滑。

2)将加压压力泵内抽取稀释的造影剂(比例为1:1)。

3)将柱状气囊导管沿导丝送至需扩张部位后,连接压力泵。

4)待医生松弛内镜角度钮、抬钳器时进行加压,加压时应缓慢加压,根据扩张的直径大小,逐级加压。

5)逐级加压:扩张大小与大气压的比例如下。

10、11、12 mm时对应大气压为3、5、8 atm。

12、13.5、15 mm时对应大气压为3、4.5、8 atm。

(3)在扩张开始时,通常可以在X线在观察到括约肌呈"腰"样狭窄环,扩张过程中可见"腰"样狭窄环逐渐消失,通常在消失后可恒定压力60 s以上。加压扩张时,应缓慢加压,循序渐进,避免加压过快导致出血或穿孔(图3-4-167~图3-4-169)。

(4)操作过程中,气囊容易向胆管或十二指肠乳头移位,操作医生应调节内镜与腔道的位置以防止移位的发生。

(5)扩张完成后,用压力泵抽出气囊内造影剂,留置导丝,将柱状气囊退出内镜孔道。

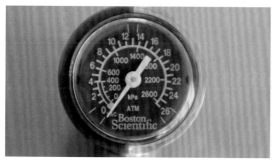

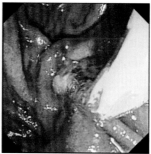

图3-4-167 压力泵示数及内镜下乳头扩张(1)

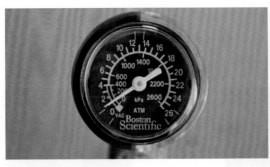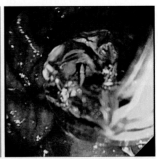

图 3-4-168 压力泵示数及内镜下乳头扩张(2)

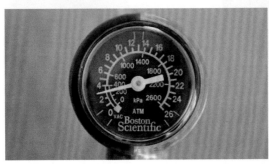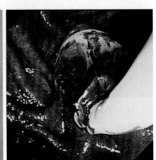

图 3-4-169 压力泵示数及内镜下乳头扩张(3)

(6)乳头扩张完成,观察有无乳头撕裂、出血、穿孔,如出现上述并发症,要及时配合医生进行处理。

五、注意事项

(1)术前应检查所用用物处于完好备用状态,检查加压注射泵及连接管路是否有漏气、漏水现象,以防止柱状气囊在加压过程中出现漏气情况。

(2)在内镜下观察柱状气囊处于狭窄环中央时,开始进行加压,加压时应留意加压时间,并时刻保持与医生沟通,陈述当前加压压力,观察括约肌撕裂情况。

(3)加压时应间歇、缓慢进行,扩张时间一般要超过1min,使十二指肠乳头括约肌及胆总管末端括约肌均达到轻度撕裂程度,充分暴露胆道开口。

(4)加压时避免胆道压力突然增高,而出现括约肌纤维撕裂等并发症。

(5)加压时,如突然发生括约肌纤维撕裂,应立即停止加压,并回抽压力泵内造影剂,观察出血情况。

六、术后常见并发症及其处理

1. 出血 临床多表现为黑粪、血红蛋白下降伴黄疸等。研究认为,气囊扩张的出血比较少见,出血的发生率为0~8.3%。处理措施如下。

(1)术前改善患者凝血功能。

(2)行气囊扩张时应缓慢逐级加压,延长扩张时间。

(3)如遇到黏膜出血时,可考虑用冰盐水冲洗、电凝止血、注射止血等手段。

(4)如遇有血管出血,可选择钛夹夹闭止血或放置覆膜金属支架等措施。

2. 穿孔 穿孔是气囊扩张的严重并发症,总体发生率在0~2.22%,可发生在十二指肠、乳头胆道放入等部位,穿孔发生后可进行内镜下处理,如钛夹夹闭或荷包缝合等措施,内镜下无法处理时应立即进行外科手术。预防措施如下。

(1)严格使用压力泵进行气囊扩张。

（2）严格按照产品说明书使用柱状气囊。

（3）进行扩张时,应严密观察十二指肠乳头情况,预见性调节扩张压力。

（4）扩张时如压力已达扩张压力,但"腰"仍存在时,应停止扩张,考虑其他替代方案。

3. 急性胰腺炎　有研究显示,行 EPBD 后容易出现术后胰腺炎。在扩张及取石的过程中易造成乳头水肿,影响胰液分泌,增加胰腺炎的发生,临床表现为持续性上腹痛,伴有呕吐、发热、左上腹压痛、术后血淀粉酶升高等情况。CT 腹部平扫＋增强可详细了解胰腺情况,一般经保守治疗(禁食禁饮、胃肠减压、解痉、止痛、制酸抑酶、抗炎、补液等)1～2 周可完全恢复。

4. 急性肺栓塞　急性肺栓塞是气囊扩张术中罕见的并发症,仅有个别文献提出,但与其因果关系有待明确。用二氧化碳气体有助于减少肺栓塞的可能。

尽管仍有风险存在,气囊扩张技术已经愈来愈多地应用于 ERCP 取石术中。研究表明,该方法具有方便、安全、高效等特点,适用于胆道大结石、憩室乳头、胃肠改道等患者,能有效缩短胆管取石的时间及取出率,已成为内镜下处理胆道结石的一种趋势。

七、术后康复指导

（1）术后第 1 日禁食,遵医嘱术后 2 h 查血淀粉酶。

（2）严密观察患者有无腹痛、腹胀、呕吐及黑粪等。

（3）有鼻胆管引流和胃肠减压管者要保持引流管的通畅。观察和记录每日引流液的颜色和量。

（蔡挺　马久红）

参考文献

［1］李兆申,张澍田.ERCP 初级培训教程［M］.北京:人民卫生出版社,2015.

［2］何怀纯,马久红,阳桂红,等.内镜下乳头柱状气囊扩张术在胆管取石困难中的应用及护理配合［J］.实用临床医学,2013,14(8):111－113.

［3］冯倩茹,武希润,丁鹏,等.单用内镜下球囊扩张与联合内镜下括约肌切开治疗胆总管结石疗效对比的 Meta 分析［J］.现代消化及介入诊疗,2013,26(1):111－116.

［4］中华医学会消化内镜学分会 ERCP 学组,中国医师协会消化医师分会胆胰学组,国家消化系统疾病临床医学研究中心.中国 ERCP 指南(2018 版)［J］.中国医刊,2018,53(11):1185－1215.

［5］欧日英.内镜逆行胰胆管造影术治疗肝移植术后胆道并发症的疗效分析［D］.广西医科大学学报,2019.

第八节　经十二指肠镜胆道结石碎石与取石术

经十二指肠镜胆道结石碎石与取石术是在 EST 及 EPBD 的前提下实施的治疗技术。它是用专用的碎石器、取石网篮及气囊等器械通过内镜操作通道插入,到达十二指肠乳头,经切开后或扩张后的乳头开口插入胆总管,进行取石,如果结石＞1.5 cm,可用通过碎石器进行外力机械碎石后,再用网篮或取石球囊等器械将结石从胆道取出。

一、适应证

（1）胆总管结石(图 3-4-170)。

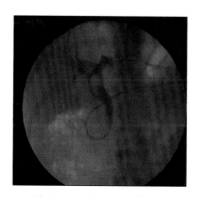

图 3-4-170　胆总管结石

（2）胆管结石伴乳头嵌顿者(图3-4-171)。

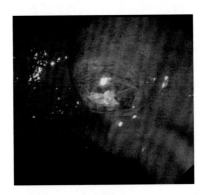

图3-4-171 胆管结石伴乳头嵌顿者

（3）肝内外胆管结石患者。

二、禁忌证

（1）严重的心肺或肾功能不全者。

（2）存在消化道狭窄、梗阻或静脉曲张,内镜不能抵达十二指肠降段者。

（3）凝血功能障碍不能纠正者不宜行 EST 等操作。

三、术前准备

1. 器械准备

（1）内镜:十二指肠镜。

（2）附件:高频乳头切开刀、导丝、球囊扩张导管、取石网篮、取石球囊、胆道塑料支架、胆道支架及导引系统、鼻胆引流管、碎石器及手柄、一体式取石/碎石网篮及应急碎石器。

（3）设备:数字胃肠机或 C 臂机、高频电刀、CO_2 气体灌注系统、灭菌水封瓶与注水管、心电监护仪、麻醉机、吸引装置、急救物品、药品等。

（4）其他:备无菌包(内有纱布、方盘、小药杯、持物钳、换药碗)、生理盐水 500 mL、20 mL 注射器数个、造影剂(碘佛醇 50 mL:33.9 g 或碘克沙醇 100 mL:65.2 g)。

2. 患者术前健康宣教

（1）向患者做好解释工作,认真介绍 ERCP 下胆管取石与碎石的重要性、简要过程和注意事项,使患者以良好的心理状态接受手术,签署知情同意书。

（2）需完善相关实验室检查及辅助检查:心电图、肺功能;血常规及凝血时间;肝肾功能和血淀粉酶;B超及 MRI 等。

（3）准确评估患者一般状况,了解有无禁忌证,有无高血压、心脏病,有无安装心脏起搏器,有无停用抗凝药,有无前列腺肥大、青光眼及麻醉药过敏史等。

（4）术前摘除金属物品及影响透视摄片的衣着,取下活动性义齿。

（5）术前禁食 8 h,禁水 2 h,建立静脉通道。

（6）协助患者取俯卧位,头偏向右侧,调试好高频电刀并连接好负极板贴于患者小腿肌肉丰满处。

（7）给予吸氧、心电监护、固定好牙垫。

（8）注意给予患者 X 线防护,可暴露检查部位,用铅衣遮盖其余部分。

四、术中护理配合(视频 5)

视频 5 经十二指肠镜胆道结石取石术的护理配合

1. 经十二指肠镜下取石网篮取石术的手术流程

（1）插镜(图 3-4-172):十二指肠镜经口插入至十二指肠,找到十二指肠乳头开口。

（2）插管(图 3-4-173):选择性插管是顺利进行 ERCP 诊断和治疗的基础。经活检孔道插入切开刀,锁住抬钳器,待切开刀插入遇到阻力后放下抬钳器,推出切开刀准备插管,主要采用导丝引导下选择性插管。

（3）造影及摄片(图 3-4-174):插管成功后,胆管造影,切开刀充满造影剂(排出气泡)在乳头开口处缓慢注入,胆管显影后,进行摄片储存;了解胆总管宽度及胆管结石部位、大小及个数,胆管下端有无狭窄,判断狭窄长度,决定是否行 EST。

（4）EST(图 3-4-175):内镜下乳头括约肌切开术,根据胆管的粗细、结石的大小、乳头的形态及切开的目的决定切口的大小。

（5）EPBD(图3-4-176)：内镜下乳头括约肌球囊扩张术，用于巨大结石或困难取石存在凝血功能障碍和解剖改变的患者，需要保留乳头括约肌功能的患者。

（6）取石(图3-4-177)：利用网篮或取石球囊将结石取出，如果结石＞1.5 cm，可用通过碎石器进行外力机械碎石后，再用网篮或球囊等器械取出结石。

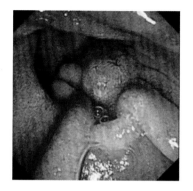

图3-4-172　十二指肠乳头开口

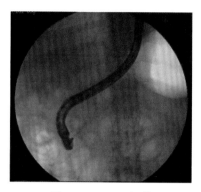

图3-4-173　插管

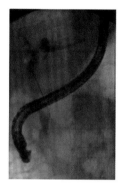

图3-4-174　造影

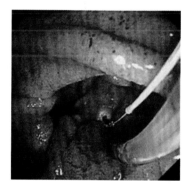

图3-4-175　EST

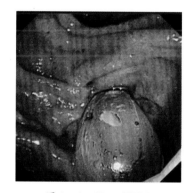

图3-4-176　EPBD

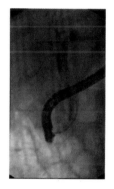

图3-4-177　取石

2. 取石网篮的选择　根据胆管的粗细、结石的大小选择合适的取石网篮。

（1）大部分结石最常用的为硬质钢丝取石网篮(图3-4-178)。

（2）对于乳头切开小、插入困难、肝内胆管选择性插入时可选用导丝引导型网篮(图3-4-179)。

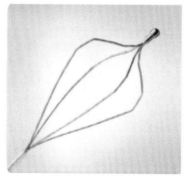

图3-4-178　硬质钢丝取石网篮

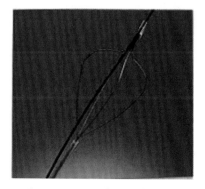

图3-4-179　导丝引导型网篮

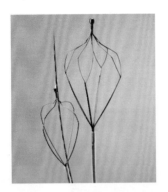

图 3-4-180 8 股钢丝可旋转花篮

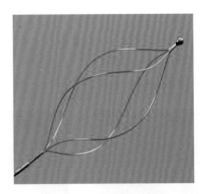

图 3-4-181 螺旋网篮

（3）对于碎小结石和胆泥可选用 8 股钢丝可旋转花篮（图 3-4-180）。

（4）对于巨大结石可选用螺旋网篮（图 3-4-181）。

3. 术中配合要点

（1）取石的顺序或原则：取石顺序应遵循"先下后上"的原则；应先取距乳头开口最近胆管下端的结石。

（2）网篮取石的配合：在 X 线透视下将取石网篮越过结石后张开，回拉后上、下抖动，将结石抓取入网篮中，慢慢收紧，网篮回收松紧适当，以防过紧网篮嵌入结石中，导致结石不易取出，一般网篮以半收的状态为宜，结石既不会脱出网篮又利于拉出乳头开口，到十二指肠后张开网篮并轻轻抖动使结石脱出网篮。

（3）对漂浮不定的小结石：可用 20 mL 注射器抽吸网篮的管道，保持负压，同时内镜吸气，使结石更易套入网篮内；当胆管中结石较小时，造影时造影剂不可注射过快，以免将结石冲

入肝内胆管。网篮在肝门部张开时不可用力过猛，以免将结石推入肝内胆管，增加取石难度。

（4）结石一旦进入肝内胆管可采取的方法

1）张开的取石网篮一边收紧，一边将塑料鞘管往里插，慢慢插入肝内胆管。

2）用过导丝的网篮或通过导丝将取石球囊插入肝内胆管，将结石拖入胆总管取出。

（5）结石在网篮内出乳头口时有阻力，应避免使用暴力，以免造成壶腹部损伤。

（6）在 X 线透视下保持网篮与胆管轴一致，使用缓慢均匀力度外拉。

（7）结石拉出仍有困难时可将结石送回上端扩张胆管内，网篮顶住胆管壁，张到最大并抖动将结石丢弃。

4. 紧急碎石器的配合 如遇结石仍嵌顿网篮内（图 3-4-182），可用钢丝剪剪断网篮手柄，退镜拔除网篮的塑料鞘管，可使用紧急碎石器（图 3-4-183）；插入螺旋鞘管顺网篮钢丝插到胆管（图 3-4-184），将金属外鞘管及网篮钢

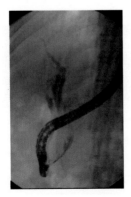

图 3-4-182 结石嵌顿网篮

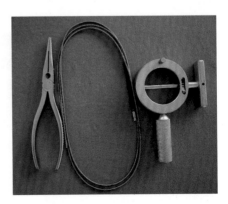

图 3-4-183 钢丝剪与紧急碎石器

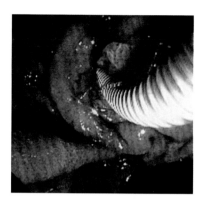

图 3-4-184　插入螺旋鞘管

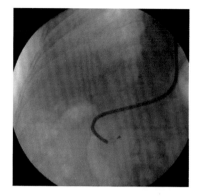

图 3-4-185　X 线下碎石

丝连接固定紧急碎石器手柄,在 X 线透视下顺时针方向缓缓旋转手柄碎石(图 3-4-185),碎石后重新更换网篮继续取石。

(1) 安装紧急碎石器:见图 3-4-56～图 3-4-61。

(2) 安装紧急碎石器注意事项

1) 确认外鞘管没有突起、尖锐棱角或其他明显异常。

2) 确认手柄鞘管插入孔和网篮丝插入孔没有损坏、手柄没有裂缝。

3) 网篮剪断须注意网篮芯被剪断后是否平整,不平整不易通过外鞘管。

4) 确认鞘管与手柄连接牢固。

5) 确认旋转把手与中心轴旋转顺畅。

(3) 紧急碎石时注意事项

1) 如果在 X 线图像中观察不到插入部,不能使用,易导致穿孔、出血或黏膜损伤。勿将螺旋鞘管先端部抵住患者的黏膜,易导致穿孔、出血或黏膜损伤。

2) 不能用力抽网篮丝,易导致穿孔、出血或黏膜损伤。

3) 必须在 X 线监视下碎石。

4) 碎石过程中,应缓慢旋转把手,如操作过快,网篮丝可能会断裂,导致碎石失败。

5) 完成碎石后,握住手柄和螺旋鞘管,将插入部从患者体内缓慢抽出。

5. 经十二指肠镜下碎石术的配合

(1) 胆管造影后,见大于 2 cm 的结石或多个大结石,以及 ERC 证实胆管远端有狭窄的较

大结石,行 EST 及 EPBD 后普通网篮取石困难者,可选用碎石器机械碎石。

(2) 确定应用碎石器后、助手选择合适的碎石器:Olympus 一次性碎石器及 BML 手柄(图 3-4-186)、一体式取石/碎石网篮及球囊加压器(图 3-4-187)。

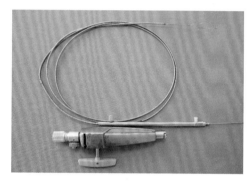

图 3-4-186　Olympus 一次性碎石器及手柄

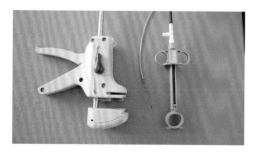

图 3-4-187　一体式取石/碎石网篮及球囊加压器

(3) 安装碎石器步骤,以 Olympus 一次性碎石器为例。

1) 顺时针旋拧 BML 手柄上的固定螺母,

松开篮丝接头的释放按钮,将 BML 手柄上的控制开关旋至 OFF,推进 BML 手柄的加压手柄到头,并将加压手柄的位置固定(图3-4-188)。

2)抽出篮丝套管,直至看到黑色标记。持握篮丝套管,直至看到黑色标记。持握篮丝套管的同时,将篮丝接头插入 BML 手柄的插入孔,推进至 BML 手柄到头。确认篮丝套管被固定(图3-4-189)。

3)将外鞘的卡锁向前推入 BML 手柄的插入孔到头,将外鞘的箭头位置与 BML 手柄的黄色线对齐(图3-4-190)。

4)顺时针旋拧 BML 手柄上的固定螺母,锁定篮丝接头的释放按钮(图3-4-191)。

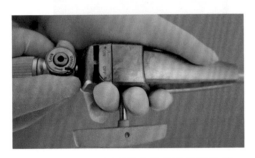

图3-4-188 顺时针旋转螺母并将控制
开关旋至 OFF

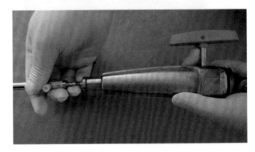

图3-4-189 将篮丝接头插入 BML
手柄的插入孔

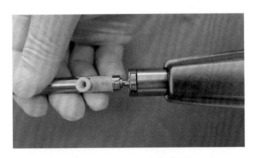

图3-4-190 固定卡锁

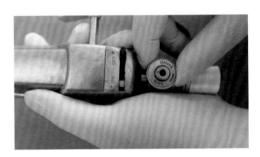

图3-4-191 旋拧螺母锁定蓝丝接头

(4)安装碎石器注意事项

1)检查手柄没有裂缝。

2)抽出的网篮丝避免过度弯曲,导致折痕后无法正常使用。

3)安装后,反复拉动手柄检查网篮的张合功能、推出和收回是否顺畅,确定安装成功与否。

(5)碎石术时注意事项

1)将安装好的碎石器网篮回收到塑料鞘管内,经乳头插入胆管中越过结石,张开网篮通过上下抖动/反复进退等动作将结石完整套入网篮内,收紧网篮(图3-4-192)。

2)通过碎石器控制塑料鞘管按钮,将塑料鞘管完全回收到金属鞘管内(图3-4-193),使

金属鞘管完全顶住网篮中的结石,将按钮固定到最后一档。

3)在 X 线透视下将网篮拉至胆管宽松处,放松内镜各按钮和抬钳器,顺时针方向旋转手柄部旋钮,旋转时要缓缓收紧,持续用力,以免用力不当引起网篮杆折断,使金属鞘管紧密接触结石并在外力作用下粉碎(图3-4-194)。

4)如需再次碎石,需先将网篮内的结石清理干净,将网篮外套管回收,整理网篮形状。

5)碎石后退出碎石器,改用普通网篮取石。

6)碎石后一次未取净,可放置鼻胆管引流数日后,再行第二次取石。

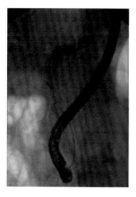
图 3-4-192　套紧结石

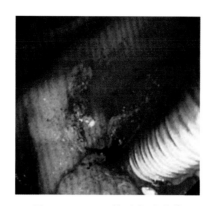
图 3-4-193　推送金属鞘管

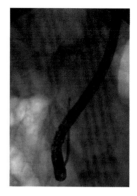
图 3-4-194　X 线下碎石

（6）一体式取石/碎石网篮的使用及注意事项

1）一体式取石/碎石网篮由网篮、鞘管、手柄三合一固定在一起。

2）取石碎石一体网篮有导丝腔，可引导网篮插入，也可直接进行胆管插管，套住结石，可直接注射造影剂。

3）若无须碎石，可当作常规取石网篮进行取石。

4）需碎石时，可将球囊加压器安装到把手上，施加牵引力绞碎结石。

5）这种设计使其在导丝引导下进行选择性胆管插管和碎石。

6）当结石质地比较硬时，网篮的钢丝头端容易断裂，结石不易嵌顿网篮内，可更换 Olympus 一次性碎石器碎石后再取石。

五、术后常见并发症及其处理

1. 出血　术后出血率在 2%～3%，常见于凝血功能障碍。切口过大或过小、结石较大取出过程造成乳头撕裂出血、乳头血管变异等患者多在 24h 内发生出血。部分老年患者可有迟发出血，注意观察粪便颜色及有无黑粪，必要时查隐血试验，注意血色素变化，发现异常及时内镜下检查和止血处理。

2. 胰腺炎　术后胰腺炎发生率为 1%～6%。常见原因：反复多次插管；切割时电凝过度造成胰管开口水肿；误切胰管开口；反复多次胰管注入造影剂等；多为轻症胰腺炎，可在术后预防性应用抗生素和抑制胰液分泌的药物，注意观察有无腹痛、恶心、呕吐、发热等情况，及时检查血淀粉酶，仅有血淀粉酶升高者，经禁食等一般处理后 2～3 日可完全恢复，积极按急性胰腺炎处理。

3. 胆管炎　术后胆管炎发生率为 1%～3%，多在 2～3 日出现，常见于原有胆管感染合并术后引流不畅（如取石不完全造成嵌顿、切口充血水肿等）、胆管末端狭窄未能完全切开等患者。

1）术后应密切观察患者有无寒战、高热，监测血压等生命体征，及时检查白细胞计数，术后常规应用广谱抗生素。

2）结石一次未取净者，应给予鼻胆管或内支架引流，必要时可经鼻胆管进行胆道冲洗。

3）肠穿孔的观察护理：发生率为 0.5%～1%，常因切口过大超过乳头隆起部所致，多见于小乳头大切开、扁平乳头、失控切开等情况。术后应密切观察患者腹部症状及体征、精神状况。如疑有穿孔应立即行 X 线透视检查明确有无膈下游离气体，确定有无穿孔。如出现穿孔首先可保守治疗，予以禁食水，持续胃肠减压，静脉补液，使广谱抗生素治疗和鼻胆管引流，多数患者可在 1 周内愈合，若症状加重应及时行外科手术修补治疗。

六、术后康复指导

（1）安静卧床休息 1～2 日，3 日后可室内活动，1 周内禁止频繁较剧烈的活动。

（2）查术后 3 h 和次晨血淀粉酶、血常规直至正常。

（3）密切观察生命体征变化、监测血压、体温、脉搏等，注意意识变化，密切观察有无恶心、呕吐、腹痛、黑粪等症状。

（4）禁食 2～3 日，根据临床症状、血淀粉酶、血常规结果决定是否开放饮食，先流质、软食 1 周后逐渐恢复正常饮食。

（龚琳 马久红）

参考文献

［1］李兆申，张澍田. ERCP 初级培训教程［M］. 北京：人民卫生出版社，2015.

［2］李鹏，王拥军，王文海. 中国 ERCP 指南（2018 版）［J］. 中国医刊，2018，53（11）：27-37.

［3］周春华，周玮，孟雨亭，等.《2019 年欧洲消化内镜学会临床实践指南：胆总管结石的内镜治疗》摘译［J］. 临床肝胆病杂志，2019（6）：1237-1241.

［4］樊艳华，刘鸿飞，房龙，等. 内镜下十二指肠乳头括约肌切开取石术后胰腺炎影响因素分析［J］. 中国内镜杂志，2016，22（11）：46-50.

［5］楼奇峰，蒋祯，钟芳群，等. 内镜下取石术治疗胆总管巨大困难结石的护理配合［J］. 护理与康复，2015，14（12）：1136-1138.

［6］陶涛，张明，张启杰，等. 内镜下乳头括约肌小切开后球囊扩张治疗巨大胆总管结石［J］. 中国临床研究，2018（9）.

［7］Talukdar, Rupjyoti. Complications of ERCP［J］. Best Practice & Research Clinical Gastroenterology, 2016：793-805.

第九节　内镜下鼻胆管引流术

经内镜鼻胆管引流术（ENBD）是胆管外引流措施，能有效降低胆管压力、控制感染和缓解梗阻性黄疸，ENBD 是在 ERCP 基础上发展起来的一种内镜胆管外引流术，主要用于胆管梗阻性病变的临时性引流。ENBD 可有效降低胆管压力，减少胆管炎的发生，适用于预防和治疗胆管感染。ENBD 会给部分患者带来咽部不适，且长期引流可能导致胆汁丢失、水电解质紊乱及营养不良，因而应作为临时性引流措施，一般使用不宜超过 1 个月，否则应改用其他内引流方式，少数特殊病例可酌情延长使用。

一、适应证

（1）手术前短时间减压引流。

（2）合并化脓性胆管炎。

（3）胆管引流区域十分有限的病例或治疗效果难以判断，用于试验性引流。

二、禁忌证

（1）严重食管静脉曲张。

（2）贲门撕裂出血。

（3）小儿或意识不清、不能配合者。

（4）不能耐受咽部异物及鼻黏膜损伤者。

三、患者术前准备

（1）完善相关检查，详细告知手术方法、效果及风险，签署知情同意书，抗凝和抗血小板药物至少停用 7 日。口服抗凝药的患者有潜在出血倾向，这会对内镜操作带来困难，术前患者需测凝血时间。

（2）术前禁食水 8 h。失弛缓症患者可能需要更长的空腹时间或进行食管灌洗。

（3）上消化道病变患者检查前 5～10 min 指导患者口服去泡剂或盐酸利多卡因胶，能显著去除胃肠道内泡沫，利于视野清晰。

（4）建立静脉通路，留置针尽量置于患者右手上，以便静脉给药；连接心电监护仪，吸氧。

（5）深度镇静或静脉麻醉时须有麻醉专业资质的医生在场，并负责操作过程中的麻醉管理与监护。

（6）无非甾体抗炎药物使用禁忌的患者使用吲哚美辛栓塞肛，降低术后胰腺炎的发生率。

四、手术器械设备准备

同 ERCP。

五、手术护理配合(视频6)

视频6　内镜下鼻胆管引流术的护理配合

(1)前期操作同常规 ERCP。

(2)医生准备放置鼻胆引流管时根据胆管造影粗细来判断。一般以镜身作为参考,镜身直径在 1.1 cm 左右,胆管直径<1 cm,选用直头鼻胆管,如胆管狭窄或胆管良恶性肿瘤,则根据病变部位来选择合适的鼻胆管,肝内胆管常规选择直头鼻胆管(图3-4-195);直径>1 cm,选用弯头鼻胆管(图3-4-196)。

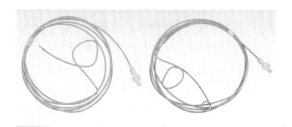

图3-4-195　直头、弯头鼻胆管

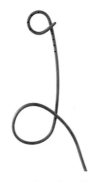

图3-4-196　弯头鼻胆管(南京微创)

(3)鼻胆管植入前,通过尾端朝鼻胆管内注入生理盐水,同时装上先端保护套,导丝尾端穿入鼻胆管前端,抬钳锁住导丝,进行快速推进,与操作医生保持速度一致,眼睛盯住监视器,保证导丝相对固定,导丝在右手中盘圈直径20 cm。

(4)鼻胆管越过抬钳器时,医生和护士均放缓推管速度,护士保持导丝固定不脱出。到达相应位置后,X 线透视明确位置(图3-4-197 和图3-4-198),到达肝门部即为理想位置。若为弯头鼻胆管,助手往外稍退导丝,使导丝退出鼻胆管弯曲部,操作医生往外送鼻胆管,使鼻胆管在胆道内盘曲成圈,此时医生退镜,切记提醒初学医生松开抬钳器及大小旋钮,避免将鼻胆管带出胆管外。

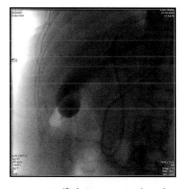

图3-4-197　胆管直径<1 cm,选用直头鼻胆管

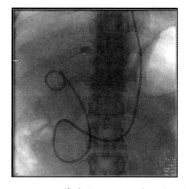

图3-4-198　胆管直径>1 cm,选用弯头鼻胆管

(5)镜子退出口腔时,护士固定住鼻胆管,另一护士接过内镜,开始床侧预处理。抽出导丝,导丝盘圈放入患者咽后壁,经鼻腔置入吸痰管或者硅胶尿管,盘圈导丝将吸痰管或尿管带入口腔外,将鼻胆管尾端套入吸痰管内,拉动吸痰管时推送鼻胆管,口腔过咽部时将鼻胆管右旋牵拉,避免在口咽部打折,此时护士手中会有

落空感,有落空感表示鼻胆管打直未盘圈。

(6) 安装鼻胆管接头,注射器吸引胆汁,有时候吸引不出来胆汁,则往内注入 2 mL 生理盐水再吸引。护士确认后透视口咽部,再次确认到位,固定鼻胆管(图 3-4-199),连接负压吸引盘或引流袋(图 3-4-200)。

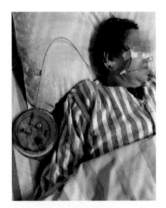

图 3-4-199　工字形固定

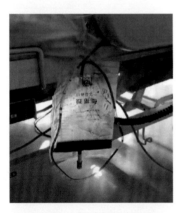

图 3-4-200　连接引流袋

六、治疗原则

作为临时性引流措施,一般使用不宜超过 1 个月,否则应改用其他内引流方式,少数特殊病例可酌情延长使用。

七、注意事项

(1) 经内镜鼻胆管引流术后需对患者密切观察,定时测量脉搏、血压、体温。

(2) 当患者出现腹痛、呼吸困难、发热或心动过速时,优先进行腹部 CT 检查,鉴别消化道

穿孔及 ERCP 术后胰腺炎可能。

(3) 术后最常见的并发症为 ERCP 术后胰腺炎、穿孔、出血及胆管炎等。

(4) 患者使用的食物需以易消化的食物或营养均衡的食物为主。在手术完成以后,患者不得食用生冷食物及粗糙较硬的固体食物。告知患者家属鼻胆管的重要性,防止脱管或拔管。

八、术后常见并发症及其处理

(1) ENBD 会给部分患者带来咽部不适,且长期引流可能导致胆汁丢失、水电解质紊乱及营养不良,因而应作为临时性引流措施,一般使用不宜超过 1 个月,否则应改用其他内引流方式,少数特殊病例可酌情延长使用。

(2) 鼻胆管脱出,视情况重置鼻胆管。

九、术后护理

1. 心理护理　患者对治疗方法的不了解,多存在明显的紧张、焦虑乃至恐惧心理;而术后留置导管造成的咽喉部不适,可使其负性情绪加重,降低治疗和护理的配合度。护理人员应在掌握患者性格特点、心理需求的基础上给予个性化的心理干预措施,强调鼻胆管引流术是一种疗效可靠的微创治疗手段,仔细讲解其治疗原理、方法、意义,可能出现的不适情况及配合措施。

2. 引流护理　鼻胆管采用工字形胶布固定,在引流管体外部分做好标记并留有余量,以方便患者活动。胶布松动时及时更换,每班交接时记录引流管的体外长度,谨防脱出。引流袋卧床时置于床沿下,起床活动时则挂在腰部,应确保鼻胆管末端始终位于肝胆管平面以下,以避免胆汁逆流造成胆管感染。每日准确记录引流胆汁的色、质、量,正常情况下引流出的胆汁应为深绿或深棕色,引流量大于 400 mL/d,随着梗阻的逐渐解除,引流液颜色变淡、引流量变少。

3. 口咽腔护理　鼻胆管引流患者发生口咽部感染与禁饮食、置管操作、导管留置时间、口腔清洁度、病室环境、患者的营养条件等多种因素有关。护士每班均要检查记录患者的口咽部情况,口腔护理 1 次/日,注意控制擦拭时间

和力度,避免胰腺分泌反射性增强从而加重胰腺负担,患者恢复进食后每次餐后用漱口液含漱 1～2 min;每日用蒸馏水浸湿棉签擦拭鼻腔及其内的导管,并稍稍转动,以免其与鼻黏膜粘连,疼痛患者可予以红霉素软膏涂抹;咽喉部疼痛不适患者可予以调整鼻胆管位置、颈部湿热敷等方法减轻,如肿胀、充血明显采用雾化吸入,鼓励患者少量多次饮水以增加口咽部舒润度;病室内湿度须维持在 60% 左右,冬季取暖时可采用加湿。

4. 饮食护理 经内镜鼻胆管引流术后常规禁食水 24 h,而后视血淀粉酶恢复情况从流食逐步过渡到普食,以易消化的低脂、高蛋白质饮食为宜,少量多餐,且性状利于吞咽,光滑、不易松散。对于因害怕导管脱出对正常进食有顾虑的患者,讲解胆汁大量引流如未补充足够能量可致机体电解质紊乱。

十、术后康复指导

(1)早期卧床休息为主,避免剧烈活动。

(2)术后视血淀粉酶恢复情况从流食逐步过渡到普食,以易消化的低脂、高蛋白质饮食为宜,少量多餐。

(胡宗益 刘军)

参考文献

[1] 华军,刘立新,刘春华,等.经内镜鼻胆管引流术在内镜逆行胰胆管造影术后的价值[J].世界最新医学信息文摘,2019, 19(61):155.
[2] 何应碧.经内镜逆行性胰胆管造影术后鼻胆管引流术的价值分析[J].齐齐哈尔医学院学报,2019,40(01):81-82.
[3] 李鹏,王拥军,王文海.ERCP 诊治指南(2018 版)[J].中国实用内科杂志,2018,38(11):1041-1072.
[4] 李丽萍.经内镜鼻胆管引流术护理干预 50 例效果评价[J].基层医学论坛,2019,23(24):3445-3447.

第十节 经内镜鼻胰管引流术

一、适应证

(1)胰管良性狭窄。

(2)慢性胰腺炎胰管结石的辅助治疗。

(3)胰腺分裂症。

(4)胰腺假性囊肿与胰管相通。

(5)外伤性胰管破裂形成内瘘。

(6)壶腹部肿瘤、胰腺癌、胰腺转移肿瘤、胰管乳头状黏蛋白肿瘤等引起的胰管狭窄的保守治疗。

二、禁忌证

(1)严重食管静脉曲张。

(2)贲门撕裂出血。

(3)小儿或意识不清、不能配合者。

(4)不能耐受咽部异物及鼻黏膜损伤者。

三、患者术前准备

(1)完善相关检查,详细告知手术方法、效果及风险,签署知情同意书,抗凝和抗血小板药物至少停用 7 日。口服抗凝药的患者有潜在出血倾向,这会对内镜操作带来困难,术前患者需测凝血时间。

(2)术前禁食水 8 h。贲门失弛缓症患者可能需要更长的空腹时间或进行食管灌洗。

(3)上消化道病变患者检查前 5～10 min 指导患者口服去泡剂或盐酸利多卡因胶,能显著去除胃肠道内泡沫,利于视野清晰。

(4)建立静脉通路,留置针尽量置于患者右手上,以便静脉给药;连接心电监护仪,吸氧。

(5)深度镇静或静脉麻醉时须有麻醉专业资质的医生在场,并负责操作过程中的麻醉管理与监护。

(6)无非甾体抗炎药物使用禁忌的患者使用吲哚美辛栓塞肛,降低术后胰腺炎的发生率。

四、手术器械设备准备

同 ERCP。

五、手术配合流程

（1）前期操作同常规 ERCP。

（2）医生准备放置鼻胰引流管时根据胰管造影粗细来判断。

（3）鼻胰管植入前，通过尾端朝鼻胰管内注入生理盐水，导丝尾端穿入鼻胰管前端，抬钳锁住导丝，进行快速推进，与操作医生保持速度一致，眼睛盯住监视器，保证导丝相对固定，导丝在右手中盘圈直径为 20 cm。

（4）鼻胰管越过抬钳器时医生护士均放缓推管速度，护士保持导丝固定不脱出。到达相应位置后，X 线透视明确理想位置，此时医生退镜，切记提醒初学医生松开抬钳器及大小旋钮，避免将鼻胰管带出胰管外（图 3 - 4 - 201～图 3 - 4 - 203）。

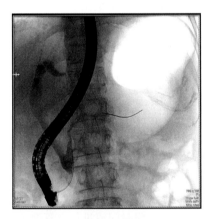

图 3 - 4 - 201　导丝固定

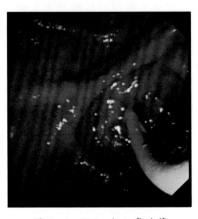

图 3 - 4 - 202　插入鼻胰管

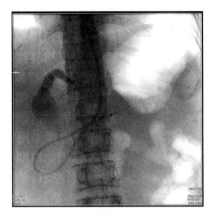

图 3 - 4 - 203　X 线

（5）内镜退出口腔时，护士固定住鼻胰管，不抽出导丝，进行口鼻交换，鼻胰管较软，导丝起支撑作用，避免口鼻交换时鼻胰管折，引流不畅。导丝盘圈放入患者咽后壁，经鼻腔置入吸痰管或硅胶尿管，盘圈导丝将吸痰管或尿管带入口腔外，将鼻胰管尾端套入吸痰管内，拉动吸痰管时推送鼻胰管，口腔过咽部时将鼻胰管右旋牵拉，避免在口咽部打折，此时护士手中会有落空感，有落空感表示鼻胆管打直未盘圈，交换完毕后抽出导丝。

（6）安装鼻胰管接头，注射器吸引胰液，在 X 线透视下观察鼻胰管有无弯曲，尽量避免再次注入生理盐水或造影剂，避免胰管高压诱发胰腺炎。护士确认后透视口咽部，再次确认到位，固定鼻胰管，连接负压吸引盘或引流袋。

六、注意事项

（1）经内镜鼻胰管引流术后需对患者密切观察，定时测量脉搏、血压、体温。

（2）当患者出现腹痛、呼吸困难、发热或心动过速时，优先进行腹部 CT 检查，鉴别消化道穿孔及 ERCP 术后胰腺炎可能。

（3）术后最常见的并发症为 ERCP 术后胰腺炎、穿孔、出血及胆管炎等。患者术后注意严密监测，术后 3 h、24 h 监测胰腺炎生化，如患者无腹痛等并发症情况可 24 h 后逐步开放流质饮食。

（4）患者使用的食物需以易消化的食物或

营养均衡的食物为主。在手术完成以后,患者不得食用生冷食物及粗糙较硬的固体食物。告知患者家属鼻胰管的重要性,防止脱管或拔管。

七、术后常见并发症及其处理

(1)经内镜鼻胰管引流术会给部分患者带来咽部不适,且长期引流可能导致胰汁丢失、水电解质紊乱及营养不良,因而应作为临时性引流措施。

(2)鼻胰管脱出,视情况重置鼻胰管。

八、术后护理

1. 心理护理　患者对治疗方法的不了解,多存在明显的紧张、焦虑乃至恐惧心理;而术后留置导管造成的咽喉部不适,可使其负性情绪加重,降低治疗和护理的配合度。护理人员应在掌握患者性格特点、心理需求的基础上给予个性化的心理干预措施,强调鼻胰管引流术是一种疗效可靠的微创治疗手段,仔细讲解其治疗原理、方法、意义,可能出现的不适情况及配合措施。

2. 引流护理　鼻胰管采用工字形胶布固定,在引流管体外部分做好标记并留有余量,以方便患者活动。胶布松动时及时更换,每班交接时记录引流管的体外长度,谨防脱出。引流袋卧床时置于床沿下、起床活动时则挂在腰部,应确保鼻胰管末端始终位于肝胆管平面以下,以避免胰液逆流造成感染。每日准确记录引流胆汁的色、质、量,正常情况下引流出的胰液应为白色。

3. 口咽腔护理　鼻胰管引流患者发生口咽部感染与禁饮食、置管操作、导管留置时间、口腔清洁度、病室环境、患者的营养条件等多种因素有关。护理上每班均要检查记录患者的口咽部情况,口腔护理 1 次/日,注意控制擦拭时间和力度,避免胰腺分泌反射性增强从而加重胰腺负担,患者恢复进食后每次餐后用漱口液含漱 1~2 min;每日用蒸馏水浸湿棉签擦拭鼻腔及其内的导管,并稍稍转动,以免其与鼻黏膜粘连,疼痛患者可予以红霉素软膏涂抹;咽喉部疼痛不适患者可予以调整鼻胰管位置、颈部湿热敷等方法减轻,如肿胀、充血明显采用雾化吸入,鼓励患者少量多次饮水以增加口咽部舒润度;病室内湿度须维持在 60% 左右,冬季取暖时可采用加湿。

4. 饮食护理　内镜鼻胰管引流术后常规禁食水 24 h,而后视血淀粉酶恢复情况从流食逐步过渡到普食,以易消化的低脂、高蛋白质饮食为宜,少量多餐,且性状利于吞咽,光滑、不易松散。

九、术后康复指导

(1)早期卧床休息为主,避免剧烈活动。

(2)术后视血淀粉酶值和临床症状恢复情况从流食逐步过渡到普食,以易消化的低脂、高蛋白质饮食为宜,少量多餐。

(胡宗益　刘军)

参考文献

[1] 刘博伟,王伟,施新岗,等.经内镜逆行胰管支架引流术治疗胰瘘的临床价值[J].中华消化内镜杂志,2019(06):407-410.

[2] 李鹏,王拥军,王文海.ERCP 诊治指南(2018 版)[J].中国实用内科杂志,2018,38(11):1041-1072.

[3] 邹文斌,吴浩,胡良皞,等.慢性胰腺炎诊治指南(2018,广州)[J].中华消化内镜杂志,2018,35(11):814-822.

[4] 李丽萍.经内镜鼻胆管引流术护理干预 50 例效果评价[J].基层医学论坛,2019,23(24):3445-3447.

第十一节　内镜下胆管支架置入术

内镜下胆管支架置入术(ERBD)是内镜治疗胆管狭窄的常用方式。通常采用聚乙烯等材料制成,外径为 5~12 Fr,长度为 3~20 cm,根据病变范围及位置选用,近端放置在狭窄段以上,远端通常留在十二指肠乳头外。ERBD 适用于良恶性胆管狭窄引流,也可通过单根或多根支架进行引流或支撑治疗。然而,对于高位肝内胆管梗阻的病例,如引流区域非常有限时应慎用 ERBD,否则可能导致严重胆道逆行感染。ERBD 有可能发生支架阻塞、移位、断裂及支架导致的肠道损伤等。一般塑料胆管支架的平均通畅期在 3~6 个月。塑料支架一旦发生阻塞,应考虑及时更换,有条件者也可每 3~6 个月定期更换。自膨式金属胆管支架(SEMS)主要用于无法根治性切除的恶性胆管狭窄或梗阻的治疗。胆管内癌栓或腔内浸润性生长的肿瘤,由于容易发生支架腔内生长阻塞,SEMS 治疗效果较差,应慎用。高位胆管梗阻,肝内 2 级以上分支已经受侵,也不宜留置金属支架;良性胆管狭窄一般不宜行非覆膜金属支架引流。非覆膜或部分覆膜自膨式金属支架在放置一定时间后,活性组织可通过网眼长入支架腔内并可能导致支架被包埋,从而使其无法经内镜下拔除。良性胆管狭窄放置覆膜自膨式金属支架能防止组织长入支架内部或包埋支架,治疗成功后也易于从胆管内取出。自膨式金属支架治疗恶性胆管狭窄,具有长期通畅、高引流率、低并发症的特点。与塑料支架对比,金属支架在治疗恶性肝外胆管梗阻方面具有更持久的通畅率和更长的生存时间。支架的长度选择应根据病变的长度及其部位决定,支架两端应适当超出狭窄段。自膨式金属胆管支架置入术前行括约肌切开术是可行和安全的,且不会增加 ERCP 术后胰腺炎和严重出血的风险。合并胆囊肿大的患者慎用覆膜支架,以免胆囊管梗阻引发胆囊感染。可回收的全覆膜金属支架可选择性用于肝外胆管良性狭窄的治疗。

一、适应证

(1)手术前短时间减压引流。

(2)合并化脓性胆管炎。

(3)胆管引流区域十分有限的病例或治疗效果难以判断,用于试验性引流。

二、禁忌证

(1)严重食管静脉曲张。

(2)贲门撕裂出血。

(3)小儿或意识不清、不能配合者。

三、患者术前准备

(1)完善相关检查,详细告知手术方法、效果及风险,签署知情同意书,抗凝和抗血小板药物遵医嘱停药至少停用 7 日。口服抗凝药的患者有潜在出血倾向,这会对内镜操作带来出血风险,术前患者需测凝血时间。

(2)术前禁食 8 h,禁水 2 h。失弛缓症患者可能需要更长的空腹时间或进行食管灌洗。

(3)检查前 5~10 min 指导患者口服去泡剂或表面麻醉剂,能显著去除胃肠道内泡沫,利于视野清晰。

(4)建立静脉通路,留置针尽量置于患者左手背上,以便静脉给药;连接心电监护仪,吸氧。

(5)一些能耐受扩张术的患者只需基础麻醉,而许多患者因不能耐受需静脉麻醉。麻醉后取俯卧位。实施深度镇静或静脉麻醉时须有麻醉专业资质的医生在场,并负责操作过程中的麻醉管理与监护。

(6)无非甾体抗炎药物使用禁忌的患者使用吲哚美辛栓塞肛,降低术后胰腺炎的发生率。

四、手术器械设备准备

同 ERCP。

五、手术配合流程

(1)前期操作同常规 ERCP 操作,置入支架时,根据医嘱选择合适大小的支架,塑料支架分为猪尾型、单侧翼型和圣诞树型(图 3-4-204~图 3-4-207)。

(2)圣诞树型支架安装时一定要注意大头朝胆管内放置,单侧翼型支架都有侧孔设计,方便胆汁引流。支架保护套用来保护小端倒刺,小头端倒刺套入保护套内(图 3-4-208~图 3-4-210)。

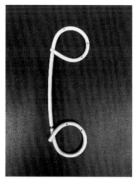

图 3-4-204　双猪尾型

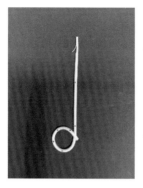

图 3-4-205　单猪尾型

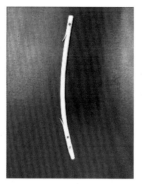

图 3-4-206　单侧翼型

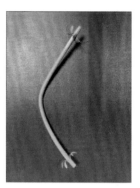

图 3-4-207　圣诞树型

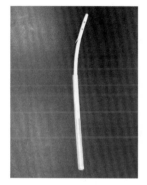

图 3-4-208　单侧翼型保护套

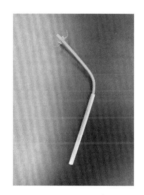

图 3-4-209　圣诞树型保护套

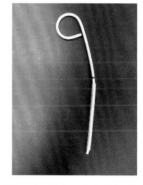

图 3-4-210　猪尾型保护套

（3）将安装好的支架及推送器顺导丝插入，在 X 线透视下将支架送入胆管内，支架内芯基本保持不动，护士绷紧内芯及导丝，推送器逐步推送支架到指定位置，先退内芯，透视确认支架位置，适当后退出导丝，看见胆汁引流通畅。操作过程中一定要注意将支架完全送出钳子管道外再拔内芯，否则支架有可能随内镜滑落出来。

（4）金属支架置入前与医生仔细核对大小型号。支架顺导丝方向插入，在 X 线透视下定位到目标位置。此时护士右手握手柄，左手握外鞘管。左手缓慢匀速拉动外鞘管（图 3-4-211）。释放过程中支架位置偏移可以整体移动支架，确保支架到达准确位置。完全释放支架后回拉释放器内芯，确保内芯完全回收后与导丝一并带出患者体外。支架外露长度以 1～2 cm 为宜（图 3-4-212～图 3-4-214）。

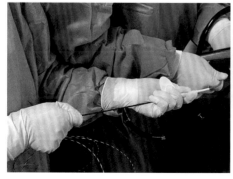
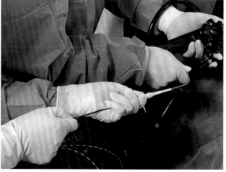

图 3-4-211　护士左手向外匀速拉动鞘管

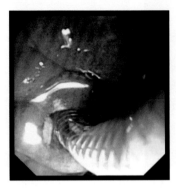

图 3-4-212 支架释放

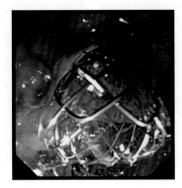

图 3-4-213 支架扩张

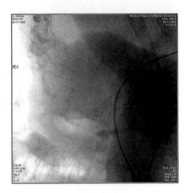

图 3-4-214 X 线下显影

六、治疗原则

按需支架更换是更优的策略,因为支架带来临床效果的时间长短是无法预知的,并且与支架闭塞无明显相关性。

七、注意事项

(1) 内镜下胆道支架置入术后需对患者密切观察,定时测量脉搏、血压、体温。

(2) 当患者出现腹痛、呼吸困难、发热或心动过速时,优先进行腹部 CT 检查,鉴别消化道穿孔及 ERCP 术后胰腺炎可能。

(3) 术后最常见的并发症为 ERCP 术后胰腺炎、穿孔、出血及胆管炎等。术后注意严密监测,术后 3 h、24 h 监测胰腺炎生化,血尿淀粉酶、脂肪酶等生化指标,观察临床症状,如患者无腹痛等并发症情况可 24 h 后逐步开放流质饮食。

(4) 患者使用的食物需以易消化的食物或营养均衡的食物为主。在手术完成以后,患者不得食用生冷食物及粗糙较硬的固体食物。

(5) 告知患者家属金属支架术后还在不断膨胀,腹部可有轻微腹痛,一般无需特殊处理。

八、术后常见并发症及其处理

(1) 支架阻塞(图 3-4-215 和图 3-4-216),因肿瘤组织长入、超出支架或坏死组织阻塞等引起,视情况更换支架。

(2) 支架端部损伤肠壁或胆管壁,视情况

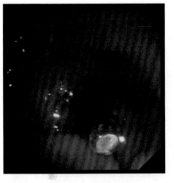

图 3-4-215 塑料支架堵塞

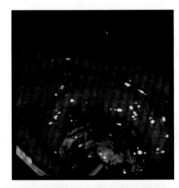

图 3-4-216 金属支架堵塞

调整或移除支架。

(3) 长期支架留置会导致胆泥沉积及结石形成。

(4) 覆膜支架可发生移位或滑脱,视情况调整或移除支架。

九、术后护理

1. 心理护理 患者对治疗方法的不了解,

多存在明显的紧张、焦虑乃至恐惧心理；护理人员应在掌握患者性格特点、心理需求的基础上给予个性化的心理干预措施，强调胆管支架是一种疗效可靠的微创治疗手段，术前仔细讲解其治疗原理、方法、意义、可能出现的不适情况及配合措施。

2. **饮食护理**　术后常规禁食水 24 h，而后视血淀粉酶恢复情况从流食逐步过渡到普食，以易消化的低脂、高蛋白质饮食为宜，少量多

餐，且性状利于吞咽，光滑、不易松散。

十、术后康复指导

（1）早期卧床休息为主，避免剧烈活动。

（2）术后视血淀粉酶恢复情况从流食逐步过渡到普食，以易消化的低脂、高蛋白质饮食为宜，少量多餐。

（胡宗益　刘军）

参考文献

［1］李鹏,王拥军,王文海.ERCP诊治指南(2018版)[J].中国实用内科杂志,2018,38(11):1041-1072.
［2］王书智,胡冰.ERCP护理培训教程[M].上海:上海科学技术出版社,2016.

第十二节　内镜下胰管支架置入术

一、适应证

（1）手术前短时间减压引流。

（2）合并化脓性胆管炎。

（3）胆管引流区域十分有限的病例或治疗效果难以判断，用于试验性引流。

（4）胰腺炎的治疗。

二、禁忌证

（1）严重食管静脉曲张。

（2）贲门撕裂出血。

（3）小儿或意识不清、不能配合者。

三、患者术前准备

（1）完善相关检查，详细告知手术方法、效果及风险，签署知情同意书，抗凝和抗血小板药物至少停用 7 日。口服抗凝药的患者有潜在出血倾向，这会对内镜操作带来困难，术前患者需测凝血时间。

（2）术前禁食水 8 h。失弛缓症患者可能需要更长的空腹时间或进行食管灌洗。

（3）上消化道病变患者检查前 5～10 min 指导患者口服去泡剂或盐酸利多卡因胶，能显著去除胃肠道内泡沫，利于视野清晰。

（4）建立静脉通路，留置针尽量置于患者右手上，以便静脉给药；连接心电监护仪，吸氧。

（5）一些能耐受扩张术的患者只需基础麻醉，而许多患者因不能耐受需静脉麻醉。麻醉后取俯卧位。实施深度镇静或静脉麻醉时须有麻醉专业资质的医生在场，并负责操作过程中的麻醉管理与监护。

（6）无非甾体抗炎药物使用禁忌的患者使用吲哚美辛栓塞肛，降低术后胰腺炎的发生率。

四、手术器械设备准备

同 ERCP。

五、手术配合流程

（1）前期操作同常规 ERCP 操作，置入支架时，根据医嘱选择合适大小的支架，塑料支架分为猪尾型、单侧翼型和圣诞树型（图 3-4-217）。

（2）猪尾型支架若在猪尾盘曲部没有标记，护士可在弯曲处用记号笔画上记号。单侧翼型及圣诞树型（圣诞树型很少用于胰管）支安装时一定要注意大头朝胆管内放置，单侧翼支架都有侧孔设计，方便胆汁引流。

（3）支架保护套用来保护小端倒刺，小头端倒刺套入保护套内。将安装好的支架及推送

器顺导丝插入,在 X 线透视下将支架送入胆管内,支架内芯基本保持不动,护士绷紧内芯及导丝,推送器逐步推送支架到指定位置,护士连同导丝及内芯同时拔出,看见胆汁引流通畅,操作过程中一定要注意将支架完全送出钳子管道外再拔内芯,否则支架有可能随镜子滑落出来(图3-4-218)。

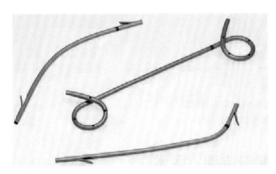

图 3-4-217　不同型的胰管支架

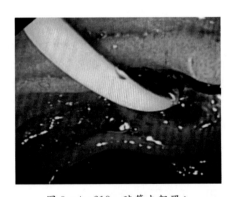

图 3-4-218　胰管支架置入

(4)金属支架置入前与医生仔细核对大小型号。支架顺导丝方向插入,在 X 线透视下定位到目标位置。此时护士右手握手柄,左手握外鞘管。左手缓慢匀速拉动外鞘管。释放过程中支架位置偏移可以整体移动支架,确保支架到达准确位置。完全释放支架后回拉释放器内芯,确保内芯完全回收后与导丝一并带出患者体外。支架外露长度以 1～2 cm 为宜。其次金属支架在胰管中的运用较少。

六、治疗原则

按需支架更换是更优的策略,因为支架带来临床效果的时间长短是无法预知的,并且与支架闭塞无明显相关性。

七、注意事项

(1)内镜下胰管支架置入术后需对患者密切观察,定时测量脉搏、血压、体温。

(2)当患者出现腹痛、呼吸困难、发热或心动过速时,优先进行腹部 CT 检查,鉴别消化道穿孔及 ERCP 术后胰腺炎可能。

(3)术后最常见的并发症为 ERCP 术后胰腺炎、穿孔、出血及胆管炎等。术后注意严密监测,术后 3 h、24 h 监测胰腺炎生化,如患者无腹痛等并发症情况可 24 h 后逐步开放流质饮食。

(4)患者使用的食物需以易消化的食物或营养均衡的食物为主。在手术完成以后,患者不得食用生冷食物及粗糙较硬的固体食物。

(5)告知患者家属金属支架术后还在不断膨胀,腹部可有轻微腹痛,一般无需特殊处理。

八、术后常见并发症及其处理

1. 腹痛　查找病因对症处理,给予镇痛、生长抑素补液等处理;观察患者腹部体征,了解有无穿孔发生,必要时给予手术治疗。

2. 术后胰腺炎　补液,抗炎对症治疗。

3. 胰腺感染　抗感染治疗。

4. 支架阻塞　视情况更换支架。

5. 支架移位等　视情况调整或移除支架。

此外,还可能引起管周组织损伤和瘢痕化,导致狭窄进展和局灶慢性胰腺炎。

九、术后护理

1. 心理护理　患者对治疗方法的不了解,多存在明显的紧张、焦虑乃至恐惧心理;护理人员应在掌握患者性格特点、心理需求的基础上给予个性化的心理干预措施,强调胰管支架是一种疗效可靠的微创治疗手段,仔细讲解其治疗原理、方法、意义、可能出现的不适情况及配合措施。

2. 饮食护理　术后常规禁食水 24 h,而后视血淀粉酶恢复情况从流食逐步过渡到普食,以易消化的低脂、高蛋白质饮食为宜,少量多餐,且性状利于吞咽,光滑,不易松散。

十、术后康复指导

（1）早期卧床休息为主，避免剧烈活动。

（2）术后视血淀粉酶恢复情况从流食逐步过渡到普食，以易消化的低脂、高蛋白质饮食为宜，少量多餐。

（胡宗益　刘军）

参考文献

［1］李鹏,王拥军,王文海.ERCP诊治指南(2018版)[J].中国实用内科杂志,2018,38(11):1041-1072.

［2］王书智,胡冰.ERCP护理培训教程[M].上海:上海科学技术出版社,2016.

第十三节　经内镜胆管细胞采集

胆管狭窄患者常见的临床表现为梗阻性黄疸，常需要行 ERCP 检查，但由于胆管解剖位置的特殊性，活检取材困难，影像学检查准确性欠佳，如何早期准确地鉴别良恶性狭窄，对胆管疾病的治疗具有重要的指导意义。经 ERCP 胆管细胞刷检查可刷取肝外胆管病变黏膜上皮进行细胞学检查，是较为安全可靠的检查方法。目前，经内镜胆管细胞刷检查因敏感性日益增高而受到重视。

一、适应证

胆管良恶性狭窄的鉴别。

二、禁忌证

（1）严重食管静脉曲张。

（2）贲门撕裂出血。

（3）小儿或意识不清、不能配合者。

三、患者术前准备

（1）完善相关检查，详细告知手术方法、效果及风险，签署知情同意书，抗凝和抗血小板药物至少停用 7 日。口服抗凝药的患者有潜在出血倾向，这会对内镜操作带来困难，术前患者需测凝血时间。

（2）术前禁食 8 h，禁水 2 h。失弛缓症患者可能需要更长的空腹时间或进行食管灌洗。

（3）上消化道病变患者检查前 5～10 min 指导患者口服去泡剂或盐酸利多卡因胶，能显著去除胃肠道内泡沫，利于视野清晰。

（4）建立静脉通路，留置针尽量置于患者右手上，以便静脉给药；连接心电监护仪，吸氧。

（5）一些能耐受扩张术的患者只需基础麻醉，而许多患者因不能耐受需静脉麻醉。麻醉后取俯卧位。实施深度镇静或静脉麻醉时须有麻醉专业资质的医生在场，并负责操作过程中的麻醉管理与监护。

（6）无非甾体抗炎药物使用禁忌的患者使用吲哚美辛栓塞肛，降低术后胰腺炎的发生率。

四、手术器械设备准备

同 ERCP。

五、手术配合流程

（1）前期操作同 ERCP 操作。细胞刷穿过导丝插至病变范围上，在 X 线透视下放出细胞刷，毛刷经过狭窄段时来回刷检 15 次留取标本（图 3-4-219），随后细胞刷退回套管内，交换留置导丝。

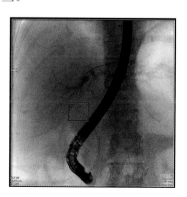

图 3-4-219　伸出细胞刷头

（2）将细胞刷头端剪断放入液基瓶内送检。

六、注意事项

（1）术后需对患者密切观察，定时测量脉搏、血压、体温。

（2）当患者出现腹痛、呼吸困难、发热或心动过速时，优先进行腹部 CT 检查，鉴别消化道穿孔及 ERCP 术后胰腺炎可能。

（3）术后最常见的并发症为 ERCP 术后胰腺炎、穿孔、出血及胆管炎等。术后注意严密监测，术后 3 h、24 h 监测胰腺炎生化，如患者无腹痛等并发症情况可 24 h 后逐步开放流质饮食。

（4）患者使用的食物需以易消化的食物或营养均衡的食物为主。在手术完成以后，患者不得食用生冷食物及粗糙较硬的固体食物。

七、术后常见并发症处理

1. 腹痛　查找病因对症处理。
2. 术后胰腺炎　补液，抗炎对症治疗。
3. 胰腺感染　抗感染治疗。

4. 穿孔或出血　对因治疗。

八、术后护理

1. 心理护理　患者对治疗方法的不了解，多存在明显的紧张、焦虑乃至恐惧心理；护理人员应在掌握患者性格特点、心理需求的基础上给予个性化的心理干预措施，强调胆管支架是一种疗效可靠的微创治疗手段，仔细讲解其治疗原理、方法、意义、可能出现的不适情况及配合措施。

2. 饮食护理　术后常规禁食水 24 h，而后视血淀粉酶恢复情况从流食逐步过渡到普食，以易消化的低脂、高蛋白质饮食为宜，少量多餐，且性状利于吞咽，光滑、不易松散。

九、术后康复指导

（1）早期卧床休息为主，避免剧烈活动。
（2）术后视血淀粉酶恢复情况从流食逐步过渡到普食，以易消化的低脂、高蛋白质饮食为宜，少量多餐。

（胡宗益　刘军）

参考文献

［1］吴宗杨，王金波，冯济业，等. 经内镜胆道细胞刷检查对胆管良恶性狭窄的诊断价值［J］. 现代实用医学，2019，31（09）：1158-1159.
［2］王蒲雄志，于嵩，陈巍，等. 内镜下逆行性胰胆管造影术及其相关技术在恶性胆管狭窄诊断中的应用进展［J］. 上海医药，2019，40（23）：12-15.
［3］李鹏，王拥军，王文海. ERCP 诊治指南（2018 版）［J］. 中国实用内科杂志，2018，38（11）：1041-1072.
［4］王书智，胡冰. ERCP 护理培训教程［M］. 上海：上海科学技术出版社，2016.

第五章 临床护理科研概述

第一节 护理科研概述

一、临床护理科研的定义

护理科研是通过系统的科学探究,解释护理现象的本质,探索护理活动的规律,产生新的护理思想和护理知识,解决护理实践、护理教育、护理管理中的问题,为护理决策提供可靠的、有价值的证据,以提升护理学科重要性的系统过程。

临床护理科研是用科学的方法反复探索临床护理领域的问题并用于直接或间接地指导临床护理实践的过程。

二、临床护理科研的现状

(1)临床护士发表的护理论文质量欠佳,统计学方法使用欠得当。

(2)临床护士参与科研培训活动少,缺乏科研平台。

(3)课题数量足够,但质量不高,且国家级、省级科技项目少。

(4)创新的研究少,创新发明专利、专利成果转化少。

(5)研究的方向散发式,不成系列。

(6)文章的发表点状式,不成系列。

(7)优秀的护理杂志较少。

三、临床护理科研的意义

(1)解决临床护理工作中的实际问题。

(2)培养护理人员的科研思维,以及发现和解决问题的能力,从而提高护理质量。

(3)扩展和完善本学科知识体系,促进学科的建设与发展,为护理学理论的科学发展积累宝贵资料。

四、临床护理科研的难点

(1)专业知识不够、科研知识匮乏。

(2)人力和时间资源缺乏。

(3)设备、技术、资料、科研经费不足。

(4)部分护士的畏难心理,科研积极性不高。

(5)应对挫折能力较低,持续性不强。

(6)自主学习能力不强,缺乏钻研精神。

(7)缺乏实践经验。

(8)缺乏高水平科研人员。

参考文献

张志云,武燕燕.我国临床护士科研能力的现状、影响因素及提高策略[J].中国护理管理,2012(12):39-44.

第二节 临床护理科研选题

一、选题的思路

1. 发现临床问题 在临床中发现问题、解决问题,是大部分护理人员的灵感来源。

2. 查阅文献

(1)关注本专业的核心期刊,在阅读中留意引起自己共鸣、质疑的地方,在研究内容或方法上有疏漏的薄弱欠缺之处。

(2)由近及远,先国内后国外,带着问题快速阅读。可选用浏览性阅读的方法,即一看题目,二看摘要,三看研究方法,最后阅读全文的逐项淘汰法。

(3)阅读文献的5个"W"。

1)文献描述了什么(What was done)。

2)是谁做的(Who)。

3)什么时候做的(When)。

4)在哪里做的(Where)。

5)为什么做这个工作(Why)。

3. 回归临床本质 找到问题的解决方法。

4. 从交叉学科中找到解决方法

(1)医院感染学:消毒隔离是护理工作的重要组成部分,护理人员对于消毒隔离方面的研究具有独特的优势。

(2)护理心理学:随着医学模式的转变,护理工作模式逐渐演变为生物-心理-社会护理模式,护理心理学广泛应用于临床护理、护理管理、护理教育、社区护理等多个领域,研究对象也逐渐由患者拓展到家属、护士、护生等群体。将护理心理学的研究成果更好地应用于临床护理相关领域,改革护理服务模式,为患者提供优质适宜的护理服务,促进患者康复与回归,充分体现人文关怀精神。

二、选题的来源

(1)从护理临床中发现问题

1)护理工作中暴露的问题和矛盾。

2)护理的不良事件。

3)新兴医疗技术。

4)稀少病种及特殊护理。

5)护理工作流程的优化及护理工作的改进。

(2)大量的阅读文献。

(3)科学基金指南。

(4)护理讲座及大会交流。

(5)已发表的文章结尾的延伸。

三、选题的原则

1. 创新性原则 指选题应是前人没有解决或没有完全解决的问题,或者采用的研究方法具有原创性、独特性和首创性。

(1)根本性创新,带有突破性。

例如,《基于SBAR沟通模式的消化内镜诊疗患者交接记录单的设计与应用》。

(2)增量性创新,带有改进型。

例如,《肠内、肠外营养在胃癌术后早期的临床应用的比较》。

2. 科学性原则 指选题必须符合最基本的科学原理,遵循客观规律,科研设计符合逻辑,研究结果能为以后的护理实践所证实。

3. 实用性原则 选题过程中要突出以患者为中心,可做一些满足患者需求、减轻患者痛苦、促进患者健康的课题。

4. 可行性原则 需要正确评估研究者的知识结构和水平、研究能力、思维能力及个人综合素质,正确评估客观条件是否具备,包括研究手段、经费支持、研究时间、研究对象来源、伦理问题、协作条件等。

5. 协作性原则 提倡多学科交叉、合作攻关,医护、产学、校企合作研究,发挥专业互补优势。

四、选题的类型

1. 调查研究 临床护理病例报告和分析。例如,《结直肠癌术后患者对手术治疗决策满意度的影响因素分析》《消化内科治疗胰腺炎合并新冠肺炎疑似病例的临床护理》。

2. 实验观察　临床护理效果。例如,《消化内镜微创治疗患者的护理风险管理》。

3. 实验研究　临床护理效果对照、动物实验。例如,《两种康复运动体式对非特异性腰痛患者腰部伸肌对称性改善的效果研究》。

4. 资料分析　护理病例或病案分析。例如,《1例体外膜肺氧合治疗心肌梗死患者航空转运的护理》《放射性脑病合并颈内动脉假性动脉瘤破裂出血患者的护理》。

5. 经验交流　新的护理方法、护理方案、护理技术。例如,《腹膜透析操作装置的制作与应用》。

参考文献

汪欢,张斌,喻姣花,等. 基于 CiteSpace 的延续护理研究热点与前沿可视化分析[J]. 护理与康复,2020,19(5):13 - 18.

第三节　临床护理常用研究方法

一、收集资料的方法

1. 访谈法　研究者与研究对象通过面对面或电话沟通交流,进行有目的、有计划、有准备的研究性访谈来收集所需资料的方法。

2. 问卷法　研究者通过使用问卷或量表从研究对象获得研究所需信息资料,包括知识水平、认知、观点、态度、感知等,是根据研究目的以书面形式编制标准化相关问题,研究对象填写问卷或量表后进行回收、整理、分析的定量调查方法。

3. Delphi 法(德尔菲法)　是通过采用匿名的方式向专家组所有成员发放专家咨询问卷,就某个主题进行函询征求专家意见,直到专家意见逐步趋于一致后进行决策或形成某评价体系的方法。德尔菲法在临床护理中的应用很广泛,包括护理评估、护理诊断、护理管理等领域。

二、研究质量的控制方法

1. 严谨的研究设计　科研设计是科研工作的重要环节,设计的严谨性与合理性为实施科学研究奠定了良好的基础,也直接影响研究结果的科学性和可靠性。

2. 随机化分组

(1)简单随机化:设 A 和 B 分别代表试验组与对照组。分组步骤是根据样本估计所需样本数,将受试者按就诊(入院)顺序编序号,然后依次给每个序号一位随机数,随机数可从随机数目表中查出,或由计算器、计算机上自动产生。

(2)分层随机化:分层随机化是保证一个或几个影响疾病预后的因素或混杂因素在各组内分布均衡,在比较时互相抵消,特别适合小样本的临床试验。

3. 对照　对照是评价护理干预措施研究设计的最重要的原则之一。只有通过与对照组的比较,才可能取得护理干预措施效应的数据差异,设立对照组可以排除非护理干预措施的影响。

(1)对照类型:历史对照、非随机同期对照、随机同期对照、自身前后对照。

(2)对照组措施:例如,安慰剂对照,开水;标准对照,某漱口液;空白对照,不干预。

4. 样本大小的估计　具体估计方法按定性反应结果、定量反应结果与"无差异"试验分别用查表法与专用公式法计算。

(1)样本越大,越接近总体的真实情况。抽样误差和随机误差越小,组间可比性越好,可靠性越大。但所花费的人力、物力也越多,组织更困难。

(2)样本太大,病例来源困难。

(3)样本太小,可使本来有效的措施出现假阴性的结果。

5. 盲法　盲法是为了有效地避免研究者或受试者主观因素引起的偏倚。它可分为单盲、双盲与三盲试验,通常应用双盲随机对照试验,盲法试验的应用必须慎重,应有条件地限制应用。不同盲法类型具体见表3-5-1。

表3-5-1 盲法的类型

类型	研究设计者	研究者(临床医生)	研究对象	资料收集/分析者
单盲			√	
双盲		√	√	
三盲		√	√	√
开放试验				

6. 统计分析

(1) 数据的标准化处理需提供可靠的科学依据。

(2) 组内均值和统计分析应使用独立数值(任何重复测值只用于确保单个测值的可靠性)。

(3) 在同一数据集上进行多个假设的检验,每20个假设中就有一个可能纯粹由于概率,而达到0.05的显著水平,故一组数据与多个组别进行比较需进行Bonferroni校正。

(4) 进行方差分析(ANOVA)后,只有当F值达到必要的统计学显著性水平($P < 0.05$)且无显著方差不齐时,才能进行事后检验。

三、质性研究

质性研究又称定性研究,是通过系统、主观的方法描述生活体验并赋予其含义的研究方法,是以文字叙述为材料、以归纳法为论证步骤、以构建主义为前提的研究方法。

质性研究中常用的方法有现象学研究法、扎根理论研究法、人种学研究法、历史学研究法、个案分析法、社会批评理论研究法、行动研究及近几年在国际护理领域中出现的叙事研究等。

四、量性研究

量性研究是一种计量研究方法,通过观察指标获得数字性资料,用科学方法来验证模式或理论。量性研究在确定课题后要有科研设计和对研究形成假设,并规定收集资料的方法,如常选用实验法、调查法和历史研究法等。

质性研究与量性研究的区别见表3-5-2。

表3-5-2 质性研究与量性研究的区别

项目	质性研究	量性研究
哲学基础	人道主义、自然主义	实践经验、实证
推理方法	从个别到普遍、从特殊到一般	把整体分解为部分来测量
研究目的	描述、理解	预测、控制
文献回顾	研究完成或资料分析时回顾	广泛回顾后定题、设计
研究方法	现象学研究、扎根理论、人种学研究、历史研究	严格按照在实际操作前设计进行,根据是否要敢于和随机分为实验、类实验和非实验性研究,用控制来确定和限制研究问题,减少干扰因素
资料收集	从研究对象的观点看问题	以数字资料获取信息

（续表）

项目	质性研究	量性研究
资料分析	资料分析和资料收集同时进行，是一个不断循环的提问和证实的过程，需要研究者沉浸在资料中去理解资料的含义并进行分类、归纳，形成主题，再对所有主题进行阐述和说明。结果用来确定变量间的关系并发展理论，结果只是本研究的独特的结果，不能也不必推广	用严格的统计学方法进行量性资料分析，用统计学方法来简化和组织资料，检验结果是否有统计学上的意义，以验证研究假设是否成立，决定是否存在关系和差异。由控制、测量工具、统计分析来保证结果的正确，以推广研究结果
结果报告	以丰富的文字形式报告结果	以数字报告结果

第四节　临床护理科研设计与构思

一、构建临床护理科研团队

目前的护理科研小组通常是由护理部主任、护士长、护理研究生等组成，形成"强强联合"的局面。组建护理科研团队时应充分调动全员积极性，优化团队人才结构，形成由1～2个能力强的带头人，让有热情和兴趣的年轻护士参与其中，充分发挥护士们的能动作用，使每位团队成员都能够全面、深入、积极地参与其中。

二、临床护理科研方法

（一）实验性研究

实验室研究又称干预性研究，指通过比较试验组与对照组效应差别来评价其效果。评价的基本方法是随机对照试验，干预性措施必须进行严格的设计，尽可能控制非干预性措施因素的影响。

1. 研究要素

（1）干预，指研究者根据研究目的对研究对象施加人为的处理因素。

（2）设立对照，要求所比较的各组间除干预因素不同外，其他非干预因素应尽可能相同，从而能够正确评价干预效果。

（3）随机，包括两个方面：一是随机抽样，从目标人群中选取研究对象时，要符合随机抽样的原则，并用样本所得的结果代表总体的状况，不得随意选择、任意取舍；二是随机分组，在随机抽样基础上使每一个研究对象都有同等的机会被分到实验组或对照组的分组方法。

2. 研究设计

（1）随机对照试验：是采用随机分配的方法，将合格的研究对象分别分配到试验组和对照组，再接受相应的干预措施，在一致的条件下或环境中同步地进行研究和观察干预效果，并用客观的效应指标对结果进行科学的测量和评价。例如，《外周静脉留置针不同拔管时机的随机对照研究》《吸吮棒棒糖对小儿先天性胆总管囊肿切除术后胃肠功能影响的随机对照研究》。

（2）半随机对照试验：与随机对照试验的区别是研究对象的分配方式不同，半随机对照试验是按半随机的方式进行分配，如按研究对象的生日、住院日或住院号等末尾数字的奇偶数进行分组。例如，《延续护理对喉癌患者术后生存质量及心理状态的价值评估》《快速康复外科护理与传统护理在腹腔镜胆囊切除术围手术期的应用研究》。

（3）不对等随机对照试验：由于样本来源和研究经费有限，研究者希望尽快获得结果，将研究对象按一定比例（通常为2∶1或3∶2）随机分配到试验组或对照组。

（4）整群随机对照试验：以一个家庭、一对夫妇、一个小组甚至一个乡镇等作为随机分配单位，将其随机分配到试验组或对照组，分别接受相应的措施,进行研究。例如,《中国高血压人群脑卒中发病的非靶向代谢组学研究及其机制探索》《人群内镜筛查对食管癌首诊病理期别分布的影响及筛查常见偏倚控制的理论研究》。

（二）类实验性研究

在某些临床研究中,由于临床实践或伦理规范的限制,研究对象不能随机化分组或研究不能设立平行的对照组,但对研究对象施加一定的干预措施,称为类实验性研究。类实验性研究在护理领域普遍存在,但由于其研究设计上的缺陷,对其干预措施的论证强度不如随机对照试验的可信度高。例如,《ICU 探视时限对患者焦虑、抑郁情绪的影响》《ICU 按需与分时段预约探视的实践及体会》。循证卫生保健模式（JBI）关于类实验性研究的质量评价工具见表 3-5-3。

表 3-5-3　类实验性研究的质量评价

条目	评 价 结 果			
	是	否	不清楚	不适用
1　是否清晰阐述了研究中的因果关系				
2　各组之间的基线是否具有可比性				
3　除了要验证的干预措施,各组接受的其他措施是否相同				
4　是否设立了对照组				
5　是否在干预前、后对结局指标进行了多维度测量				
6　随访是否完整,如不完整,是否报告失访并采取措施处理				
7　是否采取相同的方式对各组研究对象的结局指标进行测量				
8　结局指标的测量方法是否可信				
9　资料分析方法是否恰当				

（三）非实验性研究

非实验性护理研究是指对研究对象不施加任何护理干预和处理的研究方法,常在完全自然状态下进行资料的收集,适用于对所研究的问题了解不多或该研究问题情况较复杂时的情况。

1. 研究设计特点

（1）描述性研究:是指利用已有的资料或特殊调查的资料,按不同地区不同时间及不同人群特征分组,把疾病或健康状态和暴露因素的分布情况真实地描述出来。例如,《通过医嘱信息评估胃癌术后并发症登记情况的单中心可行性研究》《武汉地区新型冠状病毒肺炎住院患者消化系统表现的单中心描述性研究》。

（2）分析性研究:是在自然状态下,对两种或两种以上不同的事物、现象、行为或人群存在异同进行比较的研究方法。例如,《胃肠癌病人症状群研究的文献计量学分析》《慢性胃炎的中医证候特征:一项基于医院信息系统电子医疗数据的真实世界研究》。

2. 优点和局限性

（1）优点:是在完全自然的状态下进行研究,可以同时收集较多的信息,是最简便、易行的一种研究方法。

（2）局限性:没有人为施加因素,也无法控制其他变量的影响,因此一般情况下是无法解释因果关系的。

参考文献

周英凤,顾莺,胡雁,等.JBI循证卫生保健中心关于不同类型研究的质量评价工具——干预性研究的质量评价[J].护士进修杂志,2018,33(2):112-113.

第五节　专业文献检索与应用

一、检索方法

常用法,又称工具法,即利用各种检索工具查找文献的方法。它包括顺查法、倒查法、抽查法、追溯法和分段法。

二、检索途径

包括主题词、关键词、分类、题名、著者等途径。

三、检索技术

1. 布尔逻辑运算

(1) 逻辑与:符号为 AND 或"＊",表示概念之间的交叉或限定关系。表达式为 A AND B 或 A＊B。

(2) 逻辑或:符号为 OR 或"＋",表示概念之间的并列关系。表达式为 A OR B 或 A＋B。

(3) 逻辑非:符号为 NOT 或"－",表示概念之间的不包含或排斥关系。表达式为 A NOT B 或 A－B。

2. 截词检索

(1) 无限截词:又称任意截词,是使检索词串与被检索词实现部分一致的匹配。常用"＊"来表示一串字符。

1) 前截词(后方一致):如以"＊ache"作为检索提问,可以检索出含有 stomachache、headache 等的文献。

2) 后截词(前方一致):如以"endoscop＊"作为检索,则可检索出含有 endoscope、endoscopy、endoscopic 等词的文献。

3) 中间截词:主要用于英式英语和美式英语的拼写差异,如用"behavio＊r"作为截词提问,可以将含有 behavior 或 behaviour 的文献全部检出。

(2) 有限截词:是指检索词与被检索词只可以在指定的位置不一致的检索。常用"?"来代替一个字符或空字符,可连续多次使用。

例如,检索词"acid＊",可以检出 acid、acids、acidly、acidic,但不能检索出含有 acidity 的文献。

3. 限定检索　在大多数检索系统中都有一些缩小或精炼检索结果的方法,最常用的是对特定字段的限定检索,常见的限制符为[]、＝、in 等。

例如,review[PT],表示检索结果的文献类型为综述(PT 为文献类型字段 Publication Type 的缩写)。

4. 词组检索　又称短语检索或精确检索,是将一个词或短语用半角双引号括起来作为一个独立运算单元,进行严格匹配,以提高检索准确度的一种方法。

5. 扩展检索　是检索系统向运行的检索式自动加入与检索词词义相关词的方法。系统自动或半自动地将与检索词相关的多个检索词查出,并执行逻辑或(OR)运算。

(1) 同义词扩展:如输入检索词"幽门螺杆菌",扩展检索功能的系统可同时检索含有幽门螺旋菌、幽门螺旋杆菌、HP 等词的文献记录。

(2) 下位词扩展:如输入检索词"结直肠癌",系统进行扩展检索,可同时检出含有结肠癌、直肠癌、大肠癌等词的文献记录。

6. 位置检索　也称邻近检索,是对检索词在文献中相对位置关系的限定性检索。

四、检索步骤

1. 分析检索课题,明确检索目的　首先,要分析检索课题并明确检索内容及目的,确定检索的学科范围、文献类型、回溯年限等,弄清检索提问的真正含义,选择最适合的检索工具及方法。

2. 选择检索工具 应根据检索课题的要求、检索工具的特点及检索者的外语水平选择合适的检索工具。例如,中国知网、维普、万方、Web of Science 等。

3. 选择检索途径,确定检索标识 一般检索工具都有主题、关键词、主题词、篇名及作者等检索标识,必要时还可以借助其他辅助工具作为检索的途径,如专利索引、化学物质索引、登记号索引等。

4. 查找文献线索 这一过程实际上是将准确表达的检索提问与检索工具中的文献标识进行比较,从而决定文献取舍。例如,按照发表时间、被引量及相关度等进行取舍。

5. 获取原始文献 要将出版物名称缩写(或代号)对照检索工具所附的"来源索引""收录出版物一览表"等查出刊名的全称。还可通过地区或全国馆藏联合目录进行馆际互借,或向原文著者索取原文。

五、检索工具及数据库

1. 常用的中文临床护理文献检索工具及数据库

(1) 中国知网(CNKI)。网址:https://www.cnki.net(图3-5-1)。

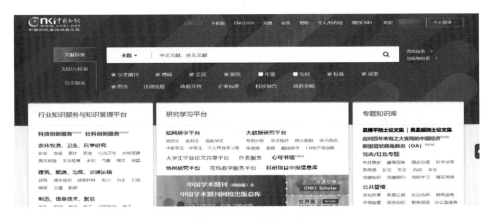

图 3-5-1 中国知网

(2) 万方数据库。网址:https://www.wanfangdata.com.cn(图3-5-2)。

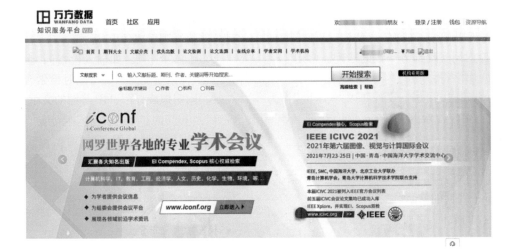

图 3-5-2 万方数据库

（3）维普网。网址：http://www.cqvip.com。
（4）中国生物医学文献服务系统（SinoMed）。

网址：http://www.sinomed.ac.cn（图3-5-3）。

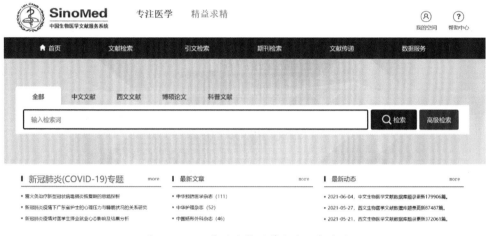

图3-5-3　中国生物医学文献服务系统

2. 常用英文临床护理文献检索工具及数据库

（1）PubMed。网址：https://www.ncbi.nlm.nih.gov/pubmed（图3-5-4）。

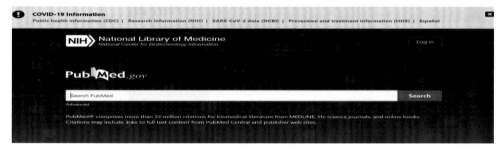

图3-5-4　PubMed

（2）Embase数据库（Excerpt Medica Database）。网址：http://www.embase.com（图3-5-5）。

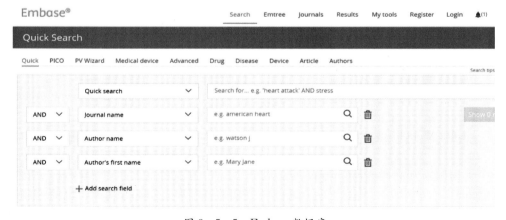

图3-5-5　Embase数据库

（3）Ovid 电子期刊全文数据库。网址：http://ovidsp.ovid.com（图 3 - 5 - 6）。

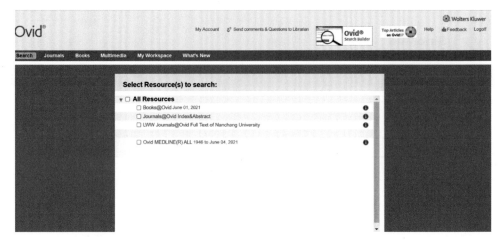

图 3 - 5 - 6　Ovid 电子期刊全文数据库

（4）Cochrane 图书馆。网址：http://www.cochranelibrary.com（图 3 - 5 - 7）。

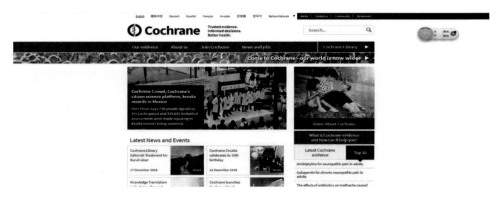

图 3 - 5 - 7　Cochrane 图书馆

3. 其他网络检索工具

（1）Medical Matrix（http://www.medmatrix.org）。

（2）Healthlinks（http://www.healthlinks.net）。

（3）Mdchoice（http://www.mdchoice.com）。

（4）Medical World Search（http://www.mwsearch.com）。

（5）Health Web（http://www.healthweb.org）。

（6）美国国家互利研究所（http://www.nih.gov/ninr）。

（7）美国国立医学图书馆（http://www.nlm.nih.gov）。

（8）世界卫生网（http://www.healthnet.org）。

（9）世界卫生组织（http://www.who.org）。

（10）中华人民共和国卫生健康委员会官方网站（http://www.nhc.gov.cn）。

（11）根哥学术（https://www.geenmedical.com/）。

4. 免费途径查询文献途径　以中国知网为例，进入浙江图书馆查询。

1）在支付宝上办理"读书证"：搜索"浙江图书馆"，进入左下方功能栏里的"服务大厅"（图 3 - 5 - 8）。

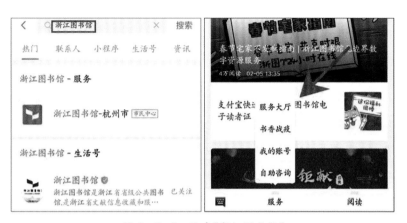

图 3-5-8　搜索"浙江图书馆"

2）点击"新用户注册"填写信息（图 3-5-9）。

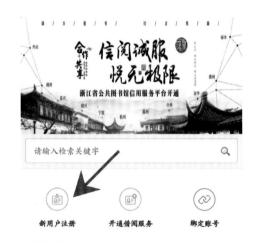

图 3-5-9　注册新用户

3）用注册的账号，进入浙江图书馆（图 3-5-10）。

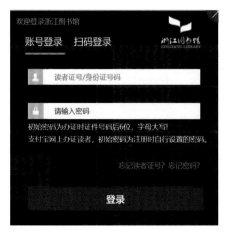

图 3-5-10　登录

4）下滑找到"中国知网数据库总站"即可查找文献。

5. 付费途径查询文献

1）搜索"中国知网"（http://www.cnki.net）（图3-5-11）。

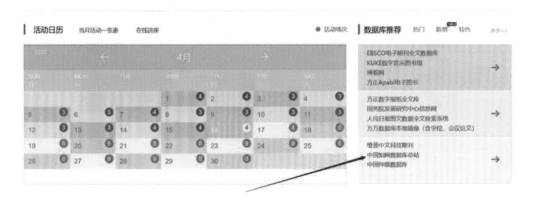

图3-5-11　搜索"中国知网"

2）进行会员注册，缴费查询即可（图3-5-12）。

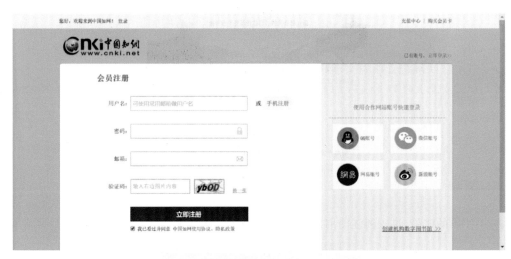

图3-5-12　会员注册

第六节　护理论文撰写技巧与投稿

护理科研论文是护理科学工作者经过精心研究后，将其原始的、创造性的、真实的成果，经过审慎地思考、系统地分析和全面地总结，最后以一定格式表达出来的书面报告。现就护理科研论文写作过程中的常见问题及写作技巧谈几点体会。

一、护理科研论文的撰写技巧

1. 摘要题目　题目要求使用简洁、恰当的词组，并可反映文章的特定内容，使其具有画龙点睛、启迪读者兴趣的功能。一般情况下，题目中应包含文章的主要关键词，勿用冗长的主语、谓语、宾语结构的完整语句逐点描述论文的内容。对于我国的科技期刊,论文题名用字不宜超过 20 个汉字,外文题名不超过 10 个实词。题名尽量避免使用化学结构式、数学公式、不太为同行所熟悉的符号、简称、缩写及商品名称等。

2. 作者署名和单位　题目下面要写上作者姓名和工作单位,以便于编辑、读者与作者联系或咨询。若作者在两位以上时,一般按参加研究工作的多少和实际贡献大小排列先后名次,每位作者姓名之间要空一格,但不需加任何标点符号。

3. 摘要和关键词　国内外重要的医学杂志对摘要的书写有明确的结构格式要求,即四段式结构或类似的结构。

1) 目的:用 1～2 句话简要说明研究目的及要解决的问题。

2) 方法:简述课题的设计方法、研究对象、资料收集方法、观察指标、研究内容及统计学分析方法等。

3) 结果:简要列出主要的研究结果,通常要有数据资料并明确统计学意义和临床价值。最终用药和最有意义的结果写在最前面,结果的表达一定要准确、具体、清楚。

4) 结论:表达作者通过本研究最想阐明的观点。摘要应着重说明研究工作的创新内容,使读者能在较短时间内了解论文的概况。摘要部分不列图或表,也没有引文,尽量不用缩略语,一般不分段落而是独立成章的,文字在200～300 字为宜。

一般文章可选 3～5 个关键词,往往从文题、摘要、文中小标题中选择。关键词要写原形词,而不用缩写词,要求尽量选用美国国立医学图书馆出版发行的 Index Medicus 和中国医学期刊索引中所列的主题词,以便论文能被国内外文献检索系统收录,提高论文的引用率。各关键词之间不用标点符号而采用空一格书写,也可以用分号隔开,但最后一个词末不加标点。

4. 正文　护理科研论文正文内容一般包括前言、研究对象与方法、结果和讨论四个部分。但此格式并非一成不变,而是根据文章的实际情况具体应用,对于大多数的护理科研论文或初学者采用四段式写作是必要的。

(1) 前言:前言内容包括论文的研究背景,国内外关于这一问题的研究现状和进展,研究思路的来源与依据,本项研究要解决的问题及研究的目的和意义。前言写作要求开门见山,紧扣主题,言简意赅,突出重点。前言不需加小标题,不用插图和列表,不使用非通用的符号、术语或缩略词,英文缩写首次出现时应给出中文全称或英文全拼。前言文字不宜过长,一般以200～400 字为宜。不宜作自我评价和用国内首创、填补空白等文字描述,点明主题即可。

(2) 对象和方法:研究对象应交代清楚研究的起止时间和研究对象的来源;应介绍研究对象的纳入标准和排除标准;介绍样本量及计算的过程,注明计算公式中各参数的确定理由;如果研究设了对照组,则要交代分组的方法。

研究方法包括研究设计、干预措施、测量指标及研究工具、资料收集的方法、质量控制。

对论文中设计的资料分析内容、使用的统计方法进行简要介绍,阐明所选择的统计分析模型及统计学软件。

(3) 结果:当文字描述冗长时,可采用统计图或表格来归纳研究结果。一篇护理科研论文的图和表不宜太多,凡能用文字说明的就不必列表,更不要将文字叙述与列图表重复使用,以减少版面消耗,并力求简练。必须注意研究结果的真实性和科学性,不论结果是阳性还是阴性,肯定还是否定,只要是真实的,都是有价值的,应实事求是、具体和准确地报告结果。

(4) 讨论:请紧扣自己的结果进行讨论,内容主要包括:

1) 先简述自己的研究结果是否符合预期。若不一致,对结果提出说明、解释或猜测,根据这些结果,能得出何种结论或推论。

2) 说明本研究结果与其他学者的结果是否一致,可引用相关文献。若不一致,对结果提出说明、解释或猜测,根据这些结果,能得出何种结论或推论。

3) 指出研究的局限性及这些局限性对研究结果的影响,并建议进一步的研究题目或方向。

4）指出结果的理论意义和实际应用。

5. 参考文献

（1）引用参考文献应以公开发表的原著为主。

（2）引文的论点必须准确无误。

（3）引用的参考文献均应在论文正文中，按其出现的先后次序将序号注在引用处右上角，外加方括号。

（4）所列参考文献必须采用统一的书写格式和标注方法，具体参考投稿杂志官网的"投稿须知"。

二、护理科研论文写作过程中常见问题分析

1. 用词不准确，过于绝对化 论文的书写不必刻意追求艺术性，但必须准确明晰地表述论文的特定内容，避免专业用词的绝对化，恰如其分地反映研究的范围和达到的深度。

2. 逻辑不通顺，前后矛盾 护理科研论文应结构合理，各层次小标题之间有一定的逻辑关系。同一层次的小标题为并列关系，小标题与其次级小标题为从属或包含关系。不可前后出现重叠现象，导致论文层次混乱前后矛盾。

3. 统计学方法使用不恰当 一篇完整的临床护理科研论文应选择恰当的统计学软件去分析数据，标明所选用的统计分析方法，统计量的具体取值，具体 P 值，相关总体参数的 95% CI。在对某个样本进行分组时，为了保证分组的均衡性，需要对临床资料进行统计学检验，排除混杂因素的干扰，确保研究的准确性和完整性。

4. 讨论的相关问题 讨论部分是论文撰写的点睛之笔，用词要严谨，实事求是地对自己的研究成果，进行公正的评价。对某些现象不好下结论时，措辞要客观、留有余地。应着重讨论研究结果的创新之处，实际应用价值、局限性及对进一步研究的启示等。

5. 参考文献著录问题 护理学术期刊论文的参考文献，应以近 5 年的最新参考文献为主，一般多为期刊和书籍。参考文献引用时应注意正文的标注方法，避免项目不全，同时注意引用格式、数字字符及字母大小的书写。

三、护理科研论文的投稿前准备

1. 正确评估自己的论文 作者应评估自己的论文是否具有发表价值，如所进行的研究是否具有创新之处，是否重复他人的研究结果；对解决护理问题，提高护理质量有何贡献；论文是否具有科学性，科研设计是否科学，统计学处理是否正确；确定拟发表论文的级别和档次，护理科研论文可发表在护理类期刊、综合类期刊或与护理相关的期刊上，确定拟投稿期刊的类型。

2. 选择合适的刊物 一般来说，影响因子和知名度高的刊物上发表的文章，易于被其他研究人员检索和引用，能加快信息传递，促进科研成果的推广，也能提高作者的声望。但这些期刊往往稿件多，发表周期长，刊出率低。

（1）通过阅读相关期刊"杂志介绍""杂志约稿""作者须知""投稿指南"等资料，或浏览杂志目录等方式了解杂志的主要报道内容、办刊宗旨、作者对象和开刊栏目等。

（2）了解杂志的声望和地位，判断杂志的档次，可查阅杂志的主管单位、主办单位、编委会权威性及影响因子、发行量、被著名数据库收录情况等。

（3）有投稿意向后要选用检索关键词了解该杂志最近是否发表过内容与作者自己的文稿相同或相近的论文，如有，即使文稿质量高，最好也不要向这个杂志投稿，因为一般杂志不会在一时期内发表两篇相似的文章，若收到此类稿件，编辑常常会以"已有类似报道"为由退稿。

（4）了解期刊论文的发表周期。有些文章要求时效性强，作者投稿的目的是希望自己的作品能早日公之于众，得到社会的认可，对那些周期太长的杂志应仔细考虑。

（5）了解期刊的刊出率及刊物容量。杂志的刊出率是了解杂志的一个重要指标。一般来说，杂志级别越高，稿源越丰富，刊出率越低。即使有时论文被接受发表，由于选择的杂志不合适，不被权威数据库检索，阅读量少，达不到信息传播的目的，论文的影响力也会随之减弱。

（6）如果作者非常希望自己的论文在某一特定的刊物上发表，则在研究工作前就应对该杂志的报道内容和特点有所了解，尽量使自己的研究内容和设计符合该杂志的要求。

3. 将不同期刊进行比较后再选择拟投稿期刊

（1）国外期刊与国内期刊的比较：国外期刊主要以英文形式展现，不少都是由 SCI 等著名检索系统收录，在这类期刊上发表论文有助于研究成果的国际交流。国内期刊以中文为主，其影响范围通常是国内。国内期刊出版周期往往较长，尤其是双月刊、季刊等；但不少期刊的英文摘要被一些国际知名数据库收录，有利于提高论文的国际影响力。

（2）综合性期刊与专业期刊的选择原则

1）同等级别下的优先原则：同是核心期刊的情况下，首先比较两者的影响因子，如综合期刊影响因子明显高于专业期刊，则选择综合期刊发表；如两者都不是核心期刊，则专业期刊优先。

2）不同级别下优先原则：如综合期刊是核心期刊，而专业期刊不是核心期刊，一般论文选择综合期刊优先；如果是课题来源的论文，因涉及成果的鉴定，专业期刊的发表将使研究成果更有说服力，故可考虑专业期刊优先。

3）国家级期刊和省级期刊的选择原则：随着核心期刊概念的提出和广泛运用，没有必要区分国家级期刊和省级期刊。但在期刊均非核心期刊的情况下，便有必要进行区分。

4）其他优先选择原则：不同期刊收费标准不同，以节省科研经费为原则，优先选择无审稿费、发表费用低的期刊；目前免费发表论文的期刊很少，大多需要收取版面费，但也有一些医学学术期刊不收取任何费用。

4. 准备和加工稿件 作者在拟定投稿杂志后，一定要仔细阅读该杂志的投稿须知，按该杂志要求的格式对文章进行修改和加工。

5. 投稿函或介绍信 作者投稿时必须同时投寄投稿函或介绍信，投稿函或介绍信是编辑部收到稿件最先看到的部分，主要作用是推荐稿件，说明稿件的真实性和相关情况。

四、护理科研论文的投稿

1. 中文期刊投稿流程

（1）登录：以中华护理杂志为例，找到"在线办公"中的"作者中心"。

（2）注册登录：如果您已经注册，请直接"登录"。如果没有注册，请先注册账号。

（3）向导式投稿：点击"向导式投稿"，按照要求完成投稿。

（4）网银在线缴费：缴纳审稿费时需要您先充值，请选择"我的账户余额不足，需要充值"，然后点击"在线支付"通过网银在线完成缴费。

（5）如果您的稿件出现在"只需要您查看的稿件"中，说明投稿成功。如果是在"您可以进行操作的稿件"中并提示"最新投稿"，请联系编辑部。

2. 英文期刊投稿流程

（1）如果这是您首次投稿，可先阅读 Guide For Author（作者指南）。

（2）按照要求注册一个新的账户并且和orcid（开放研究者与贡献者身份）账户绑定，如果没有，您只需要按照提示注册即可。

（3）投稿：一般选择原创研究"Original Research Paper"，红色部分为必须上传文件。"Covering Letter"，应包括所投稿件的核心内容、主要发现、无一稿多投的声明、无利益冲突的声明。"Title Page"主要包括文章题目、作者姓名及所属单位、通讯作者信息及文章作者的贡献。"Manuscript"本刊为盲审，正文不包括作者信息，也不可包括表格和图片。"Disclosure of Potential Conflict Of Interest"在官网下载后上传。如有图、表在"Table""Figure"上传。有补充材料在"Supplementary Material"上传。

（4）提交：先下载预览（"View"）论文确认无误，勾选"I Accept"后才能提交。

（5）确认：点击"Main Manu"如果文章在"Submission Being Processed"，说明投稿成功。

（马久红 周梦娇 李贤煌
毕正琴 张云 田信）